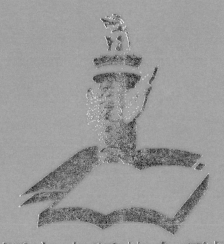

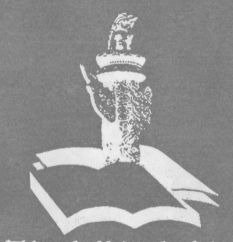

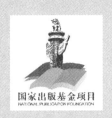

国家出版基金项目
NATIONAL PUBLICATION FOUNDATION

中国针灸交流通鉴

{临床卷·下}

总主编　王宏才
分卷主编　杜元灏

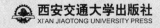

西安交通大学出版社
XI'AN JIAOTONG UNIVERSITY PRESS

图书在版编目(CIP)数据

中国针灸交流通鉴.临床卷·下/杜元灏主编. —西安:西安交通大学出版社,2012.12
ISBN 978 - 7 - 5605 - 4718 - 3

Ⅰ.①中 …　Ⅱ.①杜 …　Ⅲ.①针灸疗法-国际交流-科学交流-医学史-中国　Ⅳ.①R245 - 092

中国版本图书馆 CIP 数据核字(2012)第 282659 号

书　　　名	中国针灸交流通鉴　临床卷·下
总 主 编	王宏才
分卷主编	杜元灏
责任编辑	秦金霞

出版发行	西安交通大学出版社
	(西安市兴庆南路 10 号　邮政编码 710049)
网　　址	http://www.xjtupress.com
电　　话	(029)82668357　82667874(发行中心)
	(029)82668315　82669096(总编办)
传　　真	(029)82668280
印　　刷	西安建科印务有限责任公司

开　　本	787mm×1092mm　1/16	印张　34.75	字数　833 千字
版次印次	2012 年 12 月第 1 版　　2012 年 12 月第 1 次印刷		
书　　号	ISBN 978 - 7 - 5605 - 4718 - 3/R · 274		
定　　价	106.00 元		

读者购书、书店添货、如发现印装质量问题,请与本社发行中心联系、调换。
订购热线:(029)82665248　(029)82665249
投稿热线:(029)82665546
读者信箱:xjtumpress@163.com

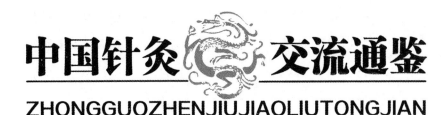

丛书编纂委员会

主任委员 程莘农　石学敏　刘保延

副主任委员 林　全　王宏才　张　丽　杨金生　景向红　赵百孝　吴振斗
朱海东　王强虎

委　　员（以姓氏笔画为序）

Amir Hooman Kazemi（伊朗）　　　В. С. Гойденко（俄罗斯）

Elizabeth Heath（美国）　　　Ruben Verwaal（荷兰）

Ricardo Tavares Valério（葡萄牙）

于　波	于　姝	于宏君	于明贤	万　欢	马　坤	马良宵
文碧玲	方潮波	王　卫	王　栋	王　璇	王　磊	王义安
王立平	王丽芬	王宝华	王莹莹	王笑频	王朝阳	王富春
王强虎	王燕萍	王宏才	邓良月	付　平	付　勇	付　梅
代金刚	田小野	白兴华	石　益	石　磊	石学敏	艾炳蔚
林　全	闫　超	刘　兵	刘　昊	刘　晋	刘成禹	刘佳琳
刘学莲	刘保延	刘雪利	关　玲	朱守洋	朱海东	朱彩霞
孙冬玮	李　丹	李　亮	李　铁	李　涛	李　晶	李　颖
李小萍	李丹丹	李江慧	李建彦	李柳骥	李禹草（韩国）	
李桂平	李海双	李海玉	李素云	李维衡	杜元灏	励志英

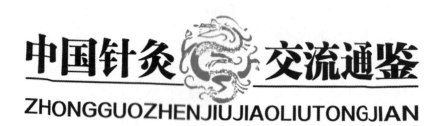

《临床卷》编纂委员会

夫历久弥新者,其道高;泽被四海者,其德厚。故世于针灸,莫不相重;而求其道者,辐辏于途。然载祀悠远,卷帙浩繁,星缀夜天,顾盼无端。取舍则论甘忌苦,讨简则功倍力烦,不免检卷失卷,望洋而叹。

吾师程公莘农先生者,斯道之时贤也,乃当世院士,国医大师,道艺咸臻乎至善,天下共仰。凤怀济世之宏愿,追古圣之遗风,藉中华文化复兴之盛时,会同石学敏、刘保延、王宏才诸先生,循其源而讨其流,察其本而辨其用,综核究竟,拢其渊海,举纲张目,纂成巨帙,名之曰《中国针灸交流通鉴》。帙凡九卷,曰《历史卷》上,曰《历史卷》下,曰《文化卷》,曰《教育卷》,曰《科研卷》,曰《行业卷》,曰《针法卷》,曰《临床卷》上,曰《临床卷》下。于针灸之无论渊源流变,今古道术,教育传承,文化精神,拟或养生调理,病症治疗,新论技能,行业诸事,莫不胪列备述,举总析言,复附以图说,以知著见微,诚所谓博而不繁,详而有要者也。循其名而责其实,亦无不名至而实归。愚于是役也,亦尝凤有抗志而才疏以置,遂寄望明哲而久自鹄首。及得程公见赐斯帙也,何喜如之,又何庆如之,竟至于抱卷而不释,掩卷而兴怀!乃叹程公及夫诸君也,若水之德已润,传心之火尤炽,则方将必有如太极动生之应而踵事增华者,而程公及夫诸君之心有安,针灸之道有幸焉!

是为序。

中国工程院院士

中国工程院副院长

第四军医大学校长

中华消化学会主任委员

岁次壬辰年畅月初七日

于古都长安

序

　　夫针灸之为道也，圣而神；其为艺也，方以智。何以故？盖其理则际会三才，顺阴燮阳，赞彼化育而尽体仁怀者也；其妙则存乎心手，随气用巧，纵横捭阖而卒与法会者焉。则针灸之意，大矣夫！《易》曰："后以裁成天地之道，辅相天地之宜，以左右民。"得非其意之谓乎！明杨济时曰："疾在肠胃，非药饵不能以济；在血脉，非针刺不能以及；在腠理，非熨焫不能以达。"景岳子曰："药饵不及，古有针砭。九法搜玄，道超凡矣。"由是言之，其之属意，自具而足，圣神方智，咸有以也。

　　晋玄晏先生曰："黄帝咨访岐伯、伯高、少俞之徒，内考五藏六府，外综经络、血气、色候，参之天地，验之人物，本性命，穷神极变，而针道生焉。"肇自轩岐之语，或涉依托，而古奥渊微，咸称遐远。则针灸攸自，其来尚矣！

　　《诗》曰："周虽旧邦，其命惟新。"方诸针灸，理法尤然。故自《灵枢》垂典，《甲乙》标格以降，宋则王惟一有《铜人腧穴针灸图经》以会于目，元则滑撄宁有《十四经发挥》以著其微，明则杨济时有《针灸大成》以绾其大系，清则廖润鸿有《针灸集成》以汇纂诸家。林林总总，无不日新圣道，厚其渊海。则斯道之新命需泽，永锡噍类矣！

　　唯是针灸之新命需泽也，故不特传之久，亦且播之远。盖于隋唐之间，即已东渐于朝鲜日本；逮于大明，更则西渐乎中东欧陆；近世以来，则已遍及世界百馀国矣。则其之焰焰，自可称焉。然吾国人以恒期惟新之念，未尝以此自足也，复参以诸国之学，尤夫科技之进，日居月诸，遂有合以声、光、电、磁之新用，而收十全为上之奇功。是其之为道，溥矣哉！

— 1 —

针灸，被定义为一种传统医学。按照世界卫生组织对传统医学的观点：传统医学是在维护健康以及预防、诊断、改善或治疗身心疾病方面使用的种种以不同文化所特有的无论可解释与否的理论、信仰和经验为基础的知识、技能和实践的总和。在世界上，传统医学有数十种，但是，从来没有哪一个传统医学能像针灸一样完整地流传下来，并能穿透不同的文化背景在160多个国家不同程度地使用和传播。针灸的发展，以及对世界卫生、文化的影响，在过去的几十年里得到了充分的印证和强化。

两千多年前，扁鹊治疗虢太子尸厥，是有文献可见的第一例针灸医学的病案，从那时起，针灸便散发着"神奇"的魅力，也给人们留下了无尽的想象。从历史来看，公元6世纪，针灸作为先进的医学疗法在亚洲地区传播；17世纪后叶，伴随着东西方的贸易往来，艾灸（1675年）和针刺疗法（1683年）分别由印度尼西亚和日本首次传入欧洲；19世纪初，由于现代医学的兴起，针灸在欧洲经历了大约百年的沉寂，之后于20世纪30年代又开始复苏，这次复苏发生在法国，这与早期法国耶稣会传教士所奠定的中法交流的文化基础有关。1971年针灸作为政治、外交的载体，点燃了针灸走向世界之路。如今的针灸，不仅是一个独特的传统医学，也成为中国在跨文化交流中的一个符号。

我们一直认为，针灸是中国的，也是世界的，针灸只有放置在全球的大背景下，通过跨文化的比较和交流，才能看清她的模样；只有放弃种种偏见，才能凸显她的独特价值。当然，这里的偏见也包括针灸行业内的一些偏见。历史是一面镜子，可以知兴替，所以，我们以历史真实的细节来梳理中国针灸的来龙去脉。任何医学都不是万能的，针灸也需要被客观地评价和科学地使用，所以，我们希望以科学的原则展现针灸学的最新成果；任何医学也不可能完全摆脱文化的影响，所以，我们以针灸的社会历史积淀视角来讲述其文化风景。这正是《中国针灸交流通鉴》这套丛书的动意。

《中国针灸交流通鉴》分为9卷，由《历史卷·上》《历史卷·下》《临床卷·上》《临床卷·下》《针法卷》《科研卷》《教育卷》《行业卷》《文化卷》组成。这几卷囊括了针灸领域中最活跃的几个方面。

《历史卷·上》主要分析了针灸是如何诞生在中国这块独特的人文地理上的，又是如何被1500年的历史文献所丰富和发展的。《历史卷·下》是关于针灸在世界传播的历史轨迹，透过书中那些生动的故事和事件，勾勒出世界针灸的历史画卷和地图，也依稀可现针灸在不同时期传播的特点，以及针灸起源之争的历史渊源。

针灸最实用的价值是防治疾病。《临床卷·上》和《临床卷·下》主要介绍了针灸临床的治病特点，诊治规律，特色优势，处方类型、原则，以及针灸的疾病谱。同时，用较重的篇幅讲解了200余种疾病的针灸治疗。这些内容都是建立在细致的研究基础上的。

针灸是一门实践性很强的医学，针灸方法的选择和技术操作，直接影响到防治疾病的效果。《针法卷》以其系统、全面的特点介绍了从古到今各种针刺技术，以及伴随着科技的发展，声、光、电、磁等物理技术在针灸领域的运用。

针灸为什么能防治疾病，长期以来这是针灸在跨文化交流中遇到的最大挑战。文化可以相溶，但科学似乎很难兼容。针灸走向主流殿堂的路虽然仍十分漫长，然而，这并没有妨碍针灸在科学的语境中不断地进行表达，《科研卷》正是以此而为。该卷以近年来国家自然科学基金委员会、国家重大基础研究发展计划（"973"中医专项），以及国家科技成果针灸项目为主要内容，展示针灸科研取得的成就；并对国内外针灸科研发展及现状进行了系统分析和概述。

针灸的传承和传播，教育发挥了重要作用。针灸教育起源早，发展快，特别是是国外的针灸教育近年来本土化趋势明显。《教育卷》从先秦到当代，从国内到国外，以其详实的资料和分析，系统全面地展示了针灸的教育画面，提供了丰富的国内外针灸教育、传承及名家等咨询。

《行业卷》主要介绍了世界各国针灸行业的概况、学会和机构等对外交流情况，世界卫生组织关于传统医学指导性文件，以及世界针灸学会联合会的针灸行业标准等。

针灸不仅仅是一种医学，也是中国古人对自然界及自身认识和实践最具代表性的文化表现形式之一。针灸在文化层面的交流，主要反映于针灸在政治、宗教、军事、文物、影视、文体等方面的作用。《文化卷》在分析针灸本身的文化属性基础之后,展示了不同时期、不同方面、不同特点的针灸文化景观。

《中国针灸交流通鉴》历时两年的辛苦采编,由中国中医科学院针灸研究所、北京中医药大学、天津中医药大学、长春中医药大学、南京中医药大学、世界针灸学会联合会、首都医科大学及国外相关机构等的一线学者共同完成,是一次集体智慧和学术的展示。特别是从国外引进的一些珍贵的历史图片(在国内首次发表),以及一些作者的原创,为本套丛书增添了不少亮点。

《中国针灸交流通鉴》的问世,我们要感谢国家出版基金的资助,感谢中国工程院副院长樊代明院士为本丛书作序,感谢所有关心和帮助过本套丛书的同仁。同时要感谢西安交通大学出版社给予的重视和支持。西安交通大学出版社作为"全国百佳图书出版单位"、"国家一级出版社",其医学分社作为中国西部最大的医学出版中心,近年来承担了大量的国家及省部级医学出版项目,取得了良好的社会效益和经济效益。他们在国际合作方面也取得了一定的成果,与麦格劳 — 希尔公司等其他国家出版社建立了良好的合作关系,为本丛书后期的国际推广奠定了基础。我们希望本套丛书能在国际合作方面取得一定的成就。

当然,要想展现好一幅中国针灸交流的波澜画卷,并不是一件容易的事,我们也注意到本套丛书留下的不足和遗憾,我们也意识到部分内容可能会引起争议,但这正是"交流"的目的。我们认为,冲淡针灸的神秘而不破坏对她的好奇和价值体验,只有在交流中才能实现,这正是我们要进一步努力的。

《中国针灸交流通鉴》编纂委员会

2012 年 9 月

前言

　　针灸医学源远流长，数千年来在中华民族的大地上生生不息，为华夏文明和民族的繁衍做出了伟大的贡献，一直为人类的健康事业发挥着重要的作用。中国是针灸医学的发祥地，中华民族对针灸医学的起源、发展和临床应用都做出了最伟大的贡献。如果今天我们自问在世界上能占据霸主地位，至今依然保持着华夏神韵的古代技术在世界上被广泛应用者有哪些？针灸学应该是屈指可数的佼佼者。早在1979年，世界卫生组织就向全世界推荐了43种针灸治疗的适应证，有力地推动了针灸走向世界。目前世界上已有160多个国家和地区用针灸治疗疾病，针灸医学作为中华民族的瑰宝亦为世界人民所珍重。

　　为了更好地在世界范围内传播针灸学知识，西安交通大学出版社组织编写了《中国针灸交流通鉴》系列丛书，并获得了国家出版基金的资助。本书为该套丛书的《临床卷》，分为上、下两卷。上卷共分为九章，第一章至第五章分别介绍了针灸治疗发展简史、范畴与研究目标，针灸治病特点与临床诊治规律，针灸疗效的决定因素与特色优势，针灸处方类型与组成原则和针灸病谱研究；上述知识的普及能使读者了解针灸治疗的古今发展状况，针灸临床处方的基本知识和临床诊治思路，尤其是通过了解针灸治病所具有的"调节属性、效应快捷、适应证广和作用安全"等自身特点，可更加深刻地理解针灸治病与药物治疗的本质区别，以及针灸疗法被称为"绿色疗法"的原因；针灸病谱研究成果的介绍能使读者概括地了解到针灸疗法所涉及的适宜病证是非常广泛的，有利于科学而合理地选择针灸疗法。第六章至第九章分别介绍了肌肉骨骼系统和结缔组织、神经系统、精神和行为障碍以及泌尿生殖系统等4个系统临床常见的90种病症的针灸治疗。下卷分为十二章，分别介绍了消化系统，呼吸系统，循环系统，耳部，眼和附器，皮肤和皮下组织，妊娠、分娩和产褥期，内分泌、营养和代谢病，传染性病症，损伤、中毒和外因的某些后果，肿瘤，血液及造血器官等十二个系统临床常见的 110 种病症的针灸治疗。

　　本书在编写上做了较大的创新，首先在疾病的分类上首次采用了世界卫生组织制定的《疾病和有关健康问题的国际统计分类》(ICD10)，病名均按照目前临床上采用的西医疾病名称。在病种选择上主要依据针灸病谱研究成果，精选了针灸临床常见及针灸疗效较好的病症；每一个疾病均按照辨病与辨证或辨经、针灸治疗及选穴原则、推荐针灸处方、针灸疗效及影响因素、针灸治疗环节和机制、预后及临床研究动态等 7 个部分进行论述。辨病主要依据权威的西医诊断标准；辨病与辨证或辨经体现出中医针灸临床辨证、辨经论治的特点；针灸治疗及选穴原则主要针对每个病的中医病因病机，在中医针灸理论指导下提出总体的治法和选穴思路；推荐针灸处方则按照针灸临床证据分别列出数个疗效好的穴位处方，并按照主穴、配穴进行论述，以供选用；针灸疗效及影响因素主要依据临床研究文献，对每个病的针灸总体疗效趋势和影响针灸疗效发挥的一些因素进行了归纳和总结，以利于提高临床疗效；针灸治疗环节和机制主要针对针灸治疗每个疾病的可能作用环节和治疗机理研究成果进行了梳理；预后主要对每个疾病的转归和患者调摄注意事项等相关知识进行了论述；临床研究动态主要按照循证医学临床证据的等级，精选了一些临床研究文献，以展示针灸治疗每个疾病的临床研究动态。总之，在编写内容上参考了国内外大量的针灸临床和机理研究最新文献，较全面地反映了针灸临床的最新研究成果，充分体现出先进性和时代感。

　　在本书的编写过程中，我们力求概念准确，强调知识点，处理好继承和发展的关系，体现出科学性、先进性、规范性和实用性，希冀为推动针灸医学健康发展和对外交流做出应有的贡献。但由于水平所限，不足和错误之处在所难免，恳请各位读者提出宝贵意见，以便今后修订提高。

　　　　　　　　　　　　　　　　　　　　　　　　　　　《临床卷》编纂委员会

　　　　　　　　　　　　　　　　　　　　　　　　　　　2012 年 9 月

目　录

针灸治疗消化系统病症

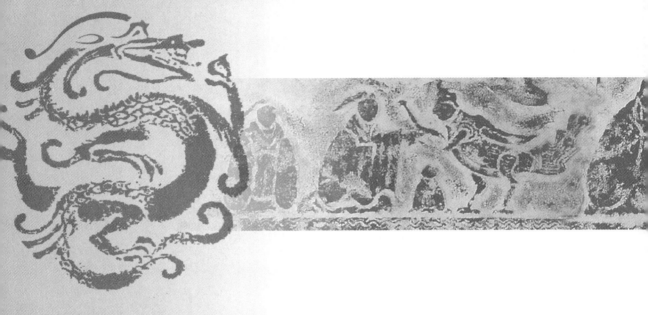

消化系统疾病(disease of the digestive system)是各种因素所导致的以消化系统组织、器官发生的功能障碍或形态病理变化为主要特点的各种疾病。消化系统由消化管和消化腺两大部分组成。消化管包括口腔、咽、食管、胃、小肠(十二指肠、空肠、回肠)和大肠(盲肠、结肠、直肠、肛管)等部。临床上常把口腔到十二指肠的这一段称上消化道,空肠以下的部分称下消化道。消化腺包括小消化腺和大消化腺两种,小消化腺散在于消化管各部的管壁内,大消化腺有三对唾液腺(腮腺、下颌下腺、舌下腺)、肝和胰。消化系统的基本功能是食物的消化和吸收,提供机体所需的物质和能量,同时将食物代谢后的废物通过粪便排出体外。

现代研究证实,针灸对消化系统的功能有良好的调节作用,针刺可通过协调自主神经功能,对胃的运动、胃液的分泌有明显的调整作用,故可治疗多种胃部疾病。针刺具有促使胃肠运动功能正常化的作用,即可促使胃肠运动功能低下者增强,功能亢进者减缓。针刺对肝脏功能有一定影响,对胆道口括约肌有明显的解痉作用,且能促进胆总管的收缩;针刺还能促进胆汁分泌,且有良好的镇痛作用,有利于胆道结石的排出。针灸能对抗应激性胃黏膜损伤,其作用可能与前列腺素有关。针刺可促进消化腺分泌消化液,促进食物的消化和吸收。针灸可拮抗平滑肌痉挛,缓解消化系统出现的疼痛症状。

针灸病谱研究显示,针灸治疗消化系统疾病达 52 种。其中西医病症 42 种：颞下颌关节紊乱综合征、胃下垂、慢性胃炎、慢性结肠炎、胆石症（病）、口腔溃疡、消化性溃疡、小儿厌食症、胆囊及胆管炎、肠梗阻、功能性（单纯性）消化不良、阑尾炎（急慢性）、直肠及肛门脱垂、急性胃肠炎、胃扭转、疝（腹部、腹股沟）、肛裂、慢性肠炎、胃轻瘫综合征、贲门失迟缓症（贲门痉挛）、牙龈炎和牙周病、急性胰腺炎、肛门神经痛、急性牙髓炎、胃石症、反流性食管炎、急性胃炎、胆绞痛、肠麻痹、药物有害效应（消化系统副反应）、腹部术后诸症、胃肠痉挛、肠粘连、肛肠术后诸症、唾液分泌障碍（分泌减少、流涎、口干燥症）、胃手术后诸症、肝硬化部分症状、黄疸、幽门痉挛、脂肪肝、肠胀气、上消化道出血；中医病症 10 种：腹泻、便秘、胃（脘）痛、牙痛、腹痛、呕吐、小儿疳积（包括小儿嗜异食症）、胁肋痛、臌胀、口臭。本章主要介绍临床常见的 19 种病症的灸治疗方法。

第一节　复发性口腔溃疡

　　复发性口腔溃疡（recurrent oral ulceration，ROU）又称复发性阿弗他溃疡，国内也称为复发性口疮，以疼痛性、复发性、自限性、炎症性为基本特征，是一种病因不明的口腔黏膜溃疡性疾病。在人群中发病率为 20％左右，发病患者群没有明显的性别差异、年龄、季节差异，但有研究认为，女性略高于男性，好发于口腔黏膜中角化较差的区域，这源于该部位缺乏对物理机械刺激的防御功能。本病为口腔黏膜病中发病率最高，半数患者有家族史，目前认为，本病与全身多因素相关。

　　本病属中医学"口疮"范畴，认为本病的发生分虚实两方面，实证为脾胃积热或心火亢盛，口腔黏膜受邪热蒸灼而致；虚证多为阴虚火旺，虚火上炎，或气血不足，肌肤失于气血荣养所致，以局部出现小溃疡、灼热疼痛为特点。

一、辨病与辨证

1. 辨病

（1）以口腔黏膜出现单个或数个直径 3～5mm 的溃疡，灼热疼痛为主要症状。

（2）起病较快，一般 7 天左右愈合，若此伏彼起，则病程延长。愈后常易复发。

（3）口腔检查：口腔黏膜溃疡较表浅，圆形或椭圆形，数量少则 1～2 个，多则 10 余个，表面有淡黄色分泌物附着，溃疡周围黏膜大多充血。

（4）应与狐惑病（白塞氏综合征）、复发性坏死性黏膜周围炎及疱疹性口腔炎相鉴别。

2. 辨证

（1）心脾积热：口内疼痛，口渴，口臭，尿短黄，便秘。口疮数量多，周围充血明显。舌红，苔黄,脉数。

(2)阴虚火旺:口内疼痛,口干,手足心热,乏力。口疮1~2个或2~3个,周围轻微充血。舌红,苔少,脉细数。

(3)气血亏虚:口不渴,或伴畏寒,便溏。口疮数量不多,周围黏膜不充血。舌淡,苔薄白,脉细弱。

二、针灸治疗及选穴原则

1.治疗原则

本病以滋阴清热、健脾生肌为基本治疗原则。

2.选穴原则

在选穴上根据脾主肌肉,口舌生疮多由心火所致等理论选穴,结合患者的具体证候情况辨证选穴。具体选穴原则如下。

(1)局部选穴:可选地仓、承浆、金津、玉液、阿是穴等,可疏通局部气血,改善局部血液循环,有利于溃疡的愈合。

(2)循经选穴:"舌为心之苗","诸痛痒疮皆属于心"。口属脾胃,舌属心,心火上炎,则口舌生疮。胃络于龈,胃炎循经上熏,气血壅滞,可使齿龈溃烂。故该病属心胃两经火热者居多,可归属心胃两经病证,常选中冲、少冲、心俞、大陵、内庭、厉兑、陷谷等。

(3)辨证选穴:心脾积热,选心俞、脾俞、大陵、大都、内庭;阴虚火旺,选三阴交、太溪、行间、侠溪、内庭、曲池、商阳;气血亏虚,选气海、血海、膈俞、足三里等。

(4)选择扶助正气的穴位:由于本病具有周期性复发的特点,病因复杂,多种因素均可诱使本病反复发作,影响患者的免疫功能,引起代谢紊乱。临床应在辨证施治的同时,补益人体正气,提高抗病能力,可选足三里、脾俞、关元、气海、膏肓等穴进行灸法。

三、推荐针灸处方

●推荐处方1

【治法】 清泻心火,活血止痛。

【主穴】 金津、玉液、大陵、劳宫。

【配穴】 内庭、少冲、少商、地仓、足三里。

【操作】 金津、玉液用三棱针点刺出血。大陵、劳宫直刺0.5寸,用捻转泻法。其余穴位常规操作。

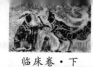

●推荐处方2

【治法】 健脾生肌,活血止痛。

【主穴】 阿是穴、地仓、承浆、水沟、合谷、内关、足三里。

【配穴】 心脾积热,加中冲、曲池、大都、耳尖;阴虚火旺,加三阴交、太溪、内庭;气血亏虚,加血海、三阴交、气海。

【操作】 阿是穴用长毫针,令患者张口,在溃疡周围点刺;足三里用重灸法,每次20分钟。余穴常规操作,用泻法。

四、针灸疗效及影响因素

本病病因尚不明确,目前仍无根治的特效方法。治疗原则是消除病因、增强体质、对症治疗,以减少复发次数,延长间隙期,减轻疼痛,促进愈合。治疗主张全身和局部、中医和西医、生理和心理相结合。

1. 年龄和病程

针刺的疗效与患者年龄、病程有明显关系,年龄小、病程短者针灸疗效较好。

2. 类型

本病可分为3种类型,轻型阿弗他溃疡也称小阿弗他溃疡,溃疡直接小于1cm,形圆或椭圆形,表明覆盖黄白色假膜,周围环以红晕,3~5个溃疡同时或先后出现,一般10~15天愈合,愈合后不留瘢痕,针灸疗效较好;重型又称大阿弗他溃疡,溃疡直径大于1cm,损害深达黏膜下层,2~3个同时或先后出现,病程长,达1月以上,愈合后可留瘢痕,针灸疗效较差;疱疹样阿弗他溃疡,又称口炎型阿弗他,十到几十个直径1~2cm的溃疡同时或先后出现,似破溃后的疱疹性口炎,病程较长,针灸疗效最差。

3. 患者配合

本病在治疗的同时应注意生活调摄,忌食辛辣刺激之品,调畅情志,对提高和巩固针灸疗效有一定意义。

五、针灸治疗的环节和机制

有关本病的发生,现代医学多认为可能属自身免疫性疾病,由精神、情绪、劳累、月经及其他慢性疾病等因素,刺激细胞免疫和体液免疫反应,使淋巴细胞释放细胞毒素因子,引起细胞变性又继发细菌或病毒感染而产生口腔黏膜溃疡。根据以上口腔溃疡的发生机理,针刺治疗本病的环节和机制可概括为以下两方面。

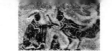

1. 止痛和促进局部循环

针刺可促进人体释放内源性镇痛物质,提高痛阈等,起到镇痛的作用。针刺还具有促进具有血液循环作用,使溃疡面快速愈合。

2. 整体调节

针刺可良性调节免疫功能,减轻免疫反应所致的细胞毒素因子的释放;针刺还可促进垂体-肾上腺轴功能,提高人体的防御功能和抵抗力,促进机体的修复,有利于本病的良性转归,减少复发。

六、预 后

本病具有明显的周期性发作的特点,损害的自限性明显,轻者一周左右可愈合,重者可达一个月以上,较易复发。本病最大的痛苦是疼痛,患者有明显的自发性疼痛,严重时影响语言和进食,但本病一般预后良好。患者应保持口腔环境清洁,预防继发性感染。治疗期间可适当应用维生素 C、维生素 B 类,提高溃疡愈合能力。

七、临床研究动态

一项研究针刺治疗复发性口腔溃疡疗效的 RCT[1]。试验组($n=37$):针刺通里、公孙、内庭、合谷、劳宫、地仓、颊车、足三里。对照组($n=37$):口服维生素 B_2、维生素 C 片。治疗后观察溃疡愈合情况及临床症状、复发率。针刺组总有效率明显优于对照组,两组疗效差异有非常显著性意义。结论:针刺组疗效明显优于对照组,针刺是治疗心脾蕴热型复发性口腔溃疡的有效方法。

一项样本量为 60 例的 RCT[2]。试验组($n=30$):针灸取合谷(双侧)、间使(双侧)、内庭(双侧)、三阴交(双侧)。常规消毒后,用 28 号 1.5 寸毫针,进针得气后,合谷、间使、内庭施提插捻转泻法,三阴交施提插捻转补法留针 20 分钟,其间行针 1 次,每天 1 次。配合中药内服:生熟地各 20g,玄参、银花各 15g,女贞子、丹皮、赤芍各 12g,生石膏 30g(先煎),竹叶 9g;疼痛甚者加七叶莲 12g,口干明显者加芦根 30g,麦冬 15g,便秘者加火麻仁 30g,瓜蒌 12g,纳差者加鸡内金 10g。每日 1 剂,2 周为 1 个疗程。对照组($n=30$):单纯用上述中药内服,2 周为 1 个疗程。以溃疡间歇、溃疡数目以及复发情况为评价指标。试验组治愈率及总有效率均优于对照组,差异有统计学意义($P<0.05$)。

一项样本量为 47 例复发性口腔溃疡病例的 CCT[3]。试验组($n=24$):针刺水沟、大陵。对照组($n=23$):口服甲硝唑。结果:治疗组总有效率为 96.8%,对照组总有效率为 68.8%,两组总有效率比较差异有统计学意义($P<0.01$)。

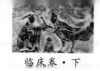

第二节　牙　痛

　　牙痛是口腔疾患中最常见的症状。西医学中的根尖周炎、龋齿、牙髓炎、牙周炎、冠周炎及牙本质过敏等均可引起牙痛。本节主要论述根尖周炎、牙周病、牙髓病中常见的类型。牙痛可因冷、热、酸、甜等刺激而发作或加重,可伴有牙龈红肿、牙龈出血、牙齿松动、咀嚼困难或有龋齿存在。急性根尖周炎是发生于牙根尖周围的局限性炎症,以剧烈的持续性自发痛和叩痛为特征。牙周病包括牙龈疾病和牙周炎,慢性龈缘炎是指发生于游离龈和龈乳头的慢性炎症,是最为常见的由菌斑所致的牙龈炎,又称边缘性龈炎或单纯性龈炎。青春期龈炎是发生于少年的慢性非特异性牙龈炎,发病与牙菌斑的刺激及青春期性激素水平变化有关,女性稍多。牙周炎是由牙龈炎症扩展、波及深部的牙周组织,造成支持组织破坏的疾病,慢性牙周炎为其最常见的类型。急性牙髓炎又称症状不可复性牙髓炎,是一种疼痛十分剧烈并且不可恢复的牙髓炎症反应,多为慢性牙髓炎的急性发展。

　　牙痛属于中医学"骨槽风"、"牙宣"、"牙咬痛"等范畴,认为本病多由火所引起,手足阳明经之循行分别入于上、下齿,肠胃积热、风邪外袭、肾阴不足等皆可引起牙痛。风火即风邪外袭经络,郁而化火,循经上犯而致牙痛;实火为大肠、胃腑积热,火郁阳明,循经上炎,发为牙痛;肾主骨,齿为骨之余,肾阴不足,不能上荣于齿,更合虚火上炎,引起牙痛。

一、辨病与辨证

1. 辨病

（1）急性根尖周炎

①病变早期有咬合痛、浮出感和早接触,但初期用力咬紧患牙可暂时缓解疼痛。

②病变发展可出现自发性持续性疼痛,患牙浮出和伸长感加重,轻叩患牙和用患牙咀嚼均会引起疼痛。疼痛范围局限,能定位。

③急性牙槽脓肿形成后,脓液集中的部位不同,所表现的症状各异,可分为急性根尖脓肿、骨膜下脓肿和黏膜下脓肿。

（2）牙龈病

①慢性龈缘炎:龈根加深,但结合上皮附着位置不变,无附着丧失,这是与早期牙周炎区别的主要点。有的患者牙龈表面无明显红肿,但探牙龈沟后有出血,严重者可溢脓或有异味。本病一般无自发出血,应与某些可引起自发出血的血液病或急性坏死溃疡病牙龈炎相鉴别。少数患者因食物嵌塞或不适当的剔牙引起急性龈乳头炎时,可有明显的自发痛和遇冷热刺激痛,

此时应仔细检查,以免误诊为牙髓炎。

②青春期龈炎:青春期少年,男女均可发生。局部有刺激因素,但无特殊服药史。主要见于前牙龈乳头,以发红、肿胀等炎症表现为主。青春期过后,病变可有所减轻,但若局部刺激不解除,则病变不会消退。

(3)慢性牙周炎

①探诊深度大于 3mm,有附着丧失大于 1mm。

②牙周袋表面牙龈有红肿或探诊后有出血。

③X 线片显示牙槽高度降低。

(4)急性牙髓炎

①典型的疼痛特点。

②患牙可患有深龋、深牙周带或其他牙体硬组织的实质缺损。近髓腔或已穿髓。

③探诊剧烈疼痛。

④叩诊无明显不适。

⑤牙髓活力测试:温度刺激使疼痛加重,刺激去除后疼痛仍继续,电活力测试,早期低于正常,晚期往往高于正常。

2. 辨证

(1)风火外袭:发作急骤,牙痛剧烈,牙龈红肿,喜凉恶热。兼发热、口渴。舌红,苔薄黄,脉浮数。

(2)胃火炽盛:牙痛剧烈,牙龈红肿甚至出血,遇热更甚,伴口臭、尿赤、便秘。舌红,苔黄,脉洪数。

(3)虚火上炎:牙齿隐隐作痛,时作时止,午后或仅晚上加重,日久不愈可见齿龈萎缩,甚则牙根松动,伴腰膝酸软、头晕眼花。舌质红嫩,少苔或无苔,脉细数。

二、针灸治疗及选穴原则

1. 治疗原则

一般以通络止痛为基本治疗原则。实证兼疏风清热,虚证兼滋阴降火。

2. 选穴原则

在选穴上可根据手阳明大肠经入下齿,足阳明胃经入上齿,肾主骨,齿为骨之余理论进行选用。具体选穴原则如下。

(1)局部选穴:根据"腧穴所在,主治所在"的规律从局部选穴,可选下关、颊车、承浆、颧髎等。

（2）循经选穴：根据"经脉所过，主治所及"的规律选穴，与牙齿直接联系的经脉有两条，手阳明大肠经入下齿，足阳明胃经入上齿，因此，可选足阳明胃经的厉兑、内庭、陷谷、冲阳、足三里，手阳明大肠经的合谷、二间、商阳。颊车、下关均为足阳明的局部经穴，合谷、二间、内庭分别为手足阳明经的远端穴。

（3）辨证选穴：风火外袭，加翳风、风池疏风清热；胃火炽盛，加厉兑、曲池泻火止痛；虚火上炎，加太溪、照海滋养肾阴、降火止痛；上牙痛，可加太阳、颧髎；下牙痛，可加大迎、承浆。

3. 耳针

耳针取口、三焦、上颌或下颌、牙、神门、耳尖、胃、大肠、肾等穴；耳尖可行点刺出血；或施行埋针、王不留行籽贴压。

三、推荐针灸处方

● 推荐处方

【治法】　清热泻火，通络止痛。

【主穴】　颊车、下关、合谷。

【配穴】　风火外袭，加翳风、风池、外关；胃火炽盛，加二间、曲池、内庭；虚火上炎，加太溪、照海、三阴交。

【操作】　先刺合谷，行捻转泻法1～3分钟，使局部产生强烈的酸胀感。二间、内庭可点刺出血。疼痛剧烈者，每日治疗2～3次。颊车、下关、合谷、二间可针刺得气后接电针仪，用密波强刺激20～30分钟。

四、针灸疗效及影响因素

从文献和针灸临床上看，针灸治疗牙痛将牙痛分为风火牙痛、胃火牙痛和肾虚牙痛，可起到提纲挈领的作用，能有效地指导针灸临床。从证型上看，针灸治疗实证牙痛要优于虚证牙痛，针灸止痛作用比较明显，尤其在牙痛的初期，病情较轻时效果更好。在选穴上合谷为首选和必选的穴位，临床也证实合谷有很好的止牙痛即刻效应，另外颊车、少商、商阳、内庭等也为主要选用的穴位。

1. 病程

牙痛发病的时间长短与治疗效果有密切关系，发病短者针刺效果好，反之疗效差，所以，治疗本病越早疗效越好。

2. 类型

临床研究证明，针灸对实火、风火牙痛疗效优于虚火牙痛，青壮年要比老年人疗效好。针

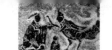

刺对各种不同程度的牙痛均有良好的镇痛效果,特别是龋病、急性根尖周围炎和冠周炎的神经痛效果较好。

3. 刺络出血量

耳穴刺络放血的量亦与临床疗效密切相关,放血的量大,消炎止痛的作用就好,效果就佳,病程亦可缩短,一般耳穴、内庭放血至少在 10 滴以上,以多出血为佳。而相反临床疗效就差。

五、针灸治疗的环节和机制

牙痛是由多因素构成的复杂过程。不仅与头面部感觉神经的生理有关,而且与情感、疼痛行为、认知及心理因素相关。针刺可引起与疼痛相关的相应脑功能区的激活与抑制,调结核团间的相互作用及由此构成的神经传导通路,调控某些化学物质或激素释放到靶器官而达到疗效。如促进人体释放内源性镇痛物质,提高痛阈,拮抗痛觉纤维的感觉传入等。从解剖神经学角度看,牙痛主要由上颌神经和下颌神经传导,其均为三叉神经的分支。下关穴深部有三叉神经的分支,如下颌神经等;颊车穴深部有面神经、耳大神经及咬肌神经等。针刺刺激能有一定阻滞神经传导而起到镇痛作用。临床试验研究观察到针刺合谷穴治疗牙痛确实有效,既有即刻镇痛效果,而且延时镇痛效果也明显。

六、预　后

牙痛为口腔疾患中常见症状,其发病急,重者剧痛难忍,坐卧不安,严重影响生活、工作。针灸对牙痛有显著的治疗效果,一般 1 次即可止痛。但对龋齿只能暂时止痛,牙痛的发生原因很多,应针对不同的原发病进行治疗。注意口腔卫生,避免过度的硬物咀嚼和冷、热、酸、甜等刺激。临床应注意与三叉神经痛相鉴别。

七、临床研究动态

一项研究经皮穴位电刺激治疗牙科痛症的 RCT[4]。两组均采用西医口腔常规冲洗、消炎止痛治疗。治疗组($n=60$):经皮穴位电刺激合谷、水沟、四百等穴。对照组($n=40$):不予其他处理。治疗 3 天后观察疼痛程度及缓解情况。治疗组总有效率与对照组差异显著($P<0.05$),优于对照组。治疗组不同病种、不同程度的疼痛及辨证分型的镇痛效果比较差异不显著($P>0.05$)。

一项研究激光穴位照射治疗急性牙髓炎和尖周炎术后疼痛的 CCT[5]。治疗组($n=100$):常规处理＋激光穴位照射,主穴取合谷、颊车、下关、阿是、牙痛穴。对照组($n=100$):常规处理,急性牙髓炎给予抗生素和开髓处理,急性尖周炎给予抗生素和根管治疗。治疗 48 小时后比较镇痛效果,治疗组优于对照组,疗效差异显著($P<0.05$)。

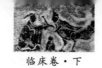

第三节 颞下颌关节功能紊乱综合征

颞下颌关节功能紊乱综合征(temporomandibular joint dysfunction syndrome, TMD)是易发生于颞下颌关节区的一种疾病,以开口和咀嚼时颞下颌关节疼痛、弹响、张口受限为主要病症,多发生在20~40岁的青壮年,一般以长期的颞下颌关节劳损引起关节韧带及关节囊松弛,甚至造成局部纤维组织增生、粘连;也可以是结构紊乱或器质性改变,造成关节功能明显障碍。病期一般较长,经常反复发作,严重者可伴耳鸣、头晕、头痛等症。

本病属中医"颌痛"、"颊痛"、"颌髎"等范畴,认为风寒外袭面颊,寒主收引,致局部经筋拘急;面颊外伤、张口过度致颞颌关节受损;先天不足、肾气不充、牙关发育不良等因素均可使牙关不利,弹响而酸痛。

一、辨 病

1.症状

(1)颞下颌关节区咀嚼肌区痛,开口痛和咀嚼痛。常为慢性疼痛过程,一般无自发痛、夜间痛和剧烈痛,严重骨关节病急性滑膜炎除外。

(2)开口度异常,开口受限;开口困难,有时为开口过大,半脱位。

(3)张闭口时出现弹响和杂音。

TMD患者可以有以上1个或数个症状,有时可伴有头痛、耳症、眼症以及关节区不适、沉重感、疲劳感、怕冷等感觉异常。

2.体征

(1)关节区压痛。

(2)咀嚼肌区压痛或压诊敏感。

(3)下颌运动异常,包括开口度过小,但一般无牙关紧闭。开口过程困难。开口度过大,半脱位,以及开口型偏斜、歪曲等。

(4)可闻弹响声,破碎音或摩擦音。

TMD患者可有以上一个或数个体征,有时伴有关节区轻度水肿、下颌颤抖、夜间磨牙以及紧咬牙等。

二、针灸治疗及选穴原则

1. 治疗原则

一般以疏调经筋、通利关节为基本治疗原则。

2. 选穴原则

在选穴上以局部穴位为主,配合循经选穴。具体选穴原则如下。

(1)局部选穴:根据"以痛为腧"的选穴原则,取局部阿是穴以及下关、听宫等穴位,以疏通局部气血,疏通经筋。选择阿是穴非常重要,可在患部按压寻找敏感点,或根据患者张口或咬合时疼痛或功能受限时寻找阿是穴。

(2)循经选穴:根据经脉经筋循行特点,颞颌关节部主要归属手太阳、足少阳、手足阳明经所主,因此,除在局部可选下关、听宫、听会,也可选合谷、曲池、后溪、足三里、阳陵泉等。

三、推荐针灸处方

●推荐处方

【治法】　舒筋活络,活血止痛。

【主穴】　阿是穴、下关、颊车、听宫、合谷。

【配穴】　寒湿痹阻,加风池、外关;肝肾不足,加肝俞、肾俞;头晕,加风池、百会;耳鸣,加耳门、翳风。

【操作】　诸穴均常规针刺。面部穴位得气后行泻法,使针感向颊部及颞颌关节部放射。寒湿痹阻者加灸。阿是穴、颊车可带电针,疏密波,刺激 10～20 分钟。

四、针灸疗效及影响因素

针灸主要适用于颞下颌关节劳损引起的关节韧带及关节囊松弛,或咀嚼肌群功能失调导致的关节功能障碍。在早期颞颌关节没有明显的器质性损害时,针灸对本病的疼痛和关节运动障碍均有很好的疗效,大部分患者经针灸治疗可获痊愈。对于韧带松弛而发生关节半脱位、全脱位以及先天性颞颌关节发育不良,因咬合因素等所致者,非针灸所能解决。颞下颌关节出现明显的器质性破坏者,针灸疗效有限,仅能部分缓解症状。颞颌关节有器质性破坏经保守治疗无效者,可进行手术治疗。

1. 病性与病程

针刺对本病的疼痛和运动障碍均有疗效,相对而言针灸对于功能紊乱性的疗效优于颞颌关节器质性损坏。国外学者也认为针灸治疗本病以早期更有效,对于那些没有显著的关节损

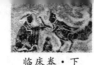

害,而是精神生理性或神经肌肉性功能紊乱为主的患者疗效优越。对于有关节脱位者,应手法复位,再进行针灸治疗。有人认为病程在2周以内的疗效较快,病程超过2周者疗效相对较慢,提示本病应及早治疗,以提高针灸临床疗效。

2. 辅助疗法和患者配合

针灸治疗的同时可配合用TDP照射、短波辐射、红外线照射等辅助疗法,可以较好的改善局部血液循环,缓解肌肉痉挛,提高针灸临床疗效。在针灸治疗中,选远端合谷穴在行针的同时,令患者做张口与咬合运动多次,关节疼痛和张口障碍常能立即改善,可提高针灸的即时疗效。对于慢性、顽固性的患者,针灸治疗后,疗效持续数小时后可又恢复原状,要坚持治疗,经过一段时间的巩固可获良效。从总的情况看,本病是针灸的优势病症,应该在临床上推广应用。

五、针灸治疗的环节和机制

颞下颌关节功能紊乱综合征是由精神心理及生活习惯等因素引起的部分咀嚼肌痉挛,导致关节功能障碍,治疗目的是使肌肉痉挛解除,关节功能即可恢复正常。针刺治疗本病的环节和机制可概括为以下三方面。

1. 调节肌肉运动

针刺可使咀嚼肌、翼内肌、翼外肌有节奏的收缩、舒张,消除翼外肌功能亢进,解除翼外肌痉挛,修复关节盘后区的损伤,使下颌关节也能有节律地上下活动。尤其是电针使肌肉产生节律性收缩跳动,促使神经恢复传导功能,调节周围神经肌肉的张力,缓解肌肉痉挛,有效地控制调节肌肉和对运动神经的刺激。

2. 促进循环和抗炎

局部针灸可使血管扩张,血液循环增强,改善局部组织和颞颌关节的营养及代谢,使局部代谢产物和炎性代谢物及时消失和吸收,有利于局部损伤组织的修复。另外,艾灸、TDP照射可增强细胞的吞噬功能和体液免疫力,能引起主动充血,改善局部血液循环,促进炎症消解,艾灸有较好的抗炎作用。

3. 止痛作用

针刺治疗可引起中枢内源性阿片肽的释放,使患者痛阈、抵抗力提高,从而产生镇痛,缓解颞颌关节的肌肉痉挛。针刺、艾灸或TDP照射对局部感觉神经系统能降低兴奋性,起到解痉镇痛作用,从而调节肌肉功能紊乱,关节功能得以恢复。

六、预　后

本病预后一般较为良好,在功能期有自愈的可能性。针灸治疗本病疗效比较理想,尤其以

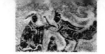

急性期效果最佳,若韧带松弛而发生关节半脱位时,应适当限制下颌骨的过度运动,全脱位者应首先复位,否则针灸难以奏效。治疗时应调解精神因素,避免各种刺激,形成良好的咀嚼习惯,戒除单侧咀嚼;注意饮食,不吃干硬的食物,避免下颌关节的进一步损伤;可自我按摩,增强颞颌关节抵御外邪的能力。先天性颞颌关节发育不良者,应避免下颌关节的过度活动。指导患者进行功能训练,如张口受限时,进行张口练习;消除有害刺激,如牙周炎,拔除阻生智齿,修复缺牙,矫正错合等;可辅以局部理疗或热敷。颞颌关节器质性破坏经保守治疗无效者,可进行手术治疗。

七、临床研究动态

Edzard Ernst 等于 1999 年完成了一项针灸治疗颞下颌关节紊乱综合征随机对照试验的系统评价(A 级证据)[6]。纳入的研究文献数量为 3 篇,纳入研究人数不详,只有 1 篇提及为110 人,另外 2 篇未提及。研究目的是总结针灸治疗颞颌关节紊乱综合征的 RCT,主要评价了针灸与假针灸、常规疗法之间的对比结果。研究结果显示:几个试验结果证明针灸可能是治疗颞下颌关节紊乱综合征的有效疗法,但缺乏与安慰剂的对照研究。研究结论:虽然结果显示针灸可能是治疗颞下颌关节紊乱综合征的有效疗法,但这种假设仍需要更多严格的试验证明。

P Rosted 于 2001 年完成了一项基于对照试验结果评价针灸治疗颞下颌关节紊乱综合征疗效的系统评价[7]。纳入的研究文献数量为 6 篇,纳入研究人数为 149 人,研究目的是评价针灸治疗颞下颌关节紊乱综合征的疗效,主要评价了针灸与夹板固定疗法之间的对比结果。研究结果显示,3 篇 RCT 证明针灸治疗颞下颌关节紊乱综合征有效,并提及了一些局部选穴和远端选穴。研究结论:针灸可能成为一种有效的替代疗法,但这还需要进一步的研究。

Thomas List 等的一项样本量为 80 例的 RCT[8]。试验组干预措施为毫针常规针刺,对照组干预措施为咬合夹板治疗。以自我管理问卷,疼痛日记(视觉评分量表和疼痛发作频率),临床功能评分,咬合状态指数,咬合牙磨损度作为评价疗效的标准。结果显示,治疗 12 个月后,57%接受针灸治疗的患者和 68%接受夹板的患者主观症状($P<0.01$)和客观临床症状($P<0.001$)都有改善,但两组间比较统计学无差异($P>0.05$)。研究显示,对于初期肌源性颞下颌关节紊乱综合征针灸的积极作用与夹板疗法相当。

一项样本量为 120 例的 RCT[9]。试验组($n=60$):温针灸(穴位取下关、颊车、阿是穴、合谷)。对照组($n=60$):超声波。依据总有效率(下颌关节运动,周围肌肉疼痛,弹响,开口度恢复及咀嚼功能情况)判定,组间比较有显著性差异($P<0.05$)。

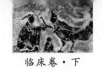

第四节　膈肌痉挛

膈肌痉挛(diaphragmatic spasm)指膈肌不自主的间隙性收缩而引起的疾患。临床表现以气逆上冲,喉间呃逆连声,声短而频,不能自制为特征。除单纯性膈肌痉挛外,胃肠神经官能症、胃炎、胃扩张、胃癌、肝硬化晚期、脑血管病、尿毒症、胃或食道术后等亦可引起膈肌痉挛。本节主要论述单纯性膈肌痉挛,其他疾病所出现的膈肌痉挛可参照本节治疗。

本病中医称呃逆,认为本病病位在膈,基本病机为气逆动膈。凡上、中、下三焦诸脏腑气机上逆或冲气上逆均可动膈而致呃逆。如上焦肺气或虚或郁,失于肃降;中焦胃气失于和降,或胃肠腑气不通,浊气上逆;下焦肝气郁结,怒则气上;肾不纳气,虚则呃逆等均可动膈。临床以胃气上逆动膈最为常见,多由饮食不当、情志不舒和突然吸入冷空气而引发。

一、辨病与辨证

1. 辨病

(1)多见于青壮年,女性多于男性;多有受凉、饮食、情志等诱发因素。

(2)起病较急,以喉间呃呃连声、声短而频、持续不能自制为主症。

(3)X线钡餐及胃镜等检查无器质性病变征象。

2. 辨证

(1)胃寒积滞:呃逆常因感寒或饮冷而发作,呃声沉缓有力,遇寒则重,得热则减。苔薄白,脉迟缓。

(2)饮食停滞:呃声壮实有力,嗳腐吞酸,脘腹胀满,进食后更甚,吐后则舒。苔厚腻,脉滑。

(3)胃火上逆:呃声洪亮有力,冲逆而出,口臭烦渴,喜冷饮,尿赤便秘。苔黄燥,脉滑数。

(4)肝气犯胃:呃逆连作,多因抑郁恼怒而发,脘胁胀满,嗳气频作。舌边尖红,苔薄,脉弦。

(5)脾胃阳虚:呃声低沉无力,气不得续,脘腹不适,喜暖喜按,身倦食少,四肢不温。舌淡,苔薄,脉细弱。

(6)胃阴不足:呃声低微,短促而不得续,口干咽燥,饥不欲食。舌红,少苔,脉细数。

二、针灸治疗及选穴原则

1. 治疗原则

本病以和胃降逆为基本治疗原则。

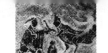

2.选穴原则

在选穴上主要以胃主受纳,胃气以降为顺等理论选择有关穴位。具体选穴原则如下。

(1)局部选穴:在咽喉局部选穴,常取膻中、天突、廉泉等。

(2)选择止呃的特效穴:常选攒竹、中脘、内关、膈俞;翳风穴和华佗夹脊穴对缓解痉挛有较好的效果。另外,由于呃逆反射为膈神经自第3、4、5颈髓后根神经节接受感觉神经纤维,因此可选择颈部3、4、5夹脊穴;迷走神经可传递呃逆刺激,选扶突穴,因扶突穴下有迷走神经通过。

(3)辨证选穴:胃寒积滞,选下脘、建里、神阙、足三里等;饮食停滞,选脾俞、胃俞、腹结、内关、足三里等;胃火上逆,选内庭、曲池、合谷、大都;肝气犯胃,选肝俞、胃俞、期门、太冲、足三里等;脾胃阳虚,选脾俞、胃俞、肾俞、神阙、气海、关元、命门等;胃阴不足,选足三里、三阴交、太溪、照海等。

三、推荐针灸处方

●推荐处方1

【治法】 理气和胃,降逆止呃。

【主穴】 天突、中脘、膻中、膈俞、足三里。

【配穴】 胃寒积滞,加下脘、建里、神阙;饮食停滞,加胃俞、腹结、内关;胃火上逆,加内庭、曲池、合谷;肝气犯胃,加肝俞、胃俞、期门、太冲;脾胃阳虚,加脾俞、肾俞、神阙;胃阴不足,加三阴交、太溪、照海。

【操作】 当呃逆发作时,先取天突,沿胸骨后缘向下刺1寸,行提插泻法1~3分钟。胃寒积滞、脾胃阳虚者,在呃逆发作时可用艾条灸,当呃逆停止后可用隔姜灸,但要注意患者突然呃逆出现艾炷翻到烧灼皮肤或衣物。余穴常规操作。

●推荐处方2

【治法】 和胃,降逆,止呃。

【主穴】 扶突、天突、中脘、攒竹、颈夹脊(3、4、5)、内关。

【配穴】 同上。

【操作】 天突沿胸骨后向下刺1~1.5寸,切勿直刺过深或向两侧斜刺,提插泻法1~3分钟;扶突直刺1.5寸,提插泻法1~3分钟;攒竹可用指压法5分钟。其余腧穴均常规操作。

四、针灸疗效及影响因素

单纯性膈肌痉挛是没有原发性疾病的,系受凉、情志刺激或进食过快等各种因素导致膈肌痉挛,出现呃逆不止的症状。针灸具有很好的治疗作用,一般1~2次可治愈,是针灸的优势病

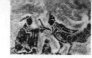

种。另外,对于具有原发病而出现的呃逆,针灸也可起到很好的即刻缓解症状的作用,但应以治疗原发病为主,针灸此时的治疗只能起到症状缓解的作用。

1. 病因

针灸治疗单纯功能性呃逆有显著疗效,往往能针到呃止。针灸治疗对由神经官能症、迷走神经、膈神经受刺激引起的呃逆有较满意的疗效,但对中枢性、肿瘤引起的呕逆,可以改善症状,但疗效欠佳。

2. 病情和病程

年老体弱和慢性久病患者出现呃逆,往往是胃气衰败、病情加重之象,针灸疗效欠佳。针灸对于病程短的实证疗效好,病程长的虚证疗效较差。

3. 患者配合

治疗过程中,患者配合有节奏的屏气,有助于提高疗效。应保持精神舒畅,避免冷空气的突然刺激,患者应少进食寒凉食物。

五、针灸治疗的环节和机制

呃逆是一种神经反射动作,其反射中心在第3、4、5节颈髓,受延髓呼吸中枢所控制。膈神经是膈肌唯一的运动神经,并接受星状神经节发出的交感纤维。膈神经自第3、4、5颈髓后根神经节接受感觉神经纤维,这些感觉神经纤维分布在膈肌胸膜面的前面与中央区以及腹腔面的中央区。呃逆的刺激或冲动多自迷走神经或膈神经的感觉神经纤维传入,而由膈神经的运动纤维传出。也有认为呃逆的发生还有其他呼吸肌同时参与。因此,针灸治疗的主要环节和机制包括以下两方面。

1. 抑制膈神经的感觉神经

针刺颈部夹脊穴,可直接减弱第3、4、5颈髓后根神经节接受感觉神经纤维的传入,从而拮抗呃逆的神经反射通路,达到抑制呃逆的作用。

2. 抑制迷走神经

呃逆的刺激或冲动多自迷走神经传入,针刺扶突等穴可拮抗迷走神经传入所导致的呃逆环路,起到治疗呃逆的作用。

六、预　后

呃逆轻者仅偶然发作,多由饮酒、饮水或大笑等致使胃气一时不顺,常可自行消失,预后良好。重者往往持续发作,但如果属单纯性功能性呃逆,预后良好。如在其他急、慢性疾病过程中出现,如脑血管病频发出现呃逆,往往是上消化道出血的先兆,尤其是危重病患者、衰竭患者出现呃逆,常为病情危重的一种表现,为胃气败绝之危症,预后多不良。这时除治疗呃逆外,更为重要的是治疗原发病,标本同治。患者应积极配合治疗,保持心情舒畅,平时注意寒温适宜,饮食宜清淡,易消化,不要过食生冷及辛辣、煎炒食物,并且避免暴饮暴食、饥饱失度。

七、临床研究动态

一项样本量为 60 例的 RCT[10]。试验组(n=30):针刺取穴为膻中、中脘、关元、膈俞、天枢、内关、足三里、翳风,配合分别在膻中、关元、中脘、两季肋下拔罐,再配合自拟中药汤剂。对照组(n=30):对照组取穴同治疗组,治疗方法为一般常规针刺法。结果显示,试验组疗效明显优于一般常规针刺法(P<0.05)。

一项样本量为 55 例的 CCT[11]。试验组(n=28):取双侧合谷、内关、足三里穴,配合单侧耳部的膈、神门、交感、贲门、胃、肝、脾穴。对照组(n=27):氯丙嗪 25mg,肌肉注射。组间比较有显著性差异(P<0.01)。

一项样本量为 65 例的 CCT[12]。试验组(n=30):取穴为翳风、行间、内关、合谷,翳风留针30 分钟,每日 1 次,2 天后观察疗效。对照组(n=35):山莨菪碱注射液 10mg,每日 2 次,肌肉注射;或山莨菪碱片 5mg,每日 3 次,口服,2 天后观察疗效。组间比较有显著性差异(P<0.05)。

第五节　胃肠痉挛

胃肠痉挛是由于胃肠平滑肌突发的一阵阵强烈收缩而引起的剧烈胃痛、腹痛,是临床常见的急腹症。胃痉挛常见于西医学的急性胃炎、胃溃疡、胃癌和胃神经官能症等疾病,更常见于胃受寒,饮食生冷食物所致;肠痉挛好发于儿童,有反复发作史,腹部受寒也是导致肠痉挛的常见原因。

本病属中医学"胃脘痛"、"腹痛"等范畴。中医学认为,本病多由饮食积滞,寒积胃肠或进食生冷,外受风寒,寒性收引,导致胃肠络脉拘挛,腑气不通,不通则痛。其病位在胃、肠,病性属实或虚实夹杂。《素问·举痛论》曰:"寒气客于胃肠之间、膜原之下,血不得散,小络引急,故痛。"

一、辨病与辨证

1. 辨病

(1)单纯性胃肠痉挛有进食大量生冷食物或腹部受寒病史,也可在强烈的情志变化后,胃

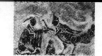

脘或腹部突然而较剧烈的疼痛,常有里急后重的感觉,欲便而感难解,当矢气或少量解大便后痛减或完全消失。

(2)继发性胃肠痉挛,突然剧烈的胃痛或腹痛,常伴痞闷或胀满、嗳气、泛酸、嘈杂、恶心呕吐等症,有明确的原发胃肠疾患,如急性胃炎、胃溃疡、胃癌等病。

2.辨证

(1)饮食积滞:暴饮暴食或暴食后剧烈运动,脘腹疼痛势如刀绞、拒按,伴恶心呕吐、嗳腐吞酸、面色苍白、汗出肢冷。苔白腻,脉弦紧。

(2)寒客胃肠:进食生冷食物,或脘腹受寒,疼痛如针刺刀绞,腹皮挛急,喜暖喜按,面色苍白,汗出肢冷。苔白,脉紧。

(3)肝郁气滞:大怒后突然脘腹疼痛如刀绞,胸腹胀闷,嗳气不止,腹皮挛急。苔白,脉弦紧。

二、针灸治疗及选穴原则

1.治疗原则

本病以疏调胃肠气机、理气镇痛为基本治疗原则。

2.选穴原则

在选穴上可根据大、小肠皆属于胃等理论,主要从足阳明经选穴,可局部选穴和辨证选穴。具体选穴原则如下。

(1)局部选穴:可选天枢、中脘、上脘、下脘、关元、归来、腹结等。

(2)循经选穴:胃肠痉挛以足阳明胃经腧穴为主,选特定穴如下合穴、郄穴等,可选梁丘、足三里、上巨虚、下巨虚等穴。另外,内关通阴维脉,阴维为病苦心痛,可选内关和胃缓急。

(3)辨证选穴:饮食积滞,选四缝、腹结、脾俞、胃俞、建里、公孙;寒客胃肠,选中脘、神阙、气海、关元;肝郁气滞,选期门、膻中、太冲、支沟。

3.指针

可用指针,取至阳穴或背部压痛点,以拇指指腹点压弹拨3～5分钟,间歇5分钟,再重复操作1次。

三、推荐针灸处方

●推荐处方

【治法】 通调腑气,缓急止痛。

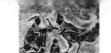

【主穴】　中脘、天枢、内关、梁丘、足三里。

【配穴】　饮食积滞,加四缝、建里、公孙;寒客胃肠,加神阙、关元;肝郁气滞,加膻中、期门、太冲;胃痉挛,加合谷、梁门;肠痉挛,加上巨虚、下巨虚;腹皮挛急,加筋缩、阳陵泉。

【操作】　先刺远端穴位,持续行针1～3分钟,使产生强烈的针感。余穴常规操作。

四、针灸疗效及影响因素

胃肠痉挛好发于年轻人,尤其是室外作业人员,主要是饥饱无度、饮食不节、精神过度紧张、寒冷或进食冰冷食物、烟酒刺激等因素引起胃肠道平滑肌异常收缩所致。针刺治疗胃肠痉挛具有疗效高、见效快、简便易行的特点,是一种值得首选的可靠实用的治疗方法,属于针灸的优势病种。若经治疗疼痛不能缓解者,应查明原因,排除器质性病变,给予相应的处理,不可延误病情。从临床文献报道来看,最常选用的穴位为足三里、梁丘、内关和天枢等,灸法更为适宜。

1. 病因

单纯性胃肠痉挛针灸疗效优越,针灸后可立即见效而痊愈;由胃肠器质性病变所引起的胃肠痉挛针灸也有很好的止痛效果,但只是临时缓解,应积极治疗原发病。

2. 刺法

治疗胃肠痉挛时,一定要按先远端后局部的针刺顺序,远端选穴可起到移神止痛的效果,并且要进行较强的刺激,应持续行针,转移患者注意力,这对于提高针灸疗效至关重要。

五、针灸治疗的环节和机制

针刺治疗本病的环节和机制主要为解除胃肠道平滑肌的痉挛。针刺产生的冲动效应可迅速传入高位中枢,高级中枢把这种神经冲动传给骶脊髓2～4节,引起副交感神经兴奋,使胃肠道括约肌舒张,从而缓解了肌肉的痉挛状态。同时,适量的刺激也能反射性地引起交感神经兴奋,使胃肠的蠕动功能减弱,从而使胃肠道肌肉产生容受性舒张。研究还发现,针刺时所产生的神经冲动可反射性地通过迷走神经的一种抑制纤维使胃头区(包括胃底、胃体上部)的肌肉松弛,缓解了痉挛。有实验研究表明,以健康家兔为实验对象,在胃埋置探头后观察在梁丘穴处强刺激时对胃运动的影响,结果显示可使胃运动频率下降。同时胃肠蠕动波的波速、波频、波深均有不同程度的减慢、延长和减低,这均有助于胃肠痉挛的缓解。

六、预　后

治疗完后,要让患者喝一定量的开水,因为胃受热以后,肌肉舒张,使食物向十二指肠移行,增加了胃的排空。若经治疗疼痛不能缓解者,应查明原因,给予相应的处理。平素要养成良好的饮食习惯,进食要有规律,避免暴饮暴食;多吃含纤维丰富的食物,少食易产气的食物;适当节制冷饮,饱食后不宜立即剧烈运动。

七、临床研究动态

一项研究针刺治疗胃肠痉挛 100 例的 CCT[13]。针刺组($n=100$):针刺双侧足三里。药物对照组($n=100$):口服复方颠茄合剂。治疗 30 分钟后观察止痛起效情况。针刺组总有效率和痊愈率均优于药物组,疗效差异显著。研究表明,针灸治疗胃肠痉挛有效,起效时间短。

一项样本量为 136 例的 CCT[14]。试验组($n=68$):取穴足三里(双侧)、内关(双侧)、中脘。1 次为 1 个疗程,1 个疗程后统计疗效。对照组($n=68$):口服颠茄片 10mg/次,每日 1 次,温水送服。痊愈:疼痛 30 分钟内消失;显效:疼痛 30 分钟内缓解;无效:疼痛 30 分钟内未缓解或者疼痛加重。以痊愈和显效统计为总有效率。结果:治疗组 68 例,痊愈 32 例,显效 34 例,无效 2 例,总有效率为 97%;对照组 68 例,痊愈 20 例,显效 32 例,无效 16 例,总有效率为 76.47%,两组总有效率比较差异有统计学意义($P<0.05$),治疗组疗效优于对照组。

第六节　慢性胃炎

慢性胃炎(chronic gastritis)是指多种病因引起的慢性胃黏膜炎性病变。可分为浅表性胃炎(也称非萎缩性胃炎)和萎缩性胃炎,后者又可分为自身免疫性胃炎和多灶萎缩性胃炎。病因主要与幽门螺杆菌感染有关,长期服用损伤胃黏膜的药物、口鼻咽部慢性感染灶、酗酒、长期饮用浓茶、咖啡等以及深度 X 线照射也可导致本病的发生。我国胃炎多以胃部损伤为主,炎症持续可引起腺体萎缩和肠腺化生。慢性胃炎的发病常随年龄的增长而增加。胃体萎缩性胃炎常与自身免疫损害有关。

本病属中医的"胃脘痛"、"痞满"、"嗳气"、"嘈杂"等范畴,多与情志不畅、饮食不节、劳累、受寒等因素有关。胃为五脏六腑之大源,主受纳腐熟水谷。各种因素酿成胃之功能失调,气滞血瘀而致"不通则痛";或是胃失温煦或濡养致"不荣则痛"。

一、辨病与辨证

(一)辨病

1.临床表现

(1)症状无特异性,可有中上腹不适、饱胀、隐痛、烧灼痛。疼痛无节律性,一般于食后为

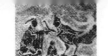

重,也常有食欲不振、嗳气、反酸、恶心等消化不良症状。有一部分患者可无临床症状。如有胃黏膜糜烂者可出现少量或大量上消化道出血。胃体萎缩性胃炎合并恶性贫血者可出现贫血貌、全身衰竭、乏力、精神淡漠,而消化道症状可以不明显。

(2)查体可有上腹部轻压痛,胃体胃炎有时伴有舌炎及贫血征象。

2. 内窥镜检查和组织病检

慢性胃炎的诊断主要依据胃镜所见和胃黏膜组织病理检查。凡有上消化道症状者都应进行胃镜检查,以排除早期胃癌、胃溃疡等疾病。中年女性患者应做胆囊超声检查,排除胆囊结石的可能。

(1)分类:内镜下慢性胃炎分为浅表性胃炎和萎缩性胃炎,如同时存在平坦糜烂、隆起糜烂或胆汁反流,则诊断为非萎缩性或萎缩性胃炎伴糜烂或伴胆汁反流。

(2)病变的分布和范围:胃窦、胃体和全胃。

(3)诊断依据:非萎缩性胃炎表现为红斑(点、片状、条状),黏膜粗糙不平,出血点或斑;萎缩性胃炎表现为黏膜呈颗粒状,血管透露,色泽灰暗,皱襞细小。

(4)活检取材:取2~3块标本,胃窦小弯1块和大弯1块及胃体小弯1块。标本须分开装瓶,并向病理科提供取材部位、内镜所见和简要病史。

(5)组织学分级标准:有5种形态变量要分级(Hp、活动性、慢性炎症、萎缩和肠化),分成无、轻度、中度和重度4级(或0、+、++、+++)。

①Hp:观察胃黏膜液层、表面上皮、小凹上皮和腺管上皮表面的Hp。

②活动性:慢性炎症背景上有中性粒细胞浸润。

③慢性炎症:根据慢性炎症细胞的密集程度和浸润深度分级。

④萎缩:指胃的固有腺体减少,幽门腺萎缩是指幽门腺减少或由肠化腺体替代,胃底(体)腺萎缩是指胃底(体)腺假幽门腺化生、肠化或腺体本身减少。

⑤肠化。

其他组织学特征:分为非特异性和特异性两类。前者包括淋巴滤泡、小凹上皮增生、肠腺化生和假幽门腺化生等;后者包括肉芽肿、集簇性嗜酸性粒细胞浸润、明显上皮内淋巴细胞浸润和特异性病原体等。

异型增生要分轻度、中度和重度3级,有关组织学各种病变的具体分级标准请参阅《全国慢性胃炎的共识意见》。

(6)病理诊断报告:应包括部位特征和形态学变化程度,有病因可循的检验报告病因,结合内镜所见、取材部位及每块标本组织学变化作出诊断。当胃窦和胃体均有炎症者称慢性胃炎。但当胃窦和胃体炎症程度相差两级或以上时,应加上"为主"修饰词,例如"慢性(活动性)胃炎,胃窦为主"。

(7)特殊类型慢性胃炎或胃病：如肉芽肿性胃炎、嗜酸性胃炎、疣状胃炎、慢性淋巴细胞性胃炎、巨大胃黏膜肥厚症等,应注意判断。

3.幽门螺杆菌检查

幽门螺杆菌检查有多种方法,如组织学、尿素酶、细菌培养、^{13}C 和 ^{14}C 尿素呼气试验或粪便 Hp 抗原检测。内镜观察下取黏膜组织作快速尿素酶试验比较方便。

4.测定胃酸分泌功能

常用五肽胃泌素刺激试验,测定基础胃酸分泌量(BAO)、最大胃酸分泌量(MAO)、高峰胃酸分泌量(PAO)和胃液 pH。明显低酸或无酸提示胃体萎缩性胃炎。

5.X 线钡餐检查

X 线钡餐检查主要用于排除消化性溃疡和胃癌等疾病。

6.其他检查

疑为胃体萎缩性胃炎时,可作血常规、胃酸分泌量测定、血清胃泌素浓度、血清维生素 B_{12} 浓度、维生素 B_{12} 吸收试验、血清壁细胞抗体、内因子抗体以及骨髓穿刺涂片等检查。

(二)辨证

(1)肝胃不和：胃脘胀满或胀痛,胁肋胀痛,嗳气,泛酸,胸闷,食少,大便不畅。舌苔薄白,脉弦。

(2)脾胃虚弱：胃脘胀满或隐痛,胃部喜按喜暖,大便稀溏,乏力食少,气短懒言,呕吐清水,口淡。舌质淡,边有齿痕,脉细弱。

(3)脾胃湿热：胃脘胀满或胀痛,胸闷,恶心呕吐,胃脘灼热,口臭,尿黄。舌质红,舌苔黄腻,脉滑数。

(4)胃阴不足：胃脘胀满,灼痛,胃中嘈杂,饥不思食,口干食少,干呕,大便干燥。舌红少津,苔少,脉细。

(5)胃络瘀血：胃脘胀满,刺痛,痛处拒按,病有痛处,面色暗滞,黑便。舌质暗红或有瘀点、瘀斑,脉弦涩。

二、针灸治疗及选穴原则

1.治疗原则

本病以调理脾胃、和胃止痛为基本治疗原则。

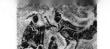

2.选穴原则

在选穴上可根据肝主疏泄,脾主升、胃主降,脾主运化水湿等理论进行选用。选穴的基本原则如下。

(1)局部选穴:根据"腧穴所在,主治所在"的规律从局部选穴,腹部常用上脘、中脘、建里等。

(2)循经选穴:在阳明经和太阴经上选穴,常选足三里、太白、公孙。肝经"抵小腹,挟胃,属肝",可选期门、太冲、行间、曲泉等。心包经"下膈,历络三焦",可选内关等。

(3)辨证选穴:肝胃不和,选足三里、中脘、太冲、期门;脾胃虚弱,选脾俞、胃俞、神阙、中脘、公孙;脾胃湿热,选中极、阴陵泉、曲池、三阴交、内庭;胃阴不足,选取胃俞、足三里、血海、三阴交、太溪等;胃络瘀血,选胃俞、膈俞、中脘、血海、内关。嗳气甚者,加内关、天突、膻中。

三、推荐针灸处方

●推荐处方1

【治法】　健脾和胃,理气止痛。

【主穴】　中脘、内关、公孙、足三里。

【配穴】　肝胃不和,加胃俞、太冲、期门;脾胃虚弱,加脾俞、胃俞、神阙;脾胃湿热,加中极、阴陵泉、曲池、内庭;胃阴不足,加胃俞、三阴交、太溪;胃络瘀血,选胃俞、膈俞、血海。

【操作】　脾胃虚弱,中脘用隔姜灸。余穴常规操作。

●推荐处方2

【治法】　和胃止痛。

【主穴】　中脘、内关、足三里。

【配穴】　寒邪客胃,加胃俞、神阙;饮食伤胃,加梁门、下脘;肝气犯胃,加期门、太冲;血瘀停胃,加膈俞、三阴交;脾胃虚寒,加气海、关元、脾俞、胃俞;胃阴亏耗,加胃俞、三阴交、太溪。急性胃痉挛痛甚者,加梁丘;胃神经症,加神门、百会。

【操作】　疼痛发作时,先选远端穴行较强刺激,每次持续1~3分钟,再选局部穴位。急性胃痛每日1~2次,慢性胃痛每日或隔日1次。脾胃虚寒及寒邪客胃者,加灸法,并可拔罐。

四、针灸疗效及影响因素

浅表性胃炎的炎性细胞浸润局限于胃小弯和黏膜固有层的表层,腺体则完整无损,如果进一步发展,损伤腺体、出现萎缩等就会转化为萎缩性胃炎。一般而言慢性胃炎的预后较为良好,绝大多数浅表性胃炎经过积极治疗多能痊愈,仅少数发展为萎缩性胃炎。目前对于慢性胃炎的发病机制并未完全阐明,主要有幽门螺旋杆菌感染、自身免疫和十二指肠液反流等各种观点,治疗上除幽门螺旋菌感染者针对病因治疗外,其他为对症治疗。

针灸疗法对慢性浅表性胃炎出现的消化不良、腹胀、胃隐痛、反酸、食欲不振等症状有很好的缓解作用,可促进胃的蠕动,抑制胃酸的过多分泌等,对本病的恢复起到一定治疗作用,但仅用针灸治疗难以达到治愈的目的,而且对于幽门螺旋菌感染者的根治必须应用西药,以针灸为主配合中西药物疗法的综合治疗措施是符合临床实际的。萎缩性胃炎远比浅表性胃炎难治,慢性萎缩性胃炎伴有病理检查上的结肠型上皮化生或不典型增生者,属于癌前病变,如不积极治疗,容易诱变为胃癌。因此,针灸对于萎缩性胃炎只能缓解部分症状,如胃痛胃胀、消化不良等,只能作为一种辅助治疗手段。

从临床和文献看,针灸在改善慢性胃炎症状方面有较好的疗效,但近年来研究发现幽门螺旋杆菌是本病的重要致病原因,因此主张根治必须进行抗菌治疗。针灸尽管能缓解本病,但要根治是很难达到的,因此,必要时应适当结合药物治疗。在治疗方法上有毫针、灸法、穴位注射、针药并有等,选穴以中脘、胃俞、足三里、内关等穴应用频次最高。

治疗期间患者要注意饮食规律、少食多餐、软食为主;忌暴饮暴食;避免刺激性食物和药物,保持情绪乐观,注意劳逸结合,适当锻炼身体,这可有效地提高和巩固针灸疗效。

五、针灸治疗的环节和机制

慢性胃炎是多种病因引起的慢性胃黏膜炎性病变。针刺对胃黏膜损伤有较好的保护作用,其作用机理包括如下三方面。

1. 促进胃酸分泌

慢性胃炎患者胃腺多有不同程度的萎缩,其胃液分泌减少,因而胃蛋白酶的活性减退。针灸能有效地预防总酸排出量明显减少、酸性降低和胃蛋白酶活性降低。

2. 保护修复胃黏膜

针刺可以增加胃底部血流量、减少渗出,借此保持胃黏膜的完整性,抑制 H^+ 的逆向弥散,减少 Na^+ 的净流出量,从而对胃黏膜产生细胞保护作用,使其不受外来物理、化学等刺激的损伤。针灸可以改善胃黏膜血流,保护胃黏膜。针灸能抑制胃黏液的减少,增强胃壁屏障。在各种应激状态下,内皮素(ET)和 NO 共同对胃黏膜血流进行平衡调节,进而影响胃黏膜的损伤和修复。研究发现,针刺对胃黏膜保护作用的主要效应分子是 NO。针刺可以抑制脂质过氧化对胃黏膜的损害,促进氧自由基的清除,从而起到保护胃黏膜的作用。针刺还能抑制肾上腺素能神经对肾上腺素的释放,也抑制嗜铬细胞对 5-HT 的释放,使儿茶酚胺减低,有利于黏膜屏障机制的加强。

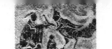

3. 调节胃动力

针刺的传入冲动到达中枢脑干的孤束核等特定结构,激活肽能神经和神经递质,其传出冲动可激活外周肠神经系统 P 物质、胃泌素(GAS)、胃动素(MTL)等肽能神经元,启动胃肠收缩活动,增强胃黏膜细胞的保护作用。

六、预　后

一般大部分慢性浅表性胃炎和单纯轻度慢性萎缩性胃炎预后良好,但慢性萎缩性胃炎伴有病理检查上的结肠型上皮化生或不典型增生者,属于癌前病变,如不积极治疗,容易诱变为胃癌。因此,要动态观察,高度重视,定期做胃镜复查。一般的慢性萎缩性胃炎 3 年复查 1 次,有不完全性结肠型肠上皮化生伴轻度不典型增生者 1 年 1 次,伴中度不典型增生者 3 个月 1 次,伴重度不典型增生者(癌变率 10% 以上)应视为癌变,可予手术切除治疗。患者忌烟戒酒、少饮浓茶咖啡及进食辛辣、过热和粗糙食物;胃酸过低和有胆汁反流者,宜多吃瘦肉、禽肉、鱼、奶类等高蛋白低脂肪饮食;避免服用对胃有刺激性的药物;缓解精神紧张,保持情绪乐观,从而提高免疫功能和增强抗病能力;注意劳逸结合,适当锻炼身体。目前已认识到慢性胃炎与幽门螺旋杆菌感染有关,必要时配合药物治疗。

七、临床研究动态

一项样本量为 300 例的 RCT[15]。A 组($n=100$):多向埋线(穴位以胃俞、中脘为主)。B 组($n=100$):单向埋线(穴位以胃俞、中脘为主)。C 组($n=100$):三九胃泰口服。依据有效率(症状)及纤维胃镜检查评定。A 组与 B 组、C 组比较有显著差异($P<0.05$),表明 A 组优于 B 组、C 组。

一项样本量为 60 例的 RCT[16]。试验组($n=30$):取中脘、胃俞、足三里。随症配穴,脾胃虚弱加脾俞、章门,肝胃不和加肝俞、期门。脾胃虚弱者得气后在针柄上置一段约 2cm 的艾条段,灸 2 壮,留针 30 分钟;肝胃不和者得气后再针电针仪,连续波,频率为 50Hz,强度以患者耐受为度,留针 30 分钟。每日 1 次,每治疗 5 日休息 2 日,疗程为 4 周。试验组总有效率(临床症状、体征均有改善,证候积分减少 30%)为 90.00%,主要症状(上腹胀、胃脘痛、食少纳呆、嗳气、大便异常)的分值分别改善 $2.80\pm0.17,3.23\pm0.24,3.00\pm0.22,3.16\pm0.09,3.30\pm0.15$,SF-36 生存质量积分(躯体职能、情感职能)分别改善 $21.66\pm2.77,29.11\pm0.30$,健康效用值(总分、HU)分别改善 $16.34\pm0.59,0.15\pm0.80$,HP 清除率 43.5%。与对照组($n=30$,西药奥美拉唑胶囊)对比,在总有效率和改善症状、体征方面很可能有优势。

一项样本量为 46 例的纳入对象为慢性萎缩性胃炎的 CCT[17]。试验组($n=31$):取 $T_{7\sim12}$ 华佗夹脊穴、足三里,每日治疗 1 次,连续针刺 6 次,3 个月为 1 疗程。试验组总有效率(有效:

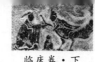

临床主要症状明显减轻;胃镜复查炎症有所减轻或无进展;病理活检萎缩性病变略有改善或无变化)为93.55%,主要症状(胃胀、胃痛、嗳气、纳呆、痞闷)有效率分别为100%,93%,100%,89%,81%,胃镜、病理总有效率分别为77.42%,67.74%。对照组($n=15$):常规针刺,取肝俞、胆俞、脾俞、胃俞、中脘、足三里。两组综合有效率比较RR=0.19,95%CI(0.04,0.88),P=0.03,有统计学差异。

一项110例的CCT[18]。纳入胆汁反流性胃炎患者。试验组($n=60$):取中脘、足三里、期门、阳陵泉、胆俞、阳陵泉、阴陵泉、内关、公孙、内庭、太冲,采取平补平泻手法,留针30分钟,中间行针1次,每日治疗1次,每10次为1个疗程。每疗程间隔3~5日,患者最多治疗3个疗程。对照组($n=50$):口服吗丁啉20mg,每日3次;阿莫西林1g,每日2次;甲硝唑0.2g,每日2次;硫糖铝1g,每日3次,均饭前30分钟服。硫糖铝1g,睡前1次嚼碎服。10天为1疗程,每疗程间隔3~5天。两组临床总有效率(临床症状减轻,胃镜检查仍可见到淡黄色胃液,胃黏膜病变减轻)有统计学差异,$P<0.05$。

第七节　胃下垂

胃下垂(gastroptosis)是指站立时,胃的下缘达盆腔,胃小弯弧线最低点降至髂嵴连线以下,称为胃下垂。本病的发生多是由于膈肌悬吊力不足,肝胃、膈胃韧带功能减退而松弛,腹内压下降及腹肌松弛等因素,加上体形或体质等因素,使胃呈极底低张的鱼钩状,即为胃下垂所见的无张力型胃。

胃下垂属于中医学“胃痛”、“胃缓”、“痞满”、“腹胀”等范畴。主要因为素体脾胃虚弱,或长期饮食失节、劳倦过度等损伤脾胃,脾虚气陷,肌肉不坚,无力托举胃体所致。

一、辨病与辨证

1. 辨病

(1)多发生于瘦长体型、经产妇及消耗性疾病进行性消瘦者等。

(2)轻者无明显症状,重者可有上腹不适,多是在餐后、站立及劳累后加重,易有饱胀、厌食、恶心、嗳气及便秘等症状,亦可出现站立性昏厥、低血压、心悸、乏力、眩晕等“循环无力症”的其他内脏下垂的表现。

(3)可有肋下角常<90°;站立时腹主动脉搏动明显;振水声及以双手托扶下腹部往上则上腹坠胀减轻;也可同时伴有肝、肾、结肠下垂的现象。

(4)X线检查可见胃角部低于髂嵴连线;胃幽门管低于髂嵴连线;胃呈长钩形或无力型,上

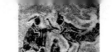

窄下宽,胃体与胃窦靠近,胃角变锐。胃的位置及张力均低,整个胃几乎位于腹腔左侧。

2. 辨证

(1)脾气下陷:脘腹坠胀疼痛,食后尤甚,纳少便溏,神疲乏力,面色萎黄。舌淡,苔薄白,脉缓无力。

(2)寒饮停胃:脘腹坠胀,冷痛,呕吐水饮,肠鸣辘辘,腹泻便稀。舌淡胖,苔白滑,脉濡缓或沉紧。

(3)肝胃不和:脘腹坠胀疼痛,胁肋胀闷作痛,嗳气恶心,嘈杂吞酸,食欲不振,口干口苦。舌红,苔薄黄,脉弦。

(4)胃阴亏虚:脘腹坠胀,嘈杂,口燥咽干,身体消瘦,大便干结,小便短黄。舌红,苔薄黄,脉细数。

二、针灸治疗及选穴原则

1. 治疗原则

本病以健脾益气、升阳举陷为基本治疗原则。

2. 选穴原则

在选穴上主要以任脉和督脉穴为主,配合足阳明经穴。具体选穴原则如下。

(1)局部选穴:因胃下垂属久病,故宜局部取穴。常选上脘、中脘、下脘、气海等。不容与承满属胃经穴,其解剖位置在胃大弯处,下有膈胃韧带和脾胃韧带,针刺有助于韧带的功能恢复。另外,在近部可选脾俞、胃俞。

(2)远端取穴:百会是督脉与三阳经气的交会穴,督脉主一身之阳气,阳气旺盛则可起到升举之功,此亦"病在下者,高取之"之意;另外,可选胃之下合穴足三里。

(3)辨证选穴:脾气下陷,选脾俞、胃俞、足三里、太白、公孙等;寒饮停胃,选中脘、阴陵泉、丰隆、神阙等;肝胃不和,选肝俞、胃俞、合谷、太冲、内关等;胃阴亏虚,选胃俞、三阴交、足三里、太溪、水泉、照海等。

三、推荐针灸处方

●推荐处方1

【治法】　健脾益气,升阳举陷。

【主穴】　中脘、气海、胃俞、脾俞、足三里、百会。

【配穴】　寒饮停胃,加丰隆、神阙;肝胃不和,加肝俞、太冲、内关;胃阴亏虚,加三阴交、太溪、照海;痞满、恶心,加公孙、内关;嗳气,加太冲、期门。

【操作】 中脘针后加拔罐,背俞穴针后加灸;余穴常规操作。

● 推荐处方 2

【治法】 调理任督,益胃举陷。

【穴位】 上脘、中脘、下脘、灵台、至阳、脾俞、胃俞、百会、足三里。

【操作】 百会用艾条灸法,余穴常规操作。

● 推荐处方 3

【治法】 健脾益胃,疏调气血。

【穴位】 中脘、不容、承满、内关、合谷、足三里。

【操作】 中脘、不容、承满针后加电针,余穴常规操作。

四、针灸疗效及影响因素

本病发生的原因是固定胃的韧带和腹肌松弛所致,针灸对于胃下垂患者不仅可减轻本病出现的饱胀、厌食、恶心、嗳气等症状,更重要的是针刺可直接刺激胃壁、膈胃韧带、脾胃韧带和腹肌,引起反射性收缩,如此反复多次,有利于消化道平滑肌张力及蠕动的增强,促进胃肌张力的提高,使下垂的胃复位,从而达到治疗胃下垂的目的。但是胃下垂的治疗是一个漫长的过程,在治疗中患者必须戴胃托,胃托穿好后形成一个向上、向内的合力,压迫腹肌将胃托起,减轻胃内容物重力对胃肌和韧带的牵拉作用,以促进胃下垂的恢复。同时患者注意多次少量的进食和运动锻炼,增强腹肌力量等都是非常重要的环节。因此,对于轻中度的胃下垂,针灸可作为主要治疗方法。临床文献报道在选穴上最为常用的是中脘穴,要求适当深刺,也有用灸法、拔罐法等。

1. 胃下垂的程度和病程

胃下垂程度以胃小弯切迹低于髂嵴连线水平 1～5cm 为轻度,6～10cm 为中度,11cm 以上为重度。针灸疗效与胃下垂的程度有关,轻度疗效好于中度,重度疗效差。病程长,韧带的松弛度大,使其回缩上提的可能性变小,因此,病程越短针灸疗效越好。故应早期发现,及早治疗。

2. 患者的状况

胃下垂以老年人、女性为多见,患者多为瘦长体型,一般而言年轻患者针灸疗效优于老年患者,这与韧带、平滑肌的松弛和老化有关。体质状况较好者针灸疗效优于体质状况差者,尤其是瘦长体形、腹肌薄弱者。

3. 患者的配合

每次治疗前空腹,治疗后平卧 2 小时,能减轻胃的下坠,有利于提高针灸疗效。治疗期间

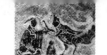
每次少量进餐,切忌一次饮食量过多,可减轻胃内容物重量,有助于胃的回升和巩固疗效。另外患者应对腹肌进行锻炼,增强其张力。

五、针灸治疗的环节和机制

1. 对胃平滑肌和韧带的调节

针刺可直接刺激胃壁、膈胃韧带、脾胃韧带和腹肌,引起反射性收缩,如此反复多次,有利于消化道平滑肌张力及蠕动的增强,促进胃肌张力的提高和腹肌发达,使下垂的胃复位,从而达到治疗胃下垂的目的。

2. 促进胃动素等释放

针刺可以使血浆胃动素显著增高,使胃动力增强,有效改善胃肠运动失调。针刺对消化道运动、分泌及消化吸收功能均有重要的整体调整作用,可促进消化、吸收。这些都对胃下垂的恢复提供基础。

六、预　后

一般来说,胃下垂预后良好,但可因患者体质、慢性疾病的程度及治疗不及时而发生慢性胃扩张、胃扭转、直立性晕厥、心悸、低血压等病症,因此,应早发现早治疗。对于体形消瘦者的胃下垂治疗,运动锻炼是最好的方法。经常锻炼身体可使肌肉尤其是腹部肌肉保持一定的张力,对于胃下垂的恢复是非常有益的,但注意不宜做过分剧烈的运动,如跳高、跑步等。最适宜胃下垂治疗的运动项目是柔软体操、单杠、双杠、游泳等,这些运动有利于腹壁肌肉力量的增加和胃肠肌肉的紧张度加强,患者可根据自己的体力情况适当选择。在锻炼的过程中,应逐渐增加运动量,由少到多,长期坚持,持之以恒。在运动锻炼的同时应加强饮食营养。胃下垂的人大多食量较小,所以选择的食物应富有营养、容易消化而体积又小。食物搭配上应注意动物蛋白和脂肪酌量多一些,蔬菜和米面类食物少一些,并可采用少吃多餐的方法,增加次数,减轻胃的负担。

七、临床研究动态

一项样本量为78例的CCT[19]。试验组($n=40$):取巨阙穴,取 0.35mm×200mm 芒针,由巨阙穴刺入,约与皮肤呈 30°角,沿皮下捻转进针透至脐左侧 0.5 寸处。待患者有腹胀及下腹上抽感,术者提针有重力感时,改为 15°角,不做捻转,缓慢提针 40 分钟,出针前行抖动手法10～15 次,然后出针。隔日 1 次,10 次为 1 个疗程。对照组($n=38$):取中脘、气海、关元、天枢、足三里、百会穴,常规针刺得气后,留针 30 分钟,期间行针 3～4 次。每日治疗 1 次,10 次为1个疗程,2个疗程后统计疗效。痊愈:临床症状消失,钡餐透视检查示胃下极回升至正常位置。显效:临床症状明显减轻,钡餐透视检查示胃下极回升4cm以上。有效:临床症状减轻,钡餐透视检查示胃下极回升1cm以上,或临床症状显著减轻,但钡餐透视检查未见改变。无效:症状略有改善或无改善,体征无变化。临床总有效率$RR=1.64,95\%CI(1.24,2.17)$,$P=0.0005$。

一项样本量为176例的CCT[20]。试验组($n=88$):①埋钱疗法取中脘穴,每两周1次,2次为1疗程;②针刺疗法取气海、百会、足三里、脾俞、胃俞、内关、公孙为主,痛甚加梁丘;嗳气、善太息加太冲。留针30分钟,留针期间每10分钟行针1次,百会穴艾条温和灸10分钟。每日1次,30天为1个疗程。对照组($n=88$):补中益气汤加减(黄芪30g,党参15g,白术12g,当归9g,枳壳9g,炒山药15g,陈皮6g,柴胡9g,升麻6g,茯苓9g,砂仁6g),痛甚者加延胡索12g,制乳香9g,制没药9g;纳差者,加鸡内金12g,焦山楂9g;腹胀甚者加木香10g;气虚甚者黄芪量加至60g。日1剂,水煎取汁300mL,早、晚各1次温服,30剂为1个疗程。2个疗程后统计疗效。痊愈:临床症状消失,钡透胃小弯角切迹恢复到髂脊连线水平以上,随访半年无复发。显效:临床症状明显改善,钡透胃小弯回升3cm以上,但未回升至正常位置。好转:临床症状改善,钡透胃小弯较治疗前回升0.5~2cm。无效:临床症状无改善,钡透胃小弯无明显回升。临床总有效率$RR=1.25,95\%CI(1.11,1.42)$,$P=0.0004$。

第八节 胃扭转

胃扭转(gastric volvulus)是指全胃或其一部分,沿长轴扭转,病因多为支持胃的相关韧带松弛、胃下垂、腹壁松弛、饥饿后进食过快过多、饱餐后剧烈活动、频繁呕吐、胃周围炎、溃疡病等使胃沿一定的轴发生扭转,临床症状以上腹疼痛、腹胀嗳气、呕吐为主症。

胃扭转属中医学"腹胀"、"胃脘痛"等范畴。一般认为,患者体质虚弱,脾胃失健,胃气不足,脾胃纳运升降失常,胃腑气机阻滞,或脾胃虚寒,温运无力,胃络拘急而发本病。

一、辨病与辨证

1.辨病

(1)急性胃扭转起病急骤,病情多危重,表现为突发性上腹部疼痛,可放射至背部,左肋缘或左胸部,继而发生干呕或呕吐,进行性上腹部膨胀,而下腹部柔软、平坦。

(2)慢性胃扭转起病缓慢,临床上轻度胃扭转可无症状,完全性重度扭转症状可很重,主要症状为疼痛、腹胀、呕吐。症状常反复发展,常因进食或饱餐后诱发或加重。

（3）X线检查胃失去正常解剖位置；胃影显著扩张，充满气体或液体；两个胃腔，上方较小的部分为胃窦，下方较大的液气平面为胃底；上消化道钡餐检查可证实扭转部位的阻塞。

2. 辨证

（1）肝胃气滞：胃脘痞胀，或疼痛，或攻窜胁背，嗳气频作。苔薄白，脉弦。

（2）食滞胃肠：胃脘闷胀或疼痛，嗳腐吞酸或呕吐不消化食物，吐后痛缓。苔厚腻，脉滑或实。

（3）脾胃虚寒：胃脘寒凉感，或冷痛绵绵，喜热喜按，泛吐清水，神倦乏力，手足不温，大便多。舌质淡，脉沉细。

二、针灸治疗及选穴原则

1. 治疗原则

本病以理气和中、调理脾胃为基本治疗原则。

2. 选穴原则

在选穴上主要以局部选穴为主，配合远端选穴。具体选穴原则如下。

（1）局部选穴：本病以局部疏导气血为关键，可选上腹部的上脘、中脘、不容、承满、梁门、关门、幽门、通谷、阴都、石关、鸠尾、巨阙等，背部可选胃俞、脾俞、肝俞等。

（2）远端选穴：主要选手足阳明经穴，如足三里、梁丘、合谷；也可选手厥阴经内关穴。

（3）辨证选穴：肝胃气滞，选膻中、肝俞、胃俞、期门、太冲、章门等；食滞胃肠，选胃俞、大肠俞、腹结、建里、下脘、里内庭；脾胃虚寒，选脾俞、胃俞、神阙、关元、气海、命门等。

三、推荐针灸处方

●推荐处方

【治法】　行气理中，调理脾胃。

【主穴】　上脘、中脘、鸠尾、膻中、不容、承满、幽门、通谷、足三里。

【配穴】　肝胃气滞，加肝俞、期门、太冲、内关；食滞胃肠，加腹结、下脘、建里、四缝；脾胃虚寒，加神阙、气海、脾俞、胃俞。

【操作】　中脘、承满、不容直刺1.5寸，行提插泻法1～3分钟，使局部产生强烈的酸胀等针感。余穴常规操作。

四、针灸疗效及影响因素

从文献和临床上看，单纯性胃扭转针灸疗效优于有基础病性胃扭转。如果患者体质差，而

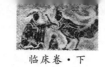

且有胃下垂的基础病,针灸疗效较差。临床上按病情将胃扭转分为急性扭转和慢性扭转。胃扭转如果是急性的,因暴饮暴食后运动而突然出现,针灸疗效好,往往一次可治愈,胃扭转病程短,针灸疗效好。如果患病已数年,呈慢性,固定胃位置的各种韧带将严重松弛,因此,针灸治疗时间长,虽针灸有一定疗效,但疗效不及前者,而且易于反复发作。扭转的程度分为完全扭转和部分扭转,针灸治疗以部分性扭转疗效优于完全性扭转。但在临床上需注意急性胃扭转如果症状严重,持续不解应考虑手术治疗。针灸治疗胃扭转取得疗效比较容易,但易于复发,缓解症状容易,根治很困难。

五、针灸治疗的环节和机制

胃扭转的发生与解剖上的异常有密切的关系,胃主要靠食管下端和幽门处及肝胃、胃结肠和脾胃、胃膈韧带固定,胃底大小弯侧活动性较大,膈肌的病变以及上腹内脏下垂和各韧带的松弛,为胃扭转提供了条件,胃动作电位节律紊乱、消化道分泌激素、排泄功能的异常以及胃肠道器质病变、周围脏器影响均使胃壁产生不规则的蠕动,特别是在餐后突然改变体位时可发生胃扭转。针刺治疗本病的环节和机制主要为针灸可增强上腹内脏器官韧带的张力,并能产生即时效应,对恢复胃病的治疗及韧带的张力有明显促进作用,同时可增强胃肠蠕动,使扭转之胃体复位而达治疗目的。

六、预 后

胃扭转大部分患者不会对生命造成威胁,通过治疗和注意诱发因素,一般预后良好。胃扭转临床上按病情分为急性和慢性扭转,扭转的程度分为完全扭转和部分扭转,按扭转的方向分为器官轴和系膜轴。慢性、器官轴扭转最常见。慢性胃扭转的症状多较轻且不典型,需靠 X 线诊断鉴别诱因,对因治疗。对治疗无效或复发的慢性胃扭转病例,应考虑手术治疗。手术旨在解除扭转,去除病因,消除症状,并可防止发生急性扭转绞窄引起的生命危险。治疗缓解症状的同时要积极寻找病因,X 线钡餐造影不但可以确诊胃扭转,还可区别胃扭转的类型、程度和扭转的方向,并可帮助发现可能的诱因和并发症。本病经治疗后胃扭转复位,症状可见好转,但如若病因未得到彻底治疗,症状可在复位后反复发作,所以在治疗时应重视病因治疗。

七、临床研究动态

一项样本量为 72 例的病例系列观察[21]。其中急性胃扭转 7 例,慢性胃扭转 65 例。采用针刺足三里、中脘,随证配穴。不能进食者胃管减压,静脉补液,或加服中药辨证论治。结果:除 2 例急性完全性扭转经急诊手术治愈外,其余 70 例均经非手术疗法治愈,疗程最短者 3 天,最长者 1 月,一般 7～10 天。

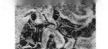

一项样本量为 20 例的病例系列观察[22]。患者在 X 线透视下取左侧卧位针刺,取穴:内关、足三里、下巨虚(皆取右侧穴)。足三里、下巨虚穴连电针,连续波,输出频率为 50Hz,留针 30 分钟。治疗 1 次后痊愈(胃脘胀满、进食后加剧等症状消失,上消化道钡透示胃形态正常) 18 例,有效(胃脘胀满等症状明显减轻,钡透示胃的形态基本正常)2 例,总有效率为 100%。

一项样本量为 16 例的病例系列观察[23]。取穴:胃穴透下垂穴,气滞型加泻双侧足三里、内关、内庭;脾胃虚寒型补足三里,泻内庭,温灸中脘(若灸后舌干咽燥则停)。病人取卧位,用 7.5 寸毫针胃穴透下垂穴,进针后右手持针向上提,左手按压小腹部以增加腹压,增强胃肠蠕动,调整胃的位置,然后起针,再针足三里、内庭、内关和灸中脘,同时用听诊器听胃肠蠕动声,每日 1 次。16 例经治后痊愈(临床症状消失,X 线检查胃扭转复位)15 例,其中 14 例针 5~6 次,1 例针 8 次,痊愈率为 93.75%;另 1 例经针灸 10 次症状有好转,但效果不太理想,又经 X 线拍片,确诊为贲门肿瘤而引起胃扭转,转外科手术治疗。

第九节　消化性溃疡

消化性溃疡(peptic ulcer)是一种常见的慢性胃与十二指肠球部肠溃疡病变。消化性溃疡的发生与胃酸和胃蛋白酶密切相关,临床表现有长期发作的周期性、节律性上腹部疼痛,伴有恶心、呕吐、反胃、嗳气、泛酸等一系列胃肠道症状。消化性溃疡病疼痛有节律性,胃溃疡疼痛多在食后半小时至 1 小时出现,经 1~2 小时后逐渐缓解,痛位多在剑突下或稍偏左处。十二指肠溃疡疼痛多在食后 3 小时及在两餐之间发生,病位在上腹部偏右处,进食后可获暂时缓解;部分患者由于夜间胃酸较高,尤其在睡前进食者,可发生半夜疼痛。定时发生的半夜疼痛,乃是十二指肠溃疡的又一特点。本病的发生是由于对胃十二指肠黏膜有损害作用的侵袭因素与黏膜自身防御-修复因素之间失去平衡的结果。这种平衡失调可能由于侵袭因素增强,可能因防御-修复因素减弱,或两者兼有。十二指肠溃疡主要由于前者,而胃溃疡主要因自身防御-修复因素减弱所致。

本病属中医"胃脘痛"范畴,认为与感受外邪、饮食失常、情志不遂、素体虚弱等有关;病位在胃,与肝脾关系密切。多因中焦气滞不畅、脾胃升降功能失调为发病关键。

一、辨病与辨证

1.辨病

(1)临床表现:消化性溃疡往往具有典型的临床症状,但要注意特殊类型溃疡症状往往不典型。还有极少数患者无症状,甚至以消化性溃疡的并发症如穿孔、上消化道出血为首发症状。

(2)体征:消化性溃疡除在相应部位有压痛之外,无其他对诊断有意义的体征。但要注意,如患者出现胃型及胃蠕动波揭示有幽门梗阻;如患者出现局限性或弥漫性腹膜炎体征,则提示溃疡穿孔。

(3)胃镜检查:胃镜可对消化性溃疡进行最直接的检查,而且还可以取活体组织作病理和幽门螺杆菌检查。内镜诊断应包括溃疡的部位、大小、数目以及溃疡的分期:活动期、愈合期、瘢痕期。对胃溃疡应常规取活体组织做病理检查。

(4)X线钡餐检查:气钡双重对比可以显示X线的直接征象(具有诊断意义的龛影)和间接征象(对诊断有参考价值的局部痉挛、激惹及十二指肠球部变形)。

(5)幽门螺杆菌检查:通过胃镜可以取胃窦黏膜做快速尿素酶试验、组织学检查或者做幽门螺旋杆菌(Hp)培养。

2.辨证

(1)脾胃虚寒:胃脘部隐隐作痛,喜暖喜按,空腹或受冷痛甚,得食得暖痛减,泛吐清水,纳少乏力,大便溏薄,面色少华。舌淡有齿印,苔薄白,脉细弱。

(2)肝胃不和:胃脘胀痛,牵及两胁,痛处不定,嗳气则舒或喜叹息,食欲减退,常因郁怒而诱发或因怒而加重。舌苔薄白或薄黄,脉弦,

(3)肝胃郁热:胃脘灼痛,病热急迫,烦躁易怒,泛酸嘈杂,口苦口干。舌红,苔黄,脉弦数。

(4)寒热错杂:急性发作性上腹剧痛,嗳气吞酸,脘胀,恶心呕吐,痛时四肢不温,纳少乏力,口干少饮,大便或溏或干。舌红或淡胖,苔黄白相兼或黄腻,脉弦细数。

(5)胃阴不足:胃脘隐痛或灼痛,烦渴思饮,口燥咽干,食少,大便干结。舌红少苔,脉细数。

(6)血瘀阻滞:胃脘痛,夜间或食后痛甚,痛有定处而拒按;或痛如针刺,或见吐血便黑。舌质紫暗或有瘀斑,脉涩。

二、针灸治疗及选穴原则

1.治疗原则

本病一般以疏肝理气、和胃止痛为基本治疗原则。

2.选穴原则

在选穴上可根据肝主疏泄,脾主升,胃主降,脾主运化水湿等理论进行选用,选穴的基本原则如下。

(1)局部选穴:根据"腧穴所在,主治所在"的规律从局部选穴,腹部常用上脘、中脘、下脘、梁门、不容、幽门、腹哀等穴。临近部位腰胸部选日月、期门,背部常选脾俞、胃俞、肝俞、胆俞、

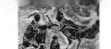

胸 9～12 夹脊穴。

（2）循经选穴：根据"经脉所过，主治所及"的规律选穴。常选胃经足三里、上巨虚、内庭等；脾经"属脾，络胃"，选阴陵泉、三阴交、太白、公孙；肝经"抵小腹，挟胃，属肝"，可选期门、行间、太冲。三焦经"循属三焦"，经别"下走三焦"，可选支沟、外关等。心包经"下膈，历络三焦"，故可选内关、大陵等。

（3）辨证选穴：脾胃虚寒，选脾俞、胃俞、神阙、关元、气海、命门等；肝胃不和，选肝俞、胃俞、合谷、太冲、内关、三阴交等；肝胃郁热，选期门、中脘、内庭、行间、曲池等；寒热错杂，选合谷、内关、建里、胃俞、太冲、内庭、公孙、太白等；胃阴不足，选胃俞、三阴交、太溪、水泉、照海、血海等；血瘀阻滞，选中脘、下脘、膈俞、期门、内关、血海、合谷、三阴交等。

三、推荐针灸处方

●推荐处方 1

【治法】　和胃止痛。

【主穴】　中脘、建里、合谷、足三里、太冲、公孙。

【配穴】　脾胃虚寒，加神阙、气海、脾俞、胃俞，用艾炷灸；肝胃不和，加期门、肝俞、胃俞、太白、三阴交；肝胃郁热，加期门、内庭、行间、曲池；胃阴不足，加胃俞、太溪、三阴交；血瘀阻滞，加下脘、膈俞、内关、血海、阿是穴。

【操作】　常规操作。脾胃虚寒者，腹部穴位加灸法。

●推荐处方 2

【治法】　调理脾胃，理气止痛。

【主穴】　上脘、中脘、关元、脾俞、胃俞、内关、合谷、地机。

【配穴】　胃酸较多，加建里、阴陵泉、公孙；腹胀，加天枢、太冲、足三里。

【操作】　常规操作。

四、针灸疗效及影响因素

慢性消化性溃疡是反复发作难以治愈的慢性疾病，最新的研究认为幽门螺旋杆菌感染是主要病因，另外与胃酸分泌过多、遗传因素、胃十二指肠运动异常、应激和心理因素及饮食习惯等有关。因此，目前西医认为采用根除幽门螺旋杆菌法可促进溃疡愈合和显著降低复发率。对于慢性消化性溃疡西医也是采用综合治疗方案，非一种药物所能治愈，针灸治疗主要在于缓解疼痛症状，调节胃酸分泌等，有利于溃疡愈合，但要达到临床控制和痊愈，必须以药物治疗为主，针灸可作为一种辅助治疗方法。在选穴上主要以中脘、内关、足三里为主穴，可用毫针、灸法、电针、穴位注射等各种方法。

1. 病变程度和病程

一般而言,针灸疗效与溃疡的严重程度和病程长短密切相关,如果溃疡面较小,病程短,针灸疗效较好。对于严重的并发症如出血穿孔,针灸只能作为辅助手段。

2. 患者的配合

消化性溃疡属于典型的心身疾病范畴,心理—社会因素对发病起着重要作用,因此,乐观的情绪,规律的生活,避免过度紧张与劳累,无论在本病的发作期或缓解期均很重要。当溃疡活动期,症状较重时,可卧床休息1～2周。饮食对本病的针灸疗效有重要影响,患者宜细嚼慢咽,避免急食,咀嚼可增加唾液分泌,后者能稀释、中和胃酸,并可能具有提高黏膜屏障作用;有规律的定时进食,以维持正常消化活动的节律;在急性活动期,应戒烟酒,并避免咖啡、浓茶、浓肉汤、辣椒、酸醋等刺激性调味品或辛辣的饮料,以及损伤胃黏膜的药物;饮食不过饱,以防止胃窦部的过度扩张而增加胃泌素的分泌;避免应用致溃疡的药物等,这些都对提高和巩固针灸疗效有重要意义。

3. 刺法

有人通过研究发现,以亥时应用20 Hz电针刺激梁门穴的治疗效果最好。

五、针灸治疗的环节和机制

1. 调节胃黏膜血流量

消化性溃疡的发生机制十分复杂,其中胃壁局部黏膜血液灌注不足为其重要因素之一。有学者提出内皮素(ET)可能是一个重要的致溃疡因子,临床研究证实胃、十二指肠球部溃疡患者的血浆ET水平明显高于正常人。说明ET可能介导和促进了消化性溃疡的发生与发展,其机制可能是ET升高,导致血管收缩,黏膜缺血、缺氧而使胃壁产生一系列病理损伤。针刺能有效地降低ET含量水平,改善黏膜缺血、缺氧,从而使损伤的胃壁趋向恢复。针刺还通过升高血浆NO水平,增加胃黏膜血流,缓解黏膜的缺血、缺氧状态,从而最终使受损的胃壁趋向恢复。有研究发现,针刺中脘可以增加胃底部血流量,减少渗出,借此保护胃黏膜的完整性,抑制氢离子的逆向弥散,减少钠离子的净流出量,抑制胃酸分泌,从而对胃黏膜具有细胞保护作用。

2. 调节胃液总酸度、蛋白酶活性

针灸具有双向良性调节作用,消化性溃疡的发生与胃酸和胃蛋白酶密切相关。当胃酸分泌过多时,可对黏膜造成损伤,针刺可抑制其过度分泌,使胃酸排出量减少,血清胃泌素值降

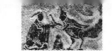

低,提示与迷走神经兴奋性降低有关。当患者胃腺有不同程度的萎缩,其胃液分泌减少,胃蛋白酶的活性减退时,针灸能有效地预防总酸排出量明显减少、酸性降低和胃蛋白酶活性降低。

3. 促进胃黏膜修复

胃黏膜损伤的修复是一个复杂的过程,神经、体液、血液、生长因子和免疫等调节机制均发挥着重要作用。研究证实,针灸对胃黏膜损伤具有很好的修复作用,针灸可改善神经机制的调节,并有体液机制参与了修复过程,调整胃黏膜血流量,调节胃肠激素如生长抑素、表皮生长因子、胃泌素等的分泌,抑制氧自由基,加强胃壁屏障。有研究发现,电针足三里穴可使胃黏膜血液量增加,肿瘤坏死因子和血栓素含量下降,前列腺素含量增加,超氧化物歧化酶活性升高,丙二醛含量下降,对束缚-浸水应激引起的大鼠胃黏膜损伤有明显的保护作用。

六、预　后

消化性溃疡是一种具有反复发作倾向的慢性病,病程长者可达一二十年或更长,但经多次发作后不再发作者也不在少数。许多患者尽管一再发作,然始终无并发症发生;也有不少患者症状较轻而不被注意,或不经药物治疗而愈。由此可见,在多数患者,本病是预后良好的病理过程。但高龄患者一旦并发大量出血,病情常较凶险,不经恰当处理,病死率可高达30%。球后溃疡较多发生大量出血和穿孔。消化性溃疡并发幽门梗阻、大量出血者,以后再发生幽门梗阻和大量出血的机会增加。少数胃溃疡患者可发生癌变,其预后明显变差。消化性溃疡具有较高的发病率和复发率,据统计5年内复发率可达50%～70%,十二指肠溃疡复发率比胃溃疡更高。近十年来,随着人们认识的不断提高和有效治疗,其并发症已大为降低。目前认为本病与幽门螺旋杆菌感染有关,因此,采用根除幽门螺旋杆菌法可促进溃疡愈合和显著降低复发率。只要发现早,及时治疗,预后一般良好。调整精神、情绪状态,避免过劳、过度精神紧张,活动期避免酒、咖啡、茶、辣椒等刺激性强的饮食,避免服用或尽量少用对胃、十二指肠黏膜有损伤的药物对其预后有重要影响。

七、临床研究动态

一项样本量为276例的多中心RCT[24]。针刺组(n=138):长针深刺中脘穴;西药组(n=138):口服泰胃美;疗程均为6周。依据临床症状(胃脘疼痛及食少等)及胃镜检查评定。针刺组对于快速改善胃脘疼痛及食少的症状明显优于对照组,有统计学差异(P<0.05)。两组胃镜疗效比较无差异(P>0.05)。

一项样本量为64例的CCT[25]。试验组(n=32):取足三里、内关、公孙、中脘、脾俞、胃俞等穴。5天为1个疗程,9个疗程后统计疗效。对照组(n=32):口服奥美拉唑每次20mg,每日1次;雷尼替丁150mg,每日2次。其中奥美拉唑连用2周后停药,继续服用雷尼替丁150mg,

每日 2 次,连用 4 周为 1 个疗程,服用 2 个疗程后统计疗效。疗效评价标准依据临床症状、体征的变化和胃镜观察治疗前后溃疡面的变化制定有效率。临床总有效率 RR＝1.40,95％CI (1.04,1.89),P＝0.03;临床治愈率 RR＝2.29,95％CI(1.09,4.79),P＝0.03。

一项样本量为 980 的 CCT[26]。试验组(n＝500):穴位埋线法,中脘透上脘、左梁门透右梁门、胃俞透脾俞、足三里透上巨虚等。对照组(n＝480):甲氰咪胍及止酸、解痉等药物常规治疗 3 个月。疗效评价标准依据临床症状、体征、溃疡愈合情况制定有效率。治疗后半年临床总有效率 RR＝1.09,95％CI(1.05,1.13),P＜0.00001;临床痊愈率 RR＝1.00,95％CI(0.92,1.07),P＝0.90;患者 1 年临床有效率 RR＝1.17,95％CI(1.12,1.23),P＜0.00001;临床痊愈率 RR＝1.11,95％CI(1.02,1.21),P＝0.01。

一项样本量为 279 例的 CCT[27]。试验组(n＝131):针灸配合雷尼替丁,针刺足三里、中脘、梁丘等,雷尼替丁 150mg,每日 2 次。对照组 1(n＝64):雷尼替丁组。对照组 2(n＝84):奥美拉唑、阿莫西林、甲硝唑口服。疗效评价标准依据临床症状、溃疡愈合情况制定的有效率。治疗组与对照组均同时治疗 15 天(1 个疗程),间歇 1 周后复查。显效:胃脘部疼痛、压痛均消失或基本消失,胃镜示溃疡面消失或疤痕形成,HP(一)。有效:胃脘部疼痛、压痛均有改善(不明显),胃镜示溃疡面缩小 50％以上,HP(一)或 HP(±)。无效:胃脘部疼痛、压痛均无改变,胃镜示溃疡面缩小 50％以下,或治疗前后无变化,HP(＋)。试验组与雷尼替丁组比较,临床总有效率 RR＝1.19,95％CI(1.04,1.35),P＝0.010;与药物组比较,临床总有效率 RR＝0.99,95％CI(0.93,1.06),P＝0.85;临床显效率 RR＝0.80,95％CI(0.59,1.08),P＝0.0004。

第十节　小儿厌食症

小儿厌食症(children anorexia)是较长期的食欲减退或消失,主要有两种病理生理因素:一种因局部或全身性疾病影响消化功能,使胃肠平滑肌张力低下,消化液分泌减少,酶的活性降低;另一种是中枢神经系统受人体内外环境刺激的影响,使其对消化功能的调节失去平衡。常见的病因可包括消化性溃疡、急慢性肝炎、慢性肠炎、各种原因的腹泻及慢性便秘等;消化道变态反应及服用易引起恶心、呕吐的药物也可导致厌食;全身性疾病、缺锌及内分泌失调等均可导致厌食。小儿情绪变化也是引起厌食的重要因素。

本病归属中医的"纳呆"等范畴。中医学认为,小儿可因先天禀赋不足,或后天喂养不当,饮食不节,伤及脾胃,导致脾胃虚弱,受纳功能减弱,脾之运化功能失常,遂出现不思饮食、纳谷不香等。

一、辨病与辨证

1. 辨病

(1)长期食欲不振,而无其他疾病者。

(2)面色少华,形体偏瘦,但精神尚好,无腹膨。

(3)有喂养不当史,如进食无定时定量、过食生冷、甘甜厚味、零食或偏食等。

2. 辨证

(1)脾胃不和:厌食或拒食,面色少华,精神尚可,大便偏干。苔、脉无特殊改变。

(2)脾胃气虚:厌食或拒食,面色萎黄,精神稍差,肌肉松软,或形体消瘦,大便多不成形或夹不消化食物。舌质淡,苔薄白,脉无力。

(3)脾胃阴虚:厌食或拒食,面色萎黄,形瘦,口干食少饮多,甚则每食必饮,烦热不安,便干溲赤。舌质红,苔净或花剥,脉细无力。

(4)肝旺脾虚:厌食或拒食,性躁易怒,好动多啼,咬齿磨牙,便溏溲少。舌光苔净,脉细弦。

二、针灸治疗及选穴原则

1. 治疗原则

本病以健脾和胃、消食导滞为基本治疗原则。厌食症多由脾胃纳运功能低下所致,虚证居多,但久虚易夹滞。治疗原则以和为要,以运为健,使脾胃调和,脾运复健,胃纳自开。

2. 选穴原则

在选穴上以脾胃经和相关的穴位为主,具体选穴原则如下。

(1)局部选穴:主要选择胃募、腑会穴中脘,以及建里、腹结、下脘、天枢。背俞穴是脏腑经气输注之处,常选脾俞、胃俞调整脾胃功能。

(2)循经选穴:可选足阳明经足三里、上巨虚;足太阴经公孙、太白、三阴交等。

(3)选择化食和补虚特效穴:如四缝、鱼际、璇玑、里内庭、神阙等;体质虚弱者选膏肓、关元、气海、命门、足三里,行灸法。

(4)辨证选穴:脾胃不和,选脾俞、胃俞、足三里、公孙、内关、阴陵泉、太冲;脾胃气虚,选脾俞、胃俞、气海、足三里等;脾胃阴虚,选胃俞、三阴交、太溪、水泉、照海、血海;肝旺脾虚,选期门、太冲、行间、脾俞、足三里、三阴交等。

三、推荐针灸处方

●推荐处方

【治法】 健脾和胃,消食导滞。

【主穴】 中脘、建里、梁门、足三里、太白、鱼际、里内庭。

【配穴】 脾胃不和,加脾俞、胃俞、公孙、内关;脾胃气虚,加脾俞、胃俞、气海等;脾胃阴虚,加三阴交、太溪、血海;肝旺脾虚,加期门、太冲、脾俞、三阴交。

【操作】 诸穴均常规操作;背俞穴不宜直刺、深刺。对于小儿留针有困难者,采用快针法,不留针,针刺后行灸法。

四、针灸疗效及影响因素

厌食是儿童时期常见的病症之一,是摄食中枢受人体内外环境刺激的影响所致,由多种病因引起,如消化系统疾病或全身性疾病可导致厌食,但大部分为功能性厌食。不良的饮食结构和习惯是厌食的主要原因,家长过分溺爱孩子,对孩子进食采取不适当的态度,反而引起神经性厌食。针灸主要针对功能性厌食症可发挥良好的治疗作用,可促进消化和吸收,兴奋摄食中枢,起到治疗作用。近年来,小儿厌食症发病有增高的趋势,这与家长的喂养方法和小儿的任性挑食密切相关,从临床上看大多数患儿为功能性,因此,针灸对本病有很好的治疗作用。

1. 病因

小儿厌食症的病因包括两种,一种为局部或全身疾病所致,另一种是中枢神经系统受人体内外环境刺激的影响,使对消化功能的调节失去平衡。相对而言,针灸治疗的疗效后者优于前者,前者应消除病因,对原发病进行治疗。

2. 刺法

厌食症的小儿一般比较任性,针灸的依从性比较差,在针灸治疗时,要重视每次针刺的有效刺激量,否则影响针灸疗效。对于无法留针的患儿,要应用快针,但每一个穴位要持续运针1分钟左右,也可考虑针后加灸法,这些技术上的问题值得重视。

3. 家长的配合

针灸治疗时家长要积极配合,要改变患儿不良的饮食习惯,少吃零食和不易消化的食物,适当鼓励小儿运动,这对于提高和巩固针灸疗效非常重要。

五、针灸治疗的环节和机制

1. 中枢机制

目前认为,下丘脑外侧区存在有摄食中枢,下丘脑腹内侧区存在饱中枢。动物食欲的产生,是在外界刺激下通过大脑皮层经下丘脑外侧区产生的条件反射,即摄食中枢兴奋所致。针刺刺激可能对大脑摄食中枢产生兴奋作用,从而使食欲提高。

2. 促进消化道功能

研究表明,针刺可引起血浆胃动素显著持续释放,改善胃肠道张力,增强胃肠蠕动。针刺对消化道运动、分泌及消化吸收功能均具有重要的调整作用,有效地改善胃肠运动功能失调,从而使胃肠吸收功能得到改善,厌食逐步得到纠正。

3. 促进锌元素吸收

厌食患儿血清锌显著低于正常儿,表明缺锌与厌食症关系密切。唾液中味觉素的组成成分之一是锌,缺锌时影响味觉和食欲,缺锌可导致黏膜增生和角化不全,使口腔黏膜容易脱落。大量脱落的上皮细胞堵塞舌乳头上的味蕾小孔,使食物不能引起味觉。若摄入量与排泄量不平衡,锌需要量不足时,就会导致厌食。研究证明,针灸能改善大脑皮层自主神经活动功能,增加小肠吸收功能,可促进人体对微量元素锌的吸收,从而改善食欲。

4. 促进淀粉酶的释放

临床观察表明,厌食患儿尿淀粉酶减少与患儿厌食亦存在密切关系。由于患儿厌食,或进食量少,或偏食挑食,导致胰腺分泌的淀粉酶减少,淀粉酶的减少会影响食物的消化,特别是脂肪和蛋白质的消化,消化吸收障碍又反过来影响患儿的食欲。研究证明,增强人体胰腺的分泌功能,可改善食欲,促进消化和吸收。

六、预　后

小儿厌食有两种原因,一种是局部或全身疾病所致,另一种是中枢神经系统受人体内外环境刺激的影响所致。前者需治疗原发病,随着原发病的康复,厌食症可逐渐消除。后者常是家长溺爱小儿,对进食采取不适当的态度,反而引起神经性厌食,这是厌食症的主要类型。有研究认为,患儿生存环境和其发病亦有很大关系,临床发现厌食症发病城市儿童明显多于农村儿童,独生子女患病率高于多子女家庭,这提示人为因素造成不良的饮食习惯常是厌食的主要原因,高蛋白、高糖饮食使食欲下降,零食以及吃饭不定时、生活不规律都影响食欲。长期厌食可致营养不良和体质减弱。小儿厌食只要纠正不良饮食习惯,配合治疗,均可取得良好效果,预后好。

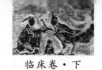

七、临床研究动态

一项样本量为 70 例的 RCT[28]。试验组($n=35$):针刺四缝配合参苓白术散加减。对照组($n=35$):妈咪爱,多酶片 2 片,每日 3 次。两组治疗期间均停用中西医其他内外治疗方法。治疗 1 个月为 1 个疗程。结果:两组有效率与治愈率均差异显著($P<0.05$),治疗组明显优于对照组。

一项样本量为 120 例的 CCT[29]。试验组($n=60$):采用针刺四缝穴方法,取穴左、右手第二、三、四、五指掌面,近端指横纹中点,三棱针点刺。每周 1 次,3 次为 1 个疗程。对照组($n=60$):赖氨酸肌醇维 B_{12} 口服液,每次 5mL,每日 3 次,1 个月为 1 疗程。临床痊愈率(痊愈:食欲显著增强,食量增加达正常健康儿,超过或恢复病前水平,体质量增加 $\geqslant 0.5kg$,各项实验指标基本恢复正常)$RR=1.32$,$95\%CI(0.86,2.01)$,$P=0.20$;临床总有效率(好转:食欲好转,食量略有增加并恢复到正常水平的 3/4,体质量增加 $\geqslant 0.25kg$,伴随症状改善,各项实验指标均有改善)$RR=1.24$,$95\%CI(1.06,1.46)$,$P=0.008$。

一项样本量为 100 例的 CCT[30]。试验组($n=50$):毫针点刺四缝穴,挤出黄色黏液和血液,每周 1 次;针刺双侧足三里,不留针,隔日 1 次;推拿疗法(补脾经、运内八卦、摩腹、掐四横纹、捏脊),隔日 1 次。对照组($n=50$):只采用推拿疗法,隔日 1 次。两组均 10 天为 1 个疗程,治疗 1~3 疗程后统计疗效。疗效标准参照《中医病证诊断疗效标准》,临床痊愈率(治愈:食欲显著增强,食量增加,恢复正常,临床症状和体征基本消失)$RR=1.19$,$95\%CI(0.92,1.54)$,$P=0.19$;临床总有效率(好转:食欲好转,食量有所增加,但未恢复到正常水平,临床症状及体征减轻)$RR=1.09$,$95\%CI(0.99,1.19)$,$P=0.07$。

第十一节 疳 症

疳症是中医学病名,是指小儿脾胃虚损,运化失宜,吸收功能长期障碍,脏腑失养,气液干涸,形体羸瘦,气血津液不充脏腑、百骸、肌肉皮毛,影响生长发育,病程较长的一种慢性疾病。临床表现为全身消瘦、肌肤干瘪等,以面黄肌瘦、头大颈细、头发稀疏、精神不振为特征表现。相当于西医学的营养障碍性慢性疾病。中医学认为本病的主要原因是由于乳食不节,喂养失宜,或因虫证,久病体弱,以致脾胃虚损所引起。

一、辨病与辨证

1. 辨病

(1)饮食异常,大便干稀不调,或脘腹膨胀等明显脾胃功能失调者。

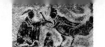

(2)形体消瘦,体重低于正常平均值的 15％～40％,面色不华,毛发稀疏枯黄,严重者干枯赢瘦。

(3)兼有精神不振,或好发脾气,烦躁易怒,或喜揉眉擦眼,或吮指磨牙等症。

(4)有喂养不当或病后饮食失调及长期消瘦史。

(5)因蛔虫引起者,谓之"蛔疳",大便镜检可查见蛔虫卵。

(6)贫血者,血红蛋白及红细胞减少。

(7)出现肢体浮肿,属于营养性水肿者,血清总蛋白量大多在 45g/L 以下,血清白蛋白约在 20g/L 以下。

2.辨证

(1)疳气:形体略见消瘦,面色稍萎黄,食欲不振,或食多便多,大便干稀不调,精神不振,好发脾气。舌苔腻,脉细滑。多见于本病之初期。

(2)疳积:形体消瘦明显,脘腹胀大,甚则青筋暴露,面色萎黄,毛发稀疏易落,烦躁。或见揉眉挖鼻,吮指磨牙,食欲减退。或善食易饥,大便下虫。或嗜食生米、泥土等异物。舌质偏淡,苔淡黄而腻,脉濡细而滑。多见于本病之中期。

(3)干疳:极度消瘦,皮包骨头,呈老人貌,皮肤干枯有皱纹,精神萎靡,啼哭无力,无泪。或可见肢体浮肿。或见紫癜、鼻衄、齿衄等。舌淡或光红少津,脉弱。多见于本病之晚期。

二、针灸治疗及选穴原则

1.治疗原则

本病以健运脾胃、消积导滞为基本治疗原则。治疗同时注意合理膳食并消除诱因。

2.选穴原则

在选穴上可根据脾主运化,胃主受纳,脾与胃表里,脾胃为后天之本、气血生化之源,肝主疏泄等理论进行选用。具体选穴原则如下。

(1)局部选穴:腹部常用天枢、中脘、下脘、建里、腹结、腹哀、大横等穴;背部常用脾俞、胃俞。

(2)循经选穴:本病病位在脾胃,因此首选脾胃经穴位,如太白、公孙、三阴交、足三里、冲阳、厉兑、内庭、上巨虚等。

(3)辨证选穴:疳气选门、章门、胃俞、内关;疳积选建里、天枢、三阴交;干疳选肝俞、脾俞、肾俞、太溪、三阴交;虫积选百虫窝、四白。

(4)特效选穴:选四缝、鱼际、里内庭、璇玑等,尤其是四缝为治疗疳积的经验效穴。夹脊穴调理脏腑气血,可对疳症较重者选用。

3. 穴位割治和捏脊法

在严格消毒后,用手术刀割开患儿手掌大鱼际处皮肤,创口长约 0.5cm,挤出少许黄白色米脂状物。用绷带包扎 5 天。捏脊法也常应用,沿患儿背部脊柱两侧用拇指、食指提捏夹脊穴,每次 10 分钟,每天 2~3 次。

三、推荐针灸处方

●推荐处方 1

【治法】 健运脾胃,消积导滞。

【主穴】 中脘、脾俞、四缝、足三里。

【配穴】 疳气加期门、章门、胃俞;疳积加建里、天枢、三阴交;干疳加肝俞、脾俞、三阴交;虫积加百虫窝、四白。

【操作】 四缝穴应在严格消毒后用三棱针点刺,挤出少量黄水或乳白色黏液;背部腧穴和章门不可直刺、深刺,以防伤及内脏;其余腧穴常规操作。

●推荐处方 2

【治法】 调理脏腑,消积导滞。

【主穴】 天枢、腹结、鱼际、四缝、夹脊。

【配穴】 疳气加期门、章门、内关;疳积加建里、足三里;干疳加肝俞、脾俞、三阴交;虫积加百虫窝、四白。

【操作】 夹脊穴可针刺,可捏脊,可用梅花针叩刺。余穴常规操作。

四、针灸疗效及影响因素

1. 病情

从中医上将本病划分为疳气、疳积和干疳,是从患儿的整体体质和营养状况而划分的,因此,针灸疗效疳气优于疳积,疳积疗效优于干疳,而疳干疗效较差。

2. 刺法

疳症比厌食症和消化不良病情要重,从临床看必须应用四缝穴点刺或挑刺,这是提高针灸疗效的关键之一。

3. 家长的配合

在治疗的同时,父母的配合、患儿的良好情绪、良好的饮食习惯、合理的饮食结构都是影响针灸疗效的重要因素。

五、针灸治疗的环节和机制

1. 促进胃肠蠕动

针刺能促进消化道的功能,使胃肠平滑肌运动活跃,蠕动增强,加速胃肠蠕动及排空时间,从而促进消化系统的功能。

2. 促进消化液的释放

研究表明,针刺治疗本病,通过增强多种消化酶的活体,使胰蛋白酶、淀粉酶、脂肪酶分泌增加,胃液分泌加强,改善血清钙、磷代谢,促进小肠的吸收等。

3. 免疫调节

针灸还具有调节内分泌、免疫功能的作用,增加患儿的抵抗力,整体上增强体质,这些综合作用有助于患儿的正常发育与成长。

六、预　后

小儿疳症相当于西医学的营养吸收不良,通过调养和治疗,可痊愈,预后良好。本病的护理与预防较治疗更为重要,乳幼儿尽可能给予母乳喂养,喂养要定质、定量、定时,逐渐增加辅食,并且要掌握先稀后干、先素后荤、先少后多的原则。不要过早断乳,断乳后给予易消化而富营养的食物。经常带小儿到户外活动,呼吸新鲜空气。多晒太阳,增强体质。

七、临床研究动态

一项研究针刺四缝穴治疗小儿疳证临床疗效的多中心随机对照试验[31]。样本量222例。针刺组($n=110$):针刺双手四缝穴。药物组($n=112$):口服益气健脾口服液。治疗4周后,212例完成了整个研究过程,脱失、中止病例10例。采用证候积分量表,以及血清胰岛素样生长因子-1(IGF-1)、血清前白蛋白(PA)和血红蛋白、红细胞计数等实验室指标为结局指标。针刺组的总有效率较对照组有极显著性差异。和对照组相比,针刺组证候总积分的下降程度在治疗2周后呈显著性差异,在治疗3周后呈极显著性差异,表明针刺组对患儿总体症状的改善程度优于对照组。在改善主要症状方面,患儿的食欲改善情况在治疗1周后即有统计学意义,针刺组优于对照组;针刺组的体重和腹部皮下脂肪厚度的改善在治疗3周后优于对照组;两组患儿的身高改变在治疗过程中无显著性差异,但针刺组在治疗后身高增加患儿的比例数与治疗前相比有极显著性差异。在改善次要指标方面,两组在治疗后均能较好地改善患儿的精神、睡眠情况,并使易腹泻和易感染的症状得到控制。在实验室指标方面,针刺组和对照组均能提高血清IGF-1和AP的水平,治疗前后比较均呈极显著性差异;在组间比较上,针刺组和对照组

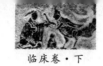

的 IGF-1 水平无明显差异,针刺组的 AP 水平优于对照组。另外,血红蛋白和红细胞计数在组间比较上无统计学意义;在治疗前后比较上,两组的血红蛋白和针刺组的红细胞计数均明显优于治疗前。结论:针刺四缝穴治疗小儿疳证的临床疗效肯定,其效果优于药物对照组。

一项针刺联合捏脊法 80 例的 CCT[32]。针刺四缝配合捏脊疗法组($n=40$):三棱针点刺,深度约 0.5 分,挤出少许淡黄色或透明黏液,或者少许血液即可,再同法刺对侧穴位,每周 1~2 次。肥儿丸组($n=40$):常规服用肥儿丸。两组痊愈率 $RR=1.45,95\%CI(1.06,2.00),P=0.02$;临床总有效率 $RR=1.28,95\%CI(1.03,1.57),P=0.02$。痊愈率(症状消失,食欲正常,大便通调,精神活泼,体重增加)为 80%,总有效率(症状、食欲、患儿体质好转)为 92.5%。总体疗效有统计学差异($P<0.05$),试验组优于对照组。

第十二节　功能性消化不良

消化不良(dyspepsia)是临床常见的症候群,表现为慢性复发性或持续性上腹部疼痛、饱胀、早饱、嗳气、恶心、呕吐等症状。分为器质性消化不良及功能性消化不良(FD)。FD 又称非溃疡性消化不良,系指具有上述慢性、复发性消化不良症状,持续至少 4 周以上,而各种检查未能发现器质性病变的一种功能性疾病。其发病机制尚不明确,可能与上胃肠道动力障碍、内脏感觉高敏感性、社会心理因素有关。本病十分常见,估计在社会人群中的患病率约为 10%~30%。不少患者伴有失眠、焦虑、抑郁、头痛、注意力不集中等精神症状。

本病归属于中医的"痞满"、"胃脘痛"、"嘈杂"等范畴。多由表邪入里、饮食中阻、痰气壅塞、情志失常、脾胃虚弱等导致中焦气机阻滞,升降失常,邪气留滞所引起的胸腹痞闷、胀满不舒等症状。

一、辨病与辨证

1. 辨病

(1)上腹部胀痛、早饱、嗳气、反酸、恶心等症状持续 4 周以上,或在近一年有上述症状至少 3 个月(但不一定持续)。

(2)内镜和(或)钡餐检查未发现胃、十二指肠溃疡、糜烂、肿瘤等器质性病变。

(3)实验室检查、B 超及 X 线检查排除肝、胆、胰及肠道器质性病变。

(4)无糖尿病、风湿病及精神、神经性等全身性疾病。

(5)无腹部手术史。

(6)症状与排便无关。

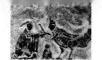

(7)有条件单位可结合胃电图、胃排空功能等测定作出诊断。

根据不同的临床表现,可分为以下四型。

①溃疡样型:表现为局限性上腹痛,疼痛可呈节律性,有时有饥饿痛,常伴嗳气、反酸等症状。

②运动障碍型:表现为上腹饱胀,餐后早饱感,嗳气,反酸,恶心,呕吐,食欲不佳等。

③反流样型:表现为剑突下及胸腹后疼痛,嗳气,反酸,烧心感。现已归入胃食管反流病。

④复合型:表现症状为非特异性。临床症状可因生活不规律、情绪紧张、饮食不适、乙醇摄入、吸烟及服用吲哚美辛(消炎痛)等因素而加重。

2. 辨证

(1)食滞胃肠:脘腹胀痛拒按,嗳腐吐馊,恶心厌食,腹痛肠鸣,大便臭秽如败卵。舌苔厚浊,脉弦滑。

(2)脾虚食积:脘腹胀满不舒,恶心呕吐,纳差,厌食,神疲倦怠,气短懒言,大便稀溏夹有不消化之物。舌淡,苔白腻,脉弦缓。

二、针灸治疗及选穴原则

1. 治疗原则

一般以健脾和胃、疏肝理气为治疗原则。

2. 选穴原则

在选穴上可根据脾主升清,胃主降浊,肝主疏泄,三焦通畅气机等理论进行选用。具体选穴原则如下。

(1)局部选穴:根据"腧穴所在,主治所在"的规律从局部选穴,腹部常用中脘、梁门、天枢、归来、腹结等穴,背部常选脾俞、胃俞、肝俞等。

(2)循经选穴:本病病位在脾胃,与肝关系密切,因此,可选脾经的公孙、太白、三阴交、商丘、血海;胃经的足三里、冲阳、梁丘。肝经"抵小腹,挟胃,属肝",可选肝经的太冲、中封、曲泉等。由于本病患者常伴有精神症状,因此,根据脑为元神之府,心主神,肝主疏泄,调情志等理论,选择调神疏肝穴位,如水沟、印堂、百会、风府、神庭、四神聪、神门、大陵、安眠等穴。

(3)辨证对症选穴:食滞胃肠,选天枢、下脘、建里、腹结、内关、里内庭;脾虚食积,选脾俞、胃俞、承满、梁门、足三里、三阴交、太白、公孙、鱼际、四缝等。恶心,加内关、合谷、公孙;抑郁,加百会、水沟、风府、神庭、太冲、期门、肝俞等;头痛、注意力不集中,加百会、四神聪、风池。

三、推荐针灸处方

●推荐处方1

【治法】 健脾和胃。

【主穴】 中脘、关元、章门、脾俞、胃俞、内关、公孙。

【配穴】 食滞胃肠,加天枢、建里、腹结、里内庭;脾虚食积,加承满、梁门、足三里、太白;失眠,加四神聪、神门、安眠;头晕头痛,加风池、百会;抑郁、焦虑,加水沟、印堂、百会、太冲。

【操作】 诸穴常规操作,用泻法。

●推荐处方2

【治法】 调神疏肝,消食和胃。

【主穴】 天枢、下脘、水沟、印堂、太冲、足三里、内关、里内庭。

【配穴】 食滞胃肠,加建里、腹结;脾虚食积,加脾俞、太白、承满;失眠,加四神聪、神门、安眠。

【操作】 诸穴常规操作。

四、针灸疗效及影响因素

功能性消化不良的病因及发病机制至今尚未明确,但多认为胃肠动力障碍是功能性消化不良的主要病理生理学基础。另外,内脏感觉过敏、精神因素和应激因素也一直被认为与本病密切相关。目前西医治疗无特效药,主要是经验性对症治疗,以增强胃肠动力为基本方法。针灸治疗本病有很好的疗效,可调节胃肠蠕动,促进消化液分泌,并对摄食中枢起到兴奋作用,达到治愈本病的目的,可作为本病的首选方法。

1. 治疗时机

有研究表明针刺治疗本病宜在患者空腹时进行,至少在餐后2小时以后进行,以排空胃内容物后针刺能提高针灸疗效。

2. 调节心理

研究发现精神因素和应激与本病有密切关系,因此在针灸治疗中应适当配合调神疏肝的穴位,同时应对患者进行心理治疗,减轻压力,保持心情愉快,这对于提高针灸疗效有一定意义。

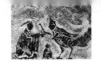

五、针灸治疗的环节和机制

1. 调节胃动力

众多研究表明,针刺具有增强胃运动的功能。针刺可改变胃电慢波周期性复合波、各时相期持续时间而增强胃运动。不同穴位电针刺激下观察胃电的变化情况,刺激足三里穴对提高胃电波幅、频率的作用明显强于上巨虚。在胃电图、血浆、胃肠激素、B超胃排空变化等观察指标说明针刺治疗胃肠动力障碍疗效显著。针刺后胃动素含量明显上升,生长抑素含量明显下降,并发现功能性消化不良患者基础胃动素水平明显低于健康人。

2. 干预内脏敏感性

针刺可以显著提高功能性消化不良患者的初始耐受容积和压力以及最大耐受容积和压力,说明针刺可以显著提高功能性消化不良患者的内脏感觉阈值,降低内脏敏感性。胃的顺应性反映胃壁弹力特性,针灸可以提高患者近端胃壁的弹性,提高近端胃的容受性与适应性舒张功能。

3. 调节胃肠急速

针刺可根据机体的功能状态使胃肠激素调节至正常水平,针刺后血清、胃泌素显著下降,胃窦组织中显著上升,表明其调整的机制可能是通过增加 5-HT 和胃泌素在胃窦组织中的贮存,减少在血清中的释放来实现。有学者发现针刺后胃窦、延髓内 P 物质(SP),胃动素和胃泌素含量出现相应变化,同时促使受抑制的胃运动恢复。其中,针刺使胃窦 SP 含量升高,推测其可能激活 SP 能神经元促进胃窦 SP 合成与释放,使受抑制的胃运动得以恢复。

4. 对心理应激的作用

现代研究认为,心理应激与胃肠动力有密切的关系,可抑制胃排空,甚至可以导致损伤。心理性应激条件可以导致延髓的迷走神经背运动核神经元细胞自发放电频率发生改变,其自发放电频率处于相对紊乱的状态,中枢神经系统功能紊乱导致胃运动障碍。电针刺激对心理性应激引起的胃黏膜损伤具有明显的保护作用。其机制可能是通过对下丘脑和某些胃肠道激素及神经肽的影响来实现的。如对一氧化氮合酶、生长抑素、表皮生长因子、生长激素、前列腺素、降钙素基因相关肽等的影响,来调节胃的分泌、血流及黏膜和黏膜屏障的再生和修复。

5. 止恶心呕吐

研究表明,针灸刺激可能直接作用于引起恶心和呕吐的中枢机制,这种机制的发生部位于脑干的神经回路(垂体、化学感受器触发区和呕吐中枢),从而抑制恶心和呕吐。

六、预　后

功能性消化不良的发病率不断上升,不仅严重影响患者的生活质量,而且造成相当高的医疗费用,已经成为现代社会一个重要的医疗保健问题。目前西医学治疗无特效药,主要是经验性治疗,以促胃肠动力为基本方法。针灸治疗本病有很好的疗效,值得推广应用。对本病患者应建立良好的生活习惯,避免烟酒及服用非甾体抗炎药,避免个人生活经历中会诱发症状的食物,注意根据患者不同特点进行心理治疗,如果失眠、焦虑症状严重可适当服用镇静药。

七、临床研究动态

一项样本量为 30 例的 RCT[33]。试验组(n=19):针刺(穴位:足三里、内关、天枢)。对照组(n=11):空白对照。依据症状积分(上腹胀、上腹痛、恶心等症状),最大耐受容积、压力,心率变异的频域指标评定,结果两组比较有显著差异(P<0.05)。

一项评价"针刺对功能性消化不良患者内脏敏感性的影响"的 RCT[34]。干预措施分别为针刺和空白组,样本量为 30 例,通过内脏电子刺激器 Barostat 进行等容扩张,当达到最大耐受容积时,针刺组进行针刺双侧足三里、内关和天枢穴,并保留 15 分钟,空白组不进行针刺保留 15 分钟。观察最大耐受容积、压力及上腹胀、上腹痛、恶心等症状积分值的变化;评价自主神经功能的心率变异频域指标。最大耐受容积、压力比较:针刺组和对照组在达到最大耐受后,保留 15 分钟,比较两组的容积和压力值均无统计学意义,接着针刺组开始针刺,结束后继续充气,最大耐受容积和压力阈值都有所增大,与针刺前比较有统计学意义,而对照组则无。上腹胀、上腹痛、恶心 3 种症状积分值,针刺组积分显著降低,而对照组没有变化。心率变异频域指标方面针刺组低频功率和高频功率值均增高,超低频和高低功率比值均降低,对照组治疗前后无差异。可见,针刺能够显著降低功能性消化不良患者等容机械性胃扩张的内脏敏感性,其内在机理可能与调节自主神经功能有关。

一项样本量为 68 例的 RCT[35]。试验组(n=38):针刺中脘、足三里、内关、合谷、胃俞、脾俞、太冲、气海、关元、天枢,留针 30 分钟,每日 1 次,10 次为 1 个疗程。对照组(n=30):口服吗叮啉,每次 10mg,每日 3 次,连服 1 个月。对患者的各项症状进行分级,0 级:无症状;1 级:有时有症状,不常引起注意;2 级:经常有症状,轻度影响日常工作;3 级:症状持续,明显影响日常工作。症状积分按 0~3 级分别记 0~3 分。症状标准:治疗后症状消失或降低 2 分为显效;降低 1 分为有效;症状无变化或加重为无效。疗效标准:临床症状全部消失或症状积分降低 75% 以上为治愈;主要症状明显好转,症状积分降低 50%~74% 为显效;临床症状有所改善,症状积分降低 25%~49% 为有效;症状无明显改善,症状积分降低不足 25% 为无效。3 个疗程后,两组临床总有效率 RR=1.14,95%CI(0.95,1.36),P=0.15。组疗后空腹胃电图幅值 WMD=0,80,95%CI(-12.04,13.64),P=0.90;频率 WMD=0.13,95%CI(0.10,0.16),P<0.00001;胃动素 WMD=17.88,95%CI(-10.66,46.42),P=0.22;餐后胃电图幅值 WMD

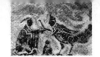

=18.90,95％CI(10.20,27.60),$P<0.0001$;频率 WMD＝0.58,95％CI(0.55,0.61),$P<$0.00001;胃动素 WMD＝54.83,95％CI(28.52,81.14),$P<0.0001$;治疗后口盲肠通过时间 WMD＝−5.90,95％CI(−12.63,0.83),$P=0.09$。

一项样本量为131例的RCT[36]。试验组($n=66$):穴位埋线取足三里(单侧)、中脘、胃俞(单侧)、肝俞(单侧),每20天埋线1次。对照组($n=65$):口服西沙必利,每次10mg,每日3次。按症状的轻重予以症状记分,主要记录上腹饱胀、早饱、嗳气、恶心、纳差等5项主症,伴随症状记分方法相同,但不纳入总分。无症状为0分;有时有症状,但不常引起注意为1分;经常有症状,轻度影响日常工作和生活为2分;症状持续存在,明显影响日常工作和生活为3分。近期治愈:临床症状基本消失,总积分＝0。显效:临床症状大部分消失,总积分低于原积分的20％。有效:临床症状明显减轻,总积分低于原积分的60％。无效:临床症状改善不明显,无改变或加重,总积分大于原积分的60％。有效的病例在疗程结束后4周复发,若总积分恢复至治疗前水平,则判定为症状复发。60天后上腹胀满积分比较 WMD＝−0.27,95％CI(−0.44,−0.10),$P=0.002$;早饱积分 WMD＝−0.51,95％CI(−0.67,−0.35),$P<$0.00001;纳差积分 WMD＝−0.49,95％CI(−0.64,−0.34),$P<0.00001$;嗳气积分 WMD＝−0.46,95％CI(−0.81,−0.11),$P=0.01$;两组临床疗效总有效率 RR＝1.07,95％CI(0.97,1.18),$P=0.18$;4周后复发率 RR＝0.26,95％CI(0.10,0.64),$P=0.004$。

第十三节　肠梗阻

任何原因引起的肠内容物通过障碍统称为肠梗阻(intestinal obstruction)。按原因可分为机械性肠梗阻和动力性肠梗阻;按肠壁血循环可分为单纯性肠梗阻和绞窄性肠梗阻;按梗阻的程度可分为完全性和不完全性肠梗阻;按梗阻的部位可分为高位肠梗阻和低位肠梗阻;按发病缓急可分为急性肠梗阻和慢性肠梗阻,还有一种闭袢性肠梗阻。急性肠梗阻死亡率为5％～10％。

肠梗阻属中医"肠结"、"关格"等范畴,认为与饮食不节有关。暴饮暴食,或饥饱无常,损伤脾胃,脾失健运,可致饮食残渣滞留肠道,气血运行受阻而发病;劳累过度,肠道气机逆乱,感受寒邪,肠道拘挛而发病;外感热邪或体内蕴热,郁热留结肠道,与燥屎搏结而为病;手术后瘀血留滞,肠道络脉受损,蠕动失常;或肠腔内蛔虫聚集成团,阻塞肠道,气机逆乱而发病。本病总病机为肠道气血瘀结,通降失常,滞塞上逆而为病。

一、辨病与辨证

1. 辨病

（1）临床表现

①腹痛：机械性肠梗阻表现为阵发性走窜痛。腹痛发作时有肠鸣音亢进或气过水声,有时可见肠形及蠕动波。若腹痛变为持续性、药物不能缓解时,应考虑有肠绞窄的可能,此时可有腹膜炎体征。

②呕吐：早期为反射性呕吐,吐出物为胃内容物,其后的呕吐与梗阻部位及程度有关。高位肠梗阻呕吐出现早且频繁,为胃内容物及消化液;低位肠梗阻呕吐出现晚或不明显,有臭味。患者可有不同部位脱水征。

③腹胀：腹胀程度与梗阻部位有关,高位梗阻腹胀不明显,低位梗阻及麻痹性肠梗阻腹胀明显,闭袢性肠梗阻可出现不对称的腹胀。

④肛门停止排气和排便：在高位肠梗阻或不完全性肠梗阻可有少量排气、排便,有些绞窄性肠梗阻可出现血性黏液便。

⑤绞窄性肠梗阻：可出现体温升高、血压下降、脉搏细速的表现,腹穿抽吸可有血性液。

（2）实验室检查：梗阻早期无明显异常,晚期可因水、电解质、酸碱平衡紊乱出现相应表现,绞窄性肠梗阻可有白细胞升高。

（3）特殊检查：肠梗阻的气液平面是其特有的X线表现。病情允许时,钡灌肠检查及小肠造影可进一步了解肠梗阻情况。B超有助于了解肠管蠕动、积液扩张情况,判断梗阻的性质、部位和原因。

2. 辨证

（1）蛔结肠闭：腹痛阵作,缓解则无所痛楚,腹部按之有块,质软不坚,或有条索状物感,呕吐食物或清水,或伴吐蛔,大便秘结。舌红,苔薄黄,脉弦滑。

（2）热毒蕴肠：腹部绞痛阵作,拒按,腹胀,恶心呕吐,吐物多为食物,甚至呕吐粪汁,肠鸣,大便不鲜,矢气不通,口渴,烦躁。舌红,苔厚腻或黄燥,脉沉实。

（3）肠道瘀滞：腹胀痛较剧,痛处不移,拒按,或扪及肿块,频繁呕吐,大便不通或排鲜血性黏液。舌质青紫或有斑点,脉弦涩。

二、针灸治疗及选穴原则

1. 治疗原则

本病以通腑降气为基本治疗原则。肠道为传化之腑,以通降下行为顺,若因气、血、寒、热、

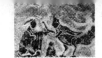

湿、食、虫等因素致肠道通降失常、传导失司发生梗阻,治疗上应根据"六腑以通为用"的原则取穴,故治疗本病以通为关键。

2.选穴原则

在选穴上主要以腹部局部选穴为主,配合远端选穴。根据大小肠皆属于胃的理论,主要在足阳明经上选穴。具体选穴原则如下。

(1)局部选穴:在腹部可选中脘、天枢、腹结、归来、水道、中极、气海、关元等穴。

(2)循经选穴:可选足阳明胃经上的足三里、上巨虚、下巨虚、丰隆等穴。

(3)辨证选穴:蛔结肠闭,可选迎香、四白、合谷、三阴交、太冲;热毒蕴肠,可选内庭、曲池、大椎、耳尖、支沟等;肠道瘀滞,可选大肠俞、小肠俞、期门、太冲、合谷、三阴交等。

三、推荐针灸处方

●推荐处方1

【治法】　疏调肠腑,理气导滞。

【主穴】　下脘、天枢、石门、足三里。

【配穴】　蛔结肠闭,加迎香、四白、合谷;热毒蕴肠,加内庭、曲池、大椎;肠道瘀滞,加大肠俞、腹结、上巨虚、太冲。

【操作】　患者取仰卧位,直刺患者双侧足三里穴,针刺1.5寸,强度提插捻转泻法1～3分钟。下脘、天枢、石门脐周穴,针尖直指脐中,进针深1.5～2寸,提插泻法。在留针期间,每5分钟行针1次,急性梗阻以患者产生便意、便通为止。

●推荐处方2

【治法】　通腑导气。

【穴位】　大肠俞、小肠俞、次髎、长强。

【操作】　大肠俞、小肠俞斜向脊柱方向刺1.5寸,强刺激1～3分钟。次髎直刺1.5寸,提插泻法,以针感向小腹内放射为佳。长强向上斜刺1寸,提插泻法,强刺激13分钟,以局部产生强烈的针感、患者出现便意为度。

四、针灸疗效及影响因素

1.类型

肠梗阻的病因复杂,分类方法较多,首选从梗阻的程度可分为完全性肠梗阻和不完全性肠梗阻,针灸治疗不完全性肠梗阻疗效优于完全性肠梗阻。从发生的原因分为机械性、动力性和血运性三类,相对而言,针灸对于动力性肠梗阻疗效优于机械性,血运性疗效最差。在机械性肠梗阻中,针灸治疗肠腔堵塞性(如寄生虫、粪块等)疗效较好,肠壁的炎症所致的梗阻疗效次之,肠管受压及肠壁病变如肿瘤所致、先天性的肠道闭锁、狭窄等疗效差,应手术治疗。在血运性肠梗阻中针灸对于单纯性肠梗阻的疗效又优于绞窄性,绞窄性后果严重,应立即手术治疗。

总之,针灸适宜的肠梗阻为单纯性粘连性(特别是不完全性)肠梗阻、麻痹性或痉挛性肠梗阻、蛔虫或粪块堵塞引起的肠梗阻,肠结核等引起的炎症性肠梗阻及肠套叠早期等。

2. 刺法

肠梗阻无论急性或慢性,均应注意刺激量问题,尤其是急性梗阻更是争分夺秒,因此在针刺腹部穴位时,应用提插手法持续较强的刺激,以达到刺激肠道增强或协调蠕动。

五、针灸治疗的环节和机制

1. 改善肠蠕动

研究表明,针刺对正常人体可使肠鸣音亢进,在 X 线透视下可观察到空肠活动增加,钡剂移动迅速,还可使不蠕动及蠕动很弱的降结肠下部及直肠蠕动增加,并产生便意。针刺腹部穴位,可直接刺激使小肠蠕动增强,对肠梗阻的病例可见到肠管普遍扩张,蠕动增快,排空加速,使肠梗阻得以解除。

2. 调节自主神经

肠道的运动受自主神经的调节,针刺通过神经反射和神经体液的调节作用,激活、调整了自主神经系统的功能,调动了机体的内在积极因素,使交感和副交感的失衡状态得到了纠正,达到了新的平衡状态,从而恢复了肠管的运动功能,有利于肠梗阻的恢复。

六、预　后

肠梗阻是一种常见的肠道功能紊乱,多数经过腹部手术的患者在某种程度上都可发生麻痹性梗阻,通常可能是由神经、体液和代谢因素引起的。脊柱骨折、后腹膜出血或损伤也可出现这种情况。病因可能是肠管因神经抑制或毒素刺激使肠壁肌肉运动紊乱,失去蠕动功能而使肠内容物不能运行,从而使肠腔积气积液,肠管扩张,最终导滞肠梗阻。一般而言,在临床上粘连性肠梗阻发病率高,不管何种原因所致的肠梗阻,治疗时要首先分清是单纯性还是绞窄性,是完全性还是不完全性,对于单纯性、不完全性特别是广泛性粘连者以非手术治疗为主。一般肠梗阻只要诊断正确,治疗及时,对绞窄性等采用手术方法,预后均良好。因肠梗阻病因复杂变化快,针刺治疗期间,应严密观察患者症状及体征,如有绞窄情况,应及时行手术治疗。

七、临床研究动态

一项研究腹腔镜联合电针治疗粘连性肠梗阻的 RCT[37]。试验组($n=30$):腹腔镜肠粘连

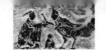

松解术结合电针。对照组($n=30$)：单纯腹腔镜。治疗后比较两组手术时间、术中出血量、住院时间、术后肠道功能恢复时间、术后需镇痛例数及手术并发症发生率，并进行 12 个月的随访。结果：观察组与对照组手术时间分别为(57.38 ± 8.57)分钟和(52.92 ± 6.95)分钟，两组比较差异有显著性；术中出血量分别为(35.18 ± 6.53)mL 和(37.86 ± 7.98)mL，两组比较差异无显著性；术后住院时间分别为(3.41 ± 1.37)天和(4.26 ± 1.68)天，两组比较差异有显著性；术后肠蠕动恢复时间分别为(12.35 ± 7.31)小时和(20.02 ± 8.42)小时，两组比较差异有非常显著性；术后镇痛例数分别为 1 例和 6 例，两组比较差异有显著性；术后并发症方面，两组均未出现肠漏、切口感染及切口疝情况。两组 6 个月后随访，腹痛发生率两组比较差异无显著性（$P<0.05$）。12 个月后随访，腹痛发生率两组比较差异有显著性（$P<0.05$）。结论：腹腔镜结合电针与单纯腹腔镜相比，具有手术时间短、术后恢复快和腹痛少等优点。

一项样本量为 112 例的 CCT[38]。试验组($n=56$)：取天枢、足三里、上巨虚、下巨虚、中脘等穴，每日 1 次，3 次为 1 个疗程。配合大承气汤 100mL，保留灌肠每日 3 次。对照组($n=56$)：大承气汤 100mL，保留灌肠每日 3 次，腹胀、呕吐明显者行持续胃肠减压，并由胃管注入中药大承气汤 100mL，每日 3 次。疗效评价标准依据临床症状和体征的变化及有关理化检查制定有效率。试验组临床总有效率为 96%，临床治愈率为 62%，均优于对照组。

一项样本量为 239 例的 CCT[39]。试验组($n=121$)：针刺主穴取中脘、大横、足三里、大肠俞、天枢、上巨虚；配穴合谷、内庭。主穴每次选 1 组，留针 30 分钟～1 小时，每日 1 次；穴位注射选用足三里，用 5mL 空针抽取新斯的明注射液 1mg 与维生素 $B_1$10mg 混合液，每穴注入混合液量的 1/2，新斯的明的总量不超过 1mg，每日 1 次，11 天。对照组($n=118$)：西医常规治疗，予禁食，胃肠减压，胃肠外营养，抗炎，制酸，积极纠正水电解质酸碱平衡紊乱。疗效评价标准依据《实用中西医结合诊断治疗》制定疗效标准，即临床症状和体征的变化制定有效率。试验组临床总有效率为 100%，优于对照组，差异有统计学意义，$P<0.05$。

第十四节　阑尾炎

阑尾炎包括急性阑尾炎和慢性阑尾炎，急性系由于阑尾排空欠佳，弯曲的盲管开口细小，腔又狭窄，而且蠕动缓慢，以致阑尾管腔极易被阻塞，常因粪块、食物碎块、蛔虫或异物发生梗阻。阑尾与肠道密切联系，故在胃肠道功能紊乱时，阑尾壁肌可呈痉挛，并妨碍其血运及排空。以上因素均可导致阑尾抵抗力低下，细菌入侵管壁，引起炎症。慢性阑尾炎大多数由急性阑尾炎症缓解后，阑尾仍然有残留病变，如管壁纤维组织增生，管腔狭窄，周围粘连，以致急性炎症转变为慢性。阑尾管壁纤维组织增生可妨碍阑尾排空，或压迫阑尾神经末梢而致疼痛，但阑尾管腔部分闭塞,远端黏膜分泌物不得排出,可发生黏液囊肿。

本病属中医学"肠痈"的范畴,认为恣食膏粱厚味,湿热壅于肠道间,或因饱食后剧烈运动,肠络受损,或因感受寒邪,郁而化热,均可导致肠腑气血壅滞,酿成肠痈。本病按病机演变,初为气机痞塞,胃肠结滞,肠络不通,属肠腑瘀滞。随后则瘀久化热,属胃肠湿热;甚则热毒炽盛,痈脓溃破,属肠腑热毒。气滞、血瘀、热毒又互相影响,互相转化。邪热内陷,不能外达,则现热厥证,甚者亡阴亡阳等。总之,其基本病机为气机壅塞,久则肠腑化热,热瘀互结,致血败肉腐而成痈脓。

一、辨病与辨证

1.辨病

(1)转移性右下腹痛,持续性胀痛,阵发性加剧。

(2)可伴发热,恶心呕吐,便秘或腹泻。

(3)右下腹固定压痛。重者可有反跳痛,腹肌紧张。腰大肌试验阳性,结肠充气试验阳性,肛门指检,直肠前壁上方有触痛。

(4)血白细胞总数及中性粒细胞增高。

2.辨证

(1)气滞血瘀:腹痛开始在上腹部或脐周,逐渐转移至右下腹,疼痛程度也逐渐加剧,部位固定且拒按,伴轻度发热恶寒、恶心呕吐。苔白腻,脉弦紧。

(2)瘀滞化热:右下腹疼痛固定不移,呈跳痛或刺痛性质,可触及包块,有明显压痛和反跳痛,发热口干,脘腹胀满,便秘溲赤。舌红,苔黄腻,脉弦滑数。

(3)热盛酿脓:疼痛剧烈,部位固定,压痛及反跳痛明显,可触及包块,壮热,恶心,呕吐,便秘或腹泻,小便短赤。舌红绛而干,脉洪数。

二、针灸治疗及选穴原则

1.治疗原则

本病以通腑止痛为基本治疗原则。

2.选穴原则

在选穴上以局部穴和手足阳明经穴为主,具体选穴原则如下。

(1)局部选穴:可选腹部阿是穴、天枢、下脘、关元等。

(2)循经选穴:主要以手足阳明经腧穴为主,常选合谷、上巨虚、足三里、阑尾、下巨虚等。

(3)辨证选穴:气滞血瘀,加膻中、期门、膈俞、内关、血海、三阴交;瘀滞化热,选曲池、尺泽、

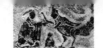

二间、内庭、商阳等;热盛酿脓,选大椎、耳尖、委中、血海、内庭、行间、曲池等。

三、推荐针灸处方

●推荐处方

【治法】　清热导滞,通腑散结。

【主穴】　天枢、阿是穴、曲池、上巨虚、阑尾穴。

【配穴】　气滞血瘀,加膻中、期门、膈俞、内关;瘀滞化热,加曲池、内庭、大肠俞;热盛酿脓,加大椎、耳尖、血海、内庭;恶心呕吐,加内关、足三里。

【操作】　施治时宜先取远端穴位阑尾,并用较强的刺激手法持续行针1～3分钟,使产生强烈的针感。待病部痛减后,再刺腹部穴位,天枢、阿是穴斜刺1.5寸,捻转泻法,使针感在局部扩散。其余腧穴均常规操作。急性阑尾炎,每日治疗2～3次。

四、针灸疗效及影响因素

单纯性阑尾炎是指不伴有穿孔、腹膜炎、腹膜脓肿、破裂等情况,不论急、慢性阑尾炎,针灸均有很好的止痛效果,但针灸的治疗作用仅仅是缓解症状,很难对病变本质发挥足够的针对性治疗作用,因此应以药物治疗为主,针灸作为辅助治疗方法,可以起到缓急止痛的目的。

1. 病情

阑尾炎分为急性和慢性阑尾炎,急性阑尾炎在诊断确定的情况下,运用针灸急处理可缓解患者的疼痛,主要针对急性单纯性阑尾炎、属病变的早期、针灸对急性阑尾炎未化脓者疗效较好。如已化脓、穿孔、周围脓肿,须转外科手术治疗。慢性阑尾炎则可采用针灸治疗,疗效较好,但需要较长的时间。

2. 刺法

施治时宜先取选定的远端穴位如阑尾、阳陵泉,并用较强的刺激手法持续行针1～3分钟,使产生强烈的针感。待病部痛减后,再刺腹部穴位,腹部穴位应斜刺,捻针不提插,针感在局部扩散即可。这样可提高针灸疗效。

五、针灸治疗的环节和机制

1. 改善局部循环

大量的临床报导和研究结果表明,针刺足三里、阑尾穴对阑尾的蠕动、血液循环和患者的血象变化、免疫能力均有影响,在增加肠蠕动、排除梗阻、舒畅血运、消除炎症方面亦均有积极的治疗作用。

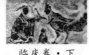
2.止痛作用

针灸可促进机体释放内源性镇痛物质,提高痛阈,达到止痛的效果。

六、预 后

急性阑尾炎的预后取决于是否及时诊断和治疗,其转归为病理损害轻者,痊愈后可不留解剖上的改变;重者如化脓、坏疽型,如渡过急性期,可形成无管腔阑尾,或因坏死、吸收而阑尾消失;炎症消退后,盲管可因狭窄、粘连或扭曲,引流更加不畅,易致阑尾炎复发。一般而言,急性单纯性和炎症包块性保守疗法可获得良好疗效,其余各型应及时手术治疗。慢性阑尾炎如果频繁发作,应考虑手术治疗。总之,只要诊断和治疗及时,本病预后良好。

七、临床研究动态

一项研究中药、针灸联合抗生素治疗阑尾周围脓肿疗效观察[40]。试验组($n=89$):静滴抗生素＋内服大黄牡丹汤和薏苡附子败酱散加减＋针灸双侧“上巨虚”穴位。对照组($n=76$):静滴抗生素。判断患者全身中毒症状、体温、血白细胞、B超复查脓肿、局部炎症。结果:两组比较在住院时间及疗效方面均有显著差异($P<0.05$ 及 $P<0.01$)。

一项样本量为80例的CCT[41]。试验组($n=40$):中药内服处方结合针灸、西药。主穴足三里、阑尾、曲池、上巨虚,配穴合谷,每日1～3次,7天后统计疗效。对照组($n=40$):庆大霉素静脉滴注,每日1次,甲硝唑250mL静脉滴注,每日2次,用药时间平均为7天。疗效评价标准依据临床症状、体征的变化和血常规变化制定的有效率。试验组临床总有效率为95%,临床治愈率65%,均优于对照组,有显著统计学差异,$P<0.05$。

一项样本量为60例的CCT[42]。观察组($n=30$):腹部穴位按摩,取天枢、关元、气海穴点揉,120～160次/分钟,按摩3～5分钟;针刺取足三里、天枢、关元、上巨虚、下巨虚、阳陵泉,留针30分钟,每日2次,患者排气后结束。对照组($n=30$):常规腹部穴位按摩。疗效评价标准依据术后排气时间制定的有效率。试验组临床总有效率为96.67%,优于对照组,有显著统计学差异。

第十五节 胆囊炎

急性胆囊炎(acute cholecystitis)系指胆囊的急性炎症性病变,大多伴有右上腹部绞痛、肌紧张、发热和白细胞计数增多,多为胆囊结石长期存在或胆囊结石嵌顿于胆囊颈部引发的继发性病变,发生胆囊炎后可促进结石的形成和增多,两者有密切的互为因果的关系。急性胆囊炎

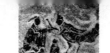

以女性为多见,发病年龄以 31～50 岁为最多。慢性胆囊炎(chronic cholecystitis)的病情呈慢性经过,临床上有反复急性发作的特点,除早期患者之外,凡有胆结石的胆囊都可有慢性炎症。慢性胆囊炎是用来描述两类患者的,一类是长期有轻度症状的患者,另一类为反复发作胆绞痛的患者。慢性胆囊炎病例远多于急性胆囊炎,是一种常见病、多发病,女性多于男性,发病年龄以 35～50 岁多见,病史可达 10 余年或更长。

本病属中医"胁痛"、"胆胀"范畴。情志不舒,肝气郁滞;湿热毒邪犯肝胆;饮食不节,脾失健运,湿热中阻,气病及血,血瘀不化;久病伤阴,肝阴不足,均可影响肝之疏泄功能,以致胆汁郁滞,胆腑不通,失其通降盛泄,胆汁功能失常而发生本病。

一、辨病与辨证

(一)辨病

1.急性胆囊炎

(1)症状

①腹痛:急性起病,疼痛呈绞痛,始于左上腹或上腹部然后转移至右上腹,并逐渐加重,可随体位改变或呼吸运动而加剧。此外,疼痛可以放射至右肩部和右肩胛下部。

②恶心、呕吐:多数患者有此症状,呕吐常发生于疼痛之后。

③畏寒发热:轻型患者可有畏寒和低热,重型者胆囊化脓、坏疽,并发胆管炎或腹膜炎而出现寒战和高热。

④黄疸:约 20% 的患者可出现黄疸,但黄疸通常较轻微。

(2)腹部体征

①右上腹及中上腹部有肌紧张和压痛。

②墨菲征阳性。

③约 1/4～1/3 的患者于右上腹部可扪及肿大的胆囊,初次发作者胆囊常较容易触及,而反复发作者则较难触及。

(3)实验室检查

①白细胞计数升高:白细胞升高达$(10～15)\times10^9/L$,中性粒细胞大于 80%;坏疽性胆囊炎及穿孔时,白细胞可高于 $20\times10^9/L$。

②肝功能异常:部分患者的血清胆红素升高,ALT、AKP 及 r－GT 升高。

(4)超声显像

①早期:可见胆囊增大,囊壁增厚,当胆囊横径大于 5cm 或胆囊壁厚度≥3.5mm 时,均具有诊断意义。还可以见到胆囊壁的两种回声,亦称为"双边征"。

②中期:除以上表现外还可出现胆囊腔内雾状光点回声或粗大的强回声光斑。

③晚期:表现为胆囊异常淤滞、扩大、囊腔壁变薄和胆囊周围炎。如同时伴有胆囊结石,则可见结石相应的声像图表现。

2. 慢性胆囊炎

(1)症状:多数患者有反复发作的右上腹部钝痛、隐痛或不适感,并可向腹部其他区域放射或放射至肩部和腰部,有厌油、食欲不振、餐后上腹部饱胀感、嗳气、反酸、烧心、恶心或呕吐等症状。

(2)体征:慢性胆囊炎常无明显阳性体征;部分病例胆囊区可有轻压痛和叩击痛,但无反跳痛。急性发作时右上腹有肌紧张和明显压痛。

(3)实验室检查

①白细胞计数:慢性胆囊炎时白细胞计数常无改变,但如果急性发作时则可出现白细胞计数升高,中性粒细胞大于 80%。

②肝功能异常:如存在胆管梗阻或胆管结石者可出现胆红素增高、ALT 轻度升高等。

③胆汁检查:可经胃镜逆行胰胆管造影(ERCP)或十二指肠插管引流胆汁进行胆汁检查,如"B"胆汁(即胆囊胆汁)颜色变浅,发现有较多脓细胞、胆固醇或胆红素钙沉淀,胆汁细菌培养或寄生虫检查阳性等对诊断均有帮助。

(4)影像学检查

①超声检查:声像图上可见胆囊壁显著增厚且呈强回声,胆囊萎缩变形,有时腔内充满结石而轮廓不清。

②口服胆囊造影:如果临床症状高度怀疑胆囊结石而超声检查阴性时,可采用口服胆囊造影检查,约 75% 的病例第一次口服胆囊造影即可显影。如第一次不显影,在排除了肠道或肝脏排泄造影剂方面的因素外,患者可再次口服造影剂并在第二次重复 X 线检查,约 2/3 首次不显影者胆囊即可显影。

③CT 和 MRI 检查:CT 检查可发现胆囊内泥沙样结石,并了解胆囊大小及胆囊壁厚薄等,MRI 对诊断慢性胆囊炎亦有重要价值,其准确率较 CT 高。

④胃镜逆行胰胆管造影:通过胃镜下直接注射造影剂经胆总管、胆囊管至胆囊内可发现胆囊结石、胆囊影淡薄或不显影、胆囊阴影缩小或浓缩功能不佳等征象,均提示有慢性胆囊炎的可能。ERCP 对胆囊或胆管中的小结石诊断具有较高价值。

⑤腹腔镜检查:可见胆囊失去光滑、透亮和天蓝色的外观而变成灰白色,且胆囊缩小并发生明显的粘连和胆囊变形,均提示慢性胆囊炎。

(二)辨证

1. 急性胆囊炎

(1)肝胆气滞:右上腹胀痛,痛引两胁,有时向右肩背部放射,口苦,呕吐,低热。舌淡红,苔薄白,脉弦。

(2)肝胆湿热:右上腹剧痛,痛引肩背,恶心呕吐,口干口苦,发热恶寒,黄疸,上腹拒按,尿短黄,大便干结。舌质红,舌苔黄腻,脉数。

(3)肝胆瘀滞:右上腹剧痛,痛不可忍,按之痛甚,恶心呕吐,腹胀纳呆。舌质紫暗或有斑点,脉弦涩。

(4)热毒炽盛:寒战高热,右上腹疼痛剧烈,痛处拒按,可扪及包块,全身发黄,恶心呕吐,大便秘结,小便短黄,烦躁,甚至神昏谵语。舌质红绛,舌苔黄燥,脉弦数。

2. 慢性胆囊炎

(1)肝气郁滞:上腹胀痛,连及胁肋或肩背,胸脘满闷,口苦厌油。舌苔薄白,脉弦。

(2)肝胆郁热:右胁疼痛,痛引肩背,口苦口干,大便干燥,小便短黄。舌苔黄,脉弦。

(3)肝郁脾虚:右上腹胀痛,痞闷不舒,纳呆,腹胀,嗳气,便溏。舌苔白,脉弦细。

(4)肝胆瘀滞:右上腹疼痛,痛有定处,状如针刺或刀割。舌质紫暗或有斑点,脉弦涩。

二、针灸治疗及选穴原则

1. 治疗原则

本病以疏肝利胆、行气止痛为基本治疗原则。

2. 选穴原则

在选穴上可根据肝主疏泄,肝与胆相表里,脾主运化水湿,阳明为多气多血之经等理论进行选用。具体选穴原则如下。

(1)局部选穴:可选局部阿是穴、期门、日月、章门;可在临近选背部肝俞、胆俞、膈俞、至阳等。胆囊炎患者背部最明显压痛点在右侧胸6、7、8华佗夹脊穴处,尤以胸7夹脊穴为多见,可选胸部夹脊穴。

(2)循经选穴:根据"经脉所过,主治所及"规律,本病位在胆,肝胆相表里,可选胆经日月、阳陵泉、胆囊穴、丘墟、足窍阴、足临泣,选肝经期门、章门、太冲、行间、中封、曲泉,以疏肝利胆。另外,根据同气相求理论,可选少阳经支沟、外关等。

(3)辨证选穴:肝胆气滞,选膻中、期门、肝俞、胆俞、太冲、内关;肝胆湿热,选肝俞、胆俞、曲池、阴陵泉、中极、水道、侠溪、行间;肝胆瘀滞,选肝俞、胆俞、膈俞、血海、支沟、阳陵泉、太冲;热毒炽盛,选大椎、曲池、委中、行间、侠溪;肝郁脾虚,取期门、太冲、阴陵泉、三阴交、足三里。

三、推荐针灸处方

●推荐处方1

【治法】 疏肝利胆,理气止痛。

【主穴】 阿是穴、日月、阳陵泉、太冲、支沟、足三里。

【配穴】 肝胆气滞,加膻中、期门、肝俞、胆俞;肝胆湿热,加胆俞、曲池、阴陵泉、中极、侠溪、行间;肝胆瘀滞,加肝俞、胆俞、膈俞、血海;热毒炽盛,加大椎、曲池、委中、行间、侠溪;肝郁脾虚,加期门、阴陵泉、三阴交、足三里。

【操作】 疼痛发作较重时,先刺远端穴位阳陵泉,行强刺激泻法1~3分钟,使针感向下或向上传导。余穴常规操作,用泻法。

●推荐处方2

【治法】 疏肝利胆,理气止痛。

【主穴】 阿是穴、期门、胆俞、肝俞、胆囊、支沟、太冲。

【配穴】 急性胆囊炎,加内关、曲池、足临泣;慢性胆囊炎,加足三里、丘墟、三阴交。

【操作】 常规操作,用泻法。

四、针灸疗效及影响因素

急、慢性胆囊炎针灸治疗的目的主要在于缓解症状,即缓急止痛,很难对病变本质发挥足够的针对性治疗作用,因此,应以药物治疗为主,针灸可作为辅助治疗方法及应急处理,以缓解患者的疼痛。

1.病因

胆囊炎的病因有在胆结石基础上引起梗阻,胆汁淤滞而发生炎症;也有胆道蛔虫侵入胆囊引起感染;另外,胆囊功能异常,排空障碍,胆汁瘀滞可成为胆囊炎发生的基础。相比较而言,针灸治疗因胆囊功能异常而引起的胆囊炎疗效最好;对另外两种胆囊炎有一定的止痛效果,但疗效不及前者。急性胆囊炎和慢性胆囊炎比较,针灸治疗急性胆囊炎疗效优于慢性胆囊炎。在急性胆囊炎中以症状轻微的急性单纯性胆囊炎疗效最好,重症者如急性化脓性或坏死性胆囊炎、胆囊穿孔等均需及时手术治疗,非针灸所能及。

2.腧穴选择与刺法

有学者对胆囊形态学观察发现,针刺选穴其炎症反应减轻程度依次为足三里组>阳陵泉组>丘墟组>日月组。有学者治疗气滞型慢性胆囊炎取腹部梁门及腹哀,针刺梁门时其典型表现是针感向上放射至剑突部,向右侧放射至右胁肋部;针刺腹哀针感向后放射至下背部,向左上放射至剑突部,向右上放射至右胁肋部,针感可明显为牵掣样的感觉,认为针感愈强往往预示着疗效愈好。

五、针灸治疗的环节和机制

胆囊炎多由于细菌及病毒的感染,胆管梗阻或胰液向胆道反流等理化因素引起胆囊炎症性病变、胆汁引流不畅、浓缩的胆汁刺激胆囊黏膜而引起疼痛等症。根据以上发病机理,针刺治疗本病的环节和机制可概括为以下两方面。

1. 促进胆囊收缩

针刺可促进胆囊收缩、排空,降低胆囊内压力,降低奥狄氏括约肌张力,促进胆总管内径扩张,防止胆汁及炎性产物的淤滞,减弱细菌感染及结石的形成,增加炎性产物及结石的排出。针刺影响胆囊功能可能是通过神经内分泌调节而发挥作用,从而松弛胆囊平滑肌。

2. 止痛作用

针刺除解除奥狄氏括约肌的痉挛、调节胆囊收缩功能外,还有一定的镇痛作用。针刺镇痛开始于穴位深部感受器的兴奋,针刺信号沿一定的外周路径和中枢路径逐步传导到脑的高级部位,从而产生镇痛效应。另外,针灸还通过提高痛阈、促进机体释放内源性镇痛物质而发挥镇痛作用。

六、预　后

胆囊炎患者复发率高,但复发经过治疗后可得到一定的控制。慢性胆囊炎的治疗可以概括为反复的缓解—发作—缓解的过程,有的患者从治疗开始到最后疼痛彻底缓解甚至需要 2 年的时间。慢性胆囊炎的治疗必须长期坚持,长时间治疗是治愈该病的关键。通过治疗,复发疼痛强度会逐渐减弱,每次疼痛发作时间缩短,发作间隔会逐渐延长。同时避免不良的生活习惯,减少烟酒刺激,稳定情绪,纠正胆道运动功能障碍和及时抗菌消炎,可治愈本病,预后良好。急性胆囊炎的单纯性保守治疗即可痊愈,但对于急性化脓性或坏死性胆囊炎、胆囊穿孔等均需及时手术治疗。

七、临床研究动态

一项研究穴位埋线治疗慢性胆囊炎疗效的 RCT[43]。试验组($n=65$):阳陵泉、膈俞、中脘穴埋线。对照组($n=34$):口服消炎利胆片。治疗 30 天 1 个疗程后,观察疼痛程度及胆囊 B 超。结果埋线组有效率与服药组有效率均差异显著($P<0.05$),治疗组明显优于对照组。

一项样本量为 66 例的慢性胆囊炎的 RCT[44]。治疗组（$n=33$）：①耳穴贴压：胰、胆、十二指肠、耳背肝区、耳迷根、内分泌、皮质下、交感、神门，每次只贴 1 侧，隔 3 日复贴对侧，按压每日 3 次，垂直按压每穴 5 次；②体针：丘墟、阳陵泉、日月、胆囊穴等，每次留针 30 分钟，每 10 分钟行针 1 次，隔日治疗 1 次。对照组（$n=33$）：口服胆清片，每次 6 片，每日 3 次。每月为 1 个疗程，共治疗 3 个疗程。疗效依据症状、体征总评分、胆囊 B 超检查监测。结果：症状、体征评定总有效率，治疗组优于对照组（$P<0.05$）；在 B 超改善的总体有效率方面，治疗组和对照组总体疗效差异无统计学意义（$P>0.05$）。

一项样本量为 60 例的慢性胆囊炎的 RCT[45]。治疗组（$n=30$）：针直刺入右侧肩井穴 8～15mm。对照组（$n=30$）：针刺第 6 与第 7 颈椎棘突间右侧旁开 2 寸处，均留针 30 分钟。分别于针刺前、针刺 15 分钟时及出针 30 分钟后采用彩色多普勒超声测量胆囊的长径、宽径、厚度，计算胆囊容积，并分别评价两组治疗后肩背及右上腹疼痛、胃胀恶心变化情况。肩井组疼痛缓解率优于非穴组，差异有统计学意义（$P<0.05$）；患者胃胀或恶心等症状缓解率差异无统计学意义（$P>0.05$）；两组胆囊缩小患者胆囊容积针刺后比较，肩井组明显大于非穴组（$P<0.01$）；两组胆囊扩大患者针刺后胆囊容积比较，肩井组明显小于非穴组（$P<0.01$）。

第十六节　胆石症

胆石症（cholelithiasis）是指胆道系统（主要包括胆囊和胆管）的任何部位发生结石的疾病，包括有胆囊结石、胆总管结石、肝内胆管结石，是一个发病原因复杂、治疗困难的疾病。胆囊结石形成主要有胆汁淤滞、细菌感染和胆汁化学成分改变等 3 方面因素，存在内在联系，互相影响，互为因果而致。临床表现与结石大小、位置、有无梗阻及感染有关，发作时主要表现为右上腹不适或疼痛、腹胀、嗳气等。

本病属中医"胁痛"、"黄疸"、"心下痛"、"胆胀"、"结胸"等证之范畴中。一般认为，多因嗜食肥甘、湿浊热邪、虫毒等蕴聚于胆，胆汁淤积，与邪毒凝结而成砂石。湿热煎熬胆汁，胆汁浓缩，凝成砂石。砂石留滞胆道，致使胆络失和，少阳枢机不利，胆汁郁积加重脾胃运化功能障碍，湿热易于外侵或内生，形成恶性循环，故病情反复发作，缠绵难愈。

一、辨病与辨证

1. 辨病

（1）症状：常有反复发作的右上腹部疼痛，重者表现为绞痛，疼痛可因进食而加重。疼痛常放射至背部中央或右肩胛部，疼痛发作间歇期可为数周、数月或数年。伴有嗳气、腹胀、餐后饱

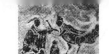

胀及早饱、烧心等症状。胆囊结石并发急性胆囊炎时可有畏寒、发热、黄疸等症状。

（2）体征：部分胆囊结石患者右上腹部可有压痛，并触及肿大的胆囊，墨菲征阳性。

（3）实验室检查

①胆红素代谢：胆管梗阻时，血清总胆红素增高，其中主要是结合胆红素增高。尿胆红素常显著增加，而尿胆原则减少或消失。

②血清酶学异常：发生胆道梗塞时，AKP 和 $\gamma - GT$ 常增高，ALT 呈轻至中度增高。

③凝血酶原时间（PT）测定：胆管梗阻时，凝血酶原时间延长，应用维生素 K 后，则又恢复正常。

④血清铁和铜含量：胆管梗阻时，血清铜增加，铁/铜比值小于 0.5。

⑤十二指肠引流液检查：当十二指肠插管成功或胃镜逆行胰胆管造影后，应用胆囊收缩素（CCK）刺激胆囊收缩再收集富含胆汁的十二指肠液，显微镜下发现胆固醇结晶和（或）胆红素钙盐颗粒对诊断有重要帮助。

（4）影像学检查

①X 线平片、口服胆囊造影和静脉胆道造影：只有含钙的混合性结石才能在 X 线腹部平片上显影，可呈现多边或圆形钙环线影。口服胆囊造影可了解胆囊的大小、形状及其收缩功能，也可了解胆囊内和肝外胆管有无结石。静脉胆道造影主要用于诊断胆管疾病、口服胆囊造影失败者或胆囊已切除者，可了解肝胆管、胆总管有无结石及梗阻、有无各级胆管扩张及其程度等。

②B 超检查：在 B 超声像图上，结石表现为回声增强的光团或光斑，其后方常伴有声影。如结石阻塞胆管，可发现阻塞部位远端的胆管和肝内胆管扩张。位于胆总管下端的结石常因受胃肠道气体的干扰而难以显示。

③逆行胰胆管造影（ERCP）：可使整个胆管系统及胆囊充分显示，结石可表现为圆形、椭圆形或不规则形等，如果结石位于胆管内则结石上方胆管可见增粗及扩张。若胆管狭窄，梗阻严重，则仅能显示梗阻以下的胆管。

④经皮肝穿刺胆道造影（PTC）：可用于肝内胆管明显扩张者。PTC 能清楚地显示肝内外整个胆道系统，对肝内胆管结石及肝外胆管结石的定位、胆管有无梗阻的判断均有重要的诊断价值。

⑤CT 及 MRI 检查：CT 诊断胆石症的准确率达 80%～90%。平扫即可显示肝内胆管、肝总管、胆总管及胆囊内含钙量高的结石，增强后则可显示胆色素性结石和混合性结石，亦能显示胆囊内泥沙样结石。MRI 诊断胆石及胆道梗阻的图像与 CT 图像基本相同。

2. 辨证

（1）肝胆气滞：右胁或剑突下绞痛，恶心呕吐，口苦厌油，或有发热。舌苔薄黄，脉弦。

（2）肝胆湿热：右胁或剑突下剧痛，牵引肩背，恶心呕吐，口干口苦，寒热往来，身目黄染，尿短赤，大便干结。舌红，苔黄腻，脉弦数或滑数。

（3）热毒郁肝：寒战高热，右胁绞痛，全身发黄，恶心呕吐，腹部胀满，大便秘结，小便短黄，心烦易怒，甚至神昏谵语。舌质红绛，舌苔黄腻，脉弦数。

（4）肝郁脾虚：右上腹胀痛，痞闷不舒，纳呆，腹胀，嗳气，便溏。舌苔白，脉弦细。

（5）肝胆瘀滞：右上腹疼痛，痛有定处，状如针刺或刀割。舌质紫暗或有斑点，脉弦涩。

二、针灸治疗及选穴原则

1. 治疗原则

一般以疏肝理气、利胆排石为基本治疗原则。当出现胆绞痛时以行气止痛为要。

2. 选穴原则

在选穴上可根据肝主疏泄、肝与胆相表里，脾主运化水湿等理论进行选用，选穴的基本原则如下。

（1）局部选穴：根据"腧穴所在，主治所在"的规律选穴。胸胁部选期门、日月、章门、京门、巨阙、不容；背部选肝俞、胆俞、膈俞等。

（2）循经选穴：根据"经脉所过，主治所及"的原则选穴。本病病位在胆，肝胆相表里，因此可选胆经阳陵泉、丘墟，肝经太冲、行间、中封等。另外，奇穴胆囊位于胆经上，是治疗胆囊病的经验效穴。

（3）辨证选穴：肝胆气滞，选期门、膻中、内关、支沟、太冲等；肝胆湿热，选曲池、阴陵泉、中极、行间、侠溪；热毒郁肝，选大椎、委中、行间、内庭、耳尖等；肝郁脾虚，选脾俞、足三里、三阴交、太白、太冲等；肝胆瘀滞，选肝俞、胆俞、膈俞、血海、阳陵泉等；肝肾阴虚，选肝俞、肾俞、太溪、三阴交等。口苦、纳差、呕恶，选中脘、内关、足三里；目黄、身黄、尿黄，加至阳、三阴交、阴陵泉。

3. 耳针

耳针可选神门、交感、胆囊、胰、十二指肠、脾、肝等，毫针刺激或压丸。

三、推荐针灸处方

●推荐处方

【治法】 疏肝理气，利胆排石。

【主穴】 日月、期门、胆俞、阳陵泉、胆囊、丘墟、太冲。

【配穴】 肝胆气滞，加膻中、内关、支沟；肝胆湿热，加曲池、阴陵泉、侠溪；热毒郁肝，选大

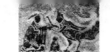

椎、行间、耳尖；肝郁脾虚，加脾俞、足三里、三阴交；肝胆瘀滞，选肝俞、膈俞、血海；肝肾阴虚，选肝俞、肾俞、太溪、三阴交。

【操作】　日月、期门沿肋间隙由内向外斜刺，不可直刺、深刺，以免伤及内脏；其余腧穴常规操作，用泻法。胆石症发作期每日治疗两次。

四、针灸疗效及影响因素

临床上胆结石常被忽视，只有当胆石嵌顿出现胆绞痛时才被发现。大部分胆石症通过针灸治疗可缓解胆绞痛症状，同时针刺可促进胆囊分泌胆汁，调节胆囊平滑肌和括约肌的运动，有一定的促进排石作用，有大量的临床报道显示针灸是有效的治疗方法。目前认为一般结石直径在1cm左右者，应尽可能采取保守治疗，但迄今为止本病没有根治的办法，尚没有能够预防胆石形成的可靠方法，即使胆囊摘除术后，依然可有胆石形成于胆管中，因此，针灸也只能是一种促进排石的方法，胆石症引起的并发感染针灸疗法的作用也非常有限。临床上针灸配合药物治疗的综合疗法比单用针灸更有效，故以针灸为主的综合排石疗法可缩短排石过程，同时预防和治疗并发症，故将本病归入针灸的Ⅱ级病谱。《外科学》中将中医药列为主要的治疗胆石症的方法，包括中药和针刺疗法，认为针刺具有促进排石和缓解排石前阵痛的作用。如果胆石嵌顿急性绞痛持续不解，而且出现发热、黄疸等症状者，应该立即采取手术治疗。手术后也可应用针灸或中药进行疏肝利胆，以促进残留结石排出胆道。

1. 结石的种类

胆石的种类分为3种，以胆固醇为主的胆固醇结石，质硬表面光滑；以胆红素为主的胆红素结石，质软易碎，有的似软泥一团，有的呈沙粒状，大小不等；由胆固醇、胆红素和钙盐等混合形成的为混合性结石。相对而言，针灸排石的疗效胆红素结石优于胆固醇结石，胆红素结石又以泥沙样结石疗效更好。

2. 结石的部位和大小

胆石的分布为3种，胆囊结石、胆总管结石、肝内胆管结石。从解剖部位上看，胆总管的结石最易排出，其次是肝内胆管，再次是胆囊内结石；从三个部位的结石形成实质看，胆囊结石多为胆固醇结石或以胆固醇为主的混合结石，主要由于胆汁代谢异常、胆固醇过饱和而析出结晶所致；而胆总管、肝内胆管结石是胆红素结石。因此，针灸治疗胆石的疗效依次为胆总管结石、肝内胆管结石和胆囊内结石。另外，结石的大小也关系着针刺治疗的成功与否，针刺治疗胆石症一般以直径在1cm左右为佳，如果结石直径超过2~3cm则应采取手术治疗。故针灸排石的适应证为肝内、外胆管泥沙样结石，或较小的石块直径在1cm左右。

3. 年龄及病程

针灸治疗胆石症的疗效以青壮年患者排石较老年患者排石为快。病程短者结石排出率较高,病程较长患者结石排出率较低,针刺治疗疗效有较明显差异。

4. 合并症

合并胆囊炎、高脂蛋白血症、糖尿病等患者,疗效不及单纯性胆石症,而且前者疗程需要延长,但一般临床症状也可在短期(一般3~5次)内获得明显改善。

5. 电针刺激参数

有学者研究认为,合理选择电针参数的组合,对提高针灸疗效有重要意义。前20分钟电针给100Hz的电脉冲刺激,以消炎利胆,促进胆汁分泌。再20分钟给予600Hz的电脉冲刺激,刺激强,频率快,可产生抑制作用,使胆囊舒张,奥狄氏括约肌收缩,使结石松动、解体,有利于排石。后20分钟再给予100Hz低频电脉冲刺激,以加强胆囊收缩及奥狄氏括约肌开放,使胆汁节律性通过,胆总管也规律性收缩,从而实现排石目的。

五、针灸治疗的环节和机制

1. 促进胆囊收缩和胆管扩张

针刺可促进胆囊收缩、排空,降低胆囊内压力,降低奥狄氏括约肌张力,防止胆汁及炎性产物的淤滞,减少细菌感染及结石的形成,增加炎性产物及结石的排出。胆囊的收缩与排空主要受交感和迷走神经的支配。针刺可使自主神经系统兴奋,并通过支配内脏的传出神经直接使胆囊收缩,奥狄氏括约肌舒张的同时,迷走神经兴奋还可通过释放乙酰胆碱,作用于肝细胞而增加胆汁分泌,进而引起胆囊收缩,促进结石排出。

2. 干预结石的形成

有研究认为,针刺不但可促进排石,也能对结石的形成起到预防和抑制作用。针刺可降低血浆胆固醇含量,增加胆酸的分泌和抑制胆管内胆固醇的结晶化。

六、预　后

胆结石一般不易发现,只有当胆石嵌顿时出现胆绞痛才被发现。大部分胆石症通过保守治疗可缓解症状。如果胆石嵌顿急性绞痛持续不解,而且出现发热、黄疸等症状者,应该立即采取手术治疗。胆结石的预后取决于病程的长短、黄疸的程度和持续时间。一般结石直径在1cm左右者,应尽可能采取保守疗效。即使手术后也可应用针灸或中药进行疏肝利胆,以促进残留结石排出胆道。饮食应清淡,少进油腻食物。

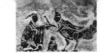

七、临床研究动态

一项研究变频电针治疗胆石症的RCT[46]。试验组（$n=60$）：变频电针取右侧期门、梁门、日月、胆俞、肝俞、阳陵泉、胆囊穴。对照组（$n=60$）：依次给予中药排石汤、33％硫酸镁40mL、0.5％盐酸30mL及脂餐，做推按运经仪治疗两个疗程后判定疗效。结果：治疗组总有效率优于对照组。两组疗效比较，差异有显著性意义（$P<0.05$），说明治疗组疗效明显优于对照组。结论：变频电针疗法疗效肯定，较总攻排石疗法具有优势。

一项样本量为120例的胆石症的RCT[47]。治疗组（$n=60$）：脂餐后给予电针治疗60分钟，取穴期门（右）、日月（右）、阳陵泉、胆囊穴，起针后口服33％硫酸镁溶液。对照组（$n=60$）：口服熊去氧胆酸，每次150mg，每日3次，中午脂餐后3个小时加服33％硫酸镁溶液。结果：治疗组总有效率优于对照组，差异有统计学意义（$P<0.05$）。

一项样本量为60例胆石症引起胁痛患者的CCT[48]。治疗组（$n=30$）：普通针刺配合靳三针，取阿是穴、支沟、足三里、中脘、三阴交、肝俞、胆俞、胆三针（日月、期门、阳陵泉）。对照组（$n=30$）：普通针刺，取阿是穴、支沟、足三里、中脘、三阴交、肝俞、胆俞。疗效依据麦-吉疼痛问卷简表（SF-MPQ）得分来评定。结果：组间比较PRI，VAS，PPI指标改善情况，治疗组优于对照组（$P<0.05$）。

第十七节　便　秘

便秘（constipation）是指大便秘结，排便周期或时间延长，或虽有便意但排便困难的病症。临床表现排便次数减少，排便困难，大便性状改变。主要病因是结肠动力学方面的异常，精神、心理因素、肠道神经的变化、外源性神经毒素作用、激素的异常等直接或间接因素导致神经传导障碍、肌肉收缩力的降低或者Cajal细胞起搏异常都会影响结肠的蠕动，结肠运动幅度减弱或运动不协调，最终会引发便秘。

中医学认为本病病位在肠，与脾、胃、肺、肝、肾等功能失调有关。若肠胃受病，或因燥热内结，或因气滞不行，或因气虚传送无力，或因阴血虚肠道失润以及阴寒凝结等，均能导致便秘。素体阳盛，或过食辛辣香燥，少食蔬菜，以致肠腑积热，津液中干，肠道失润，大便干燥而腑气不通。忧思过度，情志不畅，肝气郁滞，疏泄失职；或久坐少动，气机郁滞，不能宣达，通降失常，传导失职，糟粕内停，因而大便秘结。劳倦饮食内伤或病后、产后以及年老体虚之人，致脾气受损，化源不足，气血两亏，气虚则转运无力，血虚则肠失润泽，故大便秘结。素体阳虚，或年高体衰，或劳伤脾肾，致脾肾阳虚，阴寒内结难便；或素体阴虚，或热病伤阴，而致肠道阴液枯涸，无水行舟,大便干结难下。

一、辨病与辨证

1. 辨病

应用罗马Ⅱ功能性便秘诊断标准。在过去的1年里至少3个月连续或间断出现以下2个或2个以上症状。

(1) >1/4的时间内有排便费力。

(2) >1/4的时间内有粪便干结。

(3) >1/4的时间内有排便不尽感。

(4) >1/4的时间内排便时有肛门阻塞感或肛门直肠梗阻。

(5) >1/4的时间内有排便需用手法协助。

(6) >1/4的时间内有每周排便<3次,不存在稀便,也不符合肠易激综合征的诊断标准。

(7) 同时需除外肠道或全身器质性病因以及药物因素所致的便秘。

2. 辨证

(1)热秘:大便干结,腹胀腹痛,面红身热,口干口臭,小便短赤。舌红,苔黄燥,脉滑数。

(2)气秘:欲便不得,或便而不爽,嗳气频作,腹中胀痛,纳食减少,胸胁痞满。舌苔薄腻,脉弦。

(3)冷秘:大便艰涩,腹部拘急冷痛,四肢不温,畏寒喜暖,小便清长。舌淡,苔白,脉弦紧或沉迟。

(4)虚秘:虽有便意,但排出不畅,便质不干硬,临厕努挣乏力,面色无华,头晕心悸。舌淡,苔薄,脉细弱。

二、针灸治疗及选穴原则

1. 治疗原则

本病以通调肠腑、通便为基本治疗原则。在治疗上要处理好治标与治本的关系,不论何种证型,都应急则治其标,首先通便,当症状稍缓后针对病因治疗。

2. 选穴原则

在选穴上可根据大肠主传导、以通为顺,肺与大肠相表里,肾主水,脾主运化,大小肠皆属于胃等理论进行选用。具体选穴原则如下。

(1)局部选穴:在腹部选取穴位可直接通降腑气,常选腹结、天枢、归来、关元、中脘、水道等穴。另外根据临床经验,常在水道、归来外旁开2寸处选阿是穴。

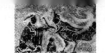

（2）循经选穴：根据"经脉所过，主治所及"的规律从远端选穴，大肠经"下膈，属大肠"，选曲池、合谷；胃经"属胃，络脾"，其支者"起于胃口，下循腹里"，常选足三里、上巨虚、下巨虚、丰隆等；脾经络脉"入络肠胃"，选三阴交、太白、阴陵泉等；肝经"抵小腹，挟胃，属肝"，选行间、太冲等。

（3）辨证选穴：肠道实热，选合谷、曲池、腹结等穴；肠道气滞，选中脘、阳陵泉、气海、太冲等；脾虚气弱，选气海、脾俞、胃俞、三阴交、足三里、关元等；脾肾阳虚，选神阙、气海、照海、命门、肾俞、脾俞等；阴虚肠燥，选脾俞、大肠俞、三阴交、太溪、足三里、照海等。

三、推荐针灸处方

●推荐处方1

【治法】 通调腑气。

【主穴】 天枢、大肠俞、上巨虚、支沟、照海。

【配穴】 热秘，加合谷、曲池；气秘，加中脘；虚秘，加脾俞、气海；冷秘，加神阙。

【操作】 诸穴均常规操作。天枢、大肠俞、上巨虚、支沟，均用泻法；照海用补法。冷秘、虚秘可用温针灸或灸法。

●推荐处方2

【治法】 疏调腑气，通便。

【主穴】 天枢、水道、归来、阿是穴、足三里、合谷、支沟。

【配穴】 肠道实热，加内庭、曲池、中脘、二间；肠道气滞，加膻中、中脘、太冲；脾虚气弱，加气海、脾俞、胃俞；脾肾阳虚，加神阙、命门、太溪、肾俞、脾俞；阴虚肠燥，加三阴交、太溪、照海。

【操作】 足三里直刺1.5寸，行较强的捻转泻法1～3分钟；水道、归来向下内斜刺1.5～2寸，行捻转泻法1分钟；阿是穴在左侧水道、归来原穴位置外旁开2寸各1穴，向下内斜刺1.5～2寸，行捻转泻法1分钟；留针20分钟，必要时，外水道、外归来接电针。

四、针灸疗效及影响因素

1. 病因

对于便秘若属于功能性，针灸疗效好；如果便秘由器质性病变所致，应治疗原发病，针灸可缓解症状，但疗效不及功能性便秘。

2. 分类

慢性便秘的类型分为慢传输型、出口梗阻型和混合型。相对而言，针灸对于慢传导型疗效较好。从便秘发生的部位可分为结肠型和直肠型，结肠型又分为机械性便秘和动力性便秘，机械性多由肠内外的机械梗阻所致,如肿瘤等,因此,针灸治疗动力性疗效优于机械性便秘。在动力性便秘中又分为无力性便秘和痉挛性便秘,无力性是由于结肠蠕动减弱引起,见于腹肌和骨盆底肌软弱的经产妇女,或服用泻药者,或肥胖症、甲低等,食物中粗纤维和油脂过少所致的食饵性便秘也属此类型。痉挛性便秘由自主神经功能紊乱所致。相对而言,针灸治疗无力性便秘疗效优于痉挛性便秘。

五、针灸治疗的环节和机制

1. 调节直肠肛门及盆底肌肉

针灸对直肠肛门及盆底肌肉可进行良性刺激,以纠正排便时直肠肛门及盆底肌肉的异常反应。另外,通过电针腹部穴位,可增强肠蠕动功能,促进排便。

2. 调节自主神经

中枢神经系统的大脑皮质、延髓和脊髓,通过激活甲状腺素释放激素或降钙素调节基因相关肽抑制迷走神经功能而调节肠运动。肠运动的调节受自主神经支配。另外,分布于左半结肠的副交感神经是从位于第 2～4 骶髓侧角的副交感神经核发出,为重要的排便反射中枢。日本学者通过电针刺激左股门穴治疗便秘,认为躯体-自主神经反射(内脏反射)是其疗效的基础,刺激经反射弧的传递引起此神经支配的效应器——结肠的蠕动亢进,达到治疗效果。有研究表明,刺激足阳明胃经某些穴位时,传入冲动在脊髓内投射神经节段为 T_{10}～L_5,与大肠节段神经节段分布相对应,解释了针刺足阳明胃经经穴可增加肠蠕动以治疗便秘的作用机理。有研究表明针刺四白穴可引起孤束核神经元放电,进而引起胃肠的蠕动。

3. 调节肠神经系统

肠神经系统具有独立调节消化道的运动、分泌、吸收等的功能,其近 108 个神经元,主要分为肠肌间神经丛和肠黏膜下神经丛,神经丛内除神经元外还有肠胶质细胞和 Cajal 间质细胞。结肠肌间神经丛内神经递质主要有抑制性的神经递质如血管活性肠肽、一氧化氮和兴奋性神经递质 P 物质;肠神经系统虽然受到中枢神经系统和自主神经系统的影响,但其对胃肠运动可独立性调节。有学者在研究针刺对大鼠胃肠肌间神经丛 NO 能神经元的影响中,发现针刺可以使胃内 NO 酶的活性恢复到正常水平,有利于胃肠道功能的恢复。在对大鼠电针双侧足三里穴 50 分钟后,发现肠壁神经结构(黏膜下神经丛和肌间神经丛)内,脑啡肽免疫反应性(ENK-1R)明显降低,而 P 物质免疫反应性(SP-1R)明显升高,提示电针足三里穴调整胃肠功能可能有肽类递质参与,SP 在脑干的基因表达增加,结肠 SP 含量显著增高,以促进胃肠运动。

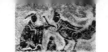

4. 刺激脊神经

背俞穴分布于膀胱经第一侧线,该线处于脊神经循行分布出入之处,具有调节自主神经的作用。针刺背俞穴能使胃肠分泌增强,促进食物的消化、吸收和转运,同时兴奋肠管,增强肠平滑肌紧张度和胃肠道动力,缩短排便时间。从神经生理学角度看,背俞穴针刺治疗后,信息同时传入脊髓内,经中间、内外侧的神经元纤维传入相同的脊髓节段,再与内脏支配的有关板层发生突触联系,在脊髓的层次中互相影响,进行整合,实现特异性的增效作用,有效促进肠蠕动,增加直肠内压,使低下的排便反射逐渐正常化,从而恢复便意,引起排便。

六、预　后

功能性便秘只要注意饮食和规律排便,采用保守疗法,预后良好。如经多次治疗无效者,应查明病因,如属器质性便秘,应对原发病进行治疗。便秘严重影响人们的生活质量,针灸治疗便秘有较好效果,对低张力肠管有兴奋效应,可促进肠管的运动。针刺可改善排便状态,增加排便量及减少残便感。患者应养成每日定时排便的习惯,每天早晨起床后立即行排便训练5分钟,或每天饭后立即行排便训练5分钟;每天进行腹部顺时针按摩30～40次。进行身体锻炼,多食粗纤维食物,如韭菜、芹菜、大白菜和粗粮等,多饮水,必要时可以使用开塞露、洗肠等方法,但是不可以长期使用泻药和任何含有泻药成分的药物。

七、临床研究动态

一项样本量为42例的RCT[49]。试验组($n=22$):腧穴敷贴(穴位为天枢、关元、气海)。对照组($n=20$):苁蓉通便口服液。结局有首次排便时间、排便间隔时间、每次排便时间、便质、便感,腹胀、腹痛、肛裂便血、努挣汗出、食欲不振,安全性指标及不良反应,比较组间有显著性差异($P<0.05$)。

一项样本量为254例的RCT[50]。试验组($n=127$):穴位埋线(穴位为大肠俞、天枢、中极、足三里、气海)。对照组($n=127$):四磨汤口服液。结局有排便次、便质、解时通畅、复发情况,比较组间有显著性差异($P<0.05$)。

一项样本量为181例的RCT[51]。试验组($n=87$):穴位埋线(穴位为大肠俞、天枢、中极、足三里)。对照组($n=94$):口服麻仁润肠丸。结局为排便时间及排便量,比较组间有差异。

E Broide等的一项样本量为42例的CCT[52]。试验组干预措施为毫针常规针刺;对照组干预措施为空白对照。以排便频率和基础阿片活性作为评价疗效的标准。结果显示:经治疗排便频率增加,基础阿片活性增加,针灸组均优于对照组,两组间有统计学差异($P<0.05$)。

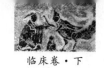

第十八节　直肠脱垂

直肠脱垂(prolapse of rectum)是指肛管、直肠黏膜、直肠全层和部分乙状结肠向下移位而脱垂于肛门外的一种疾病,常见于小儿、老人和多产妇女。主要与解剖缺陷、组织软弱及腹压增高有关,以肛门脱出为主症。引起直肠脱垂的原因很多,如便秘、长期腹泻、多次分娩等使腹腔内压增高,推动已松弛的直肠向外脱出;幼儿发育不全、老年衰弱或久病后营养不良,均可使肛提肌和盆底筋膜薄弱无力,神经麻痹引起括约肌失禁也是盆底软弱的重要原因,这些都是脱肛产生的基础。另外,骶骨弯曲度过直,使直肠易于下滑,直肠前陷凹腹膜反折过低,使直肠易被腹压向下推出等。

中医学认为,本病虚证多因小儿气血未充、肾气不足;老人气血衰弱、中气不足;多产妇耗气伤血、气血亏损;另外,久泄、久痢或久咳也可致脾气亏虚、中气下陷;实证多因湿热蕴结,下注大肠,络脉瘀滞。其病位在大肠,与肺、脾、肾等脏腑密切相关。

一、辨病与辨证

1. 辨病

(1)多见于排便或努挣时,直肠黏膜脱出,色淡红,长 3～5cm,质软,不出血,便后能自行回纳,肛门功能良好,为不完全性脱垂。

(2)排便或腹压增加时,直肠全层脱出,色红,长 5～10cm,圆锥形,质软,表面为环状有层次的黏膜皱襞。便后需手法复位,肛门括约肌功能下降,为完全性脱垂。

(3)排便或增加腹压时,直肠全层或部分乙状结肠脱出,长度大于 10cm,圆柱形,表面有较浅的环状皱襞,触之很厚,需手法复位,肛门松弛,括约肌功能明显下降,为重度脱垂。

2. 辨证

(1)脾虚气陷:便时肛内肿物脱出,轻重不一,色淡红,伴有肛门坠胀,大便带血,神疲乏力,食欲不振,甚则有头昏耳鸣,腰膝酸软。舌淡,苔薄白,脉弱。

(2)湿热下注:肛内肿物脱出,色紫暗或深红,甚则表面部分溃破,糜烂,肛门坠痛,肛内指检有灼热感。舌红,苔黄腻,脉弦数。

二、针灸治疗及选穴原则

1. 治疗原则

本病以补中益气、升提举陷为基本治疗原则。

2. 选穴原则

在选穴上以局部选穴为主,可根据脾主气,肺与大肠相表里,督脉主一身之阳,肾开窍于二阴等理论进行选用。具体选穴原则如下。

(1)局部选穴:局部选取长强、会阴、会阳,邻近选腰骶部的腰奇、腰俞、白环俞等。

(2)循经选穴:根据"经脉所过,主治所及"的规律选穴,本病属陷下之证,不论何种证型,以升提举陷为基本选穴。督脉与肛门直接联系,督脉主一身之阳,因此,可选百会下病上治,升提举陷。膀胱经经别入肛,可选承山等。

(3)辨证选穴:脾虚气陷,选脾俞、足三里、气海;湿热下注,选阴陵泉、三阴交、飞扬、丰隆等。

三、推荐针灸处方

●推荐处方1

【治法】 升提举陷。

【主穴】 长强、大肠俞、百会、承山。

【配穴】 脾虚气陷,加脾俞、气海、足三里;肾气不固,加气海、关元、肾俞;湿热下注,加三阴交、阴陵泉。

【操作】 百会针用补法,并用温和灸或雀啄灸法;长强斜刺,针尖向上与骶骨平行刺入1寸左右;注意不要刺穿直肠;余穴常规操作。行针过程中,让患者同时做提肛动作。

●推荐处方2

【治法】 升提举陷。

【主穴】 长强、白环俞、会阳、百会、承山。

【配穴】 脾虚气陷,加脾俞、大肠俞、足三里;湿热下注,加膀胱俞、三阴交、阴陵泉。

【操作】 长强斜刺,针尖向上与骶骨平行刺入1寸左右;会阳、白环俞直刺1.5寸,使针感向肛部放射。余穴常规操作。行针过程中,让患者同时做提肛动作。

四、针灸疗效及影响因素

针灸治疗肛肠脱垂主要针对小儿的轻、中度效果较好,但脱肛的治疗是一个非常缓慢的过程,此类患者常合并原发病如慢性腹泻、久咳、便秘等,必须积极治疗,配合消除产生脱垂的原因,另外腹肌功能锻炼及提肛练习也非常有意义。因此,以针灸治疗方法为主的综合疗法是合理的措施。在选穴上大部分文献以灸百会,针刺长强、承山为主要选穴。

1. 脱垂程度

脱垂程度不同,针刺疗效不同。一般来说,脱垂程度越轻针灸治疗效果越好。直肠脱垂可分为 3 度,Ⅰ度脱垂为直肠黏膜脱出,便后可自然恢复;Ⅱ度脱垂为直肠全层脱出,肛门松弛,便后有时需用手回复;Ⅲ度脱垂为直肠及部分乙状结肠脱垂,肛门松弛无力。针灸对于Ⅰ度疗效较好,Ⅱ度疗效次之,Ⅲ度针灸疗效较差。

2. 年龄

直肠脱垂往往见于老年人和儿童,但幼儿型与成人型有所不同,往往在 5 岁之前逐渐自行消失。成人型则不同,只要产生脱垂的因素存在,脱垂就日渐加重,括约肌功能也因直肠脱垂加重而日益减退,以致完全松弛失禁,使脱垂更加严重。因此,针灸治疗 5 岁以前的幼儿疗效明显要优于 5 岁以上,针灸治疗小儿脱肛的疗效优于成人、老年人,有自行消退的可能。

五、针灸治疗的环节和机制

目前,对引起直肠脱垂有两种学说。

1. 滑动学说

因腹腔内压力增高及盆底组织松弛,直肠膀胱陷凹或直肠子宫陷凹处直肠前腹膜反折部被推向下移位,将直肠前壁压入直肠壶腹,最后脱出肛门外。

2. 肠套叠学说

套叠始于直肠乙状结肠交界处,在腹压增加、盆底松弛等因素影响下,套叠部分不断下移,最终使直肠由肛门外脱出。不管哪种学说,肛提肌和盆底组织软弱是发病的基础。阴部神经丛是由 $S_{3\sim4}$ 和部分 $S_{1\sim2}$ 的前支所组成,阴部神经丛分出的肌支支配肛提肌与尾骨肌,可使肛门上提;阴部神经中的肛门神经分布于肛门部皮肤及肛门外括约肌。因此,针刺的作用环节和机制主要可通过直接刺激加强肛提肌和盆底组织收缩,加强肛门约束能力,促进直肠回收;另外,针刺通过反射可对阴部神经丛的肌支和深部神经的肛门神经进行调节,促进肛提肌的收缩。

六、预　后

幼儿直肠脱垂多为黏膜脱垂,往往在 5 岁前可自愈,因此预后较好;成人则保守治疗疗效较差,必要时进行手术治疗,预后较好。针灸治疗对Ⅰ度直肠脱垂疗效显著,重度脱肛应采取综合治疗。积极治疗原发病如慢性腹泻、久咳、便秘等,以降低腹压。配合腹肌功能锻炼和提肛练习。治疗期间宜清淡饮食,避免烟、酒和辛辣食物的不良刺激。

七、临床研究动态

一项样本量为 64 例的病例系列观察[53]。取人中、承浆、地仓穴,用烧山火手法捻转口周及肛门处均发热,每日 1 次。根据临床症状改善程度判定疗效。结果,本组 64 例中,痊愈 46 例,显效 13 例,好转 4 例,无效 1 例,总有效率为 98.44%。

第十九节　痔　疮

痔疮(haemorrhoids)是直肠下段黏膜和肛管皮肤下的直肠静脉丛发生淤血、曲张所形成的柔软的静脉团,临床表现以排便时便秘,甚至便血,痔核脱出、嵌顿、肿痛、瘙痒为主。按发病部位可分为内痔、外痔和混合痔。内痔是指发生于肛管齿线以上、直肠黏膜下的血管性衬垫病理性扩张或增生形成的隆起性组织,又称"里痔"。外痔是指发生于肛管齿线以下,肛管部隆起性组织。混合痔是指齿线上下互相融合的隆起性组织,具有内痔和外痔的临床特征。临床以内痔为常见。本病多见于成年人,18 岁以下少见,并可随年龄的增加而逐渐加重,以女性发病率为高。

中医学认为,本病多因脏腑本虚,久坐久立,或负重远行;或饮食失调,嗜食肥甘辛辣;或久痢久泄,或长期便秘;或劳倦、妊娠胎产等均可导致肛肠气血失调,络脉瘀滞,蕴生湿热,风热浊气,结聚肛肠发为痔,久则中气下陷,筋脉松弛,而见痔核脱出等症。

一、辨病与辨证

1. 辨病

(1)症状

①肛门坠胀感:尤其是合并有长期便秘、前列腺增生症、肝硬化、盆腔内肿瘤的患者,妊娠妇女,或长期从事坐位和站立位职业者。

②无痛性间歇性便血:是其重要特点。轻者大便带血,继而滴血;重者喷射状出血,便血数日后可自行停止。

③晚期痔块脱垂:大便时先有便血,后有脱垂,便后可自行回复,但重者需用手推回。严重者,咳嗽、行走等可使其脱出,且回复困难。内痔或混合痔脱出嵌顿,可致水肿、感染、坏死;若血栓形成,可有剧痛。痔块脱垂时,常有分泌物流出,肛周痛痒,甚至出现湿疹。

(2)体征:肛门视诊、直肠指诊或肛门镜可鉴别内痔(位于齿状线以上)、外痔(位于齿状线以下)和混合痔(齿状线上下均有),并可了解痔的数目、分布情况、脱出程度等。有痔块脱垂者,最好在蹲下排便后立即检查,可清楚看到痔块部位、大小和数目,尤其是对环状痔的诊断更有意义。

2. 辨证

(1)湿热瘀滞:肛门部有小肉状突出物,疼痛,肿胀,引起大便困难,小便不利,口渴。舌红,脉数。

(2)气虚下陷:肛门部有小肉状突出物,病久可兼有脱肛,短气懒言,食少乏力。舌淡,脉弱。

二、针灸治疗及选穴原则

1. 治疗原则

本病以清热利湿、活血止血为基本治疗原则。

2. 选穴原则

在选穴上以局部选穴为主,并根据足太阳经别入肛,督脉经过肛部等经脉循行特点,在相关经脉上选穴。具体选穴原则如下。

(1)局部选穴:可选会阳、长强、会阴和痔核局部。另外在腰骶近部选反应点也是临床常选的阿是穴。在第7胸椎以下、骶部以上,两侧腋后线之间的范围内寻找痔疮反应点,其特点是形似丘疹,稍突起于皮面,如针头或小米粒大,呈圆形、椭圆形、多角形,略带光泽,颜色可为灰色或棕褐色或淡红色不等,压之不褪色。反应点不明显时,可用手掌或酒精棉球在寻找反应点的局部反复摩擦,痔疮反应点即可暴露。越靠近腰部脊柱,意义越大。

(2)循经选穴:根据经络学说,痔疮所在为督脉循行所过,长强、百会同属督脉。长强、百会为上下、局部与远端配穴,疏导督脉经气,调理肛部气血。另外,承山是治疗本病必选的要穴,能疏导膀胱经气而消肛部瘀滞。

(3)辨证对症选穴:风伤肠络,选大肠俞、曲池、合谷、血海、下巨虚、天枢;气滞血瘀,选大肠俞、内关、合谷、血海、白环俞、膈俞;湿热下注,选大肠俞、次髎、曲池、委中、丰隆、三阴交、阴陵泉;脾虚气陷,选百会、气海、关元、神阙、脾俞、足三里。肛门肿痛,选秩边、飞扬;便秘,选大肠俞、天枢、支沟、上巨虚。二白穴为治疗肛疾的奇穴。

三、推荐针灸处方

● 推荐处方1

【治法】 清热利湿,活血止血。

【主穴】 长强、会阳、次髎、承山、二白。

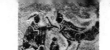

【配穴】　风伤肠络,加大肠俞、合谷、血海;气滞血瘀,加白环俞、膈俞、血海;湿热下注,加曲池、三阴交、阴陵泉;脾虚气陷,加百会、气海、足三里。

【操作】　长强沿尾骨内壁进针1～1.5寸,会阳常规针刺。均要求针感扩散至肛周;承山向上斜刺,使针感向上传导。余穴常规操作。

●推荐处方2

【治法】　活血化瘀,消肿止痛。

【穴位】　痔核局部阿是穴。

【操作】　常规消毒后,插入肛门镜,找准施术部位,将火针烧红,快速刺入施术的部位。一般先在痔核上方(结石位)3点、7点、11点3个母痔上方的直肠上动脉区各刺1针,阻断痔内血的来路,然后根据痔核大小,在周围及痔核上刺数针,深度为有抵抗感为宜,即黏膜基底层为止。有时针后血喷如注,此时不要止血,继续施术,待血自止为宜。注意齿线不施术,因齿线下有感觉神经支配,针后患者疼痛难忍,混合痔可在齿线上网状静脉扩张区密刺,在消除内痔的同时,带动外痔回缩。此点为火针治疗痔疮操作的关键。

四、针灸疗效及影响因素

痔疮的总体上分为内痔、外痔、混合痔3种,内、外痔又各分为4期。针灸对于痔疮的治疗主要是针对痔出血、脱出、肿痛、肛门下坠感、瘙痒等主要症状,都具有缓解作用,可作为主要治疗方法,但是痔疮的根治只有应用手术治疗,但一般主张先保守治疗。保守治疗中以针刺为主,结合局部用药是符合临床实践情况的。针灸在缓解主要症状方面有较好的疗效。

1. 病情

内痔根据轻重不同分为1～4期,针刺对各期各型痔疮急性感染者的疼痛和瘙痒症状有较好的止痛、止痒和消炎作用。相对而言,针灸对于内痔1期疗效最好,其次为2期内痔,对3、4期内痔疗效较差。对于外痔以感染性外痔疗效较好,血栓性外痔、静脉曲张性外痔次之。如果痔疮反复发作,痔核已机化,或多次手术、激光、枯痔等治疗后复发者,针灸疗效较差,且易反复。

2. 个体情况

从年龄看,年轻者针灸疗效优于老年患者,其原因在于年老体弱或长期疾病导致营养不良使局部组织萎缩无力,静脉容易扩张。针刺治疗的同时,也强调坚持做提肛和腹式深呼吸运动。

3. 刺灸法

针刺长强、秩边、会阳等肛周局部穴位。针刺手法的关键是掌握好进针的深度和方向,深刺务必使针感达到肛门,引起抽搐,否则疗效较差。局部还可加刺火针,以加强局部气血循环,增强疗效。

五、针灸治疗的环节和机制

痔疮的病因较多,久坐、久站、劳累、分娩等使人体长时间处于一种固定体位,影响血液循环,使盆腔内血流缓慢和腹内脏器充血,引起痔静脉过度充盈、曲张、隆起、静脉壁张力下降是发病的重要原因之一。若运动不足,肠蠕动减慢,粪便下行迟缓或因习惯性便秘,压迫静脉,使局部充血和血液回流障碍,引起痔静脉内压升高,静脉壁抵抗力降低,也可导致痔疮发病率增高。针刺治疗本病的环节和机制包括以下三方面。

1. 促进局部循环

深刺局部穴位,或火针点刺痔核周围,改善直肠、肛门的局部血液循环,加强局部代谢,从而引起痔核的回缩。另外,局部火针有破坏局部血管形态、阻断血流、促进痔核缩小和吸收的作用。

2. 促进肛部组织的支撑力

通过刺激盆丛神经纤维,加强神经对肛部的功能调节,可调节直肠组织的功能,特别是促使肛门括约肌的收缩,增强肛周组织的支撑能力,从而有利于痔的吸收、消散。

3. 镇痛作用

本病常伴见肛周局部肿胀疼痛剧烈,针刺可通过神经与体液调节机制,提高机体的痛阈,从而达到镇痛作用。

六、预 后

痔疮轻者保守治疗,重者手术治疗,一般预后良好,不会造成严重的危害。痔疮患者多伴有大便燥结,而形成恶性循环,应多吃蔬菜、水果,特别是含纤维多的蔬菜,以保持大便通畅。改变久坐久立状态,适当增加体育锻炼,增强体质;保持肛门清洁,常用温水清洗和坐浴,注意局部卫生;忌食辛辣刺激、油腻食品。

七、临床研究动态

一项研究针刺对环状混合痔术后康复影响的RCT[54]。针刺组($n=32$):麻醉、术式及术后换药同空白对照组,每日换药后加毫针刺二白、承山、长强、大肠俞、足三里。西药组($n=33$):麻醉、术式及术后换药同空白对照组,口服氟哌酸胶囊0.2g,每日3次;复合维生素B 1粒。空白组($n=30$):0.5%利多卡因局麻下行环状混合痔分段齿形外切内扎术,术中不使用长效麻醉剂。

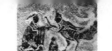

术后每日便后 1∶5000 PP 液坐浴,0.5％碘伏液清洁创口,湿润烧伤膏、油纱条换药,肛内置入肛宁栓 1 颗,消毒纱布、胶布固定。观察术后肛门疼痛、便后出血、肛门水肿及切口愈合等 4 个项目。结果:针刺治疗组肛门水肿程度与空白对照组比较差异无显著性意义($P>0.05$),其余 3 个观察项目差异均有非常显著性意义($P<0.01$),针刺治疗组明显优于西药治疗组($P<0.05,P<0.01$)。结论:针刺对环状混合痔术后康复有明显的促进作用。

一项 RCT 研究了电针承山、长强穴治疗痔疮疼痛的疗效[55]。试验组($n=60$):电针组取长强、承山穴。对照组($n=60$):曲马多口服和马应龙麝香痔疮栓剂纳肛对症治疗。两组共治疗 5 天,评价每日排便时疼痛的视觉模拟评分(VAS)变化情况。结果:电针组在治疗前 VAS 评分为 6.64 ± 3.66,从第 2 天针刺治疗后疼痛就明显减轻($P<0.05$),第 2 天 VAS 评分为 5.65 ± 2.21,第 5 天 VAS 评分为 1.85 ± 1.24。药物组在治疗前 VAS 评分为 6.58 ± 3.18,从第 3 天起,疼痛较前明显减轻($P<0.05$),VAS 评分为 4.86 ± 2.04,第 5 天 VAS 评分 2.24 ± 1.46。两组在治疗第 5 天结束后,VAS 疼痛评分组间差异无统计学意义($P>0.05$)。结论:承山与长强穴远近配伍对改善痔疮排便疼痛是有效的。

参考文献

[1] 陈艳明,王灵枢.针刺治疗复发性口腔溃疡疗效观察 [J].中国针灸,2006,26(2):103 －104.

[2] 顾勤.针药结合治疗复发性口腔溃疡疗效观察[J].针灸临床杂志,2010,26(5):28 － 29.

[3] 王环仁,林淑霞.针刺水沟大陵治疗复发性口腔溃疡 47 例[J].中医外治杂志,1991,9 (5):24.

[4] 林茜,竺海玮.经皮穴位电刺激治疗牙科痛症临床探讨[J].中国针灸,2004,24(9):621 －622.

[5] 胡国栋,张翠英,孙丽娟.激光穴位照射治疗急性牙髓炎和尖周炎术后疼痛的临床观察 [J].上海针灸杂志,2000,19(1):2.

[6] Edzard Ernst, Adrian R White. Acupuncture as a treatment for temporomandibular joint dysfunction—a systematic review of randomized trials[J]. Arch Otolaryngol Head Neck Surg,1999,125(3):269 － 272.

[7] P Rosted. Practical recommendations for the use of acupuncture in the treatment of temporomandibular disorders based on the outcome of published controlled studies[J]. Oral Diseases,2001,7(2):109 － 115.

[8] Thomas List, Martti Helkimo. Acupuncture and occlusal splint therapy in the treatment of craniomandibular disorders[J]. Acta Odontol Scand, 1990,50:375-385.

[9] 钟丹,黄云声,周杰.温针治疗颞下颌关节功能紊乱综合征 60 例[J].甘肃中医学院学报,2007,24(6):26-27.

[10] 李建中,李建华.电针配合中药治疗呃逆的临床观察[J].针灸临床杂志,2008,24(7):31.

[11] 陈军.体针配合耳穴贴压治疗顽固性呃逆 28 例[J].南京中医药大学学报(自然科学版),2002,18(5):370.

[12] 吴迪.针刺翳风穴治疗术后呃逆患者的疗效观察[J].护理研究,2005,19(10):2110.

[13] 史晓林,杨爱民,李凤芝.针刺治疗胃肠痉挛 100 例[J].中国针灸,1995,15(4):23.

[14] 王宏艳,沈婷.针刺治疗青年女性急性胃肠痉挛 68 例疗效观察[J].河北中医,2009,31(6):893.

[15] 张广蕊,武凤梅,张红霞.多向埋线疗法治疗慢性胃炎疗效观察[J].中国针灸,1998,18(1):29-30.

[16] 任蓉.俞募配穴针灸治疗慢性浅表性胃炎临床观察[D].广州:广州中医药大学,2007.

[17] 谭奇纹,鞠琰莉,王育锋,等.针刺夹脊穴治疗慢性萎缩性胃炎临床研究[J].中国针灸,2000,20(3):133-135.

[18] 王亚新.针刺治疗胆汁反流性胃炎 60 例[J].陕西中医,2006,26(9):1117.

[19] 李运峰.芒针治疗胃下垂疗效观察[J].上海针灸杂志,2010,29(1):23-24.

[20] 李成宏,楚胜,李文明.针灸加埋线治疗胃下垂的临床观察[J].辽宁中医杂志,2008,36(8):1231-1233.

[21] 刘建民,王毅,郭金友,等.针灸治疗胃扭转 70 例[J].陕西中医学院学报,1990,13(3):32-33.

[22] 彭学征,杨海霞,张新军.X 线下电针配合左侧卧位治疗胃扭转 20 例[J].山东中医杂志,2000,19(6):354.

[23] 单越伟,赵建宛.针灸治疗胃扭转 16 例临床观察[J].国医论坛,2001,16(1):19.

[24] 牛红月,杨铭,强宝全,等.针刺中脘治疗消化性溃疡:多中心随机对照研究[J].中国针灸,2007,27(2):89-92.

[25] 俞竹青,毛水泉.针灸治疗胃、十二指肠溃疡 32 例临床观察[J].光明中医,2005,20(2):31-32.

[26] 邹凤梅,黄建成,张应德.穴位埋藏羊肠线治疗胃十二指肠溃疡病 500 例疗效观察[J].

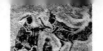

中国针灸,1992,12(5):225-226.

[27] 高群,曹曙波,蔺虹,等.针灸治疗肝气郁结型消化性溃疡131例疗效观察[J].针灸临床杂志,2004,20(4):10-13.

[28] 谢康禧.参苓白术散加减结合针刺四缝穴治疗小儿厌食症的临床观察[J].现代中西医结合杂志,2005,14(13):1711.

[29] 邹文凯,范华.针刺四缝穴治疗小儿厌食(脾虚型)60例疗效观察[J].中国中西医结合儿科学,2011,31(4):326-327.

[30] 董彩尼.推拿配合针刺治疗小儿厌食症50例[J].山东中医杂志,2010,29(2):106-107.

[31] 夏晓红.针刺四缝穴治疗小儿疳证临床RCT研究[D].成都:成都中医药大学,2005.

[32] 徐桂凤,安丽凤.针刺四缝穴配合捏脊疗法治疗小儿疳积80例疗效观察[J].黑龙江中医药,2005,26(3):42-43.

[33] 姚筱梅,姚树坤,张瑞星.针刺对功能性消化不良患者内脏敏感性的影响[J].针刺研究,2006,31(4):228-231.

[34] 姚筱梅,姚树坤,张瑞星,等.针刺对功能性消化不良患者内脏敏感性的影响[J].针刺研究,2006,31(4):228-230.

[35] 刘文全,王健,郝志友.针刺对功能性消化不良胃肠动力影响的临床研究[J].中国针灸,2001,21(5):267-269.

[36] 邓元江,刘卫英,陈乐华.穴位埋线治疗功能性消化不良的疗效观察[J].中国中医药信息杂志,2003,10(6):83-84.

[37] 廖圣德,王建隆.腹腔镜联合电针治疗粘连性肠梗阻[J].广东医学,2006,27(3):351-352.

[38] 高悦.针灸辅助治疗粘连性肠梗阻疗效观察[J].现代中西医结合杂志,2009,18(6):622.

[39] 戴勇,王君,董晋.针刺及穴位注射治疗术后炎性肠梗阻121例[J].陕西中医,2012,33(1):84-85.

[40] 陈志华,陈科.中药、针灸联合抗生素治疗阑尾周围脓肿疗效观察[J].现代中西医结合杂志,2007,16(19):2682-2683.

[41] 邢滔.中药结合针灸保守治疗急性单纯性阑尾炎80例疗效观察[J].浙江中医药大学学报,2012,36(3):315-316.

[42] 岳成霞.腹部穴位按摩配合针刺治疗阑尾炎术后腹胀60例[J].中国中医药现代远程

教育,2012,10(16):63.

[43] 宋宏杰,宋洪涛,宋永贵.穴位埋线治疗慢性胆囊炎疗效观察[J].中国针灸,2000,(9):533-534.

[44] 李修阳.耳穴贴压结合体针治疗慢性胆囊炎的临床疗效观察[D].济南:山东中医药大学,2011.

[45] 温峰云,李双成,王国明,等.针刺肩井穴对慢性胆囊炎患者胆囊收缩功能影响的随机对照研究[J].针刺研究,2012,37(5):398-402.

[46] 宋曼萍.变频电针治疗胆石症的临床观察[J].中国针灸,2006,26(11):772-774.

[47] 刁永红,韩秀华,马华,等.电针治疗胆石症的临床观察[J].针灸临床杂志,2010,9(26):36-38.

[48] 雒光毅.电针对胆石症引起胁痛的即时镇痛疗效探讨[D].广州:广州中医药大学,2009.

[49] 杨昌琨.穴位敷贴治疗便秘的临床研究[D].广州:广州中医药大学,2006.

[50] 李东冰,谭敬范,李华山,等.穴位强化埋线治疗慢传输型便秘127例的临床研究[C]//首届国际中西医结合大肠肛门病学术论坛暨第十二届全国中西医结合大肠肛门病学术会议论文集萃.上海:中国中西医结合学会,2007.

[51] 王瑛,陆晨,李东冰.穴位埋线治疗慢传输型便秘87例分析[J].中国全科医学,2006,9(1):57-58.

[52] E Broide,S Pintov,S Portnoy. Effectiveness of acupuncture for treatment of childhood constipation[J]. Digestive Diseases and Sciences,2001,46(6):1270-1275.

[53] 冯纯礼,冯冬梅,冯雪梅,等.针刺口周穴位治疗直肠脱垂64例[J].陕西中医,1994,15(7):319.

[54] 段海涛,沈瑞子,阳建民,等.针刺对环状混合痔术后康复的影响[J].中国针灸,2003,23(7):397-398.

[55] 李宁,何洪波,王成伟,等.电针承山、长强穴治疗痔疮疼痛疗效观察[J].中国针灸,2008,28(11):792-794.

针灸治疗呼吸系统病症

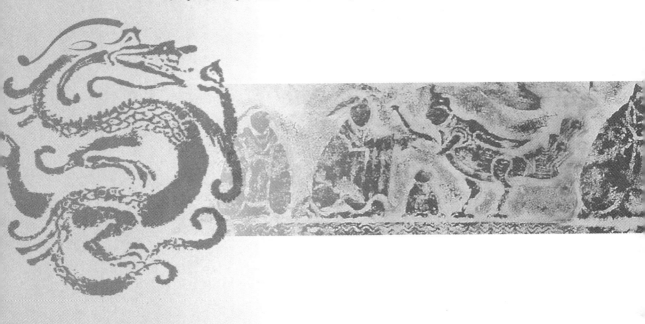

呼吸系统疾病(diseases of the respiratory system)是各种因素所导致的呼吸系统结构及功能出现的病理变化,常见的症状为咳嗽、咳痰、鼻塞、流涕、咯血、气促、喘鸣、胸痛等,感染为最常见的病因,可有发热等全身症状。呼吸系统是执行机体与外界进行气体交换的器官的总称,由气流所经过的呼吸道和进行气体交换的肺两部分组成,包括鼻腔、咽、喉、气管和各级支气管,其功能主要是与外界进行气体交换,呼出二氧化碳,吸进新鲜氧气,完成机体吐故纳新。临床上把喉以上的呼吸道称为上呼吸道,包括鼻腔、咽、喉。其中,鼻是呼吸系统的门户;咽是呼吸系统和消化系统的共同通路;喉是呼吸道上部最狭窄的部分,不仅是呼吸通道,也是一个发音器官。喉以下的部位称为下呼吸道,包括气管和支气管。呼吸系统各组成部分的功能是相辅相成的,其中任何一部分发生了障碍均会对呼吸功能产生影响。大气污染、吸烟、吸入性变应原增加、肺部感染病原学的变异及耐药的增加被认为是影响呼吸系统疾病的主要相关性因素。

现代研究证实,针刺可使迷走神经的紧张度降低,交感神经兴奋性增高,从而解除支气管痉挛,使支气管黏膜的血管收缩,渗出减少,使气道阻力减低,通气功能得到改善;针刺可减轻或抑制气道重塑;针刺还可抑制组织的炎症反应,减轻鼻黏膜炎细胞浸润,消除鼻黏膜水肿,抑制黏膜下结缔组织增生,减轻鼻黏膜上皮杯状细胞及黏膜固有层中腺体增生的作用,并能增强机体的抗毒能力;针刺还具有调节体温中枢的作用,使体温调节中枢的应激性增强,体温调定点下移,从而达到降温的目的。针刺还可以通过抑制交感神经的活动来降低机体的代谢,并提高皮肤血流量以调节发热患者的体温。这些作用可能是针灸治疗呼吸系统疾病的科学基础。

针灸病谱研究结果显示,针灸治疗呼吸系统病症28种,包括西医病症有支气管哮喘、慢性鼻炎、变应性及血管舒缩性鼻炎、慢性咽炎、支气管炎(急、慢性)、感冒、急性扁桃体炎、鼻窦炎(包括慢性、急性和鼻旁窦)、肺炎、急性喉炎、气管炎、声带疾病(包括声带结节、声带麻痹)、慢性阻塞性肺病、流行性感冒、小儿呼吸道反复感染(呼吸道病易感儿)、呼吸暂停综合征、急性咽炎、呼吸衰竭、声嘶、嗅觉障碍,以及中医病证有呃逆、咳嗽、发热、鼻衄、失音、咯血、咽喉肿痛、鼻窒等。本章对临床常见的12种病症分述如下。

第一节　感　冒

感冒(common cold)是指当人体受凉、淋雨、过度疲劳等诱发因素,使全身或呼吸道局部防御功能降低时,原已存在于呼吸道的或从外界侵入的病毒、细菌可迅速繁殖,引起本病,以鼻咽部炎症为主要表现,以鼻塞、咳嗽、头痛、恶寒发热、全身不适为其特征。全年均可发病,尤以春季多见。

中医学认为,本病为外感风邪,客于肺卫所致的常见外感疾病。由于感邪之不同、体质强弱不一,证候可表现为风寒、风热两大类,并有夹湿、夹暑的兼证,以及体虚感冒的差别。如果病情较重,在一个时期内广泛流行,称为"时行感冒"。

一、辨病与辨证

1. 辨病

患者有受寒史,起病较急,喷嚏,鼻塞,流清涕,也可表现为咳嗽、咽干、咽痒或烧灼感,甚至鼻后滴漏感,2～3天后鼻涕变稠,可伴咽痛、头痛、流泪、味觉迟钝、呼吸不畅、声嘶等,有时由于咽鼓管炎致听力减退。检查可见鼻腔黏膜充血、水肿、有分泌物,咽部可为轻度充血。自然病程为3～7天,伴并发症者可致病程迁延。病毒感染者,白细胞计数一般正常或偏低,伴淋巴细胞比例升高;细菌感染者可有白细胞计数与中性粒细胞增多和核左移现象。

2. 辨证

(1)风寒证:恶寒重,发热轻,无汗,头痛,四肢酸疼,鼻塞,喷嚏,流清涕,咽痒,咳嗽,痰液清稀,口不渴或渴喜热饮。舌苔薄白,脉浮或浮紧。

(2)风热证:身热重,恶寒轻,微恶风,有汗,头胀痛,面赤,鼻塞而干,少涕或流浓涕,咽喉肿

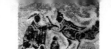

痛,咳嗽,痰黏或黄,口干渴欲饮。舌苔薄黄,舌边尖红,脉浮数。

（3）暑湿证:身热不扬,微恶风,汗出不畅,肢体酸重或疼痛,头昏重而胀痛,口渴心烦,或口中黏腻,渴不多饮,咳声重浊不扬,胸闷脘痞,纳呆,腹胀,大便溏泻,小便短赤。舌苔薄黄而腻,脉濡数。

二、针灸治疗及选穴原则

1. 治疗原则

一般以祛风解表为基本治疗原则,临证应审证求因。体虚感冒者应扶正与驱邪同施,夹湿者化湿,夹暑者解暑。

2. 选穴原则

选穴上根据肺主皮毛,督脉主一身之阳气,阳维为病苦寒热等理论,以手太阴肺经、手阳明大肠经、督脉穴位为主。具体选穴原则如下。

（1）辨经选穴:选肺经、大肠经和督脉穴。如选肺经列缺、尺泽、鱼际、孔最;选督脉大椎、风府;另外,可选通于阳维脉的外关和胆经与阳维脉交会穴风池。

（2）辨证对症选穴:咽喉肿痛,选少商点刺出血,或加鱼际、人迎、天突、廉泉;鼻部鼻窍不利,取迎香;头痛,取印堂、太阳。暑湿袭表型,加中脘、足三里和中健胃,化湿降浊;加支沟可通调三焦气机以祛暑化湿。体虚感冒针刺或艾灸足三里、大椎二穴,常可收到较为满意的预防效果。诸多临床报道证明,足三里有预防流感的作用,加入大椎效果更佳。

三、推荐针灸处方

●推荐处方1

【治法】　宣肺解表。

【主穴】　风池、太阳、列缺、合谷、大椎。

【配穴】　风寒感冒,加风门、肺俞;风热感冒,加曲池、尺泽、鱼际;鼻塞,加迎香;体虚感冒,加足三里;头痛,加头维、百会;咽喉疼痛,加少商;全身酸楚,加身柱;夹湿,加阴陵泉;夹暑,加委中。

【操作】　太阳穴风热感冒点刺出血,大椎风热感冒用刺络拔罐,风寒感冒用灸法。

●推荐处方2

【治法】　清热疏风,宣肺解表。

【主穴】　大椎、风门、身柱、肺俞。

【配穴】　咽喉疼痛,加少商;鼻塞,加迎香;头痛,加头维、太阳。

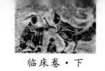

【操作】 主穴用三棱针点刺,加火罐于穴位上,留罐5～10分钟后起罐,本法适用于风热感冒。

四、针灸疗效及影响因素

普通感冒为一种自限性疾病,病程周期为1周。针灸有解热、发汗、缓解头痛等作用,可明显缩短病程,治愈本病。但是,临床报道的文献数却较少,与本病的发病率并不成比例,这可能与患者愿意应用药物治疗本病的意向性有关,或者由于患者对针灸治疗本病的了解不够。在治疗上主要选用督脉的大椎、风府,足太阳经的风门、肺俞,足少阳经的风池,以及手太阴经和手阳明经穴为主,主要采用毫针、点刺出血、刺络拔罐和灸法等。

1.证型

感冒主要分为风寒、风热、暑湿三型,针灸对风寒感冒疗效显著,其次是风热感冒,再次是暑湿感冒。

2.体质

免疫力低下是产生感冒的主要病因之一。一般而言,体质好的患者针灸见效快,易于恢复;体质差的恢复较慢。

五、针灸治疗的环节和机制

近年来由于人们工作、生活情况的变化,人群中抗药性的增加,治疗感冒引起的高热应用大剂量退热药物或物理疗法往往并不奏效,而用针刺退热常有速效。本法操作简单,退热快,效果好,既可避免物理降温的麻烦,又可避免药物退热的副作用。针灸治疗感冒的关键环节主要有以下两个方面。

1.调节体温中枢

发热是感冒的常见症状,当机体在致热源作用下引起体温调节中枢功能障碍,使机体产热和散热过程失去平衡,体温升高超出正常范围,即产生发热。大椎穴处布有第8颈神经后支和棘突间皮下静脉丛,针刺大椎穴,通过神经的传导通路到达大脑皮层,促使大脑皮层和下丘脑的神经元活动加强,反射性调节中枢神经系统,使体温调节中枢的应激性增强,体温调定点下移,从而达到降温的目的。也有研究表明,电针大椎穴后,脑脊液中环磷酸腺苷(cAMP)含量的降低在针刺降温中也起到了重要的作用。针刺还可以降低感冒发热患者的交感神经兴奋性,通过抑制交感神经的活动来降低机体的代谢并提高皮肤血流量以调节体温。

2.提高机体免疫力

现代医学认为,感冒大多为病毒感染所致,目前尚无抗感冒病毒的特效药物。现已证明,

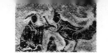

针刺对特异性免疫和非特异性免疫都有增强作用,从而可解除发热的外致热源。针刺通过增强人体免疫功能,加快人体白细胞、吞噬细胞等对病原微生物的吞噬作用,解除感冒症状,抗菌、抗病毒作用可消除病因。免疫功能的增强,有利于机体对病原微生物的清除及炎症反应。拔火罐是治疗本病的有效方法之一。有研究表明,人体在火罐负压的作用下产生瘀血,出现自体溶血现象,可促进血液循环,加强新陈代谢,增强网状内皮系统的功能,提高机体的免疫功能,增强抗病能力。走罐更有利于汗腺和皮脂腺的分泌,有利于整体功能的调整,有发汗祛邪的作用。

六、预　后

普通感冒有自愈性,因此,预后良好。感冒的不良后果常常是因其继发的感染等并发症,故感冒要积极预防,及时治疗。本病是常见的外感疾病,一年四季均可发生,但以冬、春两季更为多见,而且不分男女老幼。感受外邪是本病的主要发病原因,机体抗病能力下降,也是导致本病不可忽视的内在因素。老年人、婴幼儿和素体虚弱者比常人更易患感冒,不但症状重,且有转变为其他疾病的可能。因此,对这些人群采取积极的预防措施,防患于未然,有着重要意义。平时宜注意保暖,加强体育锻炼,增强机体防病、抗病能力。治疗过程中,应嘱患者多饮水,注意休息。

七、临床研究动态

一项样本量为 261 例普通感冒的大样本、多中心随机对照临床试验(RCT)[1]。针刺组($n=133$):电针大椎。西药组($n=128$):安痛定注射液肌注。针刺后 24 小时内观察疗效。针刺组治疗后各时点体温均低于西药组,针刺组治疗后相关症状积分在 3~24 小时低于西药组,有效率(症状积分恶寒,发热,鼻塞,肢体酸痛,咽痛,流涕,汗出,头痛,咳嗽)比较,针刺组高于对照组。组间比较均有显著性差异,表明针刺治疗后各时点体温、起效时间、痊愈率、解热率均优于常规西药组。

一项样本量为 255 例婴幼儿感冒的半随机对照试验(CCT)[2]。试验组($n=130$):低能量氦氖激光穴位照射,穴位选天突、人迎、大椎、风门。对照组($n=125$):口服金刚烷乙胺。依据主要症状(咳嗽、鼻塞、流涕、痰鸣音)及疗效评定。结果示组间比较有显著性差异。

一项样本量为 60 例感冒的 RCT[3]。针刺组($n=30$):针刺大椎、合谷、外关为主穴,根据辨证适当配穴。中药组($n=30$):口服双黄连口服液或感冒清热颗粒。依据主要症状及疗效评定,针刺组在即刻效果及前 3 天的治疗效果上,对感冒症状的改善效果较中药组显著。治疗 1 周时两组总有效率无显著性差异。

第二节　鼻窦炎

鼻窦炎(sinusitis)是临床常见病,分为急性鼻窦炎和慢性鼻窦炎。急性鼻窦炎是指急性化脓性鼻窦炎,是鼻窦黏膜的化脓性感染;临床主要表现为鼻流浊涕量多、鼻塞、头痛头昏。在儿童和青少年发病率较高,发病的鼻窦以上颌窦最高,其后依次为筛窦、额窦和蝶窦。慢性鼻窦炎常为多个鼻窦的黏膜均有化脓性炎症;临床主要表现为鼻腔浊涕量多、鼻塞、头昏等。慢性鼻窦炎多为急性鼻窦炎反复发作,迁延转为慢性。

本病属中医学"鼻渊"范畴。其急者,每因风寒袭肺,蕴而化热,或感受风热乃致肺气失宣,客邪而上扰清窍致鼻塞流涕。风邪解后,余热未清,酿为浊液,壅于鼻窍,化为脓涕,迁延而发鼻渊。

一、辨病与辨证

1. 辨病

(1)急性鼻窦炎多继发于急性鼻炎、急性传染病等;鼻塞显著,流黏脓涕或脓涕,头痛和局部疼痛;局部皮肤红肿及压痛,窦口处黏膜充血肿胀,鼻腔内分泌物多,可见中鼻道、上鼻道有脓液流出。

①急性上颌窦炎:患侧面颊、额、颞部及上列牙痛,晨起轻,午后重。面颊尖牙窝处有压痛。脓液从中鼻甲游离缘呈片状垂附于下鼻甲表面。X线摄片可见液平面,透照检查见侧上颌窦透光差,上颌窦穿刺冲洗可见脓液。

②急性额窦炎:患侧前额部周期性疼痛,每日清晨开始,逐渐加重,午后减轻,晚间消失。眶内上角有压痛,额窦前壁有叩痛。脓液自中鼻道的前段流出。X线摄片患侧额窦混浊。黏膜增厚,透照检查见患侧额窦透光差。

③急性筛窦炎:疼痛位于内眦或鼻根部,有时放射至头顶部。前组筛窦炎的疼痛晨起重,午后轻;后组筛窦炎的疼痛晨起轻,午后重。筛窦炎的脓液多在中鼻道中段和嗅裂处。X线摄片显示患侧鼻窦混浊、黏膜增厚。

④急性蝶窦炎:头颅深部疼痛,晨起轻,午后重,脓液多后流聚于鼻后孔处。X线摄片显示鼻窦混浊,黏膜增厚。

(2)慢性鼻窦炎

①多因急性鼻窦炎未彻底治愈或反复发作而形成。

②有慢性全身中毒症状,如头昏、记忆力减退、精神不振等。

③涕多,自前鼻孔流出或后流入鼻咽部,鼻塞轻重不一。嗅觉障碍、头钝痛或闷痛,前组鼻

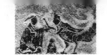

窦炎多为前额痛,后组鼻窦炎多为枕部痛。

④鼻黏膜肿胀或肥厚,中鼻甲肥大或呈息肉样变。前组鼻窦炎中鼻道有脓,后组鼻窦炎嗅裂有脓。必要时可行体位引流法以助诊断。

⑤透照法、X线摄片、上颌窦穿刺冲洗均有助于慢性鼻窦炎的诊断。

2. 辨证

(1)肺经风热:多见于发病初期,或慢性鼻渊因外感而急性发作。鼻塞,涕多色白或微黄,头痛,咳嗽,咯痰。鼻黏膜充血,鼻甲肿大。舌苔薄白,脉浮数。

(2)胆经郁热:多见于急性鼻渊,或慢性鼻渊急性发作。鼻塞、头痛较甚,涕多色黄而浊,身热,口渴,大便干燥。鼻黏膜充血明显且肿胀,鼻腔内可见较多脓性分泌物。舌红,苔黄腻,脉弦数。

(3)脾胃湿热:多见于急性鼻渊后期。鼻塞,流涕缠绵不愈,伴头昏,食欲不振,大便溏薄。鼻黏膜充血肿胀,鼻腔内有较多黄浊分泌物。舌苔黄腻,脉濡数。

(4)肺脾气虚:多见于慢性鼻渊。鼻塞,头昏,记忆力减退,鼻涕混浊,时多时少。面色萎黄或白,少气乏力,大便溏薄。鼻腔黏膜不充血,但肿胀,并有黏性或脓性分泌物。舌淡,苔白,脉细弱。

二、针灸治疗及选穴原则

1. 治疗原则

本病以通利鼻窍、升清降浊为基本治疗原则。

2. 选穴原则

在选穴上以局部穴为主,结合辨证选穴。根据鼻为肺窍理论,鼻渊的发生与肺经受邪有关。中医称鼻渊为脑漏,因此,认为本病与督脉关系密切。具体选穴原则如下。

(1)局部选穴:主要选用迎香、上迎香、印堂、禾髎、颧髎等。近部可选督脉的上星、囟会、百会,膀胱经的通天等。

(2)辨证选穴:肺经风热,可选少商、鱼际、尺泽、曲池等;胆经郁热,可选风池、头临泣、侠溪、行间等;脾胃湿热,可选内庭、阴陵泉、大都等;肺脾气虚,选脾俞、肺俞、太渊、足三里等。

三、推荐针灸处方

●推荐处方1

【治法】　清热宣肺,通利鼻窍。

【主穴】　迎香、印堂、风池、鱼际、合谷。

【配穴】　肺经风热,加少商、尺泽;湿热阻窍,加曲池、阴陵泉。

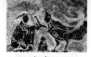

【操作】 均用泻法,迎香、印堂针尖朝向鼻部,使针感向鼻部传导,针刺得气后,电针治疗,选连续波,强度以患者舒适为度,持续时间30分钟。余穴均常规操作。

●推荐处方2

【治法】 疏通督脉,通利鼻窍。

【穴位】 迎香、人中、通天、上星、百会、风府、百劳、合谷。

【操作】 均用泻法,迎香针尖朝向鼻部,使针感向鼻部传导,针刺得气后,电针治疗,选连续波,强度以患者舒适为度,持续时间30分钟。人中向上斜刺,雀啄泻法,使局部产生强烈针感。余穴均常规操作。

四、针灸疗效及影响因素

鼻窦炎是鼻窦黏膜的化脓性感染,表现为鼻流浊涕、鼻塞、头痛、头昏。由于鼻窦内留有脓性分泌物,因此,目前主张合理应用抗生素,必要时穿刺鼻窦放脓并进行洗涤,这是目前的主要治疗方法。针灸作为一种辅助治疗手段,对于鼻窦炎所出现的额面颊痛、嗅觉减退有一定的缓解作用。

1.病情

鼻窦炎如起病急,病程短,鼻窦内积液少,针灸疗效较好;否则,病程漫长,缠绵难愈,鼻窦内有大量的积液,针灸疗效较差,必要时要进行鼻窦穿刺,吸取脓液,进行冲洗。

2.刺法

由于鼻窦针刺很难,因此,在鼻部选择局部穴位,一定要结合电针,产生足够的刺激量,否则针灸疗效较差。

五、针灸治疗的环节和机制

1.促进循环

针刺可促进局部血液循环,有利于鼻窦内炎症代谢产物的吸收,减轻炎症损伤。针刺可使窦内PO_2升高,PCO_2下降,从而有利于窦内纤毛的运动,改善窦口引流,这与促进局部血液循环有关。

2.通气作用

针刺鼻部穴位,可即刻改善鼻窦炎的鼻塞症状,达到改善通气的作用。

3.免疫调节

在炎症的发展过程中,自始至终都伴有细胞因子的异常表达。顽固的细胞活化和伴随而至的组织损伤形成恶性循环,是炎症治疗中最难解决的问题。而细胞因子与炎症细胞的渗出

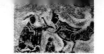

激活、炎症病理性损伤、成纤维细胞的增殖等密切相关,直接或间接影响炎症的发生、发展和预后。白细胞介素-6(IL-6)是细胞因子网络中一种重要的细胞因子,亦是体内重要的前炎症因子。针刺治疗本病可能就作用于这一关键环节,针刺使血液中 IL-6 和粒细胞-巨噬细胞集落刺激因子(GM-CSF)含量水平降低,从而使鼻腔黏膜损害减轻,同时抑制了其他炎性细胞因子的表达或合成,机体的应激反应减轻。

六、预　后

大部分患者早期正确的治疗均能获得治愈,预后良好。因此,治疗重在及时,延误治疗可能演变成慢性鼻窦炎,迁延日久,可出现并发症。患者应增强体质,注意气温变化,预防伤风感冒。预防急性传染病如流感、百日咳、麻疹,尤其在儿童期。注意鼻部清洁,特别是有鼻腔的急性病变而通气障碍时,应积极治疗,保持鼻通气良好。鼻塞重者,禁止强行擤鼻,以免邪毒逆入耳窍。

七、临床研究动态

一项样本量为 262 例慢性鼻窦炎的 RCT[4]。A 组($n=138$):针刺印堂、迎香、鼻通、列缺、合谷,结合中药辨证施治。B 组($n=64$):单纯针刺,穴位同上。C 组($n=60$):中药辨证施治。依据总体疗效以及流脓涕、头昏头痛、嗅觉减退、鼻塞、中鼻道或嗅裂脓涕、中鼻甲及下鼻甲肿大、前后鼻窦 X 线等变化情况进行组间比较。结果显示,A 组有效率优于 B 组和 C 组,有统计学差异($P<0.01$)。

一项样本量为 500 例鼻窦炎的 CCT[5]。试验组($n=300$):针刺百会、上星、印堂、素髎、迎香、曲池、合谷、足三里、内庭;对照组($n=200$):口服霍胆丸。依据有效率(鼻通气情况,是否有分泌物,感觉情况)判定疗效。组间比较有显著性差异($P<0.01$)。

一项样本量为 99 例急性鼻窦炎的 CCT[6]。A 组($n=33$):针刺迎香、印堂、列缺、风池、上星、神庭、丰隆;结合鼻渊舒口服液。B 组($n=33$):单纯针刺,穴位同上。C 组($n=33$):鼻渊舒口服液。依据急鼻渊症状分级量化表症状(鼻塞、鼻涕、头痛、发热情况)、体征(前后鼻甲肿大、鼻腔分泌物、鼻黏膜充血)、窦腔透光度、窦腔黏膜增厚征、窦腔积液情况评定疗效。结果 A 组疗效优于 B 组、C 组,有统计学差异($P<0.01$)。

一项样本量为 100 例慢性鼻窦炎的 RCT[7]。治疗组($n=50$):针刺双侧下关 2.5 寸,每周 1 次,3 次为 1 个疗程,共 2 个疗程。对照组($n=50$):口服罗红霉素(每次 150mg,每日 2 次,或予青霉素类或头孢类抗生素)、扑尔敏(4mg,每晚 1 次)、呋麻滴鼻液(每次 1~2 滴,每日 3 次滴鼻),2 周为 1 疗程,共 2 个疗程。依据临床疗效及主要症状、体征改善情况、头痛消失时间、6 个月后复发情况等评定,结果组间比较,总有效率治疗组优于对照组,但差异无统计学意义($P>0.05$);头痛消失时间比较有显著差异($P<0.05$),治疗组少于对照组;总有效病例治疗平

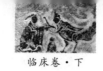

均时间比较差异有统计学意义($P<0.01$),治疗组低于对照组;6个月后复发情况比较差异有统计学意义($P<0.01$),治疗组复发率低于对照组。

第三节　慢性鼻炎

慢性鼻炎(chronic rhinitis)是鼻腔黏膜和黏膜下层的慢性炎症,可由急性鼻炎经久不愈迁延而来,或由灰尘、化学物质长期刺激而致。其包括单纯性鼻炎、肥厚性鼻炎。临床上以长期鼻塞、流涕为主要特征。

慢性鼻炎属于中医"鼻窒"的范畴,多由肺脾气虚,卫阳不固,易受邪毒侵袭,邪滞鼻窍,或邪毒久留;脾虚气弱,运化失常,清阳不升,浊阴不降,湿浊阻窍;或邪毒久留不去,阻滞鼻络,气滞血瘀,阻塞鼻窍而成。

一、辨病与辨证

1. 辨病

(1)单纯性鼻炎:一般为黏液涕,继发感染时为脓涕;呈交替性、间歇性鼻塞,昼轻夜重,夏轻冬重,有时可伴头痛、头昏、咽干及咽痛,嗅觉减退不明显。鼻腔检查可见黏膜充血,下鼻甲肿胀,表面光滑而柔软,富有弹性。

(2)肥厚性鼻炎:单侧或双侧持续性鼻塞,无交替性特点;鼻涕不多,黏液性或黏脓性,不易擤出;常有闭塞性鼻音、耳鸣、耳闭塞感,以及头痛、头晕、咽干、咽痛,少数患者有嗅觉减退。检查可见下鼻甲黏膜肥厚,鼻甲骨肥大,黏膜表面不平,呈结节状或桑葚样,鼻黏膜弹性差。

2. 辨证

(1)肺经蕴热:鼻塞时轻时重,或交替性鼻塞,鼻涕色黄量少,鼻气灼热,常有口干,咳嗽痰黄,鼻黏膜充血,下鼻甲肿胀,表面光滑,柔软有弹性。舌尖红,苔薄黄,脉数。

(2)脾肺气虚:交替性鼻塞,或鼻塞时轻时重,流稀涕,遇寒加重,头部微胀不适,鼻黏膜、鼻甲肿胀、淡红,伴有恶风自汗,易患感冒,咳嗽痰稀,纳差便溏。舌淡,苔白,脉浮无力或缓弱。

(3)血瘀鼻窍:持续性较重的鼻塞,涕多黄稠或黏白,嗅觉迟钝,语言有鼻音,头痛头胀,咳嗽多痰,耳鸣,鼻甲肿实、色暗。舌质红或有瘀点,脉弦细。

二、针灸治疗及选穴原则

1. 治疗原则

一般以宣通鼻窍为基本治疗原则。本病初期多实证,配合行气活血法;病久易见虚证,通常以虚实夹杂为多见，故在治疗时采用扶正祛邪的方法，补肺健脾益肾。

2. 选穴原则

在选穴上以局部穴位为主，可根据肺主气、开窍于鼻等理论和经脉循行等进行选穴。具体选穴原则如下。

（1）局部选穴：可选鼻局部的穴位，如迎香、印堂、禾髎、内迎香、人中、素髎。临近可选颧髎、巨髎、四白；督脉"至鼻柱"，可选百会、上星及膀胱经之通天等。

（2）循经选穴：手阳明经"上挟鼻孔"，可选合谷、商阳、二间、三间、曲池等。足阳明经"起于鼻"，可选足三里、内庭、陷谷、冲阳等。手太阳经"抵鼻"，可选后溪、前谷、腕骨、阳谷等。

（3）辨证选穴：肺虚邪滞，选肺俞、脾俞、太渊、太白等；气滞血瘀，选合谷、太冲、内关、血海、膈俞等。头晕，选风池、百会；耳鸣，选听宫、耳门。

三、推荐针灸处方

●推荐处方 1

【治法】　疏通鼻窍。

【主穴】　迎香、鼻通、印堂、合谷。

【配穴】　气滞血瘀，加内关、通天；气虚邪滞，加百会、肺俞；肺气虚，加肺俞、太渊；脾气虚，加脾俞、足三里。

【操作】　迎香宜斜向上透刺鼻通穴，捻转泻法，持续行针，使局部有强烈的酸胀感，患者即刻感觉鼻子通畅为度，留针期间多次行针。印堂、合谷常规针刺操作。

●推荐处方 2

【治法】　疏通鼻窍，益肺驱邪。

【主穴】　颧髎、迎香、合谷、肺俞、足三里。

【配穴】　肺虚邪滞，加鼻通、上星、太渊、太溪、百劳；气滞血瘀，加内关、血海、太冲；体虚明显者，加百劳、膏肓。

【操作】　颧髎在原穴位后 1cm 处进针，针尖向后上方深刺 1.5～2 寸，行提插泻法，以放电感向鼻内方向放射为度（刺中蝶腭神经节），可立即感到鼻腔通畅。余穴常规操作。

●推荐处方 3

【治法】　疏通鼻窍。

【主穴】　迎香、禾髎、上星、五处、合谷。

【配穴】　脾肺气虚，加脾俞、肺俞、气海、足三里；气滞血瘀，加内迎香、内关、人中。

【操作】　鼻部穴位捻转泻法，持续行针，使局部有强烈的酸胀感，患者即刻感觉鼻子通畅为度,留针期间多次行针。内迎香用毫针点刺,不留针。余穴常规操作。

四、针灸疗效及影响因素

肥厚性和萎缩性鼻炎均出现了鼻黏膜、鼻甲的形态学变化,萎缩性鼻炎更有鼻黏膜的感觉神经、嗅区黏膜的萎缩,目前西医也缺乏有效的治疗方法。针灸只能起到缓解症状的有限的作用,可作为综合治疗中的辅助方法之一,倘若保守治疗无效时,最终要借助手术改善鼻腔通气。

1. 分型

慢性鼻炎在临床上主要分为单纯性鼻炎、肥厚性鼻炎两型。一般而言,单纯性鼻炎针灸疗效优于肥厚性鼻炎。慢性肥厚性鼻炎为鼻黏膜、黏膜下层及鼻甲骨的增生肥厚性改变,一般由慢性单纯性鼻炎发展而来,故对慢性鼻炎应早发现、早治疗以免延误治疗时机,针刺可部分缓解症状。

2. 刺灸法

本病以局部刺灸法为主,因此,不论如何选取穴位,局部阿是穴和经穴均为必选,强刺激量及手法的准确性是改善本病症状的关键,如针刺迎香、颧髎一定要达到刺激量,否则,将影响针刺的疗效。也有报道认为,针刺蝶腭神经节有良好疗效。

3. 患者的配合

烟酒过度可影响鼻黏膜血管舒缩而发生障碍,所以治疗期间,应忌烟酒。对于过敏性鼻炎,应注意避免过敏源,否则影响针刺疗效。

五、针灸治疗的环节和机制

慢性鼻炎的基本病理改变为鼻腔黏膜层动静脉,特别是下鼻甲海绵状组织慢性扩张或增生,血管和腺体周围炎性细胞浸润,腺体功能活跃,分泌物增多。因此,针灸治疗本病的机理主要包括以下三方面。

1. 抗炎作用

针刺可抑制组织的炎症反应,减轻鼻黏膜炎细胞浸润,消除鼻黏膜水肿,抑制黏膜下结缔组织增生,减轻鼻黏膜上皮杯状细胞及黏膜固有层中腺体增生的作用,并能增强机体的抗毒能力。

2. 改善通气

慢性鼻炎可造成呼吸功能障碍引起机体慢性缺氧,针刺的局部作用可能正是改善了鼻黏膜肿胀及通气功能,减少鼻分泌物,从而改善患者症状。

3. 改善血液循环

慢性鼻炎鼻黏膜高度水肿,炎细胞浸润,水肿压迫和血管内细胞聚集,使静脉血流受阻,所以血流量减少,慢性鼻炎患者存在着一定程度的血液流变性异常。慢性鼻炎所产生的各种炎症介质的作用使微血管的通透性增加,血液中的液体成分(如血浆)渗出,血液浓缩,血液粘度和红细胞聚集增加。针刺可使鼻组织毛细血管扩张,改善血液循环,促使血管收缩增高局部组织通透和代谢作用,不仅利于鼻分泌物的排出,而且可消除水肿及炎症。

六、预　后

慢性鼻炎的预后与其类型密切相关。单纯性慢性鼻炎预后良好;萎缩性鼻炎治疗效果较差;肥厚性鼻炎疗效更差,必要时需手术治疗。针灸治疗本病在改善症状方面有较好的疗效,而且疗效迅速。患者平时应加强体育锻炼,适当户外运动,增强抵抗力。

七、临床研究动态

一项样本量为 50 例 CCT[8]。试验组($n=50$):①印堂、迎香、合谷;②风门、肺俞、足三里、脾俞;两组交替进行,每天针刺 1 次,①组进针得气后采用捻转泻法,②组进针得气后采用捻转补法,留针 30 分钟,中间行手法 1 次,10 天为 1 个疗程,连续 4 个疗程。对照组($n=48$):药物组予以苍耳子散加减。两组比较有统计学意义,试验组优于对照组($P<0.01$)。

一项样本量为 50 例颈源性慢性鼻炎的 CCT[9]。颈项取穴组($n=15$):双侧风池、新设穴,风池穴向鼻尖方向,新设穴针尖斜向脊柱。针刺迎香组($n=15$):针刺迎香,呈 15°向四白方向透刺。针刺结合微波组($n=20$):前两组基础上,特定电磁波(TDP)照射颈项部 30 分钟。每日 1 次,15 次为 1 个疗程。依据主要症状及疗效评定,结果组间比较总有效率,针刺结合微波组、颈项取穴组与针刺迎香组相比均有显著差异($P<0.05$),但针刺结合微波组与颈项取穴组无显著差异($P>0.05$)。

一项样本量为 100 例慢性单纯性鼻炎的 CCT[10]。试验组($n=50$):穴位注射(双侧迎香穴,维丁胶性钙注射液 5mL,双侧足三里穴各 2mL,隔日 1 次,6 次为 1 个疗程)。对照组($n=50$):西药(口服扑尔敏 4mg,每日 3 次,连服 12 天,12 天为 1 个疗程)。依据主要症状及疗效评定,结果组间比较总有效率有显著差异($P<0.05$),试验组优于对照组。

第四节　变应性鼻炎

变应性鼻炎(allergic rhinitis)又称为过敏性鼻炎,是主要发生于鼻黏膜,并以Ⅰ型(速发型)变态反应为主的疾病,包括常年性变应性鼻炎和花粉症。临床主要表现为发作性鼻痒、喷嚏连作、鼻塞、鼻流清涕等。本病在任何年龄都可发生,但多见于15～40岁。本病好发于春、秋季。本病发病率呈现上升趋势,据国外统计,其发病率在10%～20%左右,在我国则发病率更高,可达到37.74%。该病发生无明显性别差异,多见于青壮年,小儿患者也不少。

本病属中医学的"鼻鼽"范畴,多是由感受风邪或禀赋不足,阳气虚弱,肺、脾、肾三脏虚损,阳气不足,卫表不固,机体受到风邪外袭,导致肺气失宣,鼻窍不利而为病。

一、辨病与辨证

1. 辨病

(1)反复发作史:鼻炎呈季节性或常年性发作,或发作可追溯诱因,阳性家族过敏史合并其他过敏疾患。

(2)典型发作症状:呈突然阵发性发作,发作时有鼻内刺痒,打喷嚏,流稀涕及鼻阻塞等症状,多无其他全身不适症状。

(3)鼻腔检查:可见鼻黏膜苍白水肿,或呈灰蓝色,或潮红。

(4)皮肤过敏原试验:呈阳性。

(5)鼻分泌物嗜酸细胞计数超过5%。

(6)血清IgE测定浓度高于250IU/mL。

2. 辨证

(1)肺虚感寒:常因感受风冷异气发病,恶风寒,面白,气短,咳嗽,咯痰色白。舌苔薄白,脉浮。

(2)脾气虚弱:鼻痒而喷嚏连作,清涕量多,四肢乏力,大便溏薄,鼻黏膜色淡红。舌淡,苔白,脉细弱。

(3)肾阳亏虚:鼻痒,鼻塞,喷嚏较多,遇风冷则易发作。畏寒肢冷,小便清长,大便溏薄,鼻黏膜淡白,鼻甲水肿。舌淡,苔白,脉沉细。

二、针灸治疗及选穴原则

1. 治疗原则

一般以疏通鼻窍、益气固表为基本治疗原则。本病发作期和缓解期的病机特点与临床特征各有不同。急性发作期多为风寒异气侵袭,表现为本虚标实;缓解期则以肺、脾、肾等脏的虚损为特征,故应"急则治其标,缓则治其本"。

2. 选穴原则

选穴以局部选穴和整体辨证选穴相结合。根据肺主呼吸、开窍于鼻的理论,可选用肺经穴位和肺俞等。局部主要选用迎香、上迎香、印堂、禾髎、颧髎等。远端选穴主要选用手阳明大肠经的合谷穴等。肺虚感寒,选肺俞、太渊、风池等;脾气虚弱,选脾俞、太白、足三里等;肾阳亏虚,选肾俞、脾俞、命门、太溪等。另外,过敏性鼻炎以体虚为本,可选夹脊穴、脾俞、肺俞、足三里补气固卫,扶正祛邪。

三、推荐针灸处方

●推荐处方1

【治法】　疏通鼻窍。

【主穴】　迎香、印堂、上星、合谷。

【配穴】　肺虚感寒,加肺俞、太渊、风池、外关;脾气虚弱,加脾俞、气海、足三里;肾阳亏虚,加肾俞、命门、太溪。

【操作】　均平补平泻或泻法,迎香、印堂针尖朝向鼻部,使针感向鼻部传导,针刺得气后,电针治疗,选连续波,强度以患者舒适为度,持续时间30分钟。

●推荐处方2

【治法】　通利鼻窍,祛风散寒。

【主穴】　上迎香、风池、合谷。

【配穴】　肺虚感寒,加肺俞、风门;脾气虚弱,加脾俞、气海、足三里;肾阳亏虚,加肾俞、命门、腰阳关、三阴交。

【操作】　上迎香向鼻部针刺,使酸胀感向鼻部传导,针刺得气后,电针治疗,选连续波,强度以患者舒适为度,持续时间30分钟。均平补平泻或泻法,虚证配合艾灸。

●推荐处方3

【治法】　疏通鼻窍,扶正固卫。

【穴位】　迎香、禾髎、颧髎、风池、合谷、胸夹脊、足三里。

【操作】　迎香、禾髎向鼻部针刺,使酸胀感向鼻部传导。颧髎在原穴位后1cm向后上方进针1.5~2寸,雀啄泻法,使放电感向鼻内传导(刺中蝶腭神经节)。迎香、禾髎、颧髎、风池、合谷用泻法或平补平泻,胸夹脊、足三里用补法。

四、针灸疗效及影响因素

变应性鼻炎属于Ⅰ型变态反应性疾病,与遗传和环境因素密切相关。目前西医的治疗现状是非特异性治疗的抗过敏缓解症状和特异性的免疫疗法,但效果均非常有限。免疫疗法一直存在争议,争论的焦点在于本疗法的副作用和是否有确切疗效。因此,本病目前难以治愈,常反复发作,治疗的目标是减轻症状和复发的频率。大量的临床研究表明,针灸治疗本病有一定疗效,可作为一种主要治疗手段,但难以达到临床治愈。

1. 病程

变应性鼻炎病程越短,针灸疗效越好;如果反复发作数年,缠绵难愈,针灸疗效较差。一般而言,病情越轻,针刺疗效越好。

2. 刺法和选穴

变应性鼻炎从本质上讲是机体虚弱,因此,在针灸治疗时既要重视鼻局部的选穴以治标,更要重视整体性治疗和调节,只重视局部选穴会影响针灸疗效。鼻部穴位刺激要达到治疗量,以鼻内酸胀或有放电感为度。在治疗上还有不少报道采用针刺蝶腭神经节的方法,也有很好的疗效。

3. 患者配合

治疗期间和平素应减少与过敏原的接触,要进行必要的体育锻炼,增强体质,逐渐脱敏,要训练鼻腔感受冷空气的适应性,这些对预防复发和提高、巩固针灸疗效有重要意义。

五、针灸治疗的环节和机制

本病的发病机制为 I 型变态反应。机体吸入变应原后,产生特异性 IgE 结合在鼻黏膜浅层和表面的肥大细胞、嗜碱性细胞的细胞膜上,此时鼻黏膜便处于致敏状态。当变应原再次吸入鼻腔时,变应原即与肥大细胞、嗜酸粒细胞表面的 IgE 发生"桥连",继而激发细胞膜一系列生化反应,导致以组胺为主的多种介质释放。这些介质通过其在鼻黏膜血管、腺体、神经末梢上的受体,引起鼻黏膜明显的组织反应,表现为鼻黏膜苍白、水肿、鼻涕增多、感觉神经敏感性增强(喷嚏连作)等。因此,针灸的作用环节及机制包括以下三方面。

1. 减轻过敏反应

本病的一般病理表现包括鼻黏膜组织间质水肿、毛细血管扩张、通透性增强、腺体分泌增加、嗜酸性粒细胞聚集等。组胺等炎性介质引起毛细血管扩张,腺体分泌增加,使大量渗出液在结缔组织内存留,压迫表浅血管,使黏膜呈现苍白色。针灸可抑制组胺等炎性介质的释放;针刺可通过神经-血管反应,调节血管的舒缩功能,减轻渗出,促进循环,改善鼻腔黏膜的血供。腺体分泌增加,与介质作用于胆碱能神经致其活动增强有关。针刺可调节腺体的分泌,抑制其大量分泌,减轻流涕症状。

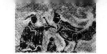

2. 改善通气

鼻塞是鼻炎的主要症状之一，针刺可通过神经刺激，即刻缓解鼻腔的通气功能，改善鼻塞症状。

3. 免疫调节

针灸对机体的免疫功能有良性调节作用，可增强机体的适应能力和抗病能力，有利于机体的脱敏过程。

六、预　后

一般大部分患者经过自我调节和防护治疗，预后良好。本病危害性主要在于严重影响患者的生活质量及工作形象。变应原接触是诱发变态反应性鼻炎的重要环节，所以避免与变应原接触是首选的治疗方法。一旦致敏性变应原被确定后，患者应该尽量避免与这种变应原接触。经过较长时间（半年或数年，个别患者需要终身）的避免，患者对该变应原的敏感性就会降低或消失，从而达到脱敏目的。

七、临床研究动态

一项针灸治疗变应性鼻炎临床随机对照试验的系统评价（A 级证据）[11]。纳入的研究文献数量为 12 篇，纳入的研究人数为 1076 人。研究目的是评价针灸治疗变应性鼻炎的临床疗效及安全性，主要评价了针灸对照常规药物治疗之间的对比结果。研究结果显示：治愈率比较差异有统计学意义，$RR=1.86$，$95\%CI(1.51,2.29)$，$P<0.00001$；针显效率比较差异有统计学意义，$RR=1.58$，$95\%CI(1.32,1.89)$，$P<0.00001$。结果提示，针灸治疗优于常规西药。研究提示，针灸优于西替利嗪和鼻炎康，优于抗组胺药的内服配合糖皮质激素类药鼻喷，针灸与氯雷他定为等效研究，但纳入试验的质量不高，需要进一步验证。

一项样本量为 147 例变应性鼻炎的单盲、多中心 RCT[12]。试验组（$n=133$）：印堂，温针灸加电针。对照组（$n=14$）：常规口服息斯敏。疗程均为 5 天。依据症状、体征评定疗效。组间比较无显著差异。表明针灸治疗变应性鼻炎有效，与西药息斯敏效果相当。

一项样本量为 110 例变应性鼻炎的多中心 RCT[13]。试验组（$n=55$）：雷火灸（上星至素髎，印堂至迎香，印堂，晴明，迎香，上星，合谷）；对照组（$n=55$）：喷鼻剂行鼻腔喷雾；每隔 1 疗程（7 天）观察 1 次结局，连续观察 3 次。疗程结束后随访，每 3 月 1 次。依据症状及体征评定疗效。治疗期间两组显效率和总有效率无差异，随访期间两组显效率和总有效率有显著差异。不良反应及常规生命体征两组之间均无差异。

一项样本量为 100 例常年性变应性鼻炎的 RCT[14]。试验组（$n=50$）：电针以蝶腭神经节、

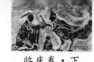

印堂、迎香、上迎香为主穴。对照组($n=50$)：口服西替利嗪片。依据有效率（症状及体征：喷嚏个数、每日持续流涕次数、鼻塞及鼻痒程度、鼻甲病变程度）、血浆血管活性肠肽（VIP）和 P 物质（SP）水平的变化判定两组疗效。结果显示组间比较均有显著性差异，试验组疗效优于对照组。

第五节　急性咽炎

急性咽炎（acute pharyngitis）是咽黏膜、黏膜下组织和淋巴组织的急性炎症，常为上呼吸道感染的一部分，多由鼻炎向下蔓延所致，也有开始即发生于咽部者。多因感染病毒或细菌而发病，致病的病毒如柯萨奇病毒、腺病毒、副流感病毒、鼻病毒、流感病毒，细菌有乙型溶血性链球菌、葡萄球菌、肺炎双球菌等，多发于秋冬及冬春之交。

本病属中医学"急喉痹"范畴。中医学认为本病常由风热外侵，直袭咽喉；或风热外侵，肺先受之，肺气失宜，肺经风热上壅咽喉，遂致邪热困结于咽窍，以致咽窍脉络受阻，肌膜受灼发为本病；若风热不解，邪热传里，引动肺胃蕴热，遂致火热上蒸，炼津为痰，痰热互阻于咽窍，以致咽窍脉络不通，气血瘀阻，发为本病。

一、辨病与辨证

1. 辨病

起病急，初起时咽部干燥、灼热，继而疼痛，吞咽唾液时咽痛往往比进食时更为明显；可伴发热、头痛、食欲不振和四肢酸痛等全身症状；侵及喉部，可伴声嘶和咳嗽。若无并发症，一般 1 周内可愈。咽部检查可见黏膜呈弥漫性充血、肿胀，咽后壁淋巴滤泡隆起，下颌下淋巴结肿大、压痛。血液检验有白细胞总数升高。

2. 辨证

（1）风寒外袭：咽痛，口不渴，恶寒，不发热或微发热，咽黏膜水肿，不充血或轻度充血。舌质淡红，苔薄白，脉浮紧。

（2）风热外侵：咽痛而口微渴，发热，微恶寒，咽部轻度充血，水肿。舌边尖红，苔薄白，脉浮数。

（3）肺胃实热：咽痛较剧，口渴多饮，咳嗽，痰黏稠，发热，咽部充血较甚，大便偏干，小便短黄。舌红，苔黄，脉数有力。

二、针灸治疗及选穴原则

1. 治疗原则

本病以疏风清热、解毒利咽为基本治疗原则。本病初邪在卫表,病情较轻,以疏风散邪为主;若邪热壅盛传里,邪入肺胃,病情转重,以泻火解毒为主。

2. 选穴原则

在选穴上,以局部穴位和远端穴位配合。急性咽炎病位在咽,病变脏腑与肺、胃有关,故以手太阴肺经、足阳明胃经穴为主。局部选廉泉、天突等。远端选穴,如选手太阴经少商、鱼际、尺泽等,足阳明经选内庭、陷谷等。

三、推荐针灸处方

● 推荐处方

【治法】 疏风清热,利咽消肿。

【主穴】 天突、咽后壁、耳尖、风池、少商、合谷。

【配穴】 风热外袭,加尺泽用泻法,大椎、曲池三棱针刺血;风寒外侵,加风门、风府、外关,用泻法;胃火炽盛,加内庭、曲池,用泻法;大便秘结,加曲池、支沟,用泻法。

【操作】 天突直刺,捻转泻法,以局部有强烈的针感为度;咽后壁用长毫针在局部点刺3～4下,不留针;耳尖、少商点刺出血。余穴常规操作。

四、针灸疗效及影响因素

针刺可明显缩短病程,及时缓解症状,达到治愈。大量临床报道证实,大部分患者一般针灸治疗1～3天可治愈,痊愈率在80%以上。但急性脓毒性咽炎常有严重的全身症状,为防止继发急性肾炎、风湿热和败血病,应及时应用抗生素和抗病毒药治疗。

1. 类型

急性咽炎分为急性单纯性咽炎、急性水肿性咽炎和急性坏死性咽炎。临床上以急性单纯性咽炎最为常见,针刺对急性单纯性咽炎的疗效较好,优于其他两型。

2. 治疗时机

本病应早发现、早治疗,急性期针灸疗效较好。如果治疗不及时,或反复发作,可转为慢性;若感染向上蔓延,波及耳、鼻,可导致急性鼻炎、鼻窦炎、急性中耳炎;向下发展,可侵犯喉、气管等下呼吸道,引起急性喉炎、气管炎、支气管炎;若致病菌及毒素侵入血液循环,则可引起全身并发症,如急性肾炎、脓毒血症、风湿病等,对身体危害极大。因此,出现并发症时,针灸疗效差。

3. 病因

据报道,针刺对病毒感染引起的急性咽炎疗效优于细菌感染所致者。

五、针灸治疗的环节和机制

急性咽炎主要的病理改变是咽黏膜充血,血管扩张及浆液渗出,使黏膜下血管及黏液腺周围有粒性白细胞及淋巴细胞浸润,黏膜肿胀增厚。病变较重者淋巴滤泡肿大,突出咽壁并有黄色点状渗出物。根据其病因、病理特点,针灸治疗本病的机理可能如下。

1. 抗炎作用

针灸可以抑制炎症过程的血管通透性增强,从而减少炎症渗出液,并有促进炎症吸收的作用,减少白细胞及淋巴细胞浸润,改善炎症局部微循环和淋巴循环,减少血液和淋巴液的淤滞,减轻或消除炎性水肿。

2. 免疫调节

针灸具有调整和增强机体免疫功能的作用,从而达到抗病毒、抗菌的治疗作用。

3. 止痛作用

针灸可促进机体释放内源性镇痛物质,产生止痛效应,缓解患者咽痛症状。

六、预 后

急性咽炎及时正确治疗,预后良好。如果失治,反复发作,迁延日久可转为慢性咽炎。咽部疾病与全身健康状况密切相关,因此,保持强健的体质是预防咽炎最基本的条件之一。平时生活要有规律,劳逸结合,多进行室外活动,呼吸新鲜空气,接受阳光沐浴。常用冷水洗澡、擦身,能使人精力充沛,增强对冷热的适应能力,提高抵抗力。防止情志抑郁,情志抑郁,肝气不舒,郁而化火,火性炎上,上灼咽喉,可诱发咽炎或加重病情。戒烟限酒,少吃辛辣刺激性食物,因烟酒及辛辣食物为燥烈之品,性热助火,可导致或加重咽部充血、水肿,从而加重病情。增强体质,预防感冒,应及时合理地治疗急性鼻炎及呼吸道疾患。

七、临床研究动态

一项样本量为 129 例的 RCT[15]。A 组($n=63$):针刺咽局部阿是穴、上廉泉、合谷。B 组($n=34$):氯化钠注射液＋硫酸庆大霉素注射液咽部超声雾化吸入。C 组($n=32$):口服阿莫西林胶囊。结果:痊愈率比较,A 组与 B 组、C 组比较有显著差异,表明 A 组有疗效优势。

一项样本量为 60 例急性咽炎的 CCT[16]。针刺组($n=30$):丛刺患处、点刺拇指三商穴放

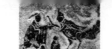

血(三商为奇穴,位于拇指指甲根部,其桡侧缘为少商,尺侧缘为老商,中间为中商,三穴合称三商)和耳轮三点放血(即耳轮上、中、下各一点,等距离)相结合,每日 1 次,治疗 5 天。西药组($n=30$):口服头孢拉定胶囊(0.25g,每日 3 次)和病毒唑(0.1g,每日 3 次),治疗 5 天。依据症状及疗效评定,结果组间比较治疗后第 3 天和第 5 天的愈显率有显著性差异($P<0.05$),针刺组优于西药组。

一项样本量为 73 例急性咽炎的 RCT[17]。试验组($n=40$):针刺(合谷、曲池、鱼际、少商、商阳)配合中药(自拟胡蝶银蝉汤);对照组($n=33$):抗生素(青霉素 G 钠 80 万单位,肌肉注射,每天 2 次)。阿司匹林片 0.5g,口服,每天 3 次。依据主要症状及疗效评定,结果组间比较总有效率有显著差异($P<0.05$),试验组优于对照组。

第六节 慢性咽炎

慢性咽炎(chronic pharyngitis)系咽部黏膜、黏膜下及淋巴组织的弥漫性炎症,常为呼吸道慢性炎症的一部分,多见于成年人。临床上主要表现为咽部异物感、咽干、咽痒、梗阻感或咽部紧胀感。发病原因主要为咽炎反复发作,邻近组织的慢性炎症,长期的烟酒刺激及辛辣厚味所致。此外,化学气体、粉尘的刺激,歌唱发音过度,消化道障碍及风湿热等均可诱发本病。

慢性咽炎属于中医"喉痹"范畴。祖国医学认为其是因脏腑之阴阳、气血、津液失调,咽喉失养,气血痰浊瘀滞所致。本病主要是由于感受风热时邪,邪热伤津,阴津亏虚;或虚火久灼,津液不足,津枯液涸,咽窍失养。

一、辨病与辨证

1. 辨病

发病缓慢,一般无明显全身症状,咽部异物感、痒、灼热、干燥感或微痛感;常有黏稠分泌物附着于咽后壁,使患者晨起时出现频繁的刺激性咳嗽,伴恶心;在说话稍多、食用刺激性食物后、疲劳时加重。

①单纯性咽炎:黏膜充血,血管扩张,咽后壁有散在的淋巴滤泡。

②肥厚性咽炎:黏膜充血增厚,咽后壁淋巴滤泡显著增生。

③萎缩性与干燥性咽炎:临床少见,黏膜干燥或萎缩变薄明显,色苍白发亮,常附有黏稠分泌物或带臭味的黄褐色痂皮。

2. 辨证

(1)阴虚肺燥:咽喉干疼、灼热,多言之后症状加重,呛咳无痰,频频欲饮,而饮量不多,午后及黄昏时症状明显。咽部充血呈暗红色,黏膜干燥或有萎缩,或有淋巴滤泡增生。舌红,苔薄,脉细数。

(2)肺脾气虚:咽喉干燥,但不欲饮,咳嗽,有痰易咯,平时畏寒,易感冒,神倦乏力,语声低微,大便溏薄。咽部充血较轻。舌苔白润,脉细弱。

(3)痰热蕴结:咽喉不适,受凉、疲劳、多言之后症状较重,咳嗽、咯痰黏稠,口渴喜饮。咽黏膜充血呈深红色,肥厚,有黄白色分泌物附着。舌红,苔黄腻,脉滑数。

二、针灸治疗及选穴原则

1.治疗原则

本病以滋阴清热、通利咽窍为基本治疗原则。

2.选穴原则

选穴上主要以局部和远端配合选穴。根据咽喉为肺胃所属,咽喉接食道而通于胃,喉连气管而通于肺;足阳明"循喉咙",手太阴经"从肺系横出腋下"等理论,在相关经脉上选穴。具体选穴原则如下。

(1)局部选穴:选上廉泉、咽后壁、大迎、天突等,可以直接疏通经脉,流通气血,改善局部血液循环,促进黏膜炎症的吸收。

(2)远端选穴:合谷穴为手阳明大肠经之原穴,列缺穴为手太阴肺经之络穴,肺与大肠相表里,两穴合用意为原络配穴法,有疏风清肺、清热利咽之功效。照海穴为足少阴肾经之穴,通阴跷脉,列缺穴通任脉,两穴会合于胸、肺、膈、喉咙,属八脉交会穴取穴法。太溪穴为足少阴肾经之原穴,与照海穴同用,能增强滋阴降火利咽之功效,为治虚热咽痛的要穴。

(3)辨证选穴:阴虚肺燥,选肺俞、太溪、三阴交;肺脾气虚,选脾俞、肺俞、太渊、足三里、气海等;痰热蕴结,选丰隆、曲池、阴陵泉、内庭等。

三、推荐针灸处方

●推荐处方

【治法】 滋阴降火,清利咽喉。

【主穴】 天突、咽后壁、列缺、太溪、照海、鱼际。

【配穴】 肺阴不足,加肺俞、三阴交;肾阴亏虚,加肾俞、三阴交;痰瘀互结,加丰隆、太冲、内关。

【操作】 天突先直刺0.2~0.3寸,然后竖起针柄,针尖沿胸骨柄后缘直刺1~1.5寸,不宜过深或向两旁斜刺,针用泻法;咽后壁用长毫针轻轻点刺3~5次;列缺、鱼际用泻法;太溪、

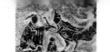

照海用补法,余穴均常规操作。留针期间,行针时嘱患者配合做吞咽动作。

四、针灸疗效及影响因素

慢性咽炎主要表现为咽部异物感、咽干、咽痒、梗阻感或咽部紧胀感,病情缠绵,难以治愈。从分型上讲,单纯性咽炎针灸效果要好于其他几种,在治疗单纯性咽炎时,针灸可很快缓解主要症状,但要临床治愈也非常困难。一般临床上可以针灸治疗为主配合中医、西药含片或雾化治疗。

1. 类型

慢性咽炎分为慢性单纯性咽炎、慢性肥厚性咽炎和萎缩性咽炎。而针刺对单纯性咽炎的效果最好,其次是肥厚性,萎缩性的效果最差。

2. 病程

慢性咽炎多数患者病情反复,病势缠绵不愈。一般而言,病程越短,针灸疗效越好,半年以内为最佳。

3. 年龄

年龄越小,治愈率越高。有报道表明,25 岁以下治愈率高于 25 岁以上的患者。

五、针灸治疗的环节和机制

1. 促进血液循环

有研究发现,慢性咽炎患者血液性状呈"浓、黏、凝、聚"状态,显著高于健康人,这可能是慢性咽炎在病理情况下,局部血运不良,久而久之导致全身血液性状改变,继而又导致局部病变的发展,而使慢性咽炎久治难愈。针刺可促进血液循环,改善或消除局部炎症的作用,使咽局部血液循环加快,改善了咽部病变组织的缺氧状态,促使其炎症消退,消除炎症病理产物,减少趋化性反应,有利于炎症的恢复。

2. 提高白细胞的吞噬功能

针刺对免疫功能具有调节作用,可提高白细胞的吞噬功能,起到控制炎症的作用。

六、预 后

慢性咽炎治疗比较顽固,易反复发作。由于饮酒、吸烟、过食辛辣等不良的刺激,再则失治、误治等使得慢性咽炎发病率越来越高,病程长,症状顽固,病因复杂,不易治愈。治疗期间患者尚需注意口腔卫生,减少烟酒和粉尘刺激,还需纠正张口呼吸的不良习惯。应加强身体锻炼,增强体质,预防呼吸道感染,少烟酒,积极治疗咽部周围器官的疾病。合理安排生活,保持

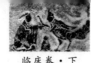

心情舒畅,避免烦恼郁闷。保持室内合适的温度和湿度,空气新鲜。宜吃清淡、酸、甘滋阴的食物,如水果、新鲜蔬菜、青果等,这是减少慢性咽炎复发的重要环节。

七、临床研究动态

一项样本量为 120 例的 CCT[18]。试验组($n=60$):针刺翳风、廉泉、鱼际、复溜,每日针刺 1 次,每次留针 30 分钟,每隔 5 分钟运针 1 次,7 天为 1 个疗程。对照组($n=60$):口服药物治疗,酌情选用 coSMZ、板蓝根片、知柏地黄丸、头孢氨苄胶囊、西瓜霜含片等药,每日按常规剂量给予,7 日为 1 个疗程。两组比较有统计学意义,试验组优于对照组。

一项样本量为 60 例慢性咽炎的 RCT[19]。试验组($n=31$):针刺列缺 I(在肱桡肌与拇长展肌腱之间)。对照组($n=29$):针刺列缺 II(在前臂内侧桡侧缘,桡骨茎突上方,肱桡肌与桡动脉之间)。均电针 30 分钟,连续波,20Hz。每日 1 次,5 天为 1 疗程,疗程间隔 2 天,共 2 个疗程。依据症状及疗效评定,结果第 1 疗程、第 2 疗程以及治疗结束 1 个月后,组内比较治疗前后咽部不适感均有显著差异,且 2 个疗程优于 1 个疗程,但组间比较未见显著差异。

一项样本量为 68 例慢性咽炎的 CCT[20]。试验组($n=35$):针刺(人迎、上廉泉、列缺、鱼际、太溪、照海、三阴交)、拔罐(大椎、肺俞闪火拔罐)结合利咽甘露散(代茶饮)治疗。对照组($n=33$):朵贝尔液含漱,华素片含服(每次 1.5mg,每日 3~5 次)。10 天为 1 个疗程,共 2 个疗程。依据症状及疗效评定,结果组间比较总有效率有显著差异($P<0.05$),试验组疗效优于对照组。

一项样本量为 122 例慢性单纯性咽炎的 CCT[21]。试验组($n=59$):电针(三阴交、照海、太溪、列缺、鱼际、合谷,疏波,强度以耐受为度)配合灸(天突),30 分钟,每日 1 次。对照组($n=60$):2% 硼砂溶液含嗽,华素片含服(每次 1.5mg,每日 3 次)。10 天为 1 个疗程,共 2 个疗程。依据症状及疗效评定,结果组间比较总有效率有显著差异($P<0.05$),针灸组疗效优于药物组。

一项样本量为 48 例慢性咽炎(痰凝血瘀型)的 CCT[22]。试验组($n=24$):连续点刺咽后壁淋巴滤泡,吐出恶血,3~5 天治疗 1 次,共 3 次。对照组($n=24$):射频治疗(通电轻触病变滤泡至黏膜变白),针刺组疗效优于射频治疗组。2 周、4 周后复查。依据症状及疗效评定,结果 4 周后组间比较总有效率有显著差异($P<0.05$)。

第七节　急性扁桃体炎

急性扁桃体炎(acute tonsillitis)为腭扁桃体的急性非特异性炎症,是一种常见的咽部疾病。儿童及青年多发,在季节更替、气候变化时容易发病,春、秋季发病率较高。一般为散发性,偶有暴发流行。本病主要是因葡萄球菌、肺炎双球菌、乙型溶血性链球菌等病菌的感染而引发。

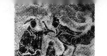

中医学称本病为"乳蛾",多因风热邪毒入侵,肺胃受之,火热上蒸,搏结于喉核,以致脉络受阻,灼腐肌膜,喉核红肿而发病,故又称"风热乳蛾"。

一、辨病与辨证

1. 辨病

本病起病急骤,以剧烈咽痛为主,常放射至耳根部,可伴有吞咽困难、畏寒、高热、头痛、食欲下降、乏力、全身不适、便秘等。检查可见扁桃体、两腭弓及咽部呈弥漫性充血,扁桃体肿大且表面可有黄白色脓点。临床上可分为急性卡他性扁桃体炎和急性化脓性扁桃体炎,后者包括急性滤泡性和隐窝性扁桃体炎两种。

2. 辨证

(1)风热外侵:急乳蛾初起,咽痛,轻度吞咽困难,伴发热、恶寒、咳嗽、咯痰等症,咽黏膜及扁桃体充血,未成脓。舌苔薄白,脉浮数。

(2)胃火炽盛:咽痛较甚,吞咽困难,身热,口渴,大便秘结,咽部及扁桃体充血红肿,上有脓点或小脓肿。舌红,苔黄,脉滑数。

二、针灸治疗及选穴原则

1. 治疗原则

本病以疏风清热解毒、消肿利咽为基本治疗原则。

2. 选穴原则

在选穴上主要以局部穴位、肺经、大肠经和胃经穴位为主。局部可选天突、廉泉等;肺经可选少商、鱼际、尺泽等;胃经可选内庭、陷谷、冲阳等。

三、推荐针灸处方

● 推荐处方

【治法】 清热解毒,消肿利咽。

【主穴】 廉泉、天突、耳尖、少商。

【配穴】 风热外袭,加大椎、商阳、合谷、尺泽;胃火盛炽,加太阳、曲池、内庭、二间。

【操作】 少商、耳尖常规消毒,医者用左手拇、食指捏紧患者的拇指并向穴位推按,使血液集中在穴处,右手持三棱针快速刺向穴位,挤出2~3滴血液,然后用干棉球按压片刻即可。廉泉斜向咽喉方向刺1.5寸,天突直刺1寸,均用雀啄泻法,使局部产生强烈的针感,廉泉针感要求达咽喉部,余穴常规操作。

四、针灸疗效及影响因素

急性扁桃体炎分为3种,包括急性卡他性、急性滤泡性和急性隐窝性扁桃体炎。急性卡他性扁桃体炎局部和全身症状较轻,最适合针灸治疗。其他两型针灸也有很好疗效,但如果经过两次治疗没有好转者应用抗生素(青霉素)及时治疗。不少文献通过对照研究,证实针灸治疗急性扁桃体炎的疗效并不比青霉素或磺胺类药物差。特别是针灸可较快地减轻局部和全身症状,更优于药物。有研究者对2000余例患者统计,针灸平均临床治愈率约在90%。

1. 病情

针灸治疗急性扁桃体炎疗效较好,其疗效要优于慢性扁桃体炎。急性扁桃体炎如果病情较轻,针灸疗效好;如果化脓严重,全身症状较重,针灸疗效受限制,必要时应配合药物治疗。

2. 刺法

刺血疗法治疗急性扁桃体炎疗效已获充分肯定,具有疗程短、远期疗效好、不易复发等特点。因此,针刺治疗急性扁桃体炎最有效的方法是刺络出血,如耳尖、少商、大椎等,只有刺络放血才能有效泻火解毒,故临床治疗时要注意刺法,否则将影响针刺的疗效。

五、针灸治疗的环节和机制

西医学认为,扁桃体反复急性发作多因其表面接受抗原的M细胞和对咽喉部黏膜起重要防御功能的分泌型IgA数量减少,以及扁桃体隐窝内"内菌库"的存在,当气温、湿度等变化,机体免疫力下降时引发其发作。目前,在治疗上因抗生素不规范应用,急性扁桃体炎治疗明显产生耐药性,用药疗程、剂量明显增大;或因扁桃体反复感染,而选择手术摘除。《英国医学杂志》曾有相关报道,认为扁桃体摘除术不是有效地控制咽喉部感染反复发生的方法。因此,针刺治疗有一定优势,其治疗环节和机制包括以下四个方面。

1. 促进白细胞的吞噬能力

针刺可以增强人体的免疫功能,增强白细胞的吞噬能力,有明显的抗菌消炎作用,可控制炎症,利于疾病的恢复。

2. 促进炎症吸收

针刺通过对血管舒缩功能的良性调节,改善了局部血液循环,减少了炎性渗出,有利于新陈代谢和炎性水肿的吸收,并可促使代谢产物的及时清除,有利于组织修复,从而达到消炎消肿的作用。

3. 镇痛效用

针刺可促进人体释放内源性镇痛物质,从而对本病所引发的咽喉肿痛进行有效的治疗,亦

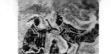

是一个十分重要的方面。

4. 整体调节

放血治疗具有的免疫调节作用是一种整体调节,能清除局部炎性渗出液中纤维蛋白和缓激肽等物质,缓解血管痉挛,促进局部血液循环,使白细胞总数下降,咽痛消失,恢复体温调定点,阻断局部急性炎症向慢性炎症的方向发展,修复扁桃体的受损黏膜,恢复扁桃体表面的分泌型 sIgA、sIgM 细胞数量和功能,从而增强扁桃体局部免疫机能,提高机体抗感染免疫力。近期美国《科学》杂志对患者体内病菌繁殖情况的研究证明,放血疗法能减少病原菌吞噬铁元素的数量,进而通过"饿死"致病菌的方法减慢人体内病菌的感染速度,认为放血疗法实际上就是早期的抗菌治疗。

六、预 后

急性扁桃体炎经过及时正确治疗,很快可痊愈,预后良好,但延误治疗可转变为慢性扁桃体炎,病情迁延,反复发展,因此应及时治疗。本病主要致病菌是溶血性链球菌,也有病毒感染或细菌和病毒混合感染引起的。正常人的咽部和扁桃体隐窝内常存在致病微生物,在机体防御功能正常时,并不引起疾病。当某些因素,如寒冷、过度疲劳或烟酒过度,使机体抵抗力低下时,存在身体内的致病微生物大量繁殖,或外界的病原体乘机而入,便可导致本病发生。故平时应注意保暖,生活有规律,增强体质。本病具有传染性,应适当隔离。病情较重者应卧床休息,多饮水,吃易消化的流质饮食,进水困难者应给予静脉补液。

七、临床研究动态

一项样本量为 5130 例的 RCT[23]。试验组($n=2700$):扁桃体反应穴放血治疗。取穴为下颌角前(下颌骨下内缘,下颌角前 1 寸处)、对嘴窝(后发际正中上 8 分)、廉泉、耳后紫筋。对照组($n=2430$):西药综合治疗。治疗 7 天后两组治愈率无显著性差异;两组患者症状治愈时间有显著差异,试验组各种症状的治愈时间均显著缩短。

一项样本量为 58 例急性化脓性扁桃体炎的 CCT[24]。试验组($n=25$):天灸(大蒜、百草霜捣碎贴敷双侧太渊,24 小时)。对照组($n=33$):阿莫西林克拉维酸钾(中等度及中等度以下发热者口服,中等度以上发热者静点)。依据主要症状及疗效评定,结果 24 小时、48 小时总有效率比较差异均有统计学意义($P<0.01$),治疗组优于对照组。

一项样本量为 64 例急性扁桃体炎的 CCT[25]。试验组($n=32$):综合针刀刺营微创疗法(丛刺扁桃体患处、点刺拇指三商穴和耳轮三点放血相结合)。对照组($n=32$):普鲁卡因青霉素肌肉注射,每次 80 万单位,每日 2 次(用药前先行青霉素皮肤过敏试验);锡类散喷扁桃体患处,每侧 0.3g,每日 1 次。均连续治疗 7 天为 1 个疗程。依据主要症状及疗效评定,结果试验组治疗前后比较症状体征疗效、血细胞(白细胞、中性粒细胞、淋巴细胞)百分比改变均有显著差异($P<0.05$),试验组优于对照组。

一项样本量为 94 例小儿急性扁桃体炎的 CCT[26]。试验组($n=46$):针刺耳背静脉点刺放血(选耳背最上面的一条静脉),配穴曲池、合谷。对照组($n=48$):青霉素,或阿莫西林克拉维酸钾,或阿奇霉素,同时选用对乙酰氨基酚或布洛芬。依据主要症状及疗效评定,结果组间比较治疗后患者体温下降、咽喉肿痛或吞咽不适消失等改善情况未见显著差异($P>0.05$)。

第八节　急性喉炎

急性喉炎(acute laryngitis)为喉黏膜的急性炎症。本病属上呼吸道的急性感染性疾病之一,占耳鼻咽喉科疾病的 1‰~2‰。男性多于女性,以寒冷的冬、春季节发病较多。常继发于急性鼻炎、急性咽炎之后,治疗不及时可转为慢性。儿童患者症状常较成人偏重,且易并发呼吸困难。临床上以声嘶为主要特征。

中医学称本病为"急喉瘖",发病多因风热或风寒之邪侵袭,肺为邪毒所壅塞,失于宣发、肃降,则肺气不利,不能上贯喉咙而发声。

一、辨病与辨证

1. 辨病

(1)以声音嘶哑、喉内干燥或疼痛为主要症状,重者伴发热、恶寒。婴幼儿患者可有呼吸困难。

(2)起病较急,病程较短。

(3)常以疲劳、感寒、发声过度为发病诱因。

(4)喉部检查黏膜充血、肿胀,声带水肿,或有充血,声门闭合不密。

2. 辨证

(1)风寒袭肺:声音嘶哑,发音低沉,咽喉胀紧,鼻塞,流清涕,咳嗽,咯痰清稀,声带肿胀而不充血。舌苔薄白,脉浮紧。

(2)风热犯肺:声音粗糙,嘶哑,咽喉干燥、疼痛,咳嗽,咯痰黏白或微黄,咽喉黏膜充血,肿胀。舌边尖红,苔薄白,脉浮数。

(3)肺热壅盛:声嘶,咽痛,口渴,咳嗽,咯痰色黄,身热,便秘,咽喉黏膜充血深红、肿胀,有黄白色分泌物黏附于表面。舌红,苔黄,脉数。

二、针灸治疗及选穴原则

1. 治疗原则

一般以利咽开音为基本治疗原则。风寒袭肺者配合疏风散寒;风热犯肺配合疏风清热;肺热壅盛配合清热宣肺。

2. 选穴原则

选穴以局部穴和手太阴肺经、手阳明大肠经穴为主。局部可选廉泉、天突、扶突、人迎等;肺经选少商、鱼际、尺泽;手阳明大肠经选曲池、合谷、商阳、二间等。

三、推荐针灸处方

● 推荐处方

【治法】 宣肺解表,利咽开音。

【主穴】 天突、上廉泉、扶突、少商、合谷。

【配穴】 肺热壅盛,加肺俞、尺泽、商阳,三棱针刺血;风寒袭肺者,加风门、肺俞,用泻法和艾炷灸;风热犯肺,加外关、尺泽、曲池,用泻法。

【操作】 天突直刺 1 寸,上廉泉斜向咽喉方向刺 1.5 寸,扶突直刺 1 寸,均用雀啄泻法,使局部产生强烈的针感,上廉泉针感要求到达咽喉部。余穴常规操作。

四、针灸疗效及影响因素

急性单纯性喉炎主要与感染、用声过度、吸入有害气体与粉尘及烟酒过度有关,主要表现为声嘶、喉痛和咳嗽咯痰。本病一般在 1~2 周内可自愈,针刺有非常好的疗效,可明显缩短病程,达到治愈的目的。小儿喉炎伴发梗阻也有一定疗效,可使多数患儿避免做紧急气管切开。特别是如能在急性喉炎早期进行针灸治疗,对于缩短病程,减少或减轻严重并发症的发生有较大作用。如喉炎较重,出现喉头水肿的迹象,要尽快采用西医方法控制喉头水肿,以免发生严重后果,此时针灸只能作为辅助治疗方法。在针灸治疗本病时,颈部的局部穴位在针刺时一定要达到足够的针刺刺激量,否则影响针灸疗效。

治疗本病常用的穴位有廉泉、扶突、天突、少商、曲池、合谷等,颈部的廉泉、扶突均需深刺使针感到达咽喉部,少商点刺出血。

五、针灸治疗的环节和机制

急性喉炎多为全身抵抗力减退时,先有病毒入侵,后继发细菌感染。粉尘、有害气体的刺激,用声不当或过度,外伤,烟酒过度等均可诱发本病。病变首先发生于喉黏膜,出现黏膜的弥漫性充血,多形核白细胞浸润,组织内渗出液聚积而产生喉黏膜水肿,以声带、室带、杓状软骨等处较明显,亦可向下蔓延至声门下及气管上段。腺体分泌增加,或可形成脓膜。若黏膜上皮有损伤则形成溃疡。如治疗不及时,可发生纤维样变性或波及声带的肌层,易转为慢性。针灸治疗的环节和机制主要包括以下两个方面。

1. 促进炎症的吸收

针刺通过对血管舒缩功能的良性调节,改善了局部血液循环,减少了炎性渗出,有利于新陈代谢和炎性水肿的吸收,并可促使代谢产物的及时清除,有利于组织修复,从而达到消炎消肿的作用。

2. 增强免疫功能

针刺可以增强人体的免疫功能,增强白细胞的吞噬能力,有明显的抗菌消炎的作用。

六、预　后

急性喉炎一般预后良好,经过1～2周可愈。但如果治疗不及时,则有变为亚急性或慢性喉炎的可能,更甚者出现喉头水肿,可致窒息,危及生命。对于本病应积极治疗,控制感染,消除声带水肿,防止转变为慢性。患者应噤声,注意休息,避免不良刺激。症状重者宜注意观察病情变化,儿童患者尤应注意防治肺部并发症。平时加强户外活动,多见阳光,增强体质,提高抗病能力。注意气候变化,及时增减衣服,避免感寒受热。在感冒流行期间,尽量减少外出,以防传染。生活要有规律,饮食有节,起居有常,夜卧早起,避免着凉。在睡眠时,避免吹对流风。保持口腔卫生,养成晨起、饭后和睡前刷牙漱口的习惯。小儿喉炎由于病情急重,在积极治疗的同时,必须做好护理工作。

七、临床研究动态

一项样本量为240例风热型急性创伤性喉炎的RCT[27]。试验组($n=120$):针刺开音1号穴(位于人迎穴向喉腔方向旁开1.67cm),三棱针点刺耳穴(轮1、轮3、轮5)、三商穴(少商、中商、老商)。对照组($n=120$):超声雾化吸入(0.9%氯化钠注射液20mL,硫酸庆大霉素注射液8万单位,地塞米松注射液5mg),每日2次。疗程均为5天,依据主要症状及疗效评定,结果治疗后第3天痊愈率针刺组明显高于对照组,有显著性差异($P<0.05$);第6天的愈显率与西医对照组疗效相当,无显著差异($P>0.05$)。

一项样本量为60例风热型急性创伤性喉炎的CCT[28]。试验组($n=30$):针刺放血疗法(三棱针点刺拇指三商穴和耳穴轮1、轮3、轮5放血),每日1次。对照组($n=30$):超声雾化吸

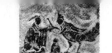

入(0.9％氯化钠注射液 20mL,硫酸庆大霉素注射液 8 万单位,地塞米松注射液 5mg),每日 2 次。疗程均为 5 天,依据主要症状及疗效评定,结果组间比较愈显率未见显著差异($P>$0.05),试验组治疗前后比较症状体征积分及嗓音声学参数值改变,差异有显著统计学意义($P<$0.05)。

一项样本量为 80 例风热型急性单纯性喉炎的 CCT[29]。试验组($n=40$):针刺运动疗法(针刺开音 1 号穴结合喉部声门深呼吸运动),每日 1 次。对照组($n=40$):西药(0.9％氯化钠注射液 20mL,硫酸庆大霉素注射液 8 万单位,地塞米松注射液 5mg)超声雾化吸入,每日 2 次。疗程均为 5 天。依据主要症状及疗效评定,结果组间比较愈显率、症状、体征积分和总积分均无显著差异($P>$0.05)。

第九节　声带小结

声带小结(vocal nodules)是慢性喉炎的一种特殊类型,由局限性炎症组织形成,又称教师小结、歌者小结、结节性喉炎或结节性声带炎。本病可见于任何年龄、任何职业,尤多见于职业用嗓工作者,如教师、营业员等。过度用嗓或发高音的方法错误是造成本病的重要原因。

本病属中医"慢喉喑"范畴。中医认为本病的病机有二:一为发音不当或过度用嗓致肺阴耗伤,虚火上炎,灼炽声带,日久气血凝聚而形成小结;二为脏腑虚损,气机升降受阻,水湿运化失常而致痰湿凝聚,搏结声带而形成息肉。

一、辨病与辨证

1.辨病

(1)以长期声音嘶哑、喉部干燥不适为主要症状,伴有咳嗽、咯痰等症。

(2)病程较长,声音嘶哑时轻时重。

(3)从事教师、演员、营业员等用嗓较多职业者易患本病。多因急喉喑反复发作而转化为慢性,亦有长期发声过度,缓慢起病者。

(4)喉部检查黏膜多有暗红色充血、肿胀或萎缩,声带肿胀、肥厚,声门闭合不密,或有室带肥厚、超越。声带小结:两侧声带边缘在前、中 1/3 处有对称性隆起。

(5)应与喉癌相鉴别。

2.辨证

(1)肺肾阴虚:声嘶日久,咽喉干燥、灼热微痛,口干,干咳无痰,或痰少而黏。声带微红。舌红,少苔,脉细数。

(2)肺脾气虚:语声低沉,气短懒言,咳嗽咯痰,色白略稀,体倦乏力,纳少便溏。声带肿而不红,声门关闭不密。舌淡,苔白,脉细弱。

(3)气滞血瘀:声音嘶哑,咳嗽痰少,多言后喉中觉痛,痛处不移,胸胁胀闷。声带暗红、增厚,或有声带小结、声带息肉,或室带肥厚、超越。舌质紫暗或有瘀点,脉涩。

(4)痰浊凝聚:声音粗浊,喉中痰多,痰白而黏。声带水肿,或有声带小结、声带息肉,色灰白。舌苔白腻,脉滑。

二、针灸治疗及选穴原则

1. 治疗原则

本病以疏通经络、散结开音为基本治疗原则。西医主张噤声休息,消炎、消肿等。

2. 选穴原则

在选穴上主要以局部选穴为主。

(1)局部选穴:如选择局部的人迎、扶突、廉泉、阿是穴等。

(2)辨证选穴:如肺肾阴虚,选肺俞、肾俞、太溪、三阴交;肺脾气虚,选肺俞、脾俞、气海、足三里;气滞血瘀,选合谷、内关、太冲等;痰浊凝聚,选脾俞、丰隆、阴陵泉、中脘等。

三、推荐针灸处方

●推荐处方1

【治法】 疏通经络,消肿散结。

【穴位】 人迎、水突。

【操作】 穴位常规消毒,选32号毫针,于喉中线呈45°～60°斜刺进针,深度0.5～0.8寸,手法轻重视间接喉镜下声带状况而定,针感以患者有鱼刺卡喉状为最佳,得气后留针30分钟。手持艾条置于针柄末端灸之,以局部红晕为度。

●推荐处方2

【治法】 清热消肿,散结开音。

【主穴】 人迎、扶突。

【配穴】 对病程长、症状顽固者,配以合谷、鱼际。

【操作】 人迎穴直刺0.5～1寸,施平补平泻手法,要求有刺卡喉部的感觉,同时唾液不断涌出。扶突穴直刺0.5～1寸,施平补平泻手法。合谷、鱼际常规操作。

四、针灸疗效及影响因素

本病轻型有自愈倾向,但不注意科学用声时可再发。目前西医学对声带病变尚缺乏理想

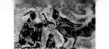

的治疗方法,针灸在改善症状的同时,可使声带息肉缩小,少数声带小结消失,对于病程短、结节小者能够缩短病程,及时治愈。如果结节过大,针灸一般需要 3~6 个月,且疗效较差,必要时需手术治疗。早在 20 世纪 50 年代就已有人在《中华耳鼻喉科杂志》等刊物上,发表了针灸治疗声带疾病的论文。报道的方法有毫针、耳针、穴位注射等,选穴主要有人迎、水突、廉泉、扶突、合谷、丰隆、照海、少商、太溪等。据日本学者报道,针刺甲状软骨下端两侧穴位,留针并做短暂通电,使一半以上患者的声带小结消失,针灸治疗声带病的疗效在 85% 以上。

1. 病程和病情

一般而言,病程短者针灸治疗易见效,治愈率高;病程越长,疗效越差。对于声带小结初期,节结较小,针灸有良好疗效。但如果节结过大,针灸疗效较差,必要时需行手术治疗。

2. 患者配合

治疗期间,应忌辛辣酒热之物,饮食以清淡为主,同时应提醒患者合理用声,医患配合可提高针灸疗效。

3. 刺法

在局部穴位的针刺上,必须使咽喉部有强烈的针感,即以患者有鱼刺卡喉状、唾液不断涌出等,这是针刺达到治疗量的标志,否则影响针刺的疗效。

五、针灸治疗的环节和机制

声带小结是慢性喉炎的一种特殊类型,多发生于声带前、中 1/3 的交界处。该病的病因复杂,多由于长期用声不当、用声过度以及喉部的各种炎症等多因素所致的声带水肿、纤维化等病变逐渐形成的,病理上主要是小结外覆增厚的复层鳞状上皮,其基层与息肉十分相似,为纤维结缔组织及或多或少的机化炎性组织与白细胞,周围组织微有炎症表现。针刺治疗本病的环节和机制包括两方面。

1. 改善循环

针灸能改善局部的血液循环和淋巴循环,促使局部炎症、肥厚、增生吸收消散,从而达到开音的目的。

2. 神经调节

针刺能直接兴奋和刺激喉上神经外支和喉返神经,改善环甲肌功能,提高声带肌的张力强度,增强发音功能,改善局部微循环,促使小结消退。

六、预　　后

由于声带小结早期病变具有可逆性的特征,用非手术方法治疗可以取得较好疗效,促进炎症的消退,从而达到治疗的目的,因此,采用合理的非手术治疗可使小结消退,嗓音功能恢复正常,预后良好。针灸可直接作用于咽喉腔,疗效快,治愈率高。对于小结较大,非手术治疗效果不好的,可以考虑选用手术治疗。

患者应注意声带休息。职业用嗓者,尤宜注意发声方法。应根据自身条件,确定音域范围,恣意引吭高歌,造成声带负荷过度,必要时应在专业教师的指导下进行发声训练,避免产生声带水肿或出血的各种因素。

七、临床研究动态

一项样本量为 80 例声带小结的 RCT[30]。A 组($n=40$):针刺穴位为开音 1 号。B 组($n=20$):口服金嗓散结丸。C 组($n=20$):抗生素、激素类药物雾化吸入。依据疗效(声嘶、检查声带小结、声带充血、闭合改善情况)及治疗前后嗓音学参数情况评定。A 组与 B 组、C 组比较均有显著性差异($P<0.01$),A 组疗效优于其余两组。

一项样本量为 47 例声带小结的 CCT[31]。治疗组($n=25$ 例):以针刺开音 1 号穴配合颈夹脊穴 3~5 为主治疗。1 号穴位于颈部喉结旁开 1 寸(同身寸),即甲状软骨切迹向外旁开 1寸,也即紧贴甲状软骨外侧缘。对照组($n=22$ 例):以口服金嗓散结丸治疗。两组均以 20 天为 1 个疗程。观察两组的临床疗效及安全性。治疗后治疗组愈显率为 56.00%,对照组为36.36%,两组比较差异有显著意义($P<0.05$)。治疗组患者治疗后的症状积分有明显改善(与治疗前比较,$P<0.05$);对照组治疗后的症状积分也有所改善,但与治疗前比较差异无显著意义($P>0.05$)。两组治疗后比较差异有显著意义($P<0.05$),说明治疗组对症状积分的改善作用明显优于对照组。两组病例均未出现任何不良反应。

一项样本量为 90 例的 RCT[32]。针灸治疗组($n=30$):双侧开音 1 号穴。中成药($n=30$):黄氏响声丸治疗,每次 20 粒,每日 3 次,服药 1 个月。西药组($n=30$):用地塞米松每日3mg,口服,1 周后减半,以后递减,1 个月停药;复方新诺明每日 4 片,连服 1 周;溶菌酶每日150mg,连服 1 个月。疗程为 30 天。结果:治疗组愈显率为 83.33%,总有效率为 96.67%;对照组愈显率分别为 63.33%,40%,总有效率分别为 80%,63.33%。治疗组患者治疗前后"基频微扰"、"振幅微扰"、"声门噪声"等声学参数的计算机分析客观地反映了针刺治疗后嗓音质量的提高作用显著。

第十节　支气管哮喘

支气管哮喘(bronchial asthma)是由嗜酸性粒细胞、肥大细胞和 T 淋巴细胞等多种炎性细

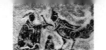

胞参与的气道慢性炎症,易感者对各种激发因子具有气道高反应性,表现为反复发作的喘息、呼吸困难、胸闷或咳嗽等症状,常在夜间和(或)清晨发作或加剧,并常出现广泛多变的可逆性气流受限,多数患者可自行缓解或经治疗缓解。本病一年四季均可发病,尤以寒冷季节和气候急剧变化时发病较多。男女老幼皆可罹患。

本病属中医的"哮喘病"范畴,认为因肺、脾、肾三脏功能不足,水湿内聚为痰饮,遇外邪引动而发,痰随气升,气因痰阻,相互搏结,阻于气道,肺失宣肃而出现咳喘痰鸣,甚则不能平卧、胸闷、咯痰不爽等症。

一、辨病与辨证

1. 辨病

(1)发作时喉中哮鸣有声,呼吸困难,甚则张口抬肩,不能平卧,或口唇指甲紫绀。

(2)呈反复发作性。常因气候突变、饮食不当、情志失调、劳累等因素诱发。发作前多有鼻痒、喷嚏、咳嗽、胸闷等先兆。

(3)有过敏史或家族史。

(4)两肺可闻及哮鸣音,或伴有湿啰音。

(5)血嗜酸性粒细胞可增高。

(6)痰液涂片可见嗜酸细胞。

(7)胸部 X 线检查一般无特殊改变,久病可见肺气肿征。

2. 辨证

(1)实证:咳喘气急,胸部满闷,痰多清稀色白,恶寒发热,头痛无汗,舌淡,苔薄白,脉浮紧,为风寒外袭;喘促气粗,咳痰黄稠,心胸烦闷,口干而渴,伴发热恶风,舌红,苔薄黄,脉浮数,为风热犯肺;喘急胸闷,厚重哮鸣,声高息涌,痰黄质稠,咳吐不爽,或见发热口渴,纳呆,便秘,舌红,苔黄腻,脉滑数,为痰热壅肺。

(2)虚证:咳喘气短,动则加剧,咳声低怯,痰液清稀,自汗畏风,神疲倦怠,纳呆,便溏,舌淡,苔薄白,脉濡弱,为肺脾气虚;短气而喘,咯痰黏少,头晕耳鸣,口干咽燥,腰膝酸软,潮热盗汗,舌红,苔少,脉细数,为肺肾阴虚;咳喘气逆,呼多吸少,倚息难以平卧,咳痰稀白,畏寒肢冷,尿少浮肿,面唇青紫,舌淡暗,苔白,脉沉细,为心肾阳虚。

二、针灸治疗及选穴原则

1. 治疗原则

本病以利气定喘为基本治疗原则。发时治标,平时治本。急性发作期以控制症状为主,应攻邪治标,祛痰利气。缓解期应培补正气,采用补肺、健脾、益肾三法。因患本病者多有过敏史或家族史,所以应注意对过敏原的预防。

2. 选穴原则

在选穴上可根据肺主皮毛、主宣发肃降、为水之上源,脾主运化水湿,肾主纳气等理论及辨证情况选用。具体选穴原则如下。

(1)局部选穴:根据"腧穴所在,主治所在"的规律从局部选穴。颈部选天突、扶突、水突、气舍、人迎等;胸部常选中府、云门、气户、华盖、紫宫、膻中等穴;背部常用定喘、大杼、膏肓、肺俞、脾俞、膈俞、风门、大椎等穴。

(2)远端选穴:根据"经脉所过,主治所及"的规律从远端选穴。肺经"上膈属肺",常选本经列缺、尺泽、孔最、太渊均可肃肺止哮。大肠经"络肺",远取合谷、曲池、二间能宣肺清热治热哮。肾经"从肺出络心,注胸中",针对肾气亏虚所致肾不纳气的哮病,选用太溪、阴谷等补肾纳气,固本止哮。肝经"上注肺",故常用太冲、中封等穴治喘而兼胸胁胀满者。心经"上肺",心包为心之外卫,代君受邪,故常用神门、内关等穴治疗水气凌心或心肺两虚的喘病。

(3)辨证选穴:不论何种类型,可以天突、膻中、肺俞、膏肓、定喘为基本穴位,辨证配穴。哮病发作期以泻肺为法,寒哮加合谷、风门、天突,热哮加合谷、大椎、尺泽。在缓解期虚证为多,脾气亏虚型配以脾俞、足三里、太白、丰隆健脾益气,肾气亏虚型配以肾俞、气海俞、太渊补肾纳气,培本固元。因患本病者多有过敏史,胃肠积热往往是诱发的重要原因,故可选足三里、天枢、曲池等穴治本。另外,常选用血海、三阴交、曲池、内关、膈俞具有活血化瘀作用的穴位。因外邪致喘者,加合谷、风池、大椎、外关;因痰湿致喘者,加丰隆、阴陵泉;因水气凌心或肾不纳气者,加肾俞、气海、关元、内关等。

3. 穴位贴敷

穴位贴敷选肺俞、膏肓、膻中、定喘。用白芥子30g,甘遂15g,细辛15g共为细末,用生姜汁调药粉成糊状,制成药饼如蚕豆大,上放少许丁桂散,敷于穴位上,用胶布固定。贴30～60分钟后取掉,局部可有红晕微痛为度。若起泡,消毒后挑破,涂龙胆紫。亦可采用斑蝥膏贴敷发泡。一般常在夏天(伏天)用此法防治,即所谓冬病夏治。

4. 耳针

耳针可选平喘、下屏尖、肺、神门、皮质下。每次取2～3穴,捻转法中、强刺激,适用于哮喘发作期。

三、推荐针灸处方

●推荐处方1

【治法】　活血通络,宣肺定喘。

【主穴】　夹脊(胸2、3、5、7)、风门、肺俞、膈俞。

【配穴】　急性发作严重,气急难卧,加素髎。

【操作】　取华佗夹脊穴第2、3、5、7对,直刺1～1.5寸,令针感向前胸或上、下方向放射,施捻转补法1～3分钟。风门、肺俞、膈俞每次选1～2对,用三棱针点刺3～5针,深达皮下,然后加拔火罐,出血量3～5mL为度。素髎浅刺2～3分,快速捻转泻法,患者感鼻酸胀。本方适用于哮喘发作期。

●推荐处方2

【治法】　宣肺平喘,化痰降气。

【主穴】　中府、天突、膻中、定喘、孔最、丰隆。

【配穴】　寒饮伏肺,加风门、太渊;痰热壅肺,加大椎、曲池、太白;肺脾气虚,加膏肓、脾俞、肺俞、足三里;肺肾阴虚,加肾俞、关元、太溪;心肾阳虚,加心俞、肾俞、气海、关元、内关;潮热盗汗,加阴郄、复溜、太溪、三阴交。

【操作】　发作期定喘穴刺络拔罐。余穴常规操作。严重发作者每日针刺2次或数次。

●推荐处方3

【治法】　祛邪肃肺,化痰平喘。

【主穴】　膻中、肺俞、定喘、列缺、尺泽、丰隆。

【配穴】　风寒,加风门、风池;风热,加大椎、曲池;喘甚,加天突。

【操作】　定喘穴刺络拔罐,风寒可加用灸法。余穴常规操作。本方适用于实证哮喘。

●推荐处方4

【治法】　补益肺肾,止哮平喘。

【主穴】　肺俞、膏肓、定喘、太渊、太溪、足三里、肾俞。

【配穴】　肺气虚,加气海、三阴交;肾气虚,加阴谷、关元。

【操作】　定喘用刺络拔罐,可酌用灸法或单用拔罐。余穴常规操作。本方主要适用于虚证哮喘。

四、针灸疗效及影响因素

支气管哮喘是不可治愈的疾病,急性发作期西医控制疗效可靠,但本病防重于治,在非急性发作期或间歇期采用针灸方法防治本病被大量文献所证实,可缓解其发作频率和严重程度。喘病患者冬季发作较重而夏季则较轻,于是古人提出"冬病夏治"的治喘方法,且临床实践也已证明在夏季针灸确有显著疗效。大量的临床报道也证明了在夏季针刺或艾灸肺俞、大杼、风门等穴位,确可缓解乃至解除哮喘的发病。另外,有报道采用在背部刺络拔罐法,对缓解哮喘发作有一定意义。

1. 病情

一般而言,针刺对轻度哮喘患者的疗效好,对中、重度哮喘患者的疗效较差。病程短的针灸疗效优于病程长者。

2. 分期

支气管哮喘可分为发作期和缓解期,针刺对支气管哮喘缓解期的疗效较好,对急性发作期的疗效较差,尤其是哮喘持续状态的患者。因此,轻度发作的患者可用针灸治疗,中、重度发作者,针灸只作为辅助治疗。

五、针灸治疗的环节和机制

针灸治疗哮喘的环节,包括与慢性气道炎症有关的病理过程、变态反应、免疫调节及自主神经功能调节等,其作用机制是通过多途径、多环节、多水平及双向调节等途径来完成的。针刺治疗支气管哮喘的关键环节可能包括以下五个方面。

1. 对肺功能的影响

支气管哮喘具有气流受限、可逆性较大与气道高反应性的特点,哮喘发作时,呼气流速的全部指标均显著下降。研究表明,针刺后哮喘患者的肺功能出现明显改善,可降低支气管高反应性(BHR)。患者深吸气量、补呼气量、肺活量和最大通气量增加,呼气流量加快,1秒、2秒和3秒用力呼气容积占用力肺活量比值增加。

2. 减轻或抑制气道重塑

支气管哮喘是一种以嗜酸性粒细胞(EOS)浸润为主要特征的慢性炎症性疾病,气道重塑(airway remodeling)是哮喘发病的一个重要特征,其原因主要是以气道慢性炎症为基础。嗜酸性粒细胞阳离子蛋白(ECP)是嗜酸细胞激活后释放的一种毒性碱性颗粒蛋白,是导致气道炎症的基础,它可使上皮细胞脱落,引起气道上皮损伤,造成气道的自我修复,在组织修复过程中沉积导致了气道重塑,使气道功能改变。针刺能减轻EOS在气道的浸润,从而可减少ECP的释放,抑制气道重塑。

3. 解除支气管痉挛

细胞中环磷酸鸟苷(cGMP)可加速生物活性物质释放,刺激支气管黏膜下迷走神经感受器,促使支气管收缩,引起哮喘发作。针刺治疗哮喘的机理可能是通过调整患者自主神经功能,增强肾上腺皮质功能,经环核苷酸的第二信使而解除支气管平滑肌膜痉挛;并且通过提高环磷酸腺苷(cAMP)含量,降低 cGMP 含量,从而提高 cAMP/cGMP 含量的比值,抑制炎症介质的释放,减轻哮喘患者的气道局部炎症,达到治疗效果。针刺能明显降低哮喘患者血清嗜酸性粒细胞水平。针刺治疗后白三烯 D4 对白细胞黏附可产生显著的抑制作用,并可降低过敏性哮喘患者的血液组胺量,改善支气管平滑肌的功能。

4. 调节免疫功能

IgE 的合成和灭活受到 T 淋巴细胞的调节,在抗原刺激下,T 淋巴细胞合成白介素等功能增加是导致变态反应发生的重要因素。针灸对支气管哮喘血清抗原——特异性 IgE,IgG,IL-4,淋巴细胞转化率,及对淋巴细胞亚群功能的改变有重要意义。提示针灸对过敏性哮喘患者 IgE 介导肥大细胞脱颗粒引起的速发型变态反应和对过敏性哮喘患者黏膜 SIgA 免疫高反应状态有明显抑制作用。哮喘病患者常伴有干扰素产生或释放能力降低。针刺可提高患者体内干扰素水平。针刺可使者血清增高的 IL-5 水平明显降低,对 IL-5 的抑制作用,可能是其治疗哮喘的作用机制之一。

5. 整体调节

针刺法治疗哮喘,可能通过对机体的整体调节作用,促进慢性气道炎症病理过程的改善,减少抗哮喘药物的应用剂量,改善肺功能,增加机体抗病能力,减少哮喘的发作。

六、预　后

目前哮喘的治疗只是处于对症治疗,尚难根治,西医对哮喘病的慢性气道炎症采取以吸入糖皮质激素为主的抗炎治疗措施,患病率和死亡率仍未降低。哮喘的预后因人而异,也与正确的治疗有关。儿童哮喘通过积极治疗,临床控制率可达 95%。轻症容易恢复,病情重,气道反应性增高明显,或伴有其他过敏性疾病者不易控制。若伴发慢性支气管炎,易于发展成慢性阻塞性肺病、肺源性心脏病,预后不良。因此,对支气管哮喘的预防是非常重要的。患者应注意以下几点。

(1)防寒保暖可保持人的脏腑组织功能的正常运转,维持其各自的功能活动,预防支气管哮喘的发作。患者要密切注意天气的变化,根据自然界气候的变化情况增减衣被。春天注意防风,夏天注意防暑,秋天注意防燥,冬天注意防寒。劳动或锻炼出汗后要及时更换内衣。

(2)避免诱因,如避免吸入具有刺激性的气体、冷空气、灰尘;避免接触动物毛屑、螨虫、花粉;避免参加激烈的运动和防止过度疲劳及情感刺激;避免摄入易致过敏的食物(如蟹、虾)和药物。

(3)体育锻炼有助于增强呼吸肌,改善肺换气功能,预防日后形成肺气肿;其次,有助于减轻支气管和小支气管的痉挛,改善肺部血液循环,使支气管内的黏液稀释,容易排出,从而减轻气喘。若支气管哮喘发作程度较重,应采取西医救治。

七、临床研究动态

一项样本量为 104 例支气管哮喘发作期的 RCT[33]。试验组($n=59$):取曲池、列缺、鱼际、内关、足三里、三阴交、太溪,刺以平补平泻法,得气后留针 30 分钟,每日 1 次,10 次为 1 疗程,配合抗哮喘药物。对照组($n=45$):抗哮喘药物。疗效依据哮喘症状评分,哮鸣音评定方法,肺功能检测。临床疗效两组比较有统计学差异,针刺与西药结合组疗效优于单用西药组。

一项样本量为 90 例支气管哮喘发作期的 RCT[34]。试验组($n=60$):针刺支沟、内关、太冲、肺俞、丰隆、阴陵泉。对照组($n=30$):喘康速气雾剂。依据临床疗效(哮喘症状发作频度,包括日间症状、夜间憋醒次数和晨间哮喘发作情况,以及呼吸频率、脉率与哮鸣音等),肺功能及血清白介素 4(IL-4)、γ-干扰素(INF-γ)评定。临床疗效两组比较无统计学差异。肺功能及 IL-4、INF-γ 两组比较有显著差异。

一项样本量为 60 例支气管哮喘慢性期的 CCT[35]。试验组($n=30$):穴位注射肺俞、风门穴(均双侧),配合常规西药治疗。对照组($n=30$):常规西药。依据临床症状(咳嗽、咯痰、喘息及肺部哮鸣音等),肺功能,血浆血栓素 B_2(TXB_2),6-酮-前列腺素 $F_{1\alpha}$(6-K-$PGF_{1\alpha}$)变化。两组临床症状比较无显著差异。肺功能及血浆 TXB_2,6-K-$PGF_{1\alpha}$ 比较有显著差异。

一项样本量为 151 例支气管哮喘缓解期的 RCT[36]。试验组($n=76$):针刺脾俞、肾俞、华佗夹脊穴、丰隆,三棱针点刺肺俞、风门穴配合西药常规。对照组($n=75$):西药常规。依据哮喘症状及肺功能评定,两组疗效有显著差异。

一项样本量为 120 例小儿支气管哮喘的 CCT[37]。A 组($n=30$):腧穴敷贴,穴位取定喘(双侧)、肺俞(双侧)和脾俞(双侧)。B 组($n=30$):酮替芬。C 组($n=30$):吸入普米克气雾剂。D 组($n=30$):空白对照。依据临床症状(1 年内感冒次数、哮喘发作次数,以及发作时咳嗽、喘息、睡眠、活动能力等),血清 IgA、IgG,血 IgE 水平,EOS 水平,IL-4、IFN-γ 水平测定。A 组、B 组、C 组组间比较无显著差异,与 D 组比较有显著差异。

第十一节　慢性支气管炎

慢性支气管炎(chronic bronchitis)是气管、支气管黏膜及其周围组织的慢性非特异性炎症。临床上以咳嗽、咳痰或伴有气喘等反复发作为主要症状。本病为临床多发病和常见病,中老年常见,多发于春、冬季。

本病属中医"咳嗽"、"喘证"、"痰饮"的范畴,认为多由外邪侵袭肺系,或脏腑功能失调,内邪干肺,引起肺失宣肃,肺气上逆所致。疾病的发生发展及转归与肺、脾、肾三脏关系密切。

一、辨病与辨证

1.辨病

(1)症状:咳嗽、咳痰或气喘每年发病累计3个月以上,且连续2年或以上。

(2)体征:早期多无体征,急性发作期多在背部或肺底闻及散在的湿性或干性啰音,喘息型气管炎可闻及哮鸣音,长期发作有肺气肿的体征。

(3)化验检查:急性发作期白细胞总数及中性粒细胞增多,缓解期血象无改变。

(4)影像学检查:胸部X线检查,单纯慢性支气管炎可为阴性,病变反复发作者肺纹理增多、粗乱、条索状阴影。出现斑点状阴影应考虑并发支气管肺炎;如出现肺不张则有肺不张的典型X线改变。

(5)呼吸功能检查:早期可有闭合性气管增大,反复发作病情加重可出现最大通气量和第1秒用力呼气量降低等阻塞性通气功能障碍。

2.辨证

(1)风寒袭肺:咳嗽声重,咯痰稀薄色白,恶寒,或有发热,无汗。舌苔薄白,脉浮紧。

(2)风热犯肺:咳嗽气粗,咯痰黏白或黄,咽痛或咳声嘶哑,或有发热,微恶风寒,口微渴。舌尖红,苔薄白或黄,脉浮数。

(3)痰热壅肺:咳嗽气粗,痰多稠黄,烦热口干。舌质红,苔黄腻,脉滑数。

(4)痰湿蕴肺:咳声重浊,痰多色白,晨起为甚,胸闷脘痞,纳少。舌苔白腻,脉滑。

(5)肺阴亏虚:咳久痰少,咯吐不爽,痰黏或夹血丝,咽干口燥,手足心热。舌红,少苔,脉细数。

(6)肺气亏虚:病久咳声低微,咳而伴喘,咯痰清稀色白,食少,气短胸闷,神倦乏力,自汗畏寒。舌淡嫩,苔白,脉弱。

二、针灸治疗及选穴原则

1.治疗原则

本病以宣肺止咳、降气化痰为基本治疗原则。慢性支气管炎与肺、脾、肾三脏功能失调密切相关,遵循"急则治标,缓则治本"的原则,以肺为标,以肾为本。急性发作期因邪实之争尤以外邪为患居多,故多按标实证候辨治,治疗以祛除外邪为主,也有按标实本虚证候。慢性迁延期多按虚实夹杂辨证,其实证以内邪为患多见,虚证则以肺、脾、肾不足为主,其治法一般以祛邪与补虚相结合。

2.选穴原则

在选穴上根据肺主皮毛、司一身之表、主宣发肃降,脾主运化水湿,肾主纳气等理论,审证论因进行选穴。具体选穴原则如下。

(1)局部选穴:根据"腧穴所在,主治所在"的规律从局部选穴。胸背部选肺俞、大杼、风门、膻中、脾俞、大椎、膏肓、天突。

(2)远端选穴:根据"经脉所过,主治所及"的规律从远端选穴。手太阴之脉"属肺",选列缺、尺泽,适用于各型咳嗽。手阳明之脉"络肺",选合谷、曲池,用于宣肺止咳。足厥阴之脉"上注肺",选太冲,用于肝逆犯肺咳嗽。足少阴之脉"直者,入肺中",选照海,用于肺肾阴虚咳嗽。足太阴之脉与手太阴肺经相接,选太白。手少阴之脉"上肺",选神门、少海,用于心肺两虚之咳嗽。

(3)选用对穴:大椎为诸阳之会穴,有宣通一身阳气之功,理气降逆、肃降调气的作用;束骨为足太阳膀胱之输穴,有疏风散寒、发汗解表之效;二穴一清一解,宣通上下,调和营卫,对于外感咳嗽较适宜。合谷、曲池相伍,达清理上焦之效。阳陵泉为胆经合穴,太冲为肝经原穴,二穴相合可疏肝利胆,使火不刑金。列缺与足三里相配可宣通肺气,补益脾胃,达培土生金之功。

(4)辨证对症选穴:天突、肺俞、风门、鱼际配合有明显的止咳化痰的作用。鱼际穴的开泻作用较明显,故而多用于实证之咳;而天突穴有较明显的排痰作用,对于咳而吐痰不爽者尤宜。根据不同证型配穴,如痰湿咳嗽加阴陵泉、丰隆,外感咳嗽加合谷、大椎,阴虚咳嗽加太溪、肾俞,肝火咳嗽加太冲、支沟,气虚咳嗽加足三里、气海等。

三、推荐针灸处方

●推荐处方1

【治法】 疏风解表,宣肺止咳。

【主穴】 天突、肺俞、列缺、合谷、丰隆。

【配穴】 风寒,加风门、风池;风热,加大椎、鱼际;咳嗽痰多,加鱼际、阴陵泉。

【操作】 穴位均常规操作,风热可疾刺;风寒留针或针灸并用,或针后在背部腧穴拔火罐。本方适用于外感咳嗽。

●推荐处方2

【治法】 肃肺理气,止咳化痰。

【主穴】 天突、膻中、肺俞、太渊、三阴交。

【配穴】 痰湿侵肺,加丰隆、阴陵泉;肺阴亏虚,加膏肓。

【操作】 穴位均常规操作,或加用灸法。本方主要适用于内伤咳嗽。

●推荐处方3

【治法】 宣通肺气,驱邪止咳。

【主穴】　中府、列缺、太渊。

【配穴】　风寒束肺,加风门、合谷;风热犯肺,加大椎、曲池、尺泽;痰湿阻肺,加足三里、丰隆;肺肾阴虚,加肾俞、膏肓、太溪;脾肾阳虚,加脾俞、肾俞、关元、足三里;胸痛,加膻中;胁痛,加阳陵泉;咽喉干痒,加照海;痰中带血,加孔最;盗汗,加阴郄;肢体浮肿,小便不利,加阴陵泉、三阴交。

【操作】　穴位均常规操作,风寒束肺者可加灸。外感咳嗽每日针刺 1～2 次,内伤咳嗽每日或隔日治疗 1 次。

四、针灸疗效及影响因素

慢性支气管炎的主要临床表现为咳嗽、咳痰、气喘及反复呼吸道感染,发病缓慢,病程较长,反复发作逐渐加重。急性发作期应用西药控制症状。针灸在缓解期可发挥主要治疗作用,能起到防病治病的目的。大量文献证实,针灸可减少本病的发作频率;减轻本病的严重程度。

1. 年龄

临床发现,对于年龄小于 50 岁的患者,针刺疗效好,治愈率高;而对于年龄在 50 岁以上的患者,针刺效果较差,说明年龄越小,针刺效果越好,应早发现、早治疗。

2. 病程

病程越短,疗效越好,尤其是 5 年以下者总有效率可达 100%,5～20 年总有效率可达80% 以上,20 年以上者效果较差。提示越早治疗,疗效越好,对发作期或初发期疗效较满意,久病患者可配合其他疗法治疗。

五、针灸治疗的环节和机制

慢性支气管炎在急性发作时常有支气管黏膜纤毛上皮细胞的损伤和脱落,黏膜上皮和黏膜下层有炎症细胞的浸润。腺体分泌功能亢进,黏液腺明显增多。由于黏膜上皮和再生修复能力较强,故损伤不严重时尚易复原,但如反复发作,可引起黏膜上皮的局灶性增生和鳞状上皮化生,纤毛上皮细胞有同等程度损坏,纤毛变短,参差不齐或稀疏脱落。针灸治疗本病的机制包括以下两方面。

1. 调节免疫功能

针刺疗法对异常机体的免疫功能亦具有双向调节作用。针刺一方面能改善机体细胞免疫水平。针刺后机体白细胞增高,特别是嗜中性多形核白细胞的数目增多,白细胞的吞噬作用增强,对机体防卫有极大意义;同时能提高 T 细胞及其亚群在外周血的比率,还能增强它的活性。另一方面,针灸能够影响人体体液免疫机制。在非特异性免疫物质方面,针灸能提高白细胞介素(IL－2)的含量及活性,升高补体效价,并使白细胞释放更多的溶菌酶,使白细胞更好地杀灭病原菌。同时针灸还有明显诱生干扰素(IFN)的作用,提高人体非特异性免疫机能。在特异性免疫物质方面,针灸对免疫球蛋白含量具有良性调节作用,并能促使血中凝集素、间接血球凝集素、沉淀素和溶血素含量增加,提早产生抗体或延长在血液中的维持时间。针灸的这一作用可能是通过激活下丘脑-垂体-肾上腺轴与经过交感神经系统调节免疫功能而实现的。

2. 改善缺氧

缺氧也是慢性支气管炎患者的主要临床表现,随着缺氧程度的加重,最终可导致脑、心、肾等重要脏器功能的损害,危及生命。针刺对患者的气道功能具有明显的调整作用,能显著提高血液物理溶解氧分子的压力和降低血液物理溶解二氧化碳分子的压力,即提高血液中的含氧量,降低二氧化碳含量,减轻机体的缺氧状态,显著改善慢性支气管炎患者肺的通气和换气功能,促进气体交换,使呼吸频率和心率接近正常状态,但对于缺氧而导致的血液酸碱平衡失调尚缺乏足够的纠正能力。

六、预 后

本病只要及时正确的治疗,预后良好。本病病程较长,易反复发作,应坚持长期治疗,急性发作时应标本兼顾,缓解期应重在治其本。同时应注意感冒流行期间减少外出,避免因感冒诱发本病。咳嗽发作时应注意休息,谨防病情加重。平时注意锻炼身体,增强体质,提高机体防御疾病的能力及对寒冷环境的适应能力。忌食辛辣厚味,戒烟对本病的恢复有重要的意义。

七、临床研究动态

一项样本量为 101 例慢性支气管炎的 RCT[38]。A 组($n=34$):电针(双侧额旁 1 线)。B 组($n=34$):必嗽平＋喘定,可拉明＋洛贝林。C 组($n=33$):空白对照。依据心率、呼吸频率、氧分压(PaO_2)、二氧化碳分压($PaCO_2$)评定。A、B 两组在心率、呼吸频率、氧分压、二氧化碳分压均优于空白组。而 A 组与 B 组在治疗后呼吸频率、PaO_2 没有显著性意义,心率、pH 值、$PaCO_2$ 有显著性意义($P<0.01$)。

一项样本量为 43 例急性气管支气管炎的 CCT[39]。试验组($n=23$):针刺(主穴取肺俞、风门、合谷、鱼际、列缺)和刮痧(主穴大椎、双侧风池到肩井、肺俞、膈俞)。对照组($n=20$):头孢拉定,环丙沙星,复方甘草合剂,化痰口服液。依据治愈率(症状及体征,咳嗽咳痰,肺部听诊及 X 线检查)评定,治疗组 2 周的治愈率明显高于对照组($P<0.01$)。

一项样本量为 120 例支气管炎的 CCT[40]。试验组($n=60$):腧穴敷贴(止咳贴膏两侧肺俞和大椎穴)。对照组($n=60$):常规给予青霉素。依据有效率(症状及体征,咳嗽,咯痰,喘息,哮鸣音)评定。组间比较有显著差异($P<0.01$)。

第十二节 咽神经运动性障碍及感觉性障碍

咽的神经支配来自咽丛,咽丛由迷走神经、舌咽、副神经及颈交感干的分支等诸多神经构成,有运动神经和感觉神经。因此,咽神经障碍往往是感觉性和运动性障碍二者混合出现的。

(1)运动性障碍:咽部的运动性神经障碍主要分为瘫痪和痉挛两种,前者包括软腭瘫痪、咽缩肌瘫痪,后者为咽肌痉挛。软腭瘫痪的病因分为中枢性和周围性两类,可以单独或合并其他神经瘫痪出现。中枢病变引起者,常见于各种原因引起的延髓病变,常伴有同侧的唇、舌和喉肌瘫痪。周围性病变者以多发性神经炎较多见,故常伴有感觉性障碍,多见于白喉之后。颈静脉孔附近的病变,如原发性肿瘤、血肿的压迫等引起的软腭瘫痪,常合并出现第Ⅳ、Ⅴ、Ⅵ对脑神经的麻痹。

咽肌痉挛病因大多和软腭瘫痪相同,节律性咽肌痉挛大多原因不明,慢性咽炎、长期烟酒过度、鼻分泌物长期刺激咽部及外界理化因素刺激等均可引发咽肌痉挛,且咽肌痉挛为咽肌瘫痪的先兆。强直性咽肌痉挛较少见,常发生于狂犬病、破伤风和癔症等疾病。咽肌痉挛在阵挛发作时,患者及旁人常可明显听到"咯咯"的肌肉收缩声。

(2)感觉性障碍:咽部感觉性障碍多为全身其他疾病引起,且常与运动性障碍同时出现。若单独出现,多为功能性障碍。发生原因可分为中枢性和周围性病变。中枢性病变多因脑干和延髓病变引起,周围性病变可由颈静脉孔周围病变累及第Ⅸ、Ⅹ、Ⅺ对脑神经而引起,也可由流感或白喉后神经炎所致。

本类病属于中医学"声嘶"、"吞咽困难"、"呛食喉风"等范畴。中医学认为,各种因素如瘀血、痰饮、肿瘤或外邪、疫毒等,内外邪毒客于经脉,经气失畅,咽隘络脉痹阻,或咽部肌膜失约,导致上述咽部疾病。

一、辨 病

1. 运动性障碍

(1)软腭瘫痪:单侧瘫痪可无临床症状,双侧者症状明显。由于软腭不能上举,鼻咽不能闭合,患者说话呈开发性鼻音,言语及歌唱咬音不准;吞咽时食物易反流到鼻腔,偶可经咽鼓管进入中耳;患者不能做吸吮、吹口哨或鼓腮等动作。检查可见:若一侧软腭瘫痪,则悬雍垂偏向健侧,发声时悬雍垂和软腭向健侧移动,患侧不能上举;若两侧瘫痪,则软腭松弛下垂,不能做出动作。若影响咽鼓管功能,可出现中耳的症状和体征。

(2)咽缩肌瘫痪:单侧肌瘫痪可见吞咽不畅、梗阻感,尤以进食流质饮食为著,易发生咳呛。

双侧肌瘫痪者可见明显的吞咽困难,甚至完全不能吞咽。该病初起进食流质困难,但固体食物则能吞咽。若合并喉部运动或运动障碍,则易将食物误食入下呼吸道。检查可见:单侧肌瘫痪时患侧咽后壁如幕布样下垂,并拉向健侧;双侧肌瘫痪时咽后壁皱襞消失,咽反射消失。

(3)咽肌痉挛:分为强直性和节律性咽肌痉挛。

①强直性咽肌痉挛:患者有吞咽障碍、咽喉不适、反复作呕和局部痛感等症状,严重者出现牙关紧闭、张口困难等。

②节律性咽肌痉挛:常在患者不知不觉中出现,软腭和咽肌发生规律或不规律的收缩运动,甚至可达 60~100 次/分钟,与脉搏、呼吸无关;入睡后或麻醉时,也不能停止。

常规咽喉部检查不易发现,X 线吞钡透视或可发现因痉挛引起的吞咽困难;喉镜或食管镜检查可排除器质性病变引起的阻塞。

2. 感觉性障碍

(1)咽感觉减退或缺失:口咽部感觉减退,患者多无明显症状;如感觉完全丧失,患者咬破舌头或颊结膜而无痛觉,故常伴有口腔黏膜糜烂。若累及喉咽或喉部,进食或饮水时常被误咽入气管,引起反呛和咳嗽。用压舌板试触腭弓、咽后壁,咽反射明显减退或消失。

(2)舌咽神经痛:一侧咽部、舌根部及扁桃体区域发作性疼痛,为针刺样剧痛,可放射到同侧舌和耳深部,持续数秒至数十秒,伴唾液分泌增加。说话、吞咽、触摸患侧咽壁及下颌角均可诱发,丁卡因麻醉咽部可减轻或制止发作,有助于诊断。

(3)咽异感:患者自觉咽部或颈部中线有异物阻塞、烧灼感、痒感、紧迫感、黏着感等。位置常在咽中线上或偏于一侧,多在环状软骨或甲状软骨水平,其次在胸骨上区,较少在舌骨水平,吞咽饮食无碍。病程较长的患者常伴焦虑、急躁、紧张等精神症状,其中以恐癌症较多。咽部检查、临近器官检查、必要的全身检查及喉镜、食管镜等有助于明确病因。

二、针灸治疗及选穴原则

1. 治疗原则

本病以疏通气血、通咽利窍为基本治疗原则。

2. 选穴原则

在选穴上主要以局部选穴为主。

(1)局部选穴:可在咽喉局部选廉泉、天突、人迎、阿是(咽后壁)等穴。

(2)邻近选穴:可选颈夹脊、风池等。

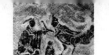

三、推荐针灸处方

●推荐处方

【治法】　疏调气血,通咽利窍。以局部穴、颈夹脊及手太阴经穴为主。

【主穴】　廉泉、天突、人迎、阿是穴、颈夹脊、风池、列缺。

【配穴】　舌咽神经痛,加翳风、太溪;咽异感,加通里、神门;焦虑、急躁、紧张,加百会、印堂、风府。

【操作】　廉泉、风池均向舌根咽喉方向深刺2~3寸,用轻柔的捻转提插手法,使咽部产生酸胀感。阿是穴依不同病而选,软腭瘫痪选软腭部,咽异感或感觉减退可选咽后壁部、环状软骨或甲状软骨旁,用长毫针点刺3~5次。余穴常规操作。

四、针灸疗效及影响因素

目前本类疾病缺乏有效的治疗手段,而针灸治疗本病有较好疗效,影响针灸疗效的因素主要与病变的性质有关。对于功能失调性的咽部神经性运动、感觉障碍,针灸疗效最为优越,一般治疗可立即见效;对于神经损伤引起者,针灸也有较好的疗效。而对于局部器质性病变或中枢性病变所导致的运动、感觉障碍,针灸疗效受到一定限制,应以治疗原发病为主,针灸只能起到辅助的治疗作用。另外,相对而言,咽部瘫痪性运动障碍针灸疗效要优于痉挛性运动障碍。针刺治疗咽部运动及感觉障碍已被全国高等医药"十一五"规划教材《耳鼻咽喉头颈外科学》列为一种有效的治疗方法。

五、针灸治疗的环节和机制

咽部运动及感觉功能均受咽丛神经支配,包括颅神经的迷走神经、舌咽及副神经,以及颈交感干分支等。因此,针灸治疗咽神经运动性障碍及感觉性障碍的主要环节和机制,在于针刺可通过刺激上述相关的运动神经、感觉神经,以调节其协调咽部运动及感觉功能恢复。

六、预　后

针灸治疗咽部神经性运动、感觉障碍有一定效果,但需请相关科室协助诊断。对于病因明确者,必须及时治疗原发病。如果患者病情严重,在针灸治疗的同时,选用相关西药治疗。戒烟酒,避免食用辛辣等刺激性食物;吞咽易呛咳者,应细嚼慢咽,少进流质饮食。

七、临床研究动态

一项样本量为32例喉喑的病例系列观察[41]。干预措施:以人迎、水突为主穴,根据辨证适当配穴。针尖向喉结方向直刺约30mm,留针20～30分钟,其间行针1次,捻针5～7次,每日1次,10次为1个疗程。治疗时间最短1次痊愈,最长的统计时间为20次。结果:32例患者痊愈18例,占56.25%;显效8例,占25%;好转3例,占9.35%;无效3例,占9.35%,总有效率为81.25%。

2005年发表的一切项研究针刺治疗梅核气96例疗效观察的CCT[42]。试验组($n=96$):天突、太冲(双)、丰隆。对照组($n=85$):口服谷维素。观察症状改善情况,结果治疗组有效率及治愈率均优于对照组,有非常显著差异($P<0.01$)。

一项样本量为137例的CCT[43]。试验组($n=69$例):穴位取风池(双)、完骨(双)、廉泉、丰隆(双),另给患者加用10%葡萄糖注射液500mL静脉滴注,每日1次,连续30天。对照组($n=68$例):胞二磷胆碱钠注射剂。结果:治疗后观察组大脑前、中、后动脉的血流速度(Vm)和收缩期峰值(Vs)都显著增加($P<0.01$),血管搏动指数(PI)则明显降低($P<0.05$),而对照组少有变化。研究表明,祛风化痰针法有利于降低患者颅内动脉系统的外周阻力,改善大脑的血液供应状况,促进受损脑神经组织的功能恢复。

参考文献

[1] 肖蕾,蒋戈利,赵建国,等.针刺大椎对感冒高热退热效果的临床观察[J].中国针灸,2007,27(3):169-170.

[2] 周国赢,周国胜,张贺.低能量氦氖激光穴位照射治疗婴幼儿感冒疗效观察[J].中国针灸,2008,28(9):662-664.

[3] 鲁玉玲,刘颖.针刺通阳解表法治疗感冒的临床观察[D].北京:北京中医药大学,2010.

[4] 彭易雨,黄庭荣,黄移生,等.针刺结合中药治疗慢性鼻窦炎疗效观察[J].中国针灸,2004,24(11):763-765.

[5] 霍明霞,刘万里.针刺治疗鼻窦炎300例疗效观察[J].佳木斯医学院学报,1997,20(2):24.

[6] 姚子杨.针刺加鼻渊舒口服液治疗急鼻渊33例临床观察[J].国医论坛,2006,21(4):21-22.

[7] 马小允,徐智广,孟建国.深刺下关穴治疗慢性鼻窦炎50例临床观察[J].河北中医,2008,30(1):69-70.

[8] 潘朝霞,欧阳冷星.针刺治疗慢性鼻炎50例[J].陕西中医,2007,28(3):340.

[9] 陈婕,周爱军.针刺配合微波治疗颈源性慢性鼻炎20例[C]//中国针灸学会临床分会第十五届全国针灸学术研讨会论文集.咸阳:中国针灸学会,2007.

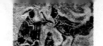

[10]　贺君,江钢辉.迎香足三里穴位注射治疗慢性单纯性鼻炎的临床观察[C]//广东省针灸学会第十次学术交流会论文汇编.广州:广东省针灸学会,2007.

[11]　肖丽,黎波,杜元灏,等.针灸治疗变应性鼻炎临床随机对照试验系统评价[J].中国针灸,2009,29(6):512-516.

[12]　韩为,杨骏.印堂穴在过敏性鼻炎治疗中有效性的多中心研究[J].中医药临床杂志,2007,19(4):392-394.

[13]　曹明根,张丽.赵氏雷火灸治疗变应性鼻炎疗效分析[J].中国中西医结合耳鼻咽喉科杂志,2006,14(5):293-295.

[14]　李月梅,庄礼兴,赖新生,等.电针对常年性变应性鼻炎患者血浆血管活性肠肽和P物质的影响[J].针刺研究,2007,32(2):136-138.

[15]　李唯钢,徐洋波.应用谢强针刺运动针法治疗急性咽炎63例疗效观察[C]//中华中医药学会耳鼻咽喉科分会第十二次学术研讨会暨嗓音言语听力医学专题学术研讨会论文集.九江:中华中医药学会耳鼻咽喉科分会,2005:216-217.

[16]　喻松仁,刘春燕,谢强,等.针刺放血疗法治疗急喉痹的临床研究[J].辽宁中医杂志,2010,37(1):140-142.

[17]　张宽智,张少华,胡立忠,等.中西医结合治疗急性咽炎40例临床观察[J].中国中医药科技,2002,9(6):370-371.

[18]　郭林.针刺治疗慢性单纯性咽炎60例临床观察[J].中国民族民间医药,2000,9(6):347-348.

[19]　李明爱.针刺不同位置"列缺"穴治疗慢性咽炎的临床疗效观察[D].北京:北京中医药大学,2010.

[20]　王悦.针刺、拔罐结合利咽甘露散治疗慢性咽炎35例[J].甘肃中医学院学报,2010,27(5):46-47.

[21]　王艳芳,李鸿霞.电针配合灸天突穴治疗慢性单纯性咽炎疗效观察[J].上海针灸杂志,2012,31(5):328-329.

[22]　王景辉.针刺放血治疗喉痹(痰凝血瘀型)临床研究[D].长春:长春中医药大学,2009.

[23]　王秀军.扁桃体反应穴放血治疗急性扁桃体炎2700例[J].中国针灸,2006,26(12):883-884.

[24]　谢福利,尹秀玲,屠志琴.天灸太渊穴治疗急性化脓性扁桃体炎25例临床观察[J].河北中医,2010,32(4):565-566.

[25]　谢强,陶波,何兴伟,等.综合针刀刺营微创疗法治疗急性扁桃体炎的疗效评价[J].实用中西医结合临床,2011,11(2):1-2.

[26] 付淑文.针刺治疗小儿急性扁桃体炎 46 例[J].山东中医杂志,2009,28(4):245-246.

[27] 谢强,邓峥峥,杨淑荣,等.针刺开音 1 号穴为主治疗急性创伤性喉炎风热证 120 例的疗效分析[C]//2006 国际传统医药创新与发展态势论坛论文集.北京:中国中医药学会,2006:203-205.

[28] 陶波,黄满珍,谢强,等.针刺放血治疗风热型急性创伤性喉炎临床研究[J].针灸临床杂志,2008,24(9):1-3.

[29] 陶波,李云英,谢强,等.针刺运动疗法治疗风热型急性单纯性喉炎观察[J].中国针灸,2006,26(2):107-109.

[30] 王启,陶波.针刺治疗声带小结及计算机声学测定疗效评价[J].中国针灸,2005,25(6):404-406.

[31] 李迎春,龚慧涵,陶波,等.针刺开音 1 号穴配合颈夹脊穴治疗声带小结 25 例临床观察[J].广州中医药大学学报,2010,27(3):239-241.

[32] 杨淑荣.针刺开音 1 号穴为主治疗中早期声带小结的临床研究及声学分析[J].江西中医学院学报,2004,16(6):37-38.

[33] 张文彭,Е.В.Владимирский,А.В.ТуеВ,等.针刺对支气管哮喘患者临床症状与肺功能的影响[J].中国针灸,2006,26(11):763-767.

[34] 张智龙,吉学群,薛莉,等.针刺治疗支气管哮喘急性发作期临床观察[J].中国针灸,2005,25(3):158-160.

[35] 王东林,关秉瑜,杨金洪.中西医结合治疗哮喘型慢性支气管炎的临床观察[J].中国实验方剂学杂志,2007,13(5):53-54.

[36] 杜宇征,于涛.针刺及刺络拔罐治疗缓解期支气管哮喘[J].中国临床康复,2006,10(19):170.

[37] 李玉兰.中药喘敷灵三伏穴位贴敷防治儿童哮喘的临床研究[D].武汉:湖北中医药大学,2003.

[38] 倪卫民,沈洁,黄元芳.头针改善慢性支气管炎患者缺氧即时疗效观察[J].中国针灸,2004,24(7):452-454.

[39] 张肖力.针刺加刮痧治疗急性气管支气管炎临床观察[J].中国针灸,1998,18(11):681-682.

[40] 吴秀艳,张德新.止咳贴治疗急慢性支气管炎 60 例[J].陕西中医,2004,25(12):1063-1065.

[41] 陈国琴.针刺治疗喉喑 32 例疗效分析[J].针灸临床杂志,2003,19(11):31-32.

[42] 郭艳明,吴文彦.针刺治疗梅核气 96 例疗效观察[J].中国针灸,1995(S1):20.

[43] 冯国湘,刘未艾,曾碧枚,等.祛风化痰针法对风痰型假性球麻痹患者 TCD 的影响[J].上海针灸杂志,2005,24(9):8-10.

针灸治疗循环系统病症

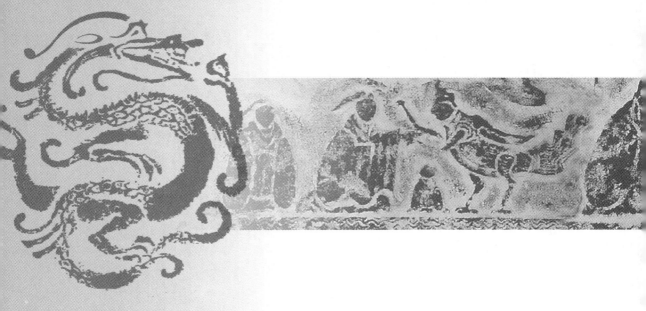

循环系统疾病(diseases of the circulatory system)包括心脏病和血管病,是严重威胁人类健康和影响人类生存的重要疾病,总体上说,循环系统疾病是指各种原因所导致的循环系统的结构和功能异常等所出现的疾病。循环系统是生物体的体液(包括血液、淋巴和组织液)及其借以循环流动的管道组成的系统,循环系统是生物体内的运输系统,它主要通过血液将营养物质输送到各组织器官,并将代谢产物经肺、肾排出;它还输送热量到身体各部以保持体温,输送激素到靶器官以调节其功能。循环系统还具有机体保护作用,如将血液运送到受伤或感染部,将身体储存的脂肪和糖运到有关部位等。因此,循环系统对生命体的生理功能具有非常重要的意义。凡各种因素导致循环系统的结构形态、体液及功能出现异常时,就会产生循环系统的各种病症。

现代研究表明,针刺可通过调节自主神经系统的功能,舒张末梢血管,降低血管紧张性,使血压下降。针刺可通过舒张冠状动脉增加血流量,提高心肌组织对缺血损伤的代偿能力,增强心脏的泵功能,降低心肌前后负荷,减少心肌耗氧量,对冠心病心绞痛产生治疗作用。针刺对心率有双向调节作用,心动过速时针刺可以抑制交感神经活动或增强迷走神经张力,心动过缓时针刺可兴奋交感神经,从而调节心脏功能,针刺纠正心律失常。有研究认为,针刺治疗室性早搏是通过调整肾上腺素能和胆碱能自主神经系统而实现的,并对心脏电生理有影响。针刺可抑制异位兴奋点的兴奋性,延长心脏动作电位的时程限,激活

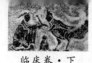
$Na^+ - K^+ - ATP$ 酶,使心肌复极均匀化,清除折返激动。针刺能延长心室和心房的有效不应期与功能不应期,使心肌恢复兴奋性的时间延迟,避免过早搏动的发生。针灸还可通过调节免疫系统功能,治疗由于感染引起血管壁上的变态反应或自身免疫反应。针刺可通过神经与体液机制,提高机体的痛阈和耐痛阈,另外,针刺促进人体释放内源性镇痛物质也发挥着镇痛作用。总之,大量的研究表明,针灸对于循环系统的功能有一定的调节作用。

针灸病谱研究显示,针灸治疗循环系统的病症达 25 种,包括高血压病、冠心病、心律失常、痔疮、雷诺氏病、动脉硬化症、血栓闭塞性脉管炎、慢性肺源性心脏病、心肌梗死、多发性大动脉炎、红斑性肢痛症、静脉炎、下肢深静脉血栓形成、心肌炎、动脉炎、风湿性心脏病、心肌缺血及心绞痛、脑供血不足、低血压、静脉曲张、休克、心力衰竭、高黏血症;中医病证有厥证、心悸。

第一节　高血压病

高血压(hypertension)是以体循环动脉压增高为主要表现的临床综合征,是最常见的心血管疾病,可分为原发性和继发性两大类。在绝大多数患者中,高血压的病因不明,称之为原发性高血压,占总高血压患者的 95% 以上;在不足 5% 患者中,血压升高是某些疾病的一种临床表现,本身有明确而独立的病因,称为继发性高血压。

根据临床上的主要症状、病程转归以及并发症,本病可归属于中医的"头痛"、"眩晕"、"肝风"等范畴,认为本病与肾阴不足、肝阳偏亢有关,多因精神因素、饮食失节等诱发。

一、辨病与辨证

1. 辨病

在安静状态下,高血压病是以体循环动脉血压持续升高(收缩压≥140mmHg 和/或舒张压≥90mmHg)为主要表现的伴或不伴有多种心血管危险因素的临床综合征。原发性高血压本身往往没有特异性症状,在血压急剧升高时可有头痛、头晕、面部潮红的症状。长期高血压可以导致记忆力减退、体力活动能力减退、视力障碍等。除血压升高外,一般没有特殊体征。合并高血压性心脏病时出现心界扩大。

2. 辨证

(1)肝火亢盛:眩晕头痛,惊悸,烦躁不安,面红目赤,口苦,尿赤便秘。舌红,苔干黄,脉弦。

(2)阴虚阳亢:眩晕头痛,头重脚轻,耳鸣,五心烦热,心悸失眠,健忘。舌质红,苔薄白,脉弦细而数。

(3)痰湿壅盛:眩晕头痛,头重,胸闷,心悸,食少,呕恶痰涎。苔白腻,脉滑。

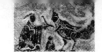

（4）气虚血瘀：眩晕头痛，面色萎黄，心悸怔忡，气短乏力，纳差，唇甲青紫。舌质紫暗或见有瘀点，脉细涩。

（5）阴阳两虚：眩晕头痛，面色萎暗，耳鸣，心悸，动则气急，甚则咳喘，腰腿酸软，失眠或多梦，夜间多尿，时有浮肿。舌淡或红，苔白，脉细。

附：世界卫生组织/国际高血压联盟制定的高血压诊断与分级标准见下表

高血压诊断和分级标准

类别	收缩压	舒张压
理想血压	＜120mmHg	＜80mmHg
正常血压	＜130mmHg	＜85mmHg
正常高值	130～139mmHg	85～89mmHg
1级高血压（轻度）	140～159mmHg	90～99mmHg
亚组：临界高血压	140～149mmHg	90～94mmHg
2级高血压（中度）	160～179mmHg	100～109mmHg
3级高血压（重度）	≥180mmHg	≥110mmHg
单纯收缩期高血压	≥140mmHg	＜90mmHg
亚组：临界高血压	140～149mmHg	＜90mmHg

二、针灸治疗及选穴原则

1. 治疗原则

本病以平肝熄风、清利头目为基本治疗原则。肝火亢盛、阴虚阳亢者可兼滋阴降火，平肝潜阳；痰湿壅盛兼健脾化痰；气虚血瘀兼益气化瘀；阴阳两虚兼滋阴补阳，调和脏腑。

2. 选穴原则

可根据肝主疏泄，"诸风掉眩，皆属于肝"等理论，结合辨证分型选穴。具体选穴原则如下。

（1）辨经选穴：头为诸阳之会，手、足三阳经皆循头面，厥阴经上会于巅顶，因此常选肝经太冲疏肝理气，平降肝阳；手阳明经多血多气，常选曲池、合谷清泄阳明，理气降压。

（2）辨证选穴：肝阳上亢，选行间、侠溪以泄两经之热，肝俞滋补肝阴、潜降肝阳；痰浊上蒙，选阴陵泉、丰隆可健脾化湿；气血亏虚，选肝俞、膈俞、足三里、三阴交、气海等穴可补血益气。

3. 耳针

耳针常选降压沟、耳尖。

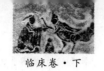

三、推荐针灸处方

● 推荐处方 1

【治法】 平肝潜阳,清利头面。

【主穴】 百会、曲池、合谷、太冲、三阴交。

【配穴】 肝火亢盛,加风池、行间;阴虚阳亢,加太溪、肝俞;痰湿壅盛,加丰隆、足三里;气虚血瘀,加血海、膈俞;阴阳两虚,加关元、肾俞;头晕头重,加百会、太阳;心悸怔忡,加内关、神门。

【操作】 太冲应朝涌泉方向透刺,以增滋阴潜阳之力。余穴均常规操作。

● 推荐处方 2

【治法】 平肝潜阳,调和气血。以督脉、手阳明及足厥阴经穴为主。

【主穴】 风池、人迎、曲池、合谷、三阴交、太冲。

【配穴】 肝火亢盛,加行间、侠溪;痰湿壅盛,加中脘、丰隆;气虚血瘀,加气海、膈俞;阴虚阳亢,加太溪、行间;阴阳两虚,加关元、命门。眩晕头痛,加太阳、印堂;心悸失眠,加神门、内关。

【操作】 痰湿壅盛、气虚血瘀、阴阳两虚,可用灸法;曲池、行间、膈俞可点刺出血。余穴常规操作。

四、针灸疗效及影响因素

高血压病分为 3 级和 3 期,针灸治疗高血压病有一定疗效,临床报道不少,但在具体的治疗中往往都是在使用降压药物的基础上进行针灸治疗,而不是单纯地使用针灸,因此,针灸的疗效确实难以完全明确地肯定说明。临床上发现针灸降压的及时效应还是明显的,但存在持续时间不稳、作用有限等问题。目前而言,针灸对于高血压 1 级疗效可能较为显著,但在高血压病的治疗上,目前还难以得出以针灸为主治愈本病的确切证据,考虑到本病的危害性和危险性,针灸作为高血压病的辅助疗法是比较合理的。从文献报道情况看,治疗方法有毫针、穴位注射、穴位贴敷、刺络放血和耳针等,也有应用灸法治疗高血压的报道;主要选用的穴位有百会、风池、太冲、耳穴降压沟等。

影响针灸疗效的因素主要包括患者对针刺反应的个体差异和高血压的严重程度。部分患者对针灸的反应敏感,因此,针灸降压较明显。针灸对于高血压的初期有一定的疗效,对于1、2期高血压病有一定的辅助作用,可改善症状;3期高血压针灸难以起效。不论高血压情况如何,针灸只能是一种辅助手段,应配合降压药物治疗。高血压危象时慎用针灸。另外,针刺治

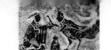

疗颈源性高血压治愈率高,疗效显著。对一些难治性疾病引起的继发性高血压,针灸效果不佳。交感神经组织的恶性病变,因原发病难以根治,血压也难以降低。

五、针灸治疗的环节和机制

1. 降低血管紧张性

针刺可通过调节自主神经系统的功能,舒张末梢血管,使血压下降。有研究发现,针刺能降低血浆中血管紧张素Ⅱ,抑制醛固酮分泌,减少水钠潴留,达到降压目的。有报道针刺可兴奋迷走神经,使血液中的乙酰胆碱含量增加,儿茶酚胺含量下降,引起小血管扩张,达到降压作用。

2. 中枢机制

针刺在神经调节中对神经递质、体液调节、排钠调节及血流的改变均有影响,通过对针刺后大鼠延髓、脑桥和中脑内 5-HT 含量的监测表明,针刺后可提高中脑、脑桥、延髓等部位细胞内 5-HT 含量,对交感中枢的紧张性抑制作用是血压降低的因素之一,另外,针刺后中枢内啡肽、氨基丁酸含量的增加也均为降压的机制。

3. 对相关因素的影响

针刺能降低血管紧张性,减少血小板聚集,恢复血管内环境稳定,增加 $6-Keto-PGF_{1\alpha}$ 的含量及它与 TXB_2 的比值,以达到持续而稳定的降压效果。L-精氨酸是血管内皮细胞合成 NO 的前体,它在一氧化氮合酶作用下合成内源性 NO。后者通过激活鸟苷酸环化酶使 cGMP 生成增多,导致血管平滑肌松弛以舒张血管,调节外周阻力。许多研究证实,在针刺降压的同时,血浆 cAMP/cGMP 比值也同时减低,提示针刺降压的机制有可能是或部分是通过 L-精氨酸途径增加内源性 NO 之合成,致使血管平滑肌细胞内鸟苷酸环化酶被激活、cGMP 水平上升而舒张血管。

六、预　后

一般来说,血压愈高,预后愈差;年龄愈大,预后愈差。1 期或 2 期高血压如能及时治疗,可获得痊愈或控制住病情发展,心、脑、肾等并发症也不易发生,几乎能与正常血压者享有同等寿命,并且不影响生活质量。有高血压合并脑卒中、心肌梗死或猝死家族史者,其严重并发症出现早,发病率高,较没有家族史者预后差。经治疗的急进型恶性高血压,多数在半年内死亡,1 年生存率仅为 2% 以下。高血压合并脑卒中者,预后较差,及时抢救后仍有相当高的病残率。高血压合并冠心病者,易发生急性心肌梗死,或因急性冠状动脉供血不足而发生猝死。高血压合并左室肥厚者,虽然可在许多年内保持正常生活,但一旦发生左心功能不全,病情常急转直

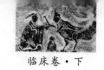

下,尽管给予治疗,5年后仍有半数死亡。高血压引起的肾功能损害,一般出现较晚,对患者预后影响较小。

高血压病重在预防和平素的调护,合理膳食,限制钠盐摄入,减少膳食脂肪,补充蛋白质,多吃蔬菜和水果,摄入足量钾、镁、钙;戒酒或严格限制饮酒,戒烟。减轻体重至不超过标准体重的10%左右;养成良性的运动方式和合理的运动度,增加机体的代谢。保持健康的心理状态,减少精神压力和抑郁。

七、临床研究动态

一项样本量为40例的RCT[1]。试验组($n=20$):电针(穴位为内关)。对照组($n=20$):空白对照。依据心率变异性(HRV)指标,包括各组低频(LF),其反映交感和迷走神经的双重活性;高频(HF),其反映迷走神经系统活性;低频/高频(LF/HF),其反映交感与迷走神经调节的平衡性判定疗效。组间比较有差异($P<0.01$)。

一项样本量为60例的RCT[2]。试验组($n=30$):针刺双侧风池穴。对照组($n=30$):口服倍他乐克。依据前后血压、临床症状(头昏、眩晕、心悸、耳鸣、失眠、烦躁)、血清肿瘤坏死因子(TNF - α)、血浆内皮素(ET)的变化判定疗效。组间比较各项指标均有差异($P<0.01$)。

一项样本量为60例的RCT[3]。试验组($n=30$):温针灸法,穴位为合谷、太冲、百会。对照组($n=30$):口服卡托普利。依据血压、主要症状(头痛、眩晕、心悸、耳鸣、失眠、烦躁)判定疗效。结局有显著性差异($P<0.01$)。

一项针药结合与单纯药物治疗肾性高血压疗效观察的CCT[4]。样本量为152例,试验组($n=76$):针刺降压穴以及治疗肾病的穴位,配合口服伊贝沙坦。对照组($n=76$):口服伊贝沙坦、福辛普利。依据血压值及尿蛋白、血肌酐、内生肌酐清除率判定疗效。治疗4周后血压达到目标值,两组比较差异无显著性意义;治疗8周和24周时组间比较,针药结合组降压效果优于药物组。两组治疗后尿蛋白排泄、血肌酐及内生肌酐清除率比较有差异。

Frank A Flachskampf 等的一项样本量为160例的单盲RCT[5]。采用分层随机方法随机分组。试验组:干预措施为毫针常规针刺。对照组:干预措施为假针刺。结果显示:经过6周的治疗,试验组相对于对照组血压有明显的降低($P<0.001$);24小时后试验组血压降低明显;3~6个月后血压又恢复至治疗前水平。

ChangShik Yin 等的一项样本量为41例的双盲RCT[6]。采用计算机随机分组。试验组:干预措施为毫针常规针刺,四种取穴方案(足三里、曲池、大肠俞;太白、太渊、肺俞;然谷、复溜、命门;商阳、风池、大椎)可根据患者的具体情况来选择。对照组:干预措施为假针刺。结果显示:经过8周的对比治疗,对照组血压没有明显的变化,试验组有明显的降低($P<0.01$),从136.8/83.7mmHg降至122.1/76.8mmHg。

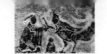
T Williams 等的一项样本量为 10 例的 RCT[7]。采用抛硬币方法随机分组。试验组：干预措施为电针刺激，取穴太冲、足三里、曲池及部分耳穴。对照组：干预措施为非穴位电针刺激。结果显示：试验组相对于对照组血压有明显的降低，有统计学差异（$P<0.01$）。

第二节　低血压症

低血压症是指成年人的肱动脉血压 < 12/8 kPa(90/60mmHg)，常伴有头晕头痛、心悸，甚则晕厥等症状以及某些基础病。低血压症根据起病形式分为急性和慢性两大类。急性低血压是指患者血压由正常或较高的水平突然而明显下降；慢性低血压是指血压持续低于正常范围的状态。西医学分为体质性、体位性、继发性三类。体质性低血压最常见，一般与体质、年龄或遗传等因素有关；体位性低血压，部分患者的低血压发生与体位变化（尤其直立位）有关；继发性低血压则由神经、内分泌、心血管等系统疾病及某些药物引起。

本病属中医学"眩晕"、"虚劳"、"晕厥"等范畴，多由于气虚阳微或气阴两虚导致心脉鼓动无力，气机升降失调，清阳不升，或血虚不能充盈血脉，导致心脑失养，脑髓空虚而发头晕、眼花，甚则晕厥。

一、辨病与辨证

1. 辨病

当成年人肱动脉血压低于 12/8 kPa(90/60mmHg)即可诊断为低血压症。临床应分清原发性、继发性低血压。

（1）原发性低血压

①体质性：多见于 20～50 岁的妇女和老年人，轻者可无症状或易晕车船，重者出现疲乏、健忘、头晕、头痛、心慌甚至晕厥或有心前区压迫感等症状；夏季气温较高时更明显。

②体位性：患者从卧位到坐位或直立位时，或长时间站立出现血压突然下降超过 20mmHg，并伴有明显症状，如头昏、头晕、视力模糊、乏力、恶心、心悸、认知功能障碍等。

（2）继发性低血压：除低血压外，伴有其他血管症状、其他系统疾病的临床表现。

2. 辨证

（1）心阳不振：头晕健忘，精神萎靡，神疲嗜睡，面色苍白，四肢乏力，手足发凉。舌质淡，舌体胖嫩，脉沉细或缓而无力。

（2）中气不足：头晕，气短，自汗，四肢酸软，食欲不振。舌淡，苔白，脉缓无力。

（3）心肾阳虚：头晕耳鸣，心悸怔忡，腰膝酸软，汗出肢冷，手足发凉，性欲减退，夜尿多。舌

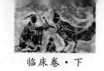

质淡,苔薄白,脉沉细。

(4)阳气虚脱:头晕,面色苍白,恶心呕吐,汗出肢冷,步态不稳,不能站立,神志恍惚,甚则晕厥。舌质淡,脉沉细无力。

二、针灸治疗及选穴原则

1. 治疗原则

本病以补益气血、温阳化气、升提血压为主要治疗原则。

2. 选穴原则

在选穴上根据心主血脉,脾统血,阳明经多气多血等理论选择有关穴位,可根据具体辨证情况选穴。具体选穴原则如下。

(1)选用急救升压性穴位:常在督脉上选水沟、素髎等急速升压,还可选人迎等。

(2)辨证选穴:心阳不振,选膻中、厥阴俞振奋心阳;中气不足,选足三里、中脘、胃俞补中益气;心肾阳虚,选心俞、肾俞、命门、太溪温补心肾;阳气虚脱,选神阙、关元施灸以回阳固脱;四肢不温,加灸大椎、命门温经通阳。

3. 耳针

耳针可选皮质下、交感、肾上腺、内分泌、心、肾、脾等。用皮肤针针刺或用王不留行籽胶贴于双侧耳穴相应部位。

三、推荐针灸处方

●推荐处方1

【治法】 补益心脾,调和气血。

【主穴】 百会、气海、心俞、脾俞、肾俞、足三里。

【配穴】 心阳不振,加厥阴俞;中气不足,加中脘、胃俞;心肾阳虚,加内关、太溪、命门;阳气虚脱,加神阙、关元;四肢不温,加大椎、命门;危急情况下可加水沟、素髎。

【操作】 百会重灸20分钟,足三里可每天坚持自灸,余穴常规操作。

●推荐处方2

【治法】 补益元气,温经通阳。

【穴位】 神阙、关元、百会、足三里、涌泉、内关。

【操作】 神阙、关元用艾灸,余穴常规操作。

●推荐处方3

【治法】 调督通阳,益气补血。

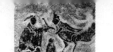

【穴位】　人迎、百会、人中、关元、气海、足三里、涌泉。

【操作】　百会、关元、气海、足三里、涌泉用补法和艾灸；人中用泻法；人迎穴持续用轻柔的捻转补法1～3分钟。

四、针灸疗效及影响因素

由自主神经功能紊乱导致的低血压最适合于针灸治疗,而其他因素导致的低血压针灸也有一定的疗效。需要指出的是,西医在治疗高血压病时降压药比较丰富,对于休克时的严重血压下降可用多巴胺等升高血压,但对于一般的低血压情况没有可用的治疗方法,而升压的多巴胺显然不能用。因此,针灸是一种可供首选的治疗方法,但要完全根治也非针灸所能及,针灸只能起到一定的缓解和调节的作用。

1. 病因

一般而言,针灸对于原发性低血压的治疗效果要优于继发性。继发性低血压要积极治疗原发病,针灸可作为辅助治疗方法。

2. 治疗时机

本病病程短、症状较轻者,可自愈,针灸可较快的发挥疗效,而且疗效好。如果临床症状较重者,病程长,若针灸及时介入治疗,也可使临床症状缓解,但疗效不及前者,而且往往需要较长的时间治疗。

3. 患者的机体状态

长期卧床休息、病后初愈、体质瘦弱、更年期妇女、老年人患者,体质较差或易受外界因素影响者,针刺治疗即刻疗效较好,但如果其体质不能得到改善,则很难根治。长期使用抗抑郁药、多巴胺、降压药、血液透析治疗的患者出现低血压症状,针刺治疗只能以短期改善症状治标。

五、针灸治疗的环节和机制

引起低血压的病因有多种,一般认为有自主神经功能紊乱;或长期卧床,贫血、脱水、电解质平衡失调以及动脉的老化、硬化或窦房结功能减退、心肌老化、心脏应激反应能力减低等机体功能的衰竭;或肾小球动脉明显透明样变,维持血压的代谢机制发生障碍;或服用某些药物导致低血压,从而使血液循环缓慢,远端毛细血管缺血,以致影响组织细胞氧气和营养的供应,二氧化碳及代谢废物的排泄。长期如此使机体功能大大下降。根据以上的发生机理,针刺治疗本病的环节和机制可概括为以下两点。

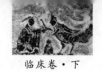

1. 整体治疗机理

针刺刺激通过轴突反射、脊髓反射和全身反射等各种神经反射途径,对相应器官或组织的功能发生及时的调整作用,以及对内分泌系统、体液因素、大脑皮质功能的调节,可促进机体功能的平衡,从而改善体质,增强免疫力,从根本上升提血压。

2. 调节自主神经功能

针灸治疗低血压,关键是提高自主神经尤其是交感神经的反应性。针灸可使颈动脉窦及主动脉弓的压力感受器产生兴奋,通过对心脏及其他内脏功能的调节,增强心脏收缩强度,增加有效循环血容量,引起心搏增强,也可对自主神经系统和压力感受器反射予以调节,以维持有效血容量及血压的稳定。

六、预 后

针灸对本病有较好的升压作用,但因低血压多伴有或继发于相关疾病,因此应明确诊断,积极治疗相关疾病。血压过低,病情危急时,应做急救处理。老年低血压患者,平时行动不可过快、过猛,从卧位或坐位起立时,动作宜缓慢进行。患者应积极参加体育锻炼,改善体质,增加营养,多饮水,多吃汤类食品,每日食盐略多常人。避免劳累,但是应适当活动,饮食营养丰富,调畅情志,保证睡眠。老年人伴有慢性疾病者,应积极治疗原发病,对扩血管药物、镇静降压药应慎用。

七、临床研究动态

一项针灸治疗低血压的系统评价(A 级证据)[8]。纳入的研究文献数量为 4 篇,纳入研究人数为 463 人。研究目的是评价针灸治疗低血压的疗效,主要评价了针灸对照常规药物(西药)治疗之间的对比结果。研究结果显示,原发性低血压研究针灸疗法与其他疗法的有效率比较无统计学意义,$RR=1.11$,$95\%CI(0.95,1.29)$,$P=0.20$;但远期疗效的有效率比较有统计学意义,$RR=1.46$,$95\%CI(1.05,0.02)$,$P=0.02$;针刺加中药优于其他疗法(西药)。在直立性低血压研究中,针灸加西药疗法与西药疗法的有效率比较有统计学意义,$RR=2.26$,$95\%CI(0.84,3.68)$,$P=0.002$,针灸加西药疗法优于西药疗法。

一项样本量为 69 例全麻术后复苏期低血压的 RCT[9]。试验组($n=35$):按揉合谷穴,每分钟 $100\sim150$ 次,每次揉按时间约 3 分钟,每 20 分钟重复 1 次。对照组($n=34$):空白对照。依据收缩压和舒张压变化评定,结果实验组的升压效果优于对照组($P<0.05$),经过多次揉按后血压呈梯级上升,稳定在 $100\sim110/60\sim66$ mmHg 的水平。

一项样本量为 49 例的 RCT[10]。试验组($n=38$):针刺(穴位取双侧内关穴)。对照组(n

=11):参麦注射液。根据临床症状(头晕、头痛、心悸、胸闷、气短、乏力、多汗、恶心)以及程度综合评估,血压和脉压及自动心血管功能仪测试。组间比较有差异,$P<0.05$。

第三节 冠心病

冠心病(coronary heart disease)是冠状动脉性心脏病的简称,包括冠状动脉粥样硬化性心脏病和冠状动脉功能性改变(痉挛),亦称缺血性心脏病。西医分为稳定型和不稳定型心绞痛两类;冠心病是在冠状动脉固定性严重狭窄的基础上,由于心肌负荷的增加引起心肌急剧的、暂时的缺血与缺氧的临床综合征。本病患者男性多于女性,多数患者年龄在 40 岁以上。

本病属中医"胸痹"、"心痛"范畴,是以胸闷心痛,甚则心痛彻背、短气喘息不得卧等为主症的心脉疾病,以中老年发病者居多;主要与实邪内侵、饮食不当、情志失调、年迈气虚有关。发病机理有虚、实两方面:实为寒凝、气滞、血瘀、痰阻等痹阻胸阳,阻滞心脉;虚为心脾肝肾亏虚,心胸失养。

一、辨病与辨证

1. 辨病

(1)临床表现:主要症状是心绞痛,即心前压榨性、烧灼性疼痛,可以向左上肢内侧、左颈部、下颚、上腹部等部位放射,持续时间一般为数分钟,很少超过 25~30 分钟。常见的诱因为用力、激动、劳累等,去除诱因或服用药物治疗后疼痛往往突然缓解。不稳定性心绞痛的诱因不明。其他症状包括胸闷、乏力、心慌等。急性心肌梗死的疼痛往往十分剧烈,并持续较长时间。

(2)临床分型

①心绞痛型:分为稳定性和不稳定性两类。稳定性心绞痛主要指劳力性心绞痛,其诱因明确,与用力、激动、劳累有关,病情相对稳定。不稳定性心绞痛包括初发性心绞痛、卧位性心绞痛、夜间心绞痛、变异性心绞痛、心梗后心绞痛。

②心肌梗死型:根据累及心肌程度分为穿壁性心肌梗死和心内膜下心肌梗死;根据病程可以分为急性心肌梗死和陈旧性心肌梗死(发病后 3 个月)。

③无症状型(隐匿型):有明确心肌缺血的实验室表现和冠心病危险因素,但没有临床症状。

④心力衰竭和心律失常型。

⑤心源性猝死。

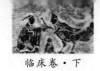

2. 辨证

(1)心血瘀阻：心胸阵痛，如刺如绞，固定不移，入夜为甚，伴有胸闷心悸，面色晦暗。舌质紫暗或有瘀斑，舌下络脉青紫，脉沉涩或结代。

(2)寒凝心脉：心胸痛如缩窄，遇寒而作，形寒肢冷，胸闷心悸，甚则喘息不得卧。舌质淡，苔白滑，脉沉细或弦紧。

(3)痰浊内阻：心胸窒闷或如物压，气短喘促，多形体肥胖，肢体沉重，脘痞，痰多口黏。舌苔浊腻，脉滑。痰浊化热则心痛如灼，心烦口干，痰多黄稠，大便秘结。舌红，苔黄腻，脉滑数。

(4)心气虚弱：心胸隐痛，反复发作，胸闷气短，动则喘息，心悸易汗，倦怠懒言，面色㿠白。舌淡暗或有齿痕，苔薄白，脉弱或结代。

(5)心肾阴虚：心胸隐痛，久发不愈，心悸盗汗，心烦少寐，腰酸膝软，耳鸣头晕，气短乏力。舌红，苔少，脉细数。

(6)心肾阳虚：胸闷气短，遇寒则痛，心痛彻背，形寒肢冷，动则气喘，心悸汗出，不能平卧，腰酸乏力，面浮足肿。舌淡胖，苔白，脉沉细或脉微欲绝。

二、针灸治疗及选穴原则

1. 治疗原则

本病以疏调心气、活血通络为基本治疗原则。应先治其标，后顾其本。祛邪治标常以活血化瘀、泻浊豁痰为主；扶正固本常用温阳补气、益气养阴、滋阴益肾为法。

2. 选穴原则

在选穴上可根据心主血脉、心包代心受邪等理论和具体证型而选穴。具体选穴原则如下。

(1)局部选穴：可在胸背部选取穴位，如心俞、厥阴俞、巨阙、膻中等。

(2)根据"经脉所过，主治所及"的规律选穴：心经"起于心中，出属心系"，可选神门、通里以活血通络止痛；心包经"起于胸中，出属心包络"，可选心包经郄穴郄门以缓急止痛，选络穴内关以通络止痛；肾经"络心，注胸中"，可选太溪以滋肾阴，使水火相济；脾经"注心中"，可选三阴交以益气补血。

(3)辨证取穴：心血瘀阻，加膈俞以祛瘀通络；寒凝心脉，加气海、关元以温阳散寒；痰浊内阻，加太渊、丰隆以蠲化痰浊；心气虚弱，加足三里、太溪以滋阴益气；心肾阴虚，加肾俞、太溪、三阴交以滋阴益肾；心肾阳虚，加关元、足三里、脾俞以益气温阳。

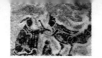

三、推荐针灸处方

●推荐处方1

【治法】 调理心气,活血通络。

【主穴】 膻中、心俞、内关、大陵。

【配穴】 血瘀,加膈俞、血海、地机;痰浊,加阴陵泉、丰隆;气虚,加气海;血虚、阴虚,加三阴交、足三里。

【操作】 内关穴行较强的捻转泻法,持续行针1～3分钟,余穴均常规操作。

●推荐处方2

【治法】 活血化瘀,通络止痛。

【主穴】 心俞、巨阙、膈俞、膻中、阴郄、内关。

【配穴】 寒凝心脉,加厥阴俞;痰浊内阻,加中脘、丰隆;心气虚弱,加神门、气海;心肾阴虚,加三阴交、太溪;心肾阳虚,加肾俞、命门。舌紫暗,加中冲、少冲。

【操作】 均用泻法,常规操作。

四、针灸疗效及影响因素

冠心病的类型比较复杂。一般而言,总体上可分为发作期和缓解期,不论在发作期还是缓解期,针灸都有一定的疗效,但从实际情况看,冠心病的针灸治疗难以作为主要的治疗方法,只能作为辅助治疗方法。从文献报道看,针灸对冠心病的胸闷、心悸等症状有明显的改善作用。

1. 病情

心肌缺血后不久,电镜下表现为心肌纤维肌浆水肿、轻度的线粒体肿胀和糖原减少,是可逆性损伤,此时,针刺可改善心肌缺血,促进因缺氧而受到损伤的线粒体嵴结构恢复。另外,针刺对急性期心肌缺血引起的低排高阻等心脏血流动力学的紊乱有明显的调整作用。因此,病情初期,病程短及在急性期进行针刺治疗者能取得较好疗效。病程长,心肌出现形态上的变化等,针灸只能起到部分的改善症状的作用,疗效较差。

2. 人格因素

有研究表明,不同人格类型的冠心患者其针刺效应和疗效按照由好到差的顺序排列,依次为多血质、胆汁质、黏液质、抑郁质,说明针灸疗效与患者的人格因素密切相关。

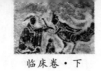

五、针灸治疗的环节和机制

1. 舒张冠状动脉

针刺通过舒张冠状动脉,增加冠脉的侧支循环,增加冠状动脉血流量,增加心肌的供氧量,提高心肌组织对缺血损伤的代偿能力,能调整心律,增强心脏的泵功能,并扩张微动静脉,减轻血细胞聚集,使血流速度加快,从而降低了心肌前后负荷,减少心肌耗氧量。对冠心病心绞痛的预防和治疗有一定的作用。研究认为针刺具有调整 TXB_2、6-酮-前列腺素 $F_{1\alpha}$(6-Keto-$PGF_{1\alpha}$)、T/P(TXB_2/6-Keto-$PGF_{1\alpha}$)的作用,从而缓解冠状动脉痉挛和闭塞,增加冠脉血流量,缓解冠心病心绞痛。

2. 中枢机制

研究证明,针刺内关穴可兴奋正中神经Ⅱ、Ⅲ类纤维,能明显抑制实验性心肌缺血反应,心电图 ST 段缺血性改变恢复良好。进一步的实验表明,内关穴的传入冲动可调整视前区-下丘脑前区、下丘脑后区、孤束核与杏仁核等处单位放电因急性心肌缺血所致的变化。

3. 调节心律

实验证明,电针内关、间使穴可明显抑制肾上腺素能 β 受体激动剂异丙肾上腺素和胆碱能受体阻断剂阿托品诱发缺血性复灌注心律失常的发生率。

4. 减轻氧自由基损伤

针刺可能通过迅速增高超氧化物歧化酶(SOD)、全血谷胱甘肽过氧化酶(GSH-Px)的活力,增强了内源性氧自由基清除系统的功能,从而减轻氧自由基的损伤作用,这可能是针刺治疗冠心病,改善心肌缺血、缺氧状态的疗效机制之一。

六、预 后

本病长期的预后取决于冠脉病变的数目,有无左心衰竭也是重要的决定因素。左室收缩功能通常用射血功能及左室收缩末期和舒张末期容量比表示。当左心衰同时伴有主要冠脉病变或多个冠脉的严重病变时,其预后不良。左主干病变 5 年的生存率大约是 45%。因解剖分布的原因,左前降支病变是最重要的单支血管病变的信号,有此病变的患者其长期预后比右冠状动脉或回旋支单支血管病变的患者差。冠心病患者往往因情绪波动和精神刺激而反复发作和加重,因此,避免精神刺激非常重要,患者应保持恬静乐观的心态。忌暴饮暴食,少食肥甘,禁食辛辣;适当多吃些蔬菜、水果,保持大便通畅;睡眠应充足,注意气候变化及劳逸适度。如出现心痛剧烈,汗出肢冷,脉沉细或结代,多见于急性心肌梗死等,应争分夺秒采取综合及时的抢救措施。

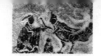

七、临床研究动态

一项针灸治疗心绞痛疗效评价的 Meta 分析（A 级证据）[11]。纳入的研究文献数量为 9 篇，纳入研究人数为 682 人。研究目的是评价国内针刺治疗心绞痛的有效性，主要评价了针灸对照常规药物治疗之间的对比结果。6 项研究结果显示总有效率的组间比较差异有统计学意义，$RR=1.17$，$95\%CI(1.08,1.27)$，$P=0.0002$，提示针灸在治疗心绞痛型冠心病方面可能优于常规药物。针刺治疗冠心病心绞痛的疗效可能优于消心痛，但不优于硝酸甘油或疗效相当；电针、毫针配合耳压法治疗心绞痛型冠心病的疗效可能不如复方丹参滴丸或疗效相当；单纯针刺治疗冠心病的疗效可能优于消心痛和心痛定合用；单纯针刺治疗冠心病的疗效可能不如异搏定或疗效相当。

一项样本量为 91 例的多中心 RCT[12]。试验组（$n=60$）：将心脑血管三高激光治疗仪戴在患者左手腕上，使靶血管定位器对准腕部桡骨茎突凹陷处，4 个激光输出口对准桡动脉，中间 1 个激光输出口对准内关穴。对照组（$n=31$）：口服藻酸双酯钠片、阿司匹林肠溶片。两组患者疗效间差异无显著性意义（$P>0.05$）。实验组患者除全血比黏度低切、HDL-C（高密度脂蛋白）无改变外，其他指标与治疗前比较，与对照组比较差异均有显著性意义（$P<0.05$）。对照组患者血浆黏度、红细胞聚集指数、CHO（总胆固醇）与治疗前比较差异有显著性意义（$P<0.05$）。观察期间所有的治疗病例未出现不良反应。结论：激光血管外穴位照射可有效治疗冠心病、心肌缺血、心律失常等心血管疾病，可降低血液中的 CHO、TG（甘油三酯）、LDL-C（低密度脂蛋白）、全血比黏度高切、血浆黏度和红细胞聚集指数等指标，同时可改善胸闷、胸痛、心悸、头晕、疲倦乏力等临床症状。

一项研究针刺背俞穴治疗冠心病心绞痛临床疗效观察的 RCT[13]。试验组（$n=34$）：针刺背俞穴，取穴心俞、肝俞、肾俞。对照组（$n=28$）：口服冠心丹参片。疗效标准参照《冠心病心绞痛及心电图疗效评定标准》。经 2 个疗程治疗后，临床疗效总有效率分别为 91.18％ 和 82.14％，经 Ridit 分析两组疗效差异无显著性意义（$P>0.05$）；心电图疗效总有效率分别为 79.41％ 和 46.43％，Ridit 分析表明针刺组疗效优于药物组（$P<0.05$）。

一项样本量为 60 例稳定型心绞痛的 RCT[14]。试验组（$n=30$）：针刺（膻中、巨阙，双侧内关、心俞、膈俞，背部压痛点），闪罐（心俞、膈俞、膻中、巨阙穴及背部压痛点）。对照组（$n=30$）：口服消心痛 10mg，每日 3 次。均 10 次为 1 疗程，共 2 个疗程。依据《冠心病心绞痛及心电图疗效评定标准》评定。结果显示：组间比较，临床疗效总有效率和心电图疗效均有显著差异（$P<0.05$）。

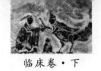

第四节　心律失常

心律失常(cardiac arrhythmia)是指心脏冲动的频率、节律、起源部位、传导速度与激动顺序的异常。心律失常情况非常复杂,其发生机制包括冲动形成异常、冲动传导异常或两者兼而有之。按其发生机制分为两大类:冲动形成障碍包括窦性心律失常(窦性心动过速、窦性心动过缓、窦性心律不齐、窦性停搏)和异位心律,后者又分为被动性异位心律(房性、房室交界性及室性逸搏;房性、房室交界性及室性逸搏心律)和主动性异搏心律(房性、房室交界性及室性过早搏动;房性、房室交界性及室性心动过速、心房扑动、心房颤动、心室扑动、心室颤动)。冲动传导障碍包括生理性干扰、房室分离和病理性。病理性主要包括窦房传导阻滞、房内传导阻滞、房室传导阻滞、室内传导阻滞(包括右束支传导阻滞、左束支传导阻滞、左前和左后分支传导阻滞)、房室间传导途径异常、显性或隐匿性房室旁路引起的预激综合征、Mahaim 纤维和 L－G－L 综合征(其是否存在尚有争议)。本节主要论述针灸临床常见的类型。

本病中医称"心悸",是由心失所养或邪扰心神,致心跳异常,自觉心慌悸动不安的病证。本病多呈阵发性,也有呈持续性者,可伴胸闷胸痛、气短喘息或头晕失眠等症。

一、辨病与辨证

(一)辨病

1.窦性心律失常

正常人的心律起源于窦房结,频率 60～100 次/分钟,儿童可以偏快,婴幼儿可达 130～150 次/分钟,其节律基本上是规则的。在正常人群中,窦性节律的频率个体差异非常大,不同的生理状态下一个人的变异度也很大。窦性 P 波在Ⅰ、Ⅱ、aVF 导联直立,aVR 导联倒置,PR 间期 0.12～0.20 秒。

(1)窦性心动过速:窦性心律的频率超过 100 次/分钟;心电图显示窦性 P 波的频率大于 100 次/分钟即可诊断为窦性心动过速。窦性心动过速的范围常在 100～150 次/分钟之间,心率达 150 次/分钟左右时,窦性 P 波可与前面的 T 波重叠。

(2)窦性心动过缓与窦性心律不齐:窦性心律的频率小于 60 次/分钟者称为窦性心动过缓,简称窦缓。窦性节律快慢不齐,其差值大于 0.12 秒者称窦性心律不齐,常与呼吸周期有关,称呼吸性窦不齐。窦性心动过缓时常伴有窦性心律不齐。心电图显示窦性 P 波的频率小于 60 次/分钟即可诊断为窦性心动过缓,其范围常在 45～60 次/分钟,严重者可低于 40 次/分钟。严重的窦性心动过缓心电图上常伴有交界性逸搏。

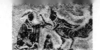

（3）窦性停搏：窦房结在较短暂的时间内不发放冲动称窦性停搏。心电图显示在较正常 P－P 间期显著延长的间期内无窦性 P 波出现，且长 P－P 间期与正常 P－P 间期无倍数关系。窦性停搏时常有交界性逸搏或逸搏性心律。

（4）窦房传导阻滞：指窦房结的冲动向心房传导时发生延缓或阻滞称窦房传导阻滞。心电图特征：由于体表心电图不能直接反映窦房结的冲动，因此难以诊断一度窦房阻滞。二度Ⅰ型窦房阻滞表现为 P－P 间期逐渐缩短，直至出现长的 P－P 间期。该长 P－P 间期短于基本 P－P 间期的两倍。二度Ⅱ型窦房阻滞的长 P－P 间期为基本 P－P 间期的整数倍。三度窦房阻滞常不易与较长时间的窦性停搏鉴别。窦房阻滞后可出现下位起搏点的逸搏。

（5）病态窦房结综合征：窦房结本身的病变和（或）窦房结周围组织的病变导致窦房结起搏和（或）窦房传导障碍，产生多种心律失常的综合征称病态窦房结综合征，简称病窦。

①临床表现：病窦多见于老年人，起病隐匿，病程缓慢。由于心率缓慢，患者常有周围脏器供血不足的表现，如头昏、眩晕、记忆力减退、乏力等。严重者可致阿-斯综合征或猝死。

②心电图特征：持续而显著的窦性心动过缓（50 次/分钟以下），且并非由于药物引起；窦性停搏与窦房传导阻滞；窦房传导阻滞与房室传导阻滞同时并存；心动过缓-心动过速综合征（bradycardia-tachycardia syndrome），这是指心动过缓与房性快速心律失常交替发作，后者通常为心房扑动、心房颤动或房性心动过速。

③其他心电图改变：在没有应用心律失常药物下，心房颤动的心室率缓慢，或其发作前后有窦性心动过缓和（或）第一度房室传导阻滞；房室交界区性逸搏心律等。

2. 房性心律失常

（1）房性早搏

①临床表现：房性早搏的患者可有心悸或心脏停搏感，听诊发现正常节律中有短-长不规则节律，如有器质性心脏病可发现有相应的体征。

②心电图特征：可发现提前出现一个变异的 P'波，QRS 波一般正常；P'-R 间期＞0.12 秒，代偿间期常不完全。部分早搏 P'波之后无 QRS 波，且与前面的 T 波相融合而不易辨认，称为房早未下传。P'-R 可以较正常的 P－R 间期延长，P'波引起的 QRS 波形有时会增宽变形，多似右束支传导阻滞，称为房性早搏伴室内差异传导。

（2）房性心动过速

①临床表现：常发生于各种器质性心脏病，如心肌梗死、心脏瓣膜性病变、急慢性心功能不全、严重肺部疾患、急性感染、饮酒过度、低血钾、低氧血症及洋地黄中毒等。主要症状是心悸不适和相应的心脏病症状。可呈阵发性或持续性，甚至无休止发作，并可引起心动过速性心肌病，此时很难与心功能不全相鉴别。

②体表心电图:心房率为 100～240 次/分钟,房率≥室率,房室阻滞和束支阻滞不影响心动过速、P′波电轴和形态与窦性 P 波明显不同,P′-R>0.12 秒,且随心率增加而延长,是窄 QRS 形态,一般 P′-R<R-P′。房性心动过速时在同一心电图导联上,P′波形态一致被认为是单源性的;≥3 种以上形态则认为是多源性的。多源性房速常发生于慢性阻塞性肺部病变与充血性心力衰竭的老年患者,亦可见于洋地黄中毒和低钾血症的患者。

(3)阵发性室上性心动过速:简称室上速,通常包括房室结折返性心动过速、房室折返性心动过速和窦房结折返性心动过速。

①临床表现:有心动过速反复发作史,心悸、焦虑不安、眩晕、晕厥、心绞痛甚至心力衰竭与休克。症状轻重与心室率及持续时间长短有关。心尖区第一心音强度恒定,心律绝对规则。

②心电图特征:心室率 150～250 次/分钟,节律规则;QRS 波正常,当伴室内差异性传导阻滞时,QRS 波增宽;P 波呈逆传型,可位于 QRS 波前、QRS 波中或 QRS 波之后,P 波与 QRS 波有恒定关系;ST-T 有继发性改变。

③心电生理检查:食管调搏或腔内电生理检查证实有房室结双径路或房室旁路;心房、心室程序刺激可诱发和终止心动过速。

④持久性交界性反复性心动过速(PJRT)的电生理特征:旁路常位于后间隔部,有递减性传导特性;心动过速时于希氏束不应期发放心室早搏刺激,可使心房提前激动;心动过速时最早逆传 A 波位于冠状窦口附近;多见于青年人,此种心动过速需同快-慢型房室结折返性心动过速和房性心动过速鉴别。

3.室性心律失常

(1)室性早搏

①QRS 波群提前出现,时限常大于 0.12 秒,ST 段及 T 波的方向与 QRS 主波方向相反。少数情况下,起源于室间隔希氏束分叉处附近的室性早搏 QRS 波群不宽,分析时需加以鉴别。

②提前出现的 QRS 波群与前面的窦性搏动之间常有固定的间期,称配对间期。有时,早搏与其前 QRS 波群之间的配对间期互不相等,且形态各异,称为多源性室性早搏。

③室性早搏常逆传到房室交界区而很少逆传到心房,因而不干扰窦房结的正常节律,表现为早搏后的代偿间歇完全,紧跟早搏后面的窦性冲动由于房室交界区的干扰,不能下传到心室,窦性 P 波常被隐没在 ST 段或 T 波中。

④心室的异位起搏点可按固定的频率独立地发放冲动,它发放的冲动是否兴奋心室取决于周围组织的不应期。其心电图特征为配对间期不恒定;长的异位搏动间期与短的异位搏动间期有倍数关系或公约数关系;可出现室性融合波,这种情况称为室性并行心律。

⑤室性早搏可孤立或规则出现。二联律是指每个窦性搏动后出现一个室性早搏,三联律

是指每两个窦性搏动后跟随一个窦性早搏;以此类推。连续出现两个室性早搏者称成对室性早搏;连续发生 3 个或以上室性早搏者称室性心动过速。若室性早搏插入两个窦性搏动之间,称为间位性室性早搏;若室性早搏落在前一个心搏的 T 波上,称 R - on - T 现象。

(2)室性心动过速(ventricular tachycardia,室速)是指发生于希氏束分叉以下的快速连续性室性异位激动。自发者异位激动需连续≥3 个,程序电刺激诱发者需连续≥6 个且频率≥100 次/分钟。

①临床表现:室性心动过速的临床表现随室性心动过速的频率、持续时间、是否合并器质性心脏病以及心功能状态等因素变化而不同。少数患者症状较轻微,多数出现心慌、胸闷、眩晕等症状,严重者可出现休克、呼吸困难、肺水肿、晕厥,甚至导致心室扑动、心室颤动而猝死。室性心动过速除原有心脏病的体征外,还可出现低血压、颈静脉搏动强弱不等、间歇性出现较强的颈静脉搏动。听诊时第一心音强弱不等,有时可闻及炮轰音,这与房室分离有关。

②心电图特征:室速的心电图可有下列改变。宽而畸形的 QRS 波连续出现≥3 次,基本规则,频率≥100 次/分钟,ST - T 与主波方向相反;P 波与 QRS 波群无固定关系,形成房室分离,房率小于室率。但因 P 波常融于畸形的 QRS 波中,难以辨认;完全或部分心室夺获:室性心动过速过程中,窦性激动可完全夺获心脏,表现为窄 QRS 波,其前有 P 波,P - R>0.12 秒。窦性冲动与异位冲动同时兴奋心室时表现为部分夺获,图形介于室性与窦性之间,称室性融合波。

(二)辨证

(1)心虚胆怯:心悸因惊恐而发,悸动不安,气短自汗,神倦乏力,少寐多梦。舌淡,苔薄白,脉细弦。

(2)心脾两虚:心悸不安,失眠健忘,面色㿠白,头晕乏力,气短易汗,纳少胸闷。舌淡红,苔薄白,脉弱。

(3)阴虚火旺:心悸不宁,思虑劳心尤甚,心中烦热,少寐多梦,头晕目眩,耳鸣,口干,面颊烘热。舌质红,苔薄黄,脉细弦数。

(4)心血瘀阻:心悸怔忡,胸闷心痛阵发,或面唇紫暗。舌质紫或有瘀斑,脉细涩或结代。

(5)水气凌心:心悸怔忡不已,胸闷气喘,咳吐大量泡沫痰涎,面浮足肿,不能平卧,目眩,尿少。苔白腻或白滑,脉弦滑数疾。

(6)心阳虚弱:心悸动则为甚,胸闷气短,畏寒肢冷,头晕,面色苍白。舌淡胖,苔白,脉沉细迟或结代。

二、针灸治疗及选穴原则

1. 治疗原则

本病以调理心气、安神定悸为基本治疗原则。

2. 选穴原则

在选穴上以调理心气的穴位为主,可根据辨证分型和经脉联系的关系等选穴。具体选穴原则如下。

(1)局部选穴与远端选穴:因本病病位在心,常局部选心俞、厥阴俞、膻中、巨阙等;远端选内关、通里、阴郄、大陵、郄门、神门等穴。

(2)辨证选穴:心胆气虚,选心俞、胆俞以壮胆气;心脾两虚,选心俞、脾俞、足三里健中焦、助运化,以滋生血之源;心血瘀阻,选膻中、膈俞、血海活血化瘀;水气凌心,选脾俞、肾俞、三阴交、阴陵泉助脾肾之阳以利水;心阳虚弱,选厥阴俞、足三里、气海以补气回阳。

3. 耳穴

耳穴可选心、小肠、皮质下、交感、胸、肺、肝等穴。取双侧耳穴,每次取3～5穴。针刺后接电针仪,采用连续波。

三、推荐针灸处方

●推荐处方1

【治法】 调理心气,安神定悸。

【主穴】 心俞、巨阙、神门、内关、胆俞。

【配穴】 心脾两虚,加脾俞、足三里;心血瘀阻,加膻中、膈俞;水气凌心,加中极、肾俞;心阳虚弱,加厥阴俞、气海;善惊,加大陵;自汗气短甚者,加足三里、复溜。

【操作】 背俞穴向脊柱方向斜刺。余穴常规操作。

●推荐处方2

【治法】 清心解郁,宁心安神。

【穴位】 膻中、心俞、厥阴俞、内关、太冲、神门。

【操作】 内关进针捻转泻法1～3分钟,使针下酸麻至中指尖,上至肘部。余穴常规操作。

四、针灸疗效及影响因素

从文献报道情况看,针灸对心律有一定的双向良性调节作用,主要以针刺内关最为显著,其被认为是调节心率(律)最有效的穴位。针灸对心律失常的改善作用维持时间较为短暂,在

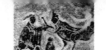

治疗时应查明病因,积极治疗原发病,针灸可以作为辅助治疗。

1. 病情

心律失常的种类很多,病因差别也较大。一般而言,针灸治疗功能性心律失常疗效优于器质性原因所致的心律失常;心动过缓疗效优于心动过速;室上性心动过速疗效优于室性;对于室性或房性期外收缩有一定疗效;对房颤及传导阻滞疗效差。有人研究发现,针灸对激动起源失常所致的心律失常疗效明显优于传导异常。总之,病情轻,病程短,针灸治疗疗效好;发病时间长,年迈体衰,存在并发症者,针灸疗效差。

2. 年龄

有研究发现,针灸治疗心律失常的疗效 50 岁以下者优于 50 岁以上者。

五、针灸治疗的环节和机制

1. 调节自主神经功能

心动过速时,针刺可以抑制交感神经活动或增强迷走神经张力;心动过缓时,针刺可兴奋交感神经,调节心脏机能,针刺纠正心律失常。针刺改善心功能,增加冠脉血流量,以及激活垂体-肾上腺皮质系统的体液因子,亦可能在一定程度上协同对抗心律失常。有人认为,针刺治疗室性早搏是通过调整肾上腺素能和胆碱能自主神经系统而实现的,并对心脏电生理有影响。抑制异位兴奋点的兴奋性,延长心脏动作电位的时限,针刺还可以激活 $Na^+ - K^+ - ATP$(ATP)酶,使心肌复极均匀化,清除折返激动。

2. 中枢机制

研究发现,延髓腹外侧区在刺激防御反应区引起的心血管反应中和在维持正常血压与心率中有重要作用,该区也是腓深神经传入冲动抑制刺激防御反应区诱发的心律失常升压反应与其他心管反应的关键部位。电针足三里穴对高血压与心律失常的抑制作用可能是由于腓深神经粗纤维的传入冲动对延髓腹外侧区神经元活动的抑制,内源性吗啡物质可能参与。

3. 延长不应期

针刺能延长心室和心房的有效不应期与功能不应期,使心肌恢复兴奋性的时间延迟,避免过早搏动的发生,针刺还能降低心肌细胞动作电位的 Vmax 值,可减慢冲动的传导速度,使某些病理情况下产生的单向阻滞变为双向阻滞,从而中断折返激动。有人认为,针刺可以降低心耗氧量,使小静脉扩张,血流加速,改善心脏功能,并可降低心输出量,从而减慢心率或减少室早次数。

六、预　后

发生于无器质性心脏病基础上的心律失常包括过早搏动、室上性心动过速和心房颤动,大多预后良好;但 QT 间期延长综合征患者发生室性过早搏动,易演变为多形性室性心动过速或心室颤动,预后不佳;预激综合征患者发生心房扑动或心房颤动且心室率很快时,除易引起严重血流动力改变外,还有演变为心室颤动的可能,但大多可经直流电复律和药物治疗控制发作,因而预后尚好。室性快速心律失常和心率极度缓慢的完全性房室传导阻滞、心室自主节律、重度病态窦房结综合征等,可迅速导致循环功能障碍而立即威胁患者的生命。房室结内阻滞与双束支(三分支)阻滞所致的房室传导阻滞的预后有显著差别,前者预后较好,而后者预后恶劣。发生在器质性心脏病基础上的心律失常,如本身不引起明显血流动力障碍,又不易演变为严重心律失常的,预后一般尚好。但如基础心脏病严重,尤其是伴心功能不全或急性心肌缺血者,预后一般较差。

七、临床研究动态

一项研究针刺与胺碘酮转复阵发性心房颤动及心房扑动疗效比较的 RCT[15]。试验组(n = 40):针刺内关、膻中、气海、中脘、足三里;血瘀加血海,痰浊加丰隆。对照组(n = 40):静脉注射胺碘酮。观察两组复律情况及安全性。结果:治疗组转复率 85.0%,对照组转复率 67.5%,两组复律成功率比较差异有非常显著性意义(P < 0.01);治疗组转复时间(39.6 ± 13.7)分钟,对照组(50.1 ± 14.8)分钟,二者比较差异有非常显著性意义(P < 0.01)。治疗组未见明显副作用。结果显示,针刺是一种快速转复阵发性房颤、房扑的安全、有效疗法。

一项研究灵龟八法针刺对窦性心动过速患者心率影响的 RCT[16]。1 组(n = 30):灵龟八法针刺,每次仅刺 1 穴(双侧)。2 组(n = 30):常规辨证取穴。3 组(n = 30):空白对照组。将灵龟八法组及辨证取穴组患者于治疗前、治疗后分别做心电图Ⅱ导联观察心率。空白对照组患者平躺 30 分钟后也做心电图Ⅱ导联观察心率。结果:1 组治疗窦性心动过速在即时效应上取得明显效果,其心率下降均值明显大于 2 组(P < 0.01)。结果显示,灵龟八法按时取穴针刺可以在最佳疗效时间内通过针刺所开穴位使奇经八脉的作用得以充分发挥,调整了整个经络系统,从而达到更好的治疗效果。

一项样本量为 110 例室性早搏心血瘀阻证的 RCT[17]。试验组(n = 57):穴位注射(主穴取心俞、厥阴俞,气虚加足三里,每穴注射 1mL 红花注射液,隔日 1 次,2 个月为 1 个疗程)。对照组(n = 53):口服盐酸美西律(每次 50mg,每日 3 次,2 个月为 1 个疗程)。依据主要症状及疗效、生活质量评分评定,结果组间比较总有效率及生活质量评分改变均有显著差异(P < 0.05),治疗组优于对照组。

第五节　血栓闭塞性脉管炎

血栓闭塞性脉管炎(thromboangiitis obliterans)是一种周围中小动、静脉的慢性进行性的闭塞性炎症,多发于下肢,以下肢趾端剧烈疼痛、坏疽和慢性溃疡为特征,偶亦有累及上肢者。患者几乎都为男性,年龄在25～45岁之间。本病初期仅表现为肢端发冷、发麻、酸痛等症。

本病属于中医学"痹证"范畴,后期脚趾产生坏疽、脱落,则属于"脱疽"病。发病初起多为寒湿凝聚脉络,气血郁结,闭塞不通,多为寒证、实证,久延不愈,邪气既可化热,又可耗伤气血,故见热证、虚证。素体虚弱者,尤易发生虚证。

一、辨病与辨证

1. 辨病

(1)临床特征

①此病几乎全部发生在20～40岁男性。

②患者多有下肢进行性、间歇性跛行和慢性缺血性症状,如麻木、怕冷肿痛、苍白、淤血等表现。

③40%～50%有浅表性迁延性浅静脉炎发作史及体征,患肢中小动脉的搏动减弱或消失。

④患者有吸烟史,绝大多数有受寒湿(潮)史。

⑤坏死期可发生干性坏疽。

(2)体征:下列检查若有阳性发现,提示动脉供血不足。

①患肢动脉搏动减弱或消失。

②指压试验时松压后5秒钟皮肤或甲床仍呈苍白或紫红色。

③肢体抬高试验阳性。

④静脉充盈时间延长>15秒,部分患者可出现雷诺综合征表现。

⑤尺动脉通畅试验(Allen试验)阳性。

(3)实验室检查及特殊检查

①皮肤温度检查:在适宜的室温下(15℃～25℃),患肢皮肤温度较正常低2℃时,即表示有血供不足。本病患者均有患肢皮肤温度的降低。

②血管超声检查:患侧动脉搏动幅度降低,小于正常平均值的1/3或本人健侧肢体值的2/3;重者测不到搏动曲线,呈一直线;监听器中动脉搏动声降低或消失。血压指数<1.0,间歇

性跛行时平均为 0.59,而静息痛时仅 0.25 左右,有坏死者则降至 0.05 左右。踏车试验时踝部血压下降,休息后血压回升但极慢,至 6 分钟后才恢复正常。

③小腿阻抗式血流图检查:患肢血流图的波形呈现峰值幅度降低,降支下降速度减慢,其改变程度与患肢病变程度平行。

④^{32}P 皮内廓清试验:患肢廓清时间延长。

⑤甲皱微循环检查:患趾(指)毛细血管内电流速度减慢,血色暗红,白细胞聚集使血流呈颗粒状;异形毛细血管祥明显增多,其周围有渗出或出血。毛细血管壁张力较差,呈绒线状和波浪形。

⑥血液物理化学特性检查:显示全血黏度和血浆黏度增高,红细胞电泳时间延长,红细胞比容增加,而血沉正常。

⑦活动平板或脚踏车运动试验:可定量计算运动时肢体出现缺血症状的时间,反映肢体有无缺血及缺血的程度。

⑧红外线热像图:患者显示患肢缺血部位辉度较暗,出现异常"冷区"。

⑨动脉造影:选择性动脉造影可以确定阻塞的部位、范围、程度,以了解侧支循环建立的情况。

有上述临床表现和体征,并排除雷诺综合征、动脉硬化、大动脉炎和结节性动脉周围炎等疾病可初步诊断此病,超声检查可进一步确立诊断,必要时行动脉造影检查以明确诊断,其他实验室及特殊检查可以起辅助诊断的作用。

2. 辨证

(1)寒湿阻络证:患指(趾)喜暖怕冷,触皮肤苍白冰凉,麻木疼痛,遇冷痛剧,步履不利,多走则疼痛加剧,稍歇则痛缓(呈间歇性跛行)。舌苔白腻,脉沉细,趺阳脉减弱或消失。

(2)血脉瘀阻型:患指(趾)酸胀疼痛加重,步履沉重乏力,活动艰难,患指(趾)由苍白转为暗红,下垂时更甚,抬高时则见苍白,皮肤干燥,毫毛脱落,指(趾)甲变形增厚,小腿或足部反复发生游走性红斑、结节或硬索,趺阳脉消失,疼痛持续加重,彻夜不寐,继之肢端紫黑干枯坏死。舌质暗红,脉弦或涩。

(3)湿热毒盛证:患者剧痛,日轻夜重,喜凉怕热,皮色紫暗肿胀,患肢状如煮熟红枣,起有黄疱,渐变紫黑,浸润蔓延溃破腐烂,气秽,创面肉色不鲜,甚至五趾相传,波及足背,或伴有发热等症状。舌红,苔黄腻,脉弦数。

(4)气血两虚证:面色憔悴,萎黄消瘦,神情倦怠,坏死组织脱落后创面久不愈合,肉芽暗红或淡而不鲜。舌质淡嫩,脉象细弱无力。

二、针灸治疗及选穴原则

1. 治疗原则

本病以温经散寒、化瘀通络为基本治疗原则。

2. 选穴原则

在选穴上主要根据病变部位进行归经,并循经选穴。具体选穴原则如下。

(1)局部选穴:选取患肢局部静脉血管较明显处的有关穴位。另外,手足部的奇穴八邪、八风也为常选的穴位。

(2)循经选穴:本病主要在下肢,可选足阳明经穴如足三里、解溪、内庭等;也可选足太阴经穴三阴交,足厥阴经行间、太冲。上肢可选手阳明曲池、合谷及手少阳经外关、中渚。

三、推荐针灸处方

●推荐处方1

【治法】 温经散寒,活血通络。

【穴位】 ①下肢:足三里、阴陵泉、解溪、行间。

②上肢:曲池、外关、合谷、中渚。

【操作】 常规操作,或用温针法。如肢冷甚者,可在足三里、曲池等穴用隔姜灸,每次5~7壮。

●推荐处方2

【治法】 活血化瘀,行气通络。

【穴位】 委中、昆仑、太溪、解溪、陷谷、八风。

【操作】 委中在静脉上点刺出血,余穴常规操作。如疼痛剧烈者,八风穴并作久留针。如无化热趋势者,可加灸法。

●推荐处方3

【治法】 清热解毒,活血和营。

【主穴】 血海、阴陵泉、三阴交、昆仑、照海、陷谷、涌泉。

【配穴】 趾指痛甚,加八风、八邪;发热,加大椎、曲池。

【操作】 大椎点刺出血,拔罐。余穴常规操作。

●推荐处方4

【治法】 益气养血,和营活络。

【主穴】 膈俞、肝俞、关元、足三里、三阴交。

【配穴】 心悸不宁,加神门、内关,平补平泻;纳食不多,加中脘,用补法。

【操作】 关元穴针后加灸。余穴常规操作。

● 推荐处方 5

【治法】 祛瘀行血,泻热解毒。

【主穴】 委中、委阳、足临泣。

【配穴】 患肢局部静脉血管较明显处的有关穴位。

【操作】 每次取 3～5 穴,刺入穴位部小静脉内,使其自然出血,能拔火罐部位(如委中)待自然出血停止后再拔罐,每 1～2 周治疗 1 次,3～5 次为 1 疗程。

四、针灸疗效及影响因素

1. 分期

本病临床上可分为 3 期。第 1 期为局部缺血期,患肢麻木、发凉、怕冷,开始出现间歇性跛行,行 1～2 里后始有症状,休息后缓解,患肢皮温稍低,色较苍白,足背或胫后动脉搏动减弱,可出现游走性浅静脉炎。第 2 期为营养障碍期,患肢除上述症状日益加重外,间歇性跛行愈来愈明显,疼痛转为持续性静息痛,夜间为甚,皮温显著下降,色更苍白,或出现潮红、紫斑;皮肤干燥无汗,小腿肌肉萎缩,足背、胫动脉搏动消失。第 3 期为坏疽期,干性坏疽、溃疡形成,感染后形成湿性溃疡。第 1 期动脉仅受病变侵袭,引起缺血的原因是功能性因素(痉挛)大于器质性因素(闭塞)。第 2 期动脉已处于闭塞状态,肢体依靠侧支循环而保持存活;消除交感神经作用后仍能促使侧支进一步扩张,提供稍多的血量,这一时期以器质性变化为主,但仍掺杂着一些功能性因素。第 3 期动脉完全闭塞,影响侧支所能发挥的一切代偿功能,且不能保全趾(指)存活。目前西医治疗本病主要以血管扩张剂为主,缺乏有效的治疗方法,针灸对于第 1 期效果最好,第 2 期也能取得一定效果。从临床看,针灸治疗第 1、2 期可作为一种主要的治疗方法,对主要症状和体征有明显的治疗作用,但本病病因不明,情况复杂,在以针灸为主的综合治疗的同时,必要的结合应用中西药治疗是符合临床实际情况的。因此,本病第 1、2 期时应予以针灸为主的综合治疗,第 3 期时针灸只能作为一种辅助治疗手段。

2. 病情

本病局部缺血期,引起缺血的原因功能性因素(痉挛)大于器质性(闭塞)者,针刺治疗能取得较好疗效。营养障碍期,动脉病变以器质性变化为主,针刺在此环节以作用于侧支循环的建立为主,治疗后能使皮温升高,但不能达到正常水平,针灸疗效不及前者。坏死期,动脉完全闭塞,患肢发凉,针灸可以起到镇痛作用而作为辅助治疗方法,此时已出现危险并发症,应及早予以外科治疗。

3.患者配合

在血栓闭塞性脉管炎患者中,大多数有吸烟史,烟碱能使血管收缩,烟草浸出液可致实验动物的动脉发生炎性病变,因此,在治疗过程中患者戒烟有很重要的作用。

五、针灸治疗的环节和机制

1.调节免疫

本病患者的血清中有抗核抗体存在,罹患动脉中发现免疫球蛋白(IgM、IgG、IgA)及C3复合物,因而免疫功能紊乱在本病发病原因中的重要性应引起关注。针灸具有对免疫系统的调整作用,增强机体的免疫功能。

2.改善血液循环

针刺可使血液流变学指标异常者(如全血黏度比、血浆黏度比、红细胞压积、胆固醇、三酸甘油酯)和纤维蛋白原增高者明显下降;还能扩张微动静脉,减轻血细胞聚集;促进侧支循环建立,对缓解缺血性疼痛,改善患肢供血起一定作用。

六、预　后

本病如能早期诊断,早期治疗,坚持治疗,积极治疗原发病,避免寒冷、潮湿刺激,预后较好;不能坚持治疗,病程久,病情重者,预后差。吸烟容易引起复发,应戒烟。患者应注意手、足部的保暖,尽量避免寒冷刺激,且避免居住环境过于潮湿。避免用冷水洗脚,以防止血管遇冷收缩导致肢体血运障碍引起疼痛;而水温过高会增加局部组织耗氧量而加重缺氧。穿宽松鞋袜,并常更换,足部应尽量避免受压和摩擦,防止损伤感染。患者要保持良好的精神和情绪。对已坏死的组织可进行手术切除;创面较大,表皮生长缓慢者,可行植皮术;对已坏死的足趾(手指),可进行手术切除。

七、临床研究动态

一项样本量为60例的RCT[18]。试验组($n=30$):采用灸法,以三阴交、悬钟、血海、梁丘为主穴,阴陵泉、阳陵泉为配穴。对照组($n=30$):口服止痛药。依据疼痛积分评定,组间比较有显著性差异($P<0.01$),针刺疗效优于止痛药。

一项样本量为11例血栓闭塞性脉管炎的病例系列观察[19]。干预措施为针刺(腹四关:双侧滑肉门、外陵,双侧血海、阴陵泉、阳陵泉、足三里、三阴交、悬钟和解溪,30分钟,每日1次,10次为1个疗程),配合辨证口服中药。结果:显效10例,无效1例。

一项样本量为 30 例血栓闭塞性脉管炎的病例系列观察[20]。干预措施:电针针刺腰部 L_3 ～S_1 夹脊穴,20 分钟,疏密波(疏波 4Hz,密波 60Hz),每日 1 次,20 次为 1 个疗程。结果:治疗前后患者在疼痛评分、冷感评分、间歇性跛行等指标上差异显著,而在踝肱指数上改变不明显。

第六节　多发性大动脉炎

多发性大动脉炎(polyarteritis)是一种主要累及主动脉及其重要分支的慢性非特异性炎症,导致节段性动脉管腔狭窄以致闭塞,并可继发血栓形成,肺动脉及冠状动脉亦常受累。少数病例合并动脉瘤样扩张。由于本病病因不明,临床表现复杂,故命名众多,如主动脉弓综合征、慢性锁骨下动脉、颈动脉梗阻综合征、Martorell 综合征、特发性动脉炎、年轻女性动脉炎、Takayasu 动脉炎等,而我国则称之多发性大动脉炎。目前多认为与遗传因素、内分泌异常、感染(链球菌、结核分枝杆菌、病毒等)后机体发生免疫功能紊乱以及细胞因子的炎症反应有关。病变侵犯不同部位大动脉可引起不同的症状,其中以头和臂部动脉受累引起的上肢无脉症最常见。本病多见于年轻女性,男女之比是 1:8,发病年龄多为 20～30 岁。

本病属中医"无脉症",指患者多处动脉搏动触摸不到的病证。临床以人迎脉、寸口脉、气冲脉、趺阳脉触及不到为常见,多发于上肢。与《黄帝内经》(后简称为《内经》)中的"臂厥"、"骭厥"相类似,罹患肢体每多兼厥冷、乏力或微痛。青年女性发病率较高。本病主要与正气不足、邪气内侵有关。发病机理为经脉失畅,营卫不通。

一、辨病与辨经

1. 辨病

以一侧或双侧患肢发麻、发凉、疼痛,甚或萎软无力、脉搏微弱或缺如为主症。发病缓慢,在发病早期或疾病的活动期,可有发热、全身不适、食欲不振、出汗、苍白等,可伴有关节炎和结节性红斑以及血管杂音、血沉加快。

根据受累动脉的不同分为头臂动脉型、胸腹主动脉型、广泛型、肺动脉型和其他类型,以下介绍临床常见的头臂动脉型和胸腹主动脉型。

(1)头臂动脉型:颈动脉和椎动脉狭窄引起头部缺血,表现为眩晕、头痛、视物昏花、咀嚼无力等,甚则反复晕厥、抽搐、失语、偏瘫;上肢缺血出现单侧或双侧上肢无力、发凉、酸痛、麻木。查体:颈动脉、桡动脉、肱动脉搏动减弱或消失,颈部、锁骨上、下窝可闻及血管杂音。患侧上肢动脉血压低于健侧 10mmHg 以上。此型约占 23%～33.3%。

(2)胸腹主动脉型:下肢缺血出现双下肢无力、发凉、酸痛、易疲劳和间歇性跛行等;肾动脉开口处狭窄,表现为高血压、头痛、头晕。查体:背部、腹部闻及血管杂音,下肢血压<上肢血压。

2. 辨经

对于脉搏微弱或缺如的多发性大动脉炎,针灸临床常按照部位辨证归经。

(1)臂厥(手太阴、手少阴经证):以一侧或双侧寸口脉、神门脉搏动微弱或缺如,伴上肢厥冷乏力、不任握物为主症。

(2)骭厥(足阳明经证):以一侧或双侧气冲脉、跌阳脉搏动微弱或伏而不见,下肢厥冷、痿躄,不任步履为主症。

二、针灸治疗及选穴原则

1. 治疗原则

一般以疏通经络、益气活血为基本治疗原则。

2. 选穴原则

在选穴上根据肺主气、朝百脉,心主血脉,阳明为多气多血之经等理论,在心经、肺经和足阳明经上循经选穴,可对症选穴。具体选穴原则如下。

(1)循经选穴:人迎脉及跌阳脉为足阳明胃经循行所过,根据胃足阳明之脉,"其支者,从大迎前下人迎,循喉咙……下循胫外廉,下足跗……别跗上。"故人迎脉、跌阳脉搏动减弱或消失,取胃经的人迎、解溪穴;股动脉处选气冲等。寸口脉为手太阴肺经所过,神门脉为手少阴心经所过。肺手太阴之脉,"循臂内上骨下廉,入寸口",上肢寸口脉及神门脉搏动减弱或消失,取手太阴肺经太渊、手少阴心经神门和手厥阴心包经大陵等。

(2)对症选穴:无脉症在治疗上,首先通脉活络,其次审因论治。上肢通脉活络以人迎、极泉、尺泽、太渊、神门等为主穴,下肢以气冲、委中、解溪、冲阳等为主穴。再随症配穴,兼喘咳少气,加膻中、肺俞补益肺气;心悸气短,加心俞、膻中养心益气;纳呆便溏,倦怠乏力者,加阴陵泉、中脘、天枢健脾益胃;腰膝酸软,加肾俞、气海、关元、太溪补肾益元。

3. 梅花针

可用梅花针,属于臂厥者沿手三阴经在上肢的循行路线叩刺;属于骭厥者沿足阳明胃经、足少阳胆经、足太阴脾经在下肢的循行线叩刺。用中等刺激,每隔 0.5～1 寸叩刺。

三、推荐针灸处方

●推荐处方1

【治法】　养心益肺,通脉活络。

【主穴】 尺泽、太渊、内关、极泉、神门、人迎。

【配穴】 气短喘咳,加天突;眩晕,加风池。

【操作】 常规操作,患部穴位可加艾条灸或温针灸。本方主要适用于臂厥。

●推荐处方 2

【治法】 补气养血,疏通经脉。

【主穴】 气海、关元、气冲、足三里、阴陵泉、解溪。

【配穴】 眩晕,加百会、太冲。

【操作】 常规操作,患部穴位可加艾条灸或温针。本方主要适用于骭厥。

●推荐处方 3

【治法】 活血通脉。

【穴位】 内关、曲泽、大陵、太渊、人迎、风池。

【操作】 常规操作,可用电针疏密波,中等刺激。本方主要适用于臂厥。

●推荐处方 4

【治法】 活血通络,通痹复脉。

【主穴】 ①臂厥:人迎、极泉、尺泽、内关、太渊、神门。
②骭厥:气海、关元、气冲、足三里、解溪。

【配穴】 急性期热毒阻络之发热,加大椎、风池、曲池;稳定期、晚期,臂厥加患侧上肢部心、肺经排刺,骭厥加下肢部脾、胃经排刺。阴虚内热,加太溪、行间;阳虚寒闭,加大椎、命门;气血两虚,加脾俞、三阴交;脉痹瘀阻,加血海、膈俞。

【操作】 急性期可加点刺出血。上下肢排刺时,针距1～2寸,直刺1寸,平补平泻;极泉、尺泽提插手法,使针感向上肢放射;气冲直刺1.5～2寸,提插手法使针感向下肢放射。

四、针灸疗效及影响因素

多发性大动脉炎分为头臂动脉型和胸腹主动脉型,针灸治疗主要针对头臂动脉型,头臂动脉型的主要症状是脑缺血性表现,如眩晕,甚至晕厥,颈动脉搏动减弱等;上肢可表现为无力、脉搏减弱或消失(无脉症),甚至无法测出血压。由于本病目前没有可靠的治疗方法,针灸在缓解这些症状方面有非常显著的效果,针刺后常即刻起效,头晕减轻,脉搏出现,因此,目前针灸是治疗本病首选的方法,但单用针灸也难以治愈,故将本病归属针灸Ⅱ级病谱是比较合理的。

1. 类型

从临床上看,针灸对于头臂动脉型疗效优于腹主动脉型,尤其是对于头臂动脉型出现的无脉证、头晕等症状有较好的疗效,并对头痛、眩晕、晕厥、视力减退、一过性黑矇、记忆力下降、上肢麻木无力、上肢冷感等症状有明显的改善作用。

2.病情

大动脉炎病情发展缓慢,在早期针灸治疗能取得较好的疗效。随着病情发展,动脉壁结缔组织增生,血管内血栓形成而闭塞,针灸疗效较差,影响针刺效果。

五、针灸治疗的环节和机制

1.免疫调节

本病可能是由于感染引起血管壁上的变态反应或自身免疫反应所致,在患者的血液中 α、γ 球蛋白和免疫球蛋白 C 增高,血中抗动脉抗体阳性,提示本病可能属于自身免疫性疾病范畴。针刺可通过调节机体免疫系统,达到治疗目的。

2.促进循环

本病主要发生于主动脉的大、中分支,病变由动脉外膜开始,向内扩展,使动脉壁各层均有重度的以淋巴细胞及浆细胞为主的细胞浸润及结缔组织增生,伴有中层的弹力纤维断裂,并迟早引起血栓形成而闭塞。而在受累动脉远端造成缺血,针刺可舒张血管,改善血流量,对动脉侧支循环地建立起促进作用。

六、预　后

本病为慢性进行性血管病变,受累后的动脉由于侧支循环形成丰富,故大多数患者预后好,可参加简单的工作。预后主要取决于高血压的程度、心功能状态及脑供血情况,急性发作期糖皮质激素联合免疫抑制剂积极治疗可改善预后。其并发症有脑出血、脑血栓、心力衰竭、肾衰竭、心肌梗死、主动脉瓣关闭不全、失明等。死因主要为脑出血、肾衰竭。大动脉炎患者的病因是由结核、梅毒或其他细菌引起的,因此,积极防治这些疾病的发生对预防大动脉炎非常重要。平素应当加强锻炼,增强身体的抵抗力,预防感冒。患者应注意避免受寒受凉,如有高血压症,应积极治疗。头臂型的患者,应预防强光照射,起卧动作要缓慢,防止脑缺血。

七、临床研究动态

一项样本量为 51 例的 CCT[21]。试验组($n=26$):灸法,选人迎、极泉、太渊、心俞、肺俞、膈俞、风池、完骨、天柱。对照组($n=25$):川芎嗪、葛根素静脉输入及口服培达。依据肢体温度、血流速度、动脉压比较评定。组间比较有显著性差异($P<0.01$)。

一项样本量为 40 例的 RCT[22]。试验组($n=20$):针刺(人迎、极泉、太渊;心俞、膈俞、肺俞、风池、完骨、天柱,每日针灸 2 次,上午取肢体穴,下午取背俞穴及头部穴),配合环磷酰胺加入等渗液中静脉点滴。活动期以环磷酰胺治疗为主（成人每周 400mg，儿童每 2 周用 200mg，重症每 2 周用 800mg），针灸治疗为辅；稳定期以针灸治疗为主，环磷酰胺为辅（用量减半）。对照组（$n=20$）：环磷酰胺用法及用量同治疗组。均治疗 12 周。依据主要症状及疗效、血沉、双侧大脑中动脉（MCA）、椎动脉（VA）、基底动脉（BA）的血流速度（MEAN）及动脉搏动指数（PI）等实验室指标评定，结果组间比较总有效率差异无统计学意义（$P>0.05$），美国国立卫生研究院（NIH）活动性积分差异 4 周和 12 周后红细胞沉降率、C 反应蛋白（CRP）下降改变均有统计学意义（$P<0.05$）。

一项样本量为 31 例大动脉炎（头臂动脉型）的病例系列观察[23]。干预措施：针刺（主穴取人迎；上肢无脉或脉弱加极泉、尺泽、太渊，头晕、头痛加风池，心悸、胸闷加心俞、肺俞、膈俞，视力减退加睛明、球后，诸穴留针 20 分钟，并于太渊及背俞穴加灸。每日针灸 2 次，上午取肢体穴位，下午取背俞穴及头部穴位，4 周为 1 疗程）。结果：临床治疗总有效率达 90.3%；彩色多普勒超声（CDFI）数据显示，针灸可扩大病变血管内径，提高病变血管的血流量、血管弹性指数，改善血流异常速度、血流异常波峰形态。

第七节　静脉炎

静脉炎又称血栓性静脉炎，是指发生在静脉腔内的炎症同时伴有血栓形成，分为血栓性浅静脉炎和血栓性深静脉炎。前者常发生于头静脉、贵要静脉、大小隐静脉或胸腹壁静脉，后者常发生于下肢股静脉及髂静脉。血栓性浅静脉炎最为常见，发生在近皮肤静脉，特别是下肢静脉，病症较轻；血栓性深静脉炎则发生在下肢内部静脉，尽管不常见但却很危险，因为深静脉比较粗，血凝块巨大且易破碎，随血流可到达肺部，而造成肺栓塞。

本病属于中医学"脉痹"等范畴，多由于湿热蕴结，或外伤、染毒，或静脉创伤，或输血、输液，脉络受损，瘀血留滞脉络，痹着不通，导致脉中气血运行不畅，营血逆行受阻，血脉凝结，水津外溢而见患处肿胀疼痛。

一、辨病与辨证

1. 辨病

（1）症状：患处疼痛多见于浅表静脉，尤其是重复输液的静脉。血栓性静脉炎多发生于下肢静脉，尤其是静脉曲张时，患者体温多升高，脉搏加速，全身症状加重。

（2）体征：沿静脉走向出现红带，静脉周围及远端肿胀，局部皮肤温度升高，可扪及条索状物，有明显压痛。血栓性静脉炎局部可扪及索条状静脉或炎症块。

（3）静脉造影：可见血栓部位。

2. 辨证

（1）湿热证：血栓性浅静脉炎的急性期，可表现为局部皮肤潮红，有压痛，按之有条索状硬结；血栓性深静脉炎早期，可表现为病变部位疼痛较重，压痛明显，肢体肿胀，按之凹陷。舌质红，舌苔黄腻，脉濡数或滑数。

（2）血瘀证：局部皮肤色暗，皮下有硬条索，触痛不明显，病位若在下肢，可有浮肿。舌紫暗或有瘀斑，舌苔薄白，脉涩。

（3）气虚血瘀：血栓性静脉炎后期，可表现为神疲乏力，肢体肿胀，晨轻暮重，下肢重坠无力。舌质暗淡而胖，有齿痕，苔白，脉濡细或沉涩。

二、针灸治疗及选穴原则

1. 治疗原则

一般针灸治疗以疏通经络、活血化瘀为主要原则。静止休息时，下肢可抬高。

2. 选穴原则

在选穴上可根据"不通则痛"，"宛陈则除之，是出恶血也"等理论进行局部选穴，配合循经选穴。具体选穴原则如下。

（1）局部选穴：血栓静脉局部选穴，位于病变静脉边缘两侧交叉排列取穴，以清除局部瘀血，亦可局部络脉或瘀血部位选取阿是穴，三棱针点刺出血，或出血后加拔火罐疗法，使瘀血尽除。

（2）循经选穴：胸腹壁浅静脉炎，加内关、阳陵泉。四肢浅静脉炎病变在上肢，加合谷、曲池；在肘部正中，加内关、曲池；在下肢内侧，加阴陵泉、三阴交。

（3）辨证选穴：湿热型，选阴陵泉、大椎、曲池等穴；瘀血型，选血海、膈俞、委中等穴；气虚血瘀，选足三里、气海、膈俞等穴。

三、推荐针灸处方

● 推荐处方1

【治法】　疏通经络，活血化瘀。

【主穴】　阿是穴（位于病变静脉边缘两侧）、膈俞、太渊。

【配穴】　胸腹壁浅静脉炎，加内关、阳陵泉；四肢浅静脉炎在上肢，加内关、合谷、曲池；在肘部正中，加内关、曲池；在下肢内侧，加阴陵泉、三阴交。

【操作】　阿是穴局部可沿静脉边缘排针并加灸法；或用三棱针点刺放出污血，加拔罐。余穴常规操作。

●推荐处方2

【治法】 疏导气血,泄热散滞。

【穴位】 局部阿是穴、足三里透承筋、条口透承山、阳陵泉透阴陵泉、悬钟透三阴交、昆仑透太溪。

【操作】 阿是穴针加灸。足三里向承筋穴方向透刺约2.5～3.5寸;条口穴直刺进针,向承山穴方向透刺约2.5～3.5寸;阳陵泉穴直刺进针,向阴陵泉穴方向透刺约3～4寸;悬钟穴直刺进针,向三阴交穴方向透刺约1.5～2.5寸;昆仑穴向太溪穴方向透刺约0.5～1.5寸。每穴针刺时,局部均要有酸胀感,或向上扩散,或麻电感向下扩散。本方用于下肢静脉炎。

四、针灸疗效及影响因素

针灸治疗本病有一定疗效,临床上可适当配合中药以提高疗效。

1. 治疗时机

本病一般发现较及时,但是往往忽略其严重性,或其他治疗方法无效时,才会尝试针灸治疗,从而延误最佳治疗时机。针灸治疗本病也应早发现、早治疗,越早治疗,疗效越好。

2. 针刺深浅

针刺深浅对本病的疗效有着重要的影响,病位在浅静脉或肌肉浅薄处,则浅刺,浅中即止;病位在深静脉或肌肉丰厚处,则需深刺,达到治疗的刺激有效量才能提高针灸疗效。

3. 体质

有静脉曲张者易患静脉炎,老年人长期卧床或静脉输液、输血也可患本病。针灸治疗本病的同时,也要兼顾其基础疾病,一般针灸治疗疗效较慢。如素体健壮,只是由于外伤或感染等原因引起本病,一般针刺治疗效果较快、较好。

五、针灸治疗的环节和机制

静脉管内膜损伤,便有血栓形成,并引起血管壁炎症反应是本病的主要原因,根据其发生机理,针刺治疗本病的环节和机制可概括为以下两点。

1. 局部治疗机理

针刺治疗改善了局部血液循环,加快了静脉回流,增强了局部组织细胞的新陈代谢和白细胞的吞噬功能,有助于血管壁创伤的修复,增强局部的抗炎能力。

2. 整体治疗机理

针刺不仅对外周血液中的各种物质有一定的调节作用,而且对于免疫作用密切相关的 T

细胞和 B 细胞计数及活性亦发生作用,从而改善全身血液循环以及高黏血状态,达到体质的增强及基础疾病不同程度的治疗。

六、预　后

血栓性浅静脉炎可由不同的原因所造成。

(1)老年人手术后,静止不动时间较长,血液流动差,血凝块更易形成。

(2)静脉内反复置留插管,超过 24 小时,持续性输液,常可使浅静脉壁遭受直接损伤,形成血栓,迅速出现炎症反应。

(3)静脉内注射刺激性或高渗性溶液,如高渗葡萄糖、红霉素等,均能刺激浅静脉内膜,造成静脉壁损伤,迅速发生血栓,并有明显的炎症反应。

(4)下肢静脉曲张时,由于静脉壁严重变形,静脉血液淤滞,足靴区皮肤因营养性变化,易受慢性感染,使曲张的静脉遭受缺氧和炎症性损害,酿成血栓性浅静脉炎。

(5)肥胖而又缺乏劳动锻炼的妇女易患胸腹壁血栓性浅静脉炎,多源于上肢骤然用力而受牵拉,使前胸壁和上腹壁受力,静脉牵拉损伤。总之,血管内膜受损,血栓形成,刺激内膜发生炎症反应是导致本病的最终原因。

本病一般预后较好,对于好发人群应以预防为主,如营养不良、免疫力低下的患者,应加强营养,增强机体抗病能力;如使用静脉输液或输血,尤其是现在临床常用留置针输液,应加强留置期间的护理,针眼周围皮肤每日用碘酒或 75% 酒精消毒后,针眼处再盖以酒精棉球和无菌纱布予以保护。连续输液者,应每日更换输液器 1 次。中风偏瘫患者尽量避免患侧肢体输液。有静脉曲张的患者,应避免下肢留置针输液。本病不需卧床休息,在缠扎弹力绷带或穿弹力袜的条件下,可正常活动,卧床休息时抬高下肢。

七、临床研究动态

一项研究艾灸预防浅静脉留置针输液并发静脉炎的 RCT[24]。试验组($n=60$):艾灸足三里及穿刺点始沿近心端静脉约 10cm 处预防静脉炎。湿敷组($n=58$):75% 酒精在穿刺点沿着近心端静脉血管约 10cm 处持续湿敷 30 分钟。热敷组($n=58$):采用内盛 72℃～74℃ 水的热水袋,其外层用双层干毛巾包裹,在输液肢体穿刺点局部持续热敷 30 分钟。常规组($n=60$):按留置针常规护理。分别对四组浅静脉留置针输液后出现静脉炎进行对照观察。结果:艾灸组、湿敷组、热敷组、常规组静脉炎发生率分别为 6.67%,27.59%,27.59%,42.86%。四组留置针留置时间与静脉炎发生情况结果:艾灸组、湿敷组、热敷组和常规组留置时间≤4 天发生静脉炎分别为 0,12,12,14 例;留置时间 5～6 天发生静脉炎分别为 0,2,2,10 例;留置时间>7天发生静脉炎分别为 4,2,2,0 例。结论:使用艾灸可使浅静脉留置针输液并发静脉炎的发生

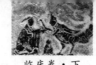

率明显下降,并可延长留置针的使用时间。

一项样本量为 60 例甘露醇所致静脉炎的 CCT[25]。治疗组($n=30$):灸法(灸盒对患处施灸,每次约 30 分钟,95％乙醇浸湿的无菌纱布块湿敷,每天 2 次,连用 5 天)。对照组($n=30$):50％的硫酸镁湿敷。依据疗效评定,结果组间比较总有效率有显著差异($P<0.05$),治疗组优于对照组。

第八节　下肢静脉曲张

下肢静脉曲张(lower extremity varicose veins)系指下肢静脉血回流障碍所致的一种病症。多发于从事持久站立工作、体力活动强度高或久坐少动的人。早期很少有症状,少数患者在多走路后产生下肢酸痛,后期可因静脉瘀血引起皮肤营养性变化,引发色素沉着、湿疹和顽固性溃疡(老烂腿)等并发症。病因目前还未明确,最近有文献报道与病变血管中某种特定的胶原酶及弹性蛋白的缺少有关。

中医学文献中记载的“筋瘤”类似本病,认为本病是由于久立劳作、持重努伤以致气滞血瘀,筋聚络阻,出现下肢青筋盘曲,暴露皮下如蚯蚓状,或筋脉聚结,累累似瘤状,瘤体坚而色紫的一种疾病。

一、辨病与辨证

1. 辨病

(1)本病有长期站立和使腹压升高病史,或下肢静脉曲张的家族史。

(2)患者下肢静脉明显迂曲扩张,站立时更为明显。

(3)深静脉通畅,大隐静脉瓣膜功能不全,可能有交通支静脉瓣膜功能不全。

(4)超声多普勒或静脉造影示大隐静脉迂曲扩张,瓣膜功能不全。

(5)可伴有色素沉着、溃疡、血栓性浅静脉炎、出血、溃疡等并发症。

2. 辨证

(1)劳倦伤气:久站久立或劳累时瘤体增大,下坠不适感加重,常伴有气短乏力、脘腹坠胀、腰酸。舌淡,苔薄白,脉细缓无力。

(2)寒湿凝筋:瘤色紫暗,喜暖,下肢轻度浮肿,伴形寒肢冷、口淡不渴、小便清长。舌淡暗,苔白腻,脉弦细。

(3)外伤瘀滞:青筋盘曲,状如蚯蚓,表面色青紫,患肢肿胀疼痛。舌有瘀点,脉细涩。

二、针灸治疗及选穴原则

1.治疗原则

本病以活血化瘀、疏经通络为基本治疗原则。

2.选穴原则

在选穴上以局部阿是穴和经穴为主。

(1)局部选阿是穴:阿是穴主要以曲张之静脉为中心,可沿静脉两旁以及末梢尽端选取局部阿是穴,进行排刺、围刺。

(2)循经配穴:一般下肢内侧可选血海、三阴交、太溪;外侧可选梁丘、阳陵泉、足三里、悬钟等。

三、推荐针灸处方

●推荐处方1

【治法】 活血化瘀,温经通络。

【主穴】 阿是穴(静脉曲张部位)、血海。

【配穴】 劳倦伤气,加足三里、气海;寒湿凝筋,加阴陵泉、阳陵泉、足三里;外伤瘀滞,加足三里、太冲、三阴交。

【操作】 将直径0.5mm、长5cm的钨锰合金火针的前中段烧红,对准穴位,速刺疾出,刺破曲张的静脉;对静脉曲张较重者,用止血带结扎曲张静脉的上部,用火针点刺放血后,松开止血带,无需用干棉球按压,使血自然流出,待血止后,用干棉球擦拭针孔。随后以毫针刺血海,进针后捻转平补平泻,得气后留针20分钟。每周治疗2次,4次为1个疗程。嘱患者保持局部清洁,针后24小时内不要洗浴,避免针孔感染。

●推荐处方2

【治法】 通经活络,调和气血。

【穴位】 阿是穴、血海、足三里、阴陵泉、承山、三阴交、太冲。

【操作】 常规操作,针刺留针时接电针,起针后以梅花针沿静脉曲张和结节肿块部位由下而上、由轻而重的做中等强度叩打,加灸法。

四、针灸疗效及影响因素

单纯型下肢静脉曲张是指不伴有炎症、溃疡等病变的静脉曲张,临床上应用火针治疗本病有确切的疗效,但各种非手术疗法仅能使病变暂缓进展,手术治疗是根治本病的方法。因此,作为保守治疗,针灸可对主要症状、体征起到治疗作用,将本病归入针灸Ⅱ级病谱。

1. 刺法

从文献报道情况看,针灸治疗本病有一定疗效,方法有火针、电针、穴位注射、三棱针、梅花针等各种方法,在选穴上遵循局部选穴为主,即曲张的静脉丛处。从临床情况看,本病的治疗以局部应用火针、三棱针、电针等为取效的关键。局部放血法是以较短的三棱针用小角度的捻转手法刺入曲张的静脉壁放血治疗。梅花针的应用是沿静脉曲张和结节肿块部位由下而上、由轻而重地做中等强度叩打。治疗本病最有特色的是北京市中医院的贺普仁教授提出的三通法,即微通法(毫针刺法)、温通法(火针)、强通法(点刺放血)。治疗中首先温通法、强通法合而用之,取静脉曲张部位为阿是穴,将直径0.5mm、长5cm的钨锰合金火针的前中段烧红,对准穴位,速刺疾出,刺破曲张的静脉;对静脉曲张较重者,用止血带结扎曲张静脉的上部,用火针点刺放血后,松开止血带,无需用干棉球按压,使血自然流出,待血止后,用干棉球擦拭针孔。之后用微通法,以毫针刺血海。

2. 病情

从临床上看,针灸对中度和轻度的静脉曲张疗效最好,经过治疗均能使症状与曲张静脉全部消失,但对于严重曲张的患者,如已形成静脉瘤与静脉膜增厚者,针灸可使下肢沉重、疼痛、发胀等症状消失,血管曲张减轻,但效果较慢、较差。下肢深静脉瓣膜功能不全引起的下肢静脉曲张通常比单纯性静脉曲张症状重,因此,针灸治疗单纯性静脉曲张疗效较好。随年龄增大,静脉壁和瓣膜张力下降,治疗起来比较困难。一般而言,年轻患者针灸疗效优于老年患者。由于站立时,下肢静脉内的压力显著增大,加之经常采取直立体位,下肢肌肉收缩机会较少,影响静脉回流。长时间的站立及高强度体力活动为下肢静脉曲张发生的重要因素,也是影响针灸长期疗效的重要因素。本病的治疗以局部治疗和应用火针加灸法为取效的关键,治疗后白天应用绷带将曲张的静脉部位短时间的缠裹,晚上睡眠时放松,抬高下肢,这对于提高针灸疗效具有十分重要的意义。

五、针灸治疗的环节和机制

针灸治疗本病主要是促进血管收缩:针刺局部可直接引起血管的收缩运动,促进静脉回流,利于恢复。另外,针刺能刺激穴位下神经的Ⅱ类、Ⅲ类纤维,激活脑内中枢胆碱能系统,兴奋大脑、下丘脑、中脑防御升压反射中枢和延髓心血管交感中枢,引起心功能改善和阻力与容量血管收缩,促进血液循环,利于本病的恢复。另外,下肢静脉曲张与先天性静脉壁或瓣膜软弱、下肢浅静脉及深静脉瓣膜功能不全有关。曲张静脉内血流缓慢,血液循环差,容易引起血栓形成,并伴有感染性静脉炎及曲张静脉周围炎,针刺通过促进血液循环也有利于预防血管内

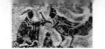

血栓的形成,改善预后。

六、预 后

一般单纯的下肢静脉曲张症状不会很重,可以通过抬高下肢或穿弹力袜缓解,只要治疗及时,预后良好。平时应进行适当的体育锻炼,增加血管壁弹性。坐时双膝勿交叉过久,以免压迫、影响静脉回流。卧床时抬高患肢 30°~40°,以利静脉回流。保持大便通畅,防止便秘,避免长时间站立和过多的负重,肥胖者应有计划地减轻体重。避免用过紧的腰带、吊袜和紧身衣物。长期站立或妊娠期,应平躺抬高下肢,加强下肢运动。自我按摩或行热水浸浴。注意劳逸结合。长途步行或长久站立工作者,应使用弹力袜。皮肤如已出现变薄、光亮、汗毛稀疏等,应注意保护。尤其是糖尿病患者,以免破损后形成慢性溃疡,不易愈合。

七、临床研究动态

一项研究针刺合血竭药膏治疗下肢静脉曲张所致溃疡的 CCT[26]。试验组(n=51):梅花针或粗针轻刺溃疡周围组织,放出少量组织间液后,将血竭药膏在消毒纱布上涂抹均匀,贴敷于溃疡表面。对照组(n=30):用 1% 利凡诺纱条湿敷溃疡面。观察两组溃疡愈合情况及不良反应。结果:试验组有效率明显优于对照组,疗效差异显著。

一项样本量为 45 例下肢静脉曲张的病例系列观察[27]。干预措施:当归四逆汤(辨证加减,每日 1 剂,7 剂为 1 个疗程)配合针刺(主穴为足三里、三阴交、阴陵泉、各突起结节处,配穴为委中、阳陵泉,每隔 3 天针刺 1 次,连续治疗 15 次后停针 10 天)。结果:重型病例 12 例,经 2 个疗程治疗后症状明显好转;其他 33 例为轻型或中型患者,经 1 个疗程治疗后隆起静脉大都平复,症状消失。

一项样本量为 65 例下肢静脉曲张的病例系列观察[28]。干预措施:火针(选用粗火针散刺阿是穴,即突起静脉处、血海)。结果:治愈(血管曲张消失,颜色变为正常肤色)40 例(61%),显效(迂曲明显减轻,长时间站立仍有曲张)60 例(92%),无效(曲张仍明显)5 例(8%)。

第九节　雷诺综合征

雷诺综合征(Raynaud syndrome)属动脉痉挛性疾病,是肢端小动脉痉挛引起手或足部一系列皮肤颜色改变的综合征,多见于青年女性,可分为原发性和继发性。原发性者即雷诺病(Raynaud disease),本病的发生无任何与之相关的全身疾病或可确定的基础病因。继发性者又称雷诺现象,即有引起雷诺现象的基础疾病。临床上较常见和重要的是后者,约占本症的

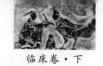

2/3,而雷诺病则少见。

本病属中医"手足厥冷"和"痹证"等范畴,由于感受外来寒邪,寒邪客于四肢之末,凝滞气血,痹阻阳气;或肝郁气滞,条达失司,经脉受阻;或脾肾阳气亏虚,阳虚不能温煦肢体所致。

一、辨病与辨证

1. 辨病

在寒冷刺激或情绪激动时,肢端皮肤出现有规律性的颜色变化,由苍白→紫绀→潮红→正常;一般发作持续十几分钟,约 1/3 病例持续 1 小时以上,有时必须将患肢浸于温水中方可缓解。以上发作往往从某一手指开始,逐渐在其余手指出现类似症状。

雷诺病的典型发作可分三期。

(1)缺血期:指早期表现,一般好发于手指、足趾远端皮肤,出现发作性苍白、僵冷,伴出汗、麻木或疼痛,多对称性自指端开始向手掌发展,但很少超过手腕。

(2)缺氧期:受累部位继续缺血,毛细血管扩张淤血,皮肤发绀而呈紫色,皮温低,疼痛,此时自觉症状一般较轻。

(3)充血期:一般在保暖以后,也可自动发生。此时血管痉挛解除,动脉充血,皮肤潮红,皮温回升,可有刺痛、肿胀及轻度搏动性疼痛。当血液灌流正常后,皮肤颜色和自觉症状均恢复正常。

2. 辨证

(1)阴寒凝滞:肢体发凉,指(趾)寒,麻木疼痛,喜暖怕冷,受寒冷后肢端皮肤苍白色、青紫,继而转为潮红色,得暖缓解,遇寒冷即发作,冬季症状加重。舌质淡,苔薄白,脉细迟或弦数。

(2)气滞血瘀:肢端皮色苍白、青紫、潮红,或肢端持续性青紫、肿胀、刺痛、夜间加重,发凉、受寒凉或情绪激动刺激则症状加重,性情急躁。舌质紫暗或有瘀斑,脉弦涩或细涩。

(3)阳气虚衰:肢端冷痛,频繁发作,指趾苍白,得暖亦不缓解,冬季尤重,腰膝酸软,纳呆乏力,大便溏薄。舌质淡,脉弦细。

二、针灸治疗及选穴原则

1. 治疗原则

本病以温经通阳、活血化瘀为基本治疗原则。应避免寒凉刺激。

2. 选穴原则

在选穴上主要循经选取穴位,可结合证型选穴。常选颈臂、肩井、肩髃、曲池、外关、合谷、中渚、内关、大陵等。也可选足三里、气海、膏肓等强壮穴位。

三、推荐针灸处方

●推荐处方1

【治法】　活血通络。

【主穴】　内关、曲泽、大陵。

【配穴】　合谷、外关、足三里、阳陵泉。

【操作】　内关向上斜刺1寸,行捻转泻法1～3分钟。曲泽直刺1寸,行提插泻法,使针感向上肢传导。余穴常规操作。

●推荐处方2

【治法】　温通经脉。

【穴位】　合谷、外关、手三里、三阴交、足三里、关元。

【操作】　关元用补法,针刺得气后,再捏艾绒呈枣核大置于针柄上点燃,施以温针灸,燃尽换新炷3～5次。余穴常规操作。

●推荐处方3

【治法】　疏通经络,化瘀通脉。

【主穴】　极泉、臂中、委中、阳池、三阴交、合谷、太冲。

【配穴】　百会、四神聪、风池。

【操作】　常规操作,均用泻法或平补平泻。

四、针灸疗效及影响因素

雷诺病即原发性雷诺综合征,大多数仅有轻度发作症状,西医认为不需特殊治疗,注意保暖即可。应用针灸对轻度雷诺病可起到很好的治疗作用,可获得完全缓解或临床治愈的目的。由于目前西医对于本病缺乏有效的治疗方法,所有的治疗方法疗效均难以肯定,如应用利血平(肾上腺素阻断剂)对部分患者有效,但长期服用不良反应较大,难以坚持。据研究认为,目前应用哌唑嗪(突触后 α_1 受体阻断剂)有一定疗效;硝苯地平(钙通道阻滞剂)可减少发作次数及降低严重程度;交感神经切除可用于对药物无效的严重病例,但效果也是暂时的。因此,对于少数重度的原发性和继发性雷诺综合征患者,针灸作用可能有限,也不失为一种可选的主要方法,但应适当配合药物治疗。

1. 病情

原发性雷诺病早期,患者症状可自然改善,针刺治疗可缩短病程;长期持续的动脉痉挛可致动脉器质性狭窄而不可逆,针刺效果降低。继发性雷诺综合征患者应明确其原发病,积极治疗,方可取效。

2.患者配合

本病发病原因未完全明确,寒冷刺激、情绪激动或内分泌功能紊乱是主要的发病因素。因此,患者应避免各种诱因,这对于提高和巩固针刺疗效具有重要意义。

五、针灸治疗的环节和机制

针灸治疗本病的主要机制是调节自主神经功能,解除血管痉挛;针灸还具有促进侧支循环开放和建立的作用,从而改善局部血液循环,减轻症状。温针可发挥艾灸及穴位刺激的双重作用,并使热力通过针体而内达腧穴。其作用机理是由燃艾时产生的物理因子和化学因子,作用于腧穴感受装置与外周神经传入途径,使刺激信号传入中枢,经过整合作用传出信号,调控机体神经-内分泌-免疫网络系统、循环系统,抑制交感神经,扩张血管等,从而调整机体的内环境,以达到治疗雷诺病的功效。

六、预　后

本病预后相对良好,约 15% 的患者自然改善,30% 逐渐加重;长期持续动脉痉挛可致动脉器质性狭窄而不可逆,但严重程度达到需要截指或截趾者极少(小于 1%)。少数病情较严重者可用缓解动脉痉挛的药物治疗。交感神经切除可用于对药物治疗无效的严重病例,但效果也是暂时的。大多数原发和继发性雷诺现象与雷诺病表现相似。平素患者应注意保暖,特别是手足不要受冻,吸烟者应戒烟。

七、临床研究动态

一项研究温针疗法治疗雷诺氏病 60 例的 CCT[29]。试验组($n=30$):病在手指,取上肢穴阳池、八邪、合谷、外关、曲池;病在足趾,取八风、太冲、解溪、足三里、阴陵泉、三阴交;病在手指和足趾,上、下肢穴均取。对照组($n=30$):倍他乐克口服。观察临床症状,并采用国产彩色微循环图像分析仪检测患者治疗前后左手无名指甲襞微循环。结果:两组总有效率比较差异有显著性,两组甲襞微循环测定结果比较差异有显著性($P<0.05$)。

一项样本量为 20 例雷诺氏病的病例系列观察[30]。干预措施:针刺颈髓节段的夹脊穴。电针治疗 30 分钟,每天治疗 1 次,15 天为 1 个疗程,一般治疗 2~3 个疗程,疗程期间休息 5 天。结果:20 例患者痊愈 14 例(70%),好转 4 例(20%),无效 2 例(10%),总有效率为 90%。

第十节　红斑性肢痛症

红斑性肢痛症(erythromelalgia)是一种肢端血管发生过度扩张所引起的血管性疾病,临床表现为在温热环境中阵发性肢端皮肤温度升高,皮肤潮红、肿胀和烧灼样疼痛,尤以足底、足趾为重。环境温度增高时,灼痛加剧。本病多见于青壮年。

本病属中医学"血痹"、"热痹"等范畴,多为寒湿之邪侵袭,郁久化热,或湿热之邪侵袭,流窜肌肤及关节,导致瘀血凝滞,使气血运行受阻,从而出现肢端皮肤发热、潮红、肿胀及疼痛等症。

一、辨病与辨证

1. 辨病

(1)青壮年多见,多在气温突然下降、受寒或长途行走后急性发病。

(2)常以双侧肢端(尤以双足)对称性红、肿、热、痛为主症,夜间较重,移动或轻触肢体、足下垂和温热均可使疼痛加重,反之症状减轻或缓解。

(3)患肢动脉搏动增强。久病后可有肢端感觉减退,趾甲弯曲增厚,甚至肌萎缩。

(4)肢体阻抗血流图呈高血容量型异常。

2. 辨证

(1)湿热痹阻:症见肢端红、肿、热、痛,尤以足底、足趾最为常见,疼痛剧烈,如烧灼样、针刺样,夜晚发作较多,呈阵发性。发作之间有持续钝痛,受热、活动及长时间站立皆可引起和加剧发作。局部冷敷后疼痛减轻。患处多汗,日久可发生肢端皮肤与趾(指)甲变厚或破溃。舌质正常或红,苔黄腻,脉弦滑数。

(2)瘀血阻滞:症见足底、足趾红、肿、热、痛,痛如针刺、烧灼,夜发较多,日久发生肢端皮肤、指甲变厚或溃疡。舌质紫暗,苔黄,脉紧涩。

二、针灸治疗及选穴原则

1. 治疗原则

本病以清热活血、疏通经脉为基本治疗原则。急性发作期应卧床休息,抬高患肢。

2. 选穴原则

在选穴上可根据病变部位循经选穴,选穴的基本原则如下。

（1）局部选穴：上肢出现红、肿、热、痛时，选局部阿是穴、外关、合谷、间使、大陵；下肢出现者，选局部阿是穴、三阴交、昆仑、解溪、丘墟等。

（2）选择夹脊穴：根据病变部位，选择相应背俞穴整体调节全身气血经络，以达通调气血、活血止痛的作用。双下肢同病选取腰1～5夹脊穴；四肢同病选胸、腰夹脊穴；多处发病选颈2～3、颈7及胸、腰夹脊穴。

三、推荐针灸处方

● 推荐处方1

【治法】　清热凉血，活血通络。

【穴位】　①上肢：阿是穴、外关、间使、大陵、合谷。

　　　　　②下肢：阿是穴、三阴交、解溪、商丘、太溪、太冲、足临泣。

【操作】　在红斑处选择2～3点，用三棱针点刺，加拔火罐，出血3～5mL。余穴常规操作，用泻法。

● 推荐处方2

【治法】　疏风清热，活血通络。

【主穴】　夹脊穴。

【配穴】　下肢病，选腰1～5夹脊穴、三阴交、昆仑，用泻法；四肢同病，选胸夹背穴、腰夹脊穴、三阴交、昆仑、曲池、外关，用泻法；多处发病，选颈2～3夹脊穴、颈7夹脊穴、胸夹脊穴、腰夹脊穴、三阴交、昆仑、曲池、外关、风池。

【操作】　患者取俯卧位或俯坐位，夹脊穴提插捻转泻法至产生较强酸、麻、胀感，使针感向上或向下传导；三阴交、昆仑穴针感向足底方向传导；外关、曲池穴针感向手掌方向传导；风池穴针感向头项部放射。

四、针灸疗效及影响因素

红斑性肢痛症是以肢体远端阵发性血管扩张，皮温升高、肤色潮红和剧烈烧灼样疼痛为主症的一种自主神经系统疾病，尤以足底、足趾为重。本病病因未明，可能与寒冷导致肢端毛细血管舒缩功能障碍有关。西医治疗原发性红斑性肢痛，给予阿司匹林可迅速和持久缓解疼痛，避免血管扩张，亦有助于减少发作；使用血管收缩剂，如麻黄碱、普萘洛尔、二甲麦角新碱，亦可解除疼痛，这些治疗方法均为对症处理。针灸可通过调节自主神经功能产生实质性治疗作用，而且对大多数轻度发作的患者可达到临床控制或治愈的效果。

1. 病程与病情

本病病程越短，病情越轻，针灸疗效越好。初起病在表，病位轻浅，针刺治疗显效较快，且

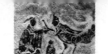

不遗留后遗症状,较易根治。病久病位较深,针治起效较慢,病程长,根治难。

2. 病性

本病有原发性和继发性,原发性属于血管功能性扩张症,继发性由真性红细胞增多症、甲亢及其他免疫、内分泌疾病和中毒性疾病所致。因此,一般而言,针灸治疗原发性的疗效优于继发性。

3. 患者的机体状态和配合

老年人尤其是伴有其他基础疾病的患者,体质较差,针刺治疗需要调节其整体状态,标本兼治,疗程较长。中青年往往发现及时,体质较强健,病情较轻,针灸治疗起效较快。其发病与感冒、经期密切相关,因此,加强锻炼,预防感冒,注意经期保健,增强体质,既可阻断诱发本病之源,又可提高针灸疗效。患者在针灸治疗期间应避免热刺激,也可进行温热性脱敏疗法,将患肢浸入临界温度以下的水中,然后逐渐升高水温,直到出现轻度不适,每天重复这一过程,且逐渐提高水温,直到患肢适应到临界温度以上的水中仍不发作为止,这样可提高和巩固针灸疗效。

五、针灸治疗的环节和机制

本病的病因和发病机理尚不清楚。目前认为与自主神经或血管舒缩神经中枢功能紊乱有关,故受累部位常呈对称性分布。也有人认为是由于两侧肢体的浅表和深部动脉的血流增加,使皮肤循环量增加,皮肤发红而温度升高。扩张的小血管压迫和刺激神经末梢,引起烧灼样疼痛。也有人认为,本病可能与某些原因使周围循环中 5-HT 和缓激肽的蓄积有关;或皮肤对温热过度敏感,或细小血管对温热反应过度,而缺乏血管正常收缩的对抗机理。最终导致血管神经功能紊乱,引起毛细血管前动脉短路开放过多,使局部皮肤动脉血流增多,引起局部红、肿、热、痛的症状表现。根据以上的发生机理,针刺治疗本病的环节和机制可概括为以下两点。

1. 调节血管舒缩运动

针刺对自主神经具有良性调节作用,可协调血管的舒缩运动,改善局部微循环的障碍,调整肢体微循环的血流速度,消除局部炎症反应,使扩张的小血管恢复正常,皮温降低,从而减轻临床症状。

2. 镇痛作用

针刺可通过神经与体液机制,提高机体的痛阈和耐痛阈,而 5-HT 是实现针刺镇痛效应的重要环节,通过针刺可使脑内 5-HT 的含量增多,从而达到镇痛作用。另外,针刺促进人体释放的内源性镇痛物质也发挥着镇痛作用。

六、预　后

本病一般预后较好,均不致残或致命。其中,原发性红斑性肢痛症临床症状表现严重,痛苦较大,多在儿童期发病,治疗及时,一般不会引起严重后果,预后良好;继发性红斑性肢痛症预后多与原发病有关,应标本兼治,否则易反复,或迁延不愈;特发性红斑性肢痛症临床症状较轻,属自限性疾病,多可自愈。另外,患病局部以保持凉爽干燥为宜,夜间睡眠时患部不宜覆盖,但平素避免暴露于温热的环境中,特别是干热。在有条件的情况下,可将发作重者搬到气温凉爽、达不到引起疼痛发作的临界温度以下的地方居住。但亦不宜用冰块或冰水局部降温的方法来缓解发作,以免损伤肢端血管和周围神经,反使发作持续或加重。

七、临床研究动态

一项样本量为6例原发性红斑性肢痛症的病例系列观察[31]。干预措施:针刺(双侧三阴交、昆仑、太冲、八风,留针30分钟,每日1次),刺络拔罐在踝附近(昆仑、太溪、丘墟、商丘)及足背(陷谷、临泣)等穴怒张之脉络,任选3~4穴,留罐10分钟,吸出血量以3~5mL为宜,每日1次。结果:参照《实用中西医结合诊断治疗学》标准判定疗效。4例患者经5次治愈,2例患者经7次治愈,随访至今未复发。

参考文献

[1]　周军,陈烨.针灸对老年高血压患者心率变异性影响[J].现代预防医学,2008,35(20):4099-4102.

[2]　王凌云.针刺风池穴治疗高血压病的临床疗效及对ET与TNF-α的调节作用的观察[J].湖北中医学院学报,2006,8(1):8-10.

[3]　冯国湘,吴清明.针刺开"四关"加百会穴温针灸治疗原发性高血压的临床研究[J].中国针灸,2003,23(4):193-195.

[4]　宋玉华.针药结合与单纯药物治疗肾性高血压疗效观察[J].中国针灸,2007,27(9):641-644.

[5]　F A Flachskampf,J Gallasch,O Gefeller. Randomized trial of acupuncture to lower blood pressure[J]. American Heart Association,2007,115(24):3121-3129.

[6]　ChangShik Yin,ByungKwan Seo,Hi-Joon Park,et al. Acupunture,a promising adjunctive therapy for essential hypertension:a double-blind,randomized,controlled trial

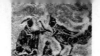

[J]. Neurological Research,2007,29(S1):98-103.

[7] T Williams,K Mueller,M W Cornwall. Effect of acupuncture-point stimulation on diastolic blood pressure in hypertensive subjects:a preliminary study[J]. Physical Therapy, 1991,71(7):523-529.

[8] 金侣位,朱江.针灸治疗低血压的系统评价[J]. 针灸临床杂志,2009,25(5): 37-41.

[9] 杜合英,王琼娟,张小燕,等.揉按合谷穴对患者全麻手术后复苏期低血压的影响[J]. 当代护士(学术版),2011,19(10):3-4.

[10] 李培润,王辉,高晶,等.针刺内关穴治疗低脉压综合征31例临床观察[J].中医杂志, 2003,44(4):262-263.

[11] 杨华,高翔,臧亮.针灸治疗心绞痛的疗效评价[J]. 针灸临床杂志,2012,28(4):51 -53.

[12] 陈可劲,鲁光华,李中和,等.激光血管外及穴位照射治疗冠心病的临床研究[J].实用心脑肺血管病杂志,2006,14(8):619-620.

[13] 李保良,庞勇.针刺背俞穴治疗冠心病心绞痛临床疗效观察[J].中国针灸,1999,19(7): 405-406.

[14] 陈俊伟.针罐结合治疗稳定型心绞痛的临床研究[D]. 广州:广州中医药大学,2008.

[15] 许宏珂,张月峰.针刺与胺碘酮转复阵发性心房颤动及心房扑动疗效比较[J].中国针灸,2007,27(2):96-98.

[16] 谢感共,李红,赵彩娇,等.灵龟八法针刺对窦性心动过速患者心率的影响[J].中国针灸,2004,24(7):449-451.

[17] 王峰,周玲,夏罗敏,等.穴位注射配合药物治疗冠心病室性早搏临床观察[J]. 上海针灸杂志,2012,31(2): 96-97.

[18] 罗子华.艾灸减轻血栓闭塞性脉管炎疼痛的临床观察[J].护理研究,2007,21(7):1747 -1748.

[19] 李颖.针刺配合口服中药治疗血栓闭塞性脉管炎疼痛的临床治疗体会[C]//针灸治疗痛症国际学术研讨会论文汇编.香港:广东省中医院,2009.

[20] 杜景辰,李令根.电针夹脊穴治疗血栓闭塞性脉管炎[J].针灸临床杂志,2011,27(10): 43-45.

[21] 高其芳,马春燕,郑建刚,等.针灸治疗大动脉炎的临床及实验研究[C]//中国针灸学会临床分会第八次学术大会论文集.天津:中国针灸学会临床分会,2000.

[22] 张君,郭富成.环磷酰胺联合针灸治疗大动脉炎的临床研究[J]. 四川中医,2009,27

(7)：109 – 111.

[23] 倪光夏,韩景献,高其芳,等.针灸对大动脉炎患者血管及血流速度的影响[J].中国针灸,2008,28(12)：880 – 884.

[24] 黄雪霞,吕艳,李向真,等.艾灸预防浅静脉留置针输液并发静脉炎的研究[J].辽宁中医药大学学报,2008,10(4):112 – 113.

[25] 兰红英.温灸联合95％乙醇湿敷治疗甘露醇所致静脉炎的疗效观察[J].中国误诊学杂志,2012,12(2):304.

[26] 王爱华,何敢想.针刺合血竭药膏治疗下肢静脉曲张所致溃疡[J].湖北中医杂志,2001,23(7):45.

[27] 史默怡.当归四逆汤配合针灸、放血治疗下肢静脉曲张[J].中国民间疗法,2011,19(6)：49 – 50.

[28] 耿志国.火针治疗下肢静脉曲张65例临床体会[J].辽宁中医杂志,2010,37(S1)：257 – 258.

[29] 王顺,蔡玉颖.温针疗法治疗雷诺氏病30例[J].中国中西医结合杂志,2002,22(11)：870 – 871.

[30] 高杰,吴明远,李令根.电针夹脊穴治疗雷诺氏病15例[C]//2009全国中西医结合周围血管疾病学术交流会论文集.郑州:中国中西医结合学会周围血管疾病专业委员会,2009.

[31] 黄桂兴.针刺加刺络拔罐治疗原发性红斑性肢痛症的临床观察[J].中国中医药科技,2010,17(6):491.

第四章

针灸治疗耳部病症

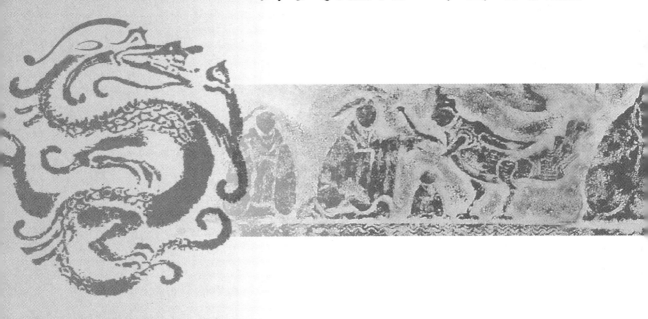

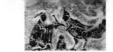

耳部病症（diseases of the ear）是指各种原因所致的外耳、中耳、内耳部位的异常病理变化或功能障碍，常伴有耳听力异常等为主要表现的疾病。

现代研究表明，针灸可通过神经-血管反射，调节耳部自主神经功能，缓解局部小血管的痉挛和缺氧状态，改善循环状态，减少内淋巴的产生和膜迷路积水，同时促进内耳部代谢产物的排出，促进迷路水肿的吸收。另外，针刺能使椎动脉交感神经丛的功能得到良性调整，反射性地使血管扩张，从而改善脑干中的网状结构、前庭神经核区和内耳的缺血，促进内耳功能的恢复。针灸促进内耳血液循环，有利于炎性分泌物经咽鼓管清除，从而加速炎症消退，减少炎性细胞渗出，进而可能减少化学介质的产生，减少黏液分泌，促进鼓室和咽鼓管通气功能的恢复。针灸能调节机体的免疫系统功能，促进免疫细胞的吞噬能力，利于炎症的减轻和消除，另外，针灸可提高人体的抵抗力和自我修复能力，促进耳疾的恢复。针刺治疗耳聋的机理可能是通过针灸刺激耳周穴位，改善微循环，促进血液与迷路之间的物质交换，使尚未完全坏死的内耳细胞及听神经得到修复和再生。针刺可反射性引起内耳神经的兴奋，改善神经传导，促进听力的恢复。针刺可对大脑皮层的功能产生调节作用，可增强大脑皮层对声音信息的感受和分析能力，从而改善患者的听力水平。这些作用可能是针灸治疗耳疾的科学基础。

针灸病谱研究结果表明,针灸治疗耳部病症有 7 种,包括梅尼埃病、耳聋、耳鸣、耳郭浆液性软骨膜炎、中耳炎、聋哑(儿童听力语言障碍)、耳前窦道和囊肿等。本章主要介绍针灸临床常见的 3 种病症。

第一节　梅尼埃病

梅尼埃病(Meniere's disease)是一种特发的内耳病,其基本的病理改变为膜迷路积水。临床以反复发作的旋转性眩晕、感音神经性听力损失、耳鸣、耳胀闷感、眼球震颤为主要症状,常伴有恶心、呕吐、面色苍白,甚至出冷汗等,在间歇期无眩晕。本病确切的病因目前尚不明确。一般认为,可能由于某种原因使自主神经功能失调,引起内耳膜迷路动脉痉挛,局部缺血、缺氧,导致内淋巴产生过多或吸收障碍,从而引起膜迷路积水。亦有人认为本病与全身代谢障碍或变态反应等因素有关。

本病属中医"耳眩晕"范畴,指本病系由耳窍病变所致的眩晕。中医学认为,风邪外袭,引动内风,上扰清窍;或痰浊中阻,清阳不升,浊阴不降,清窍被蒙;或情志不遂,肝郁化火,风火上扰;或肝阴不足,肝阳上亢;或阳虚不能温化水湿,上犯清窍;或髓海不足,清窍失养等均可导致本病。

一、辨病与辨证

1. 辨病

(1)反复发作的旋转性眩晕,持续 20 分钟至数小时,至少发作 2 次以上。常伴恶心、呕吐、平衡障碍,无意识丧失,可伴水平或水平旋转型眼颤。

(2)至少 1 次纯音测听为感觉性听力损失。早期低频听力下降,听力波动,随病情进展听力损失逐渐加重,可出现重振现象。

具备下述 3 项即可判定为听力损失。

①0.25,0.5,1kHz 听阈值较 1,2,3kHz 听阈均值高 15dB 或 15dB 以上。

②0.25,0.5,1,2,3kHz 患耳听阈均值较健侧耳高 20dB 或 20dB 以上。

③0.25,0.5,1,2,3kHz 平均听阈值大于 25dB。

(3)耳鸣呈间歇性或持续性,眩晕发作前后多有变化。

(4)可有耳胀满感。

(5)排除其他疾病引起的眩晕,如位置性眩晕、前庭神经炎、药物中毒性眩晕、突发性聋伴眩晕、椎-基底动脉供血不足和颅内占位性病变等引起的眩晕。

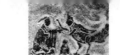

2. 辨证

(1)肝阳上亢:眩晕因情绪波动而发作或加重,平时性情急躁,胸胁胀闷。舌红,苔黄,脉弦。

(2)痰浊中阻:眩晕而胸脘痞闷,泛泛欲吐,痰多而黏。舌苔白腻,脉滑。

(3)脾气虚弱:眩晕因疲劳而发,或发作后头晕乏力,食欲不振,大便溏薄。舌淡,苔白,脉弱。

(4)肾阴亏虚:眩晕、耳鸣常有发作,腰膝酸软,记忆力差,手足心热。舌红,苔薄黄,脉细数。

(5)肾阳亏虚:眩晕,耳鸣,听力下降,精神萎靡,腰痛背冷,面色㿠白。舌淡胖,苔白,脉沉细。

二、针灸治疗及选穴原则

1. 治疗原则

本病在发作时以定眩止呕为治标,缓解时以平肝潜阳、化痰通络等为治本。

2. 选穴原则

在选穴上可进行局部和辨证配合。

(1)局部选穴:局部可选用耳部的穴位,如听宫、听会、耳门、翳风疏通耳络,也可选近部的印堂、头维、风池、扶突等。

(2)辨证和对症选穴:常用内关、足三里等止呕吐。肝阳上亢,加太冲、头维、行间、三阴交等;痰浊中阻,加中脘、丰隆、足三里、百会、头维;脾气虚弱,加脾俞、足三里、气海、太白等;肾阴亏虚,加肾俞、太溪、三阴交、照海、关元;肾阳亏虚,加肾俞、命门、关元。

3. 耳穴

耳穴治疗可选肾上腺、皮质下、枕、脑、神门、额、内耳。风阳上扰加肝、胆;痰浊上蒙加脾、缘中;气血不足加脾、胃;肝肾阴虚加肝、肾。

三、推荐针灸处方

●推荐处方1

【治法】　清利头目,通络止眩。

【主穴】　百会、头维、太阳、风池、悬钟。

【配穴】　风阳上扰,加行间、太冲、太溪;痰浊上蒙,加内关、中脘、丰隆;气血不足,加气海、血海、足三里;肝肾阴虚,加肝俞、肾俞、太溪。

【操作】 百会用捻转平补平泻法,持续 1~3 分钟;风池用小幅度的提插泻法,使局部产生强烈的酸胀感。余穴常规操作。

● 推荐处方 2

【治法】 通窍止眩。

【主穴】 颞后线、风池。

【配穴】 内关、扶突、丰隆。

【操作】 颞后线选双侧,用快速捻针手法,要求达到每分钟 120~150 次,隔 15 分钟捻针 1 次,每次捻 5 分钟,共捻 2 次,留针 6 小时。余穴常规操作。

● 推荐处方 3

【治法】 通窍活血,定眩止呕。

【主穴】 听宫、翳风、头维、百会、风池、扶突、内关、中渚。

【配穴】 肝阳上亢,加太冲、三阴交;痰浊中阻,加中脘、丰隆;脾气虚弱,加脾俞、气海、太白;肾阴亏虚,加肾俞、太溪、三阴交;肾阳亏虚,加肾俞、命门。

【操作】 眩晕发作严重时,先针刺内关、中渚,用强刺激泻法 1~3 分钟,使针感向上或下传导。耳部穴位针刺朝耳方向,小幅度行针 1~3 分钟,使针感向耳传导为佳。余穴常规操作。

四、针灸疗效及影响因素

梅尼埃病的发病机制非常复杂,目前尚不清楚,而且本病的发病情况也非常不规律,发作间歇期可为数日、数周、数月、数年,有的患者可长达数十年或十余年,甚至终生只发作 1 次。因此,在观察疗效上难度很大。国外学者认为,梅尼埃氏病会逐渐加重,而且伴有不可预知的病情波动,出现好转时,难以区分是病程的自然转归还是治疗的作用。在很多随机对照试验研究中,安慰剂会使眩晕明显改善;在出现症状后的前几年,眩晕急性发作的频率会增加,但之后随着听力的恶化,眩晕发作的频率又会降低,大部分患者的眩晕发作最后都完全消失。有 60%~80% 的患者不经治疗,听力症状自行缓解。目前西医治疗是对症处理,频发者考虑手术治疗。从目前针灸文献情况看,针灸在缓解眩晕、耳胀、耳鸣、耳聋等主要症状上有一定疗效,因此,以针灸作为主要治疗方法,配合其他疗法的综合治疗比较符合临床实际。

1. 病因

引起本病发病的原因很多。一般而言,血管性因素,如自主神经功能失调、动脉痉挛、毛细血管血液滞留,针灸效果最好;如是免疫因素所致,针灸治疗能改善症状;如是代谢障碍引起内分泌功能不足者,则应以针对病因治疗为主,针灸疗效较差。

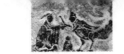

2. 治疗时机

间歇期人体处于相对平和的状态,相对而言,脑循环、内耳循环较急性发作期状态为好,抓住这一时期积极进行针灸治疗,可取得较好的远期疗效。

五、针灸治疗的环节和机制

目前公认的关于梅尼埃病的发生经过是:因膜迷路积水、水肿,耳蜗管、椭圆囊和球囊均显著膨胀,而膜性半规管并不膨胀。由于耳蜗管内积水膨胀,使蜗管的前庭膜突向前庭阶,外淋巴间隙被阻塞,同时,又因椭圆囊和球囊膨胀突入壶腹和半规管,所以内淋巴压力猛烈增加,超过限量时,即突然发生眩晕、恶心呕吐等症状。在早期耳蜗管膨胀时,Corti 氏器因所受压力不等,使听力时好时坏,至 Corti 氏器因长期受压而变质时,听力可消失。总之,本病发生的病因主要有内耳微循环障碍、自主神经功能紊乱及变态反应等。因此,针灸治疗的环节和机制可能包括以下三方面。

1. 解除血管痉挛

针灸可以通过神经-血管反射,调节耳部自主神经功能,缓解局部小血管的痉挛和缺氧状态,改善循环状态,减少内淋巴的产生和膜迷路积水,同时促进内耳部代谢产物的排出,促进迷路水肿的吸收。另外,针刺能使椎动脉交感神经丛的功能得到良性调整,反射性地使血管扩张,从而改善脑干中的网状结构、前庭神经核区和内耳的缺血,促进内耳功能的恢复,达到治疗眩晕的目的。

2. 止呕作用

本病发作时出现的自主神经反应(如恶心呕吐)是最重的症状之一,针刺可通过调整自主神经功能,减轻呕吐反应。

3. 免疫调节

一些研究表明,梅尼埃病的病因与免疫障碍有关,某些患者内淋巴囊附近有淋巴血管形成和 T 淋巴细胞、巨噬细胞这类免疫活性细胞,该病患者还出现免疫反应的生物现象,因此,针刺对于人体免疫网络的调节作用可能也是防治本病的机理之一。

六、预　后

梅尼埃病多发生于 20～40 岁青壮年,老年少见,儿童及 20 岁以下者罕见,男性多于女性,本病约占眩晕患者的 9.7%～30%。由于病因不清,治疗方法虽多但疗效并不满意,很难根治,常反复发作难以控制。目前西医的治疗也只是对症处理,如发作时迅速缓解眩晕、恶心、呕吐;间歇期治疗以争取听力好转和预防其复发为目标。针灸在缓解症状和预防复发方面有一定作用。一般建议患者尽量保守治疗。如果严重眩晕发作频繁,保守治疗不能缓解,失去工作能力者;每次眩晕发作均伴有显著听力减退,间歇期听力无明显恢复者;听力丧失,眩晕仍经常发作者,方可考虑手术治疗。患者平时宜保持安静,避免噪声干扰,注意劳逸结合。

七、临床研究动态

一项样本量为 115 例的 RCT[1]。试验组($n=80$):针灸结合西药,针刺双侧晕听区、听宫、内关、合谷、丰隆、太冲,同时温和灸百会,每次针灸以上穴位 30 分钟,每日 1 次,共治疗 7 次,以观察疗效。对照组($n=35$):采用西药常规治疗,包括卧床休息、低盐低脂饮食、镇静、使用扩血管、利尿脱水剂及对症治疗。根据症状和体征制定疗效标准,两组间总有效率比较有显著差异($P<0.01$)。

一项样本量为 60 例的 RCT[2]。治疗组($n=30$):针刺(主穴为风池、百会、完骨、翳风、听会、阳池、太冲,随症加减)配合直接灸百会,每周 3 次,2 周为 1 个疗程,共治疗 2 个疗程。对照组($n=30$):口服氟桂嗪(西比灵)10mg,每晚服用,共服用 1 个月。依据眩晕障碍评分(DHI)、模拟视觉评分(VAS)及健康状况调查问卷(SF-36)量表评分评定。结果显示:①治疗后 DHI 评分两组间比较差异有统计学意义($P<0.05$),中医辨证分型分析,肝阳上扰型、痰浊中阻型、气血亏虚型和肝肾阴虚型分值两组间治疗后比较差异有统计学意义($P<0.05$),其中气血亏虚型改善较明显,表明治疗组疗效优于对照组。②两组治疗后 VAS 评分比较差异有统计学意义($P<0.05$)。③两组间治疗后,躯体健康、躯体角色和总体健康三维度比较差异有统计学意义($P<0.05$),表明治疗组改善情况优于对照组。

一项样本量为 64 例的 RCT[3]。治疗组($n=32$):针刺双侧头皮侧发际区,每间隔1.5cm确定一个进针点,静留针 6 小时,每日 1 次,每天上午治疗;对照组($n=32$):针刺百会、率谷、曲鬓、风池、足三里、丰隆、太冲、太溪,留针 30 分钟,每日 1 次,均连续治疗 5 天,休息 2 天,为 1 疗程,共治疗 3 疗程。依据症状疗效和血浆内皮素(ET)、血浆一氧化氮(NO)含量改变评定。结果显示:组间比较总有效率未见显著差异($P>0.05$),血浆 ET 和 NO 差值之差异均有显著性意义($P<0.05$)。

第二节 中耳炎

中耳炎(otitis media)是中耳部的炎症性疾病,可分为化脓性中耳炎和非化脓性中耳炎。化脓性中耳炎系由化脓性致病菌侵入引起的中耳黏膜及骨膜的炎症性病变,以耳内流脓为主症。非化脓性中耳炎包括分泌性中耳炎和气压创伤性中耳炎,前者以中耳积液及听力减退为主要特征,后者系气压的突然改变超过人的适应能力导致中耳损伤。本节主要论述化脓性中

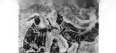

耳炎和分泌性中耳炎,其他类型可参考本节治疗。

化脓性中耳炎属中医学"脓耳"范畴,中医学认为急性化脓性中耳炎多因外感风热或肝胆火盛,结聚耳窍,蒸灼耳膜,化腐成脓所致,是以鼓膜穿孔、耳内流脓为特征的疾病。若失治、误治,致脏腑虚损,耳窍失养,邪毒滞留耳窍,即会演变为慢性。分泌性中耳炎属中医学的"耳胀"、"耳闭"范畴,认为耳胀多为病之初,多由风邪侵袭,经气闭塞而致;耳闭多为耳胀反复发作,迁延日久,邪毒滞留所致,与脏腑失调有关。

一、辨病与辨证

1. 辨病

(1)化脓性中耳炎

①本病以鼓膜穿孔、耳内流脓为主要临床表现,伴有听力下降。急性期可有发热及耳深部痛。

②急性化脓性中耳炎,发病急,病程短,病情重;治疗不彻底者可迁延成慢性,在感冒、疲劳、耳内进水时常有急性发作。

③耳部检查:急性期初见鼓膜充血,色深红;继则穿孔,耳内流脓。慢性期鼓膜穿孔不愈合,长期或间歇性流脓。

④听力检查呈传导性耳聋。慢性脓耳乳突 X 线摄片有阳性表现。若听力检查呈混合性耳聋,X 线摄片见有骨质破坏腔,提示属重症,可出现颅内外并发症可能。

(2)分泌性中耳炎的分期:急性期病史小于 1 个月;亚急性期病史为 1~3 个月;慢性期病史大于 3 个月。

①急性分泌性中耳炎:病前多有上感病史,耳闷胀感及隐隐作痛,听力减退,垂直体位时明显,前倾或平卧位时改善;持续性或间歇性搏动性耳鸣,当打呵欠、擤鼻、张口时,耳内有气过水声。鼓膜检查可见松弛部或全鼓膜充血、内陷,鼓室积液时鼓膜失去正常光泽,呈淡黄、橙红油亮或琥珀色。

②慢性分泌性中耳炎:缓慢起病或由急性分泌性中耳炎反复发展迁延转化而来。以耳鸣耳闷、闭塞感、渐进性耳聋为主要特征。多伴有持续性耳鸣,部分患者诉自身过响或在嘈杂环境中反觉听力好转或听力随气候变化而增减。鼓膜检查可见呈灰蓝或乳白色,鼓膜紧张部有扩张的微血管。

2. 辨证

(1)化脓性中耳炎

①肝胆火热:急性发作,耳深部痛,头痛,听力下降。发热,面红目赤,小便黄赤。检查见鼓

膜充血、穿孔,流脓较多。舌红,苔黄,脉弦数。

②脾虚湿困:耳内流脓,量较多,日久不愈。倦怠乏力,食少,便溏。舌质淡红,苔白腻,脉细无力。

③肾阴亏虚:耳内流脓,时多时少,混有豆渣样物,带秽臭味。听力检查呈传导性耳聋或混合性耳聋。头晕头痛,腰酸乏力。X线乳突摄片见骨质破坏。舌质红,苔薄,脉细数。

(2)分泌性中耳炎

①风邪犯耳:耳中胀闷,耳鸣,听力下降,鼻塞流涕,或有咳嗽咯痰、头痛等症。舌苔薄白,脉浮。

②痰浊积聚:耳胀不适,听力不聪,头晕头重,或有咳嗽咯痰,胸脘痞闷。检查见鼓室积液,量多难消。舌苔白腻,脉濡或滑。

③气滞血瘀:耳胀、耳中闭气,或有刺痛感,耳鸣不聪。检查见鼓膜混浊、内陷,或增厚、粘连,或有鼓室积液。舌质紫暗或有瘀点,脉涩。

④脾气虚弱:耳闭时轻时重,面色无华,食少腹胀,或有便溏。检查见鼓膜内陷,或有鼓室积液。舌淡,苔白,脉弱。

⑤肝肾阴虚:耳闭,听力下降,头晕眼花,腰膝酸软,手、足心热。舌红,苔少,脉细数。

二、针灸治疗及选穴原则

1. 治疗原则

本病以疏通耳窍、清热降火、利湿化浊为基本治疗原则。脓耳应及时清除耳内分泌物。

2. 选穴原则

在选穴上以耳局部穴位为主,再循经或辨证配穴;与耳密切相关的经脉有手少阳三焦经、手太阳小肠经、足少阳胆经,因此,可在这些经脉上选穴。肾开窍于耳,可选肾经穴位。具体选穴原则如下。

(1)局部选穴:耳部可选听宫、听会、耳门、翳风、颅息、瘈脉、耳和髎、耳尖、角孙等疏通耳窍;临近可选风池、太阳等。

(2)远端选穴:根据"经脉所过,主治所及"的规律循经远端选穴。肝主疏泄,其经循耳,可选肝经的太冲、行间;足少阳胆经之支从耳后入耳中,走出耳前,可选胆经之侠溪、足临泣;三焦手少阳支脉从耳后入耳中出耳前,可选三焦经之中渚、液门、支沟、外关等。另外,肾开窍于耳,可选太溪、水泉、照海、肾俞、肝俞等。

(3)辨证选穴:肝胆火热,选风池、头临泣、头窍阴、率谷、行间、侠溪;风邪犯耳,选风池、风门、肺俞、太阳、上星、大椎、外关;气滞血瘀,选内关、三阴交、血海、翳风;脾虚湿盛,加三阴交、

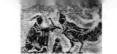

阴陵泉、脾俞、足三里、丰隆;肝肾阴虚,加肝俞、肾俞、太溪、三阴交等。

三、推荐针灸处方

●推荐处方1

【治法】 清热泻火,疏通耳窍。

【主穴】 耳门、听会、翳风、合谷、外关。

【配穴】 风热上壅,加大椎、曲池;肝胆火盛,加行间、侠溪;痰瘀交阻,加内关、丰隆;脾虚湿滞,加三阴交、阴陵泉;肾阴亏虚,加太溪、肾俞;头痛,加太阳、上星。

【操作】 耳部穴位针刺朝向耳中心部,采用捻转、提插结合的平补平泻法,使针感向耳内放射。余穴常规操作。

●推荐处方2

【治法】 祛风活血,通窍利耳。

【主穴】 听宫、瘈脉、翳风、耳部阿是穴、风池、百会、中渚。

【配穴】 风邪犯耳,加风门、偏历、合谷、头维;肝胆火热,加行间、侠溪、耳尖、太阳;脾虚湿困,加阴陵泉、足三里、太白;肾阴亏虚,加太溪、肾俞、三阴交、照海;痰浊积聚,加中脘、丰隆、阴陵泉。

【操作】 耳部穴位针刺向中心部,采用捻转、提插结合的平补平泻法,使针感向耳内放射。耳部阿是穴以艾条灸法,对准外耳道口,灸前先用消毒棉签擦拭其外耳道脓液,然后再施以温和灸10~12分钟。灸毕置放引流条,以利排脓。余穴常规操作。注意灸法在化脓性中耳炎的初期即充血期和渗出期不可用。

四、针灸疗效及影响因素

分泌性中耳炎以清除中耳积液,改善中耳通气引流及病因治疗为基本治疗原则。急性化脓性中耳炎以控制感染、通畅引流并祛除病因为基本治疗,不管哪种类型的中耳炎,均应以外科和药物治疗为主,针灸只能起到辅助治疗的作用。

1.病情

一般而言,针灸治疗急性中耳炎疗效优于慢性,非化脓性针灸疗效优于化脓性中耳炎。慢性化脓性中耳炎中单纯性化脓性中耳炎,仅限于中耳腔黏膜的炎症,没有骨质的破坏,针灸效果较好。骨疡型有骨质的破坏,不祛除诱因,则针灸难以达到满意疗效。积液性中耳炎如果积液稀薄,针灸疗效好;积液黏稠,则针灸治疗疗效差。

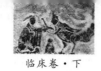

2. 病期

一般而言,急性化脓性中耳炎分为充血期、渗出期、化脓期、融合期、并发症期和炎症消退期,针灸在充血期、渗出期和炎症消退期疗效较为明显。

3. 刺法

耳周腧穴针刺须注意针尖的角度和方向,防止刺伤耳膜;刺翳风要选较细的针,耳周穴要求针感向耳底部传导,这样才能达到治疗的刺激量,产生良好的疗效。另外,应用灸法可促进耳部的循环,炎症的吸收,提高疗效。

五、针灸治疗的环节和机制

1. 促进耳内血液循环

针灸可调节内耳的微血管舒缩功能,促进血液在血管循环的改善,利于炎性分泌物经咽鼓管清除,从而加速炎症消退,减少炎性细胞渗出,进而可能减少化学介质的产生,减少黏液分泌,促进鼓室和咽鼓管通气功能的恢复。

2. 调节免疫

针灸能调节机体的免疫系统功能,促进免疫细胞的吞噬能力,从而利于炎症的减轻和消除。另外,针灸通过增强免疫力,提高了人体的抵抗力和自我修复能力,对本病的预防和治疗产生了积极作用。

六、预 后

急性化脓性中耳炎的预后视致病菌的毒力、患者的抵抗力和治疗情况而不同。一般处理及时和适当,预后良好。约85%患者的炎症可得到控制,脓液引流通畅后,炎症逐渐消退,鼓室黏膜恢复正常,耳流脓逐渐消失,小的穿孔可自行修复。如不及时治疗,会变成慢性中耳炎。慢性单纯性化脓性中耳炎预后好,即使常年不愈,对人体也不会有很大威胁。慢性骨疡型化脓性中耳炎,除中耳黏膜的病变以外还伴有骨质(如中耳腔的骨壁、听小骨)的破坏,这种类型的病变对人体的影响比较大,对听力的破坏也比上一型为重,需要进行手术治疗。慢性胆脂瘤性中耳炎,属于危险型中耳炎,具有高度的破坏性,常会引起颅内、外并发症,甚至威胁人的生命。积液性中耳炎,积液稀薄者,一般易通过鼓咽管排出,经适当治疗后鼓室功能可恢复正常,不能自动排出或反复发作者宜穿刺引流,预后较好。如果积液黏稠,不易从鼓室清除,疗效差。

七、临床研究动态

一项样本量为188例急性卡他性中耳炎的CCT[4]。试验组($n=94$):增音穴穴位注射治

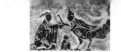

疗。增音穴位于耳屏边缘中点向前下 45°角画一斜线至软骨基部,相当于听宫与听会两穴之间。用 1mL 注射器注入 654－2 注射液(5mg/mL)及地塞米松注射液(5mg/mL)各0.5mL。对照组(n＝94):常规治疗。可根据病情需要常规鼓膜按摩、局部理疗、咽鼓管吹张或鼓膜穿刺抽液等。两组均 3 日重复治疗 1 次,5 次为 1 疗程,进行效果评价。两组除耳部处理不同外,都给予 1％麻黄碱液滴鼻及口服乙酰螺旋霉素等抗感染药物。按照江苏省卫生厅编《疾病临床诊断和疗效标准》。经 1 个疗程后,试验组 150 耳均治愈,治愈率 100％,其平均治愈天数为 4.75±0.92 天,其中 86 耳仅 1 次穴位注射后痊愈,48 耳经两次痊愈,余 16 例注射 3 次后痊愈;而对照组在第 1 疗程后 94 耳痊愈,治愈率 73.4％,治愈者平均治愈天数为 7.32±2.25 天。两组疗效有显著性差异($P＜0.01$)。

　　一项样本量为 112 例急性卡他性中耳炎的CCT[5]。试验组(n＝55):针刺(主穴:①听宫、百会、翳风、上关、中渚、侠溪;②听会、耳门、外关、阳陵泉、阳溪、合谷,辨证配穴,每日 1 次,7 天为 1 疗程)。对照组(n＝57):口服抗生素(①阿莫西林克拉维酸钾片,1 次 1 片,1 天 3 次;②头孢他美,1 次 2 片,1 天 2 次;③红霉素肠溶胶囊,1 次 2 片,1 天 2 次),7 天为 1 个疗程。两组均辅助予地塞米松片晨间顿服 2 片,连服 3 日,1％呋麻滴鼻剂滴鼻,1 天 3 次,每次 2 滴。依据主要症状及疗效评定,结果显示:组间比较总有效率差异无统计学意义($P＞0.05$),治愈率差异有统计学意义($P＜0.05$)。

第三节　耳鸣　耳聋

　　耳鸣、耳聋属于耳病的两个常见症状,既可单独出现、先后发生,亦可同时并见,都是听觉异常的症状。耳鸣是患者在耳部或头部的一种声音感觉,但外界并无相应的声源存在,以自觉耳内鸣响,如闻蝉声,或如潮声,或细或暴,妨碍听觉为主症;耳聋以听力减退或听觉丧失为主症,往往由耳鸣发展而来。西医学认为,各种因素导致听神经损伤或先天听觉障碍可致耳聋,病变部位发生于外耳、中耳及内耳的传音装置者为传导性聋;发生在内耳耳蜗螺旋器者为感觉性聋;发生在螺旋神经节至脑干耳蜗核为神经性聋;发生在耳蜗核至听觉皮层者为中枢性聋(其中也包括一部分癔症性聋)。目前按病变部位主要分为传导性聋、感音神经性聋(感音性与神经性聋的统称)和混合性聋。此外,根据病变性质可分为器质性和功能性耳聋,按发病时间特点分为突发性、进行性和波动性耳聋。突发性聋是感音性聋的一种,暴聋起病迅速。一些耳部相邻组织病变或全身疾病均可引起耳鸣,尚有一些耳鸣目前查不出实质性病变依据,常与休息、情绪有关,而内耳的血管痉挛常被认为是耳鸣发生的重要原因。各种耳病、脑血管疾病、高血压病、动脉硬化、贫血、糖尿病、感染性疾病、药物中毒及外伤性疾病等均可出现耳鸣、耳聋,

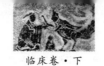

可参照本节进行治疗。

中医学认为，耳鸣、耳聋多因暴怒、惊恐，肝胆风火上逆，以致少阳经气闭阻所致；或因外感风邪侵袭，壅遏清窍；或因肾气虚弱，精气不能上达于耳而成。因两症在病因及治疗方面，大致相同，故合并论述。各种原因所致的耳鸣、耳聋均可参照本节治疗。

一、辨病与辨证

1. 辨病

(1)耳鸣：以外界无相应的声源存在而自觉耳内鸣响为主症，传导性耳聋患者的耳鸣为低音调如机器轰鸣，感音神经性耳聋患者的耳鸣多为高音调如蝉鸣。总体上耳鸣可分为客观性和主观性。

①客观性耳鸣：又称他觉性耳鸣，发病率不高，耳鸣患者及他人均能听到的耳鸣，主要由血管性、肌源性、气流性病变及其他病因引起。

②主观性耳鸣：患者的一种主观症状，耳鸣可为一侧性或双侧性，其性质多样，可呈铃声、嗡嗡声、哨声、汽笛声、海涛声、咝咝声、吼声等，也可呈各种音调的纯音或杂音，杂音耳鸣占59%，纯音耳鸣占35%，混合性耳鸣占6%；主要由耳部疾病、全身疾病或其他因素等引起。

(2)耳聋：以听力下降或丧失为主要表现。

①传导性聋：病变主要在外耳和中耳，气导听力损失一般≤60dB，骨导听力基本属正常范围；在噪声较大的环境中接受语言的能力往往和正常者相仿。

②感音神经性聋：有听觉过敏现象，即对突然出现的过响的声音不能耐受，听力检查有重振现象，其对响度增加的感受大于正常耳；以耳蜗性聋最为常见，单纯的神经性聋较为少见，脑干性聋不多见，单纯的中枢性聋也很少见。暴聋是突然发生的非波动性感音神经性听力损失，常为中度或重度；病因不明，可伴耳鸣、眩晕、恶心、呕吐，但不反复发作；除第Ⅷ颅神经外，无其他颅神经受损症状。

③混合性耳聋：兼见传导性及感音神经性聋双重成分。

附：耳聋耳鸣分级

耳聋分级：<25dB 为正常；25～40dB 为轻度耳聋(听微弱语声有困难)；40～55dB 为中度耳聋(听普通言语有困难)；55～70dB 为中重度耳聋(听较响语声亦有困难)；70～90dB 为重度耳聋(只能听大声喊叫)；>90dB 为极度聋(残存听力不能利用，儿童则为聋哑)。

耳鸣按以下方法分级：①正常(一)，无耳鸣；②轻度(＋)，耳鸣间歇发作，仅在夜间或安静环境下出现，且程度轻；③中度(＋＋)，耳鸣持续发作，程度较重，在嘈杂环境中仍有耳鸣；④重度(＋＋＋)，耳鸣程度重，常影响工作或睡眠。

2. 辨证

（1）暴聋

①风邪外犯：突发耳聋，伴鼻塞、流涕，或有头痛、耳胀闷，或有恶寒、发热、身疼。舌苔薄白，脉浮。

②肝火上炎：情志抑郁或恼怒之后，突发耳聋，伴口苦口干，便秘尿黄，面红，目赤。舌红，苔黄，脉弦数。

③肝阳上亢：突聋发于恼怒之后，头晕，头痛，口苦，烦躁易怒。舌苔薄白，脉弦。

④气滞血瘀：耳聋伴耳胀闷感，耳鸣不休，或耳聋因强大声音震击而成。舌质暗红，脉涩。

⑤气血亏虚：素体虚弱，面色无华，突发耳聋；或暴聋数日后头痛、耳胀闷等症消除，而面色无华、头晕眼花、语声无力、四肢倦怠等症仍在。舌淡，苔薄，脉细弱。

（2）一般耳聋、耳鸣

①风热侵袭：突发耳鸣，如吹风样，昼夜不停，听力下降或伴有耳胀闷感。全身可伴有闭塞，流涕，咳嗽，头痛，发热恶寒等。舌质红，苔薄黄，脉浮数。

②肝火上扰：耳鸣如闻超声或风雷声，耳聋时轻时重，多在情志抑郁或恼怒之后耳鸣耳聋加重。伴口苦，咽干，面红或目赤，尿黄，便秘，夜寐不宁，胸胁胀痛，头痛或眩晕。舌红，苔黄，脉弦数有力。

③痰火郁结：耳鸣耳聋，耳中胀闷，头重头昏或见头晕目眩，胸脘满闷，咳嗽痰多，口苦或淡而无味，二便不畅。舌红，苔黄腻，脉滑数。

④气滞血瘀：耳鸣耳聋，病程可长可短，全身可无明显的其他症状，或有爆震史。舌质暗红或有瘀点，脉细涩。

⑤肾精亏损：耳鸣如蝉，昼夜不息，安静时尤甚，听力逐渐下降，或见头昏眼花，腰膝酸软，虚烦失眠，夜尿频多，发脱齿摇。舌红，少苔，脉细弱或细数。

⑥气血亏虚：耳鸣耳聋，每遇疲劳之后加重，或见倦怠乏力，声低气怯，面色无华，食欲不振，脘腹胀满，大便溏薄，心悸失眠。舌质淡红，苔薄白，脉细弱。

二、针灸治疗及选穴原则

1. 治疗原则

针灸治疗本病一般以疏通耳窍、活血通络为基本治疗原则。

2. 选穴原则

在选穴上以耳区局部为主，结合经脉循行耳部的经脉远端选穴和辨证配穴。具体选穴原则如下。

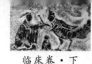

(1)局部选穴:本病为耳窍闭阻,病位较局限,故选局部耳门、听宫、听会、翳风、角孙、颅息、瘛脉、耳和髎以疏通局部气血,聪耳启闭。临近可选风池、率谷、头临泣等。另外,可适当选择颈部腧穴如颈夹脊、天柱等。

(2)循经远取:从经络循行上看直接入耳中的经脉有手太阳、手足少阳经,因此,可选手太阳经后溪、少泽、前谷、腕骨等;手少阳经关冲、液门、中渚、阳池、外关、支沟等;足少阳经足窍阴、侠溪、足临泣、丘墟、悬钟等。另外,根据"肾开窍于耳"的理论,可选肾经穴位,如涌泉、然谷、太溪、照海等。

(3)辨证选穴:根据证候之不同而配穴。风邪外犯,加选风池、风门、列缺、合谷、头维等;肝火上扰,选行间、侠溪;痰火郁结,选丰隆、曲池、内庭;气滞血瘀,选内关、合谷、太冲、血海;肾精亏损,选肾俞、太溪、关元、气海、三阴交;气血亏虚,选气海、脾俞、肝俞、足三里。

3.耳针

耳针可选肝、胆、神门、耳尖、皮质下、心、内耳等。

三、推荐针灸处方

● 推荐处方1

【治法】 实证清肝泻火,疏通耳窍;虚证益肾养窍。

【主穴】 ①实证:听会、翳风、侠溪、中渚。

②虚证:听宫、太溪、照海。

【配穴】 肝胆火盛,加太冲、丘墟,用泻法;外感风邪,加外关、合谷,用泻法;肾气不足,加肾俞、气海,用补法,加艾灸;肝肾亏虚,加肾俞、肝俞,用补法。

【操作】 耳周穴位持续行针1分钟,要求有较强的针感向耳部放射。肾气虚可用艾灸。余穴常规操作。

● 推荐处方2

【治法】 疏通耳窍。

【穴位】 听宫、翳风、风池、中渚。

【操作】 听宫张口取穴,直刺1寸,行捻转泻法1分钟。风池向外耳道方向斜刺1~1.5寸,行捻转泻法1分钟;翳风刺向耳前方向1~1.5寸,行捻转泻法1分钟;中渚斜向上刺0.5寸,捻转泻法,均使针感向上传导或局部产生酸胀感。

● 推荐处方3

【治法】 疏导经气。

【主穴】 耳门、听宫、听会、翳风、瘛脉、合谷、中渚。

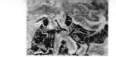

【配穴】　外感风热,加风池、列缺,用泻法;肝阳上亢,加行间、太冲、太溪,用泻法;肾阴不足,加肾俞、太溪、关元,用补法;气虚,加气海、中脘、足三里,用补法。

【操作】　每次耳周选1~2穴。耳周穴位持续行针1分钟,要求有较强的针感向耳部放射。余穴常规操作。

●推荐处方4

【治法】　通利耳窍,活血通络。

【主穴】　听宫、翳风、风池、颈夹脊、角孙、中渚、照海、后溪。

【配穴】　肾精亏损,加肾俞、太溪、关元、悬钟;气血不足,加脾俞、膈俞、足三里、气海;痰火郁结,加丰隆、内庭、太冲;气滞血瘀,加内关、合谷、血海。

【操作】　耳周穴位持续行针1分钟,要求有较强的针感向耳部放射。夹脊穴直刺0.5寸,用捻转泻法,使颈项部有明显的酸胀感。余穴常规操作。

四、针灸疗效及影响因素

耳鸣的原因非常复杂,本处指的是以耳鸣作为主要症状者,不包括有其他明确疾病导致的耳鸣。在极静的环境中(由于个体兴奋性的变化而无明显的原因)听到持续的、微弱的耳鸣,为听觉系统神经细胞的自发性活动所致,可视为生理性耳鸣,这种现象如为偶然的经历则无临床意义。但部分精神紧张的患者,对正常情况下出现的体内噪音过度敏感,可发展为顽固的耳鸣。如耳鸣严重而无明显的听力下降,排除各种病因及烟酒中毒、药物过量等因素外,就应考虑神经官能症即功能性耳鸣。另外,临床上常见一些查不出实质性病变,在劳累、工作紧张或生活失调后或神经衰弱、体质差等情况下出现的耳鸣,也属于功能性耳鸣。《临床证据》中对2004年12月前的耳鸣临床文献进行了分析和疗效评价,其结局指标为耳鸣的响度、耳鸣对日常生活及情绪状态的影响等,结果表明目前没有疗效确切的方法,三环类抗抑郁药益害相当,其他药物和理疗方法效果不明,卡马西平很可能无效甚至有害。尽管《临床证据》同时也认为针灸治疗耳鸣的效果不明,但是这与国外针灸操作者掌握针灸技术和方法的程度有关。目前国内大量文献认为,针灸在治疗功能性耳鸣方面有较好疗效,可达到临床治愈或控制病情。功能性耳鸣也要尽早治疗,其实在临床上功能性耳鸣时间过长,治疗起来也是很困难的,因此一定要抓住时机及时治疗。

内耳听毛细胞、血管纹、螺旋神经节、听神经或听觉中枢的器质性病变均可阻碍声音的感受与分析或影响声讯的传递,由此引起的听力减退或丧失称为感音神经性耳聋。根据导致听力障碍的不同病因,感音神经性耳聋可分为三类,即遗传性耳聋、非遗传性先天性耳聋及非遗传性获得性感音神经性耳聋。非遗传性获得性感音神经性耳聋主要包括突发性耳聋、药物性耳聋、噪声性耳聋、创伤性耳聋、病毒或细菌感染性耳聋、全身疾病相关性耳聋等。全国西医高等院校教材《耳鼻咽喉科学》指出，目前尚无特效药物和手术疗法能使感音神经性耳聋患者完全恢复听力。治疗原则是早期发现、早期诊断、早期治疗，争取恢复或部分恢复已丧失的听力，尽量保存并利用残余的听力，适时进行听觉语言训练，适当应用人工听觉。针灸文献主要报道的有突发性耳聋和药物性耳聋。近年来针灸临床研究发现，针刺在改善听力方面有一定意义，但也难以使患者听力完全恢复，因此，以针灸为主配合其他方法的综合治疗是目前临床的实际情况。

突发性耳聋大多原因不明，多在晚间或晨起时发病，起初感到单耳低频或高频耳鸣，数小时后发觉突然听力下降。由部分耳聋到完全性耳聋，可历经数小时或数日，多在3日内听力急剧下降。半数患者伴有眩晕，多感到患耳侧旋转，重者有恶心、呕吐，耳聋程度常与眩晕轻重呈正相关，1周内眩晕即可逐渐消失。目前认为可能与病毒感染、迷路水肿、血管病变和迷路窗膜破裂有关。我国学者提出了与铁代谢障碍密切相关的学说。《耳鼻咽喉科学》（田勇泉主编）中认为，约有2%的患者可在发病后2周内出现听力自然恢复、显著恢复或部分恢复。因此，自愈倾向很低。但也有人报道，有1/3患者不经治疗亦可自愈，自愈率报道出入很大。抓住时机，治疗越早，效果越好，1～2周内听力有恢复迹象者，预后较好；如1个月后听力仍不恢复，多成为永久性感音性耳聋；听力损失＞90dB，高频听力损失严重，年龄在40岁以上，无镫骨肌反射或伴有严重眩晕者，听力恢复多不理想，这基本上是大家的共识。本病目前没有可靠的治疗方法，临床文献表明针灸对暴聋有较好的疗效，但大多主张针药结合，因此，以针灸为主的综合治疗是切合临床实际的。

因应用氨基糖苷类及多肽类抗生素、水杨酸、利尿类、抗肿瘤等药物过程中或应用后可发生感音神经性耳聋，另外，酒精中毒，烟草中毒，磷、苯、砷、铅、一氧化碳中毒等也可损害听觉系统。发现耳中毒应首先停药，及时治疗，以针灸治疗为主，配合高压氧疗法、神经营养药等综合治疗。

1. 类型

一般而言，不论耳鸣、耳聋，功能性的针灸疗效要优于器质性的。耳聋分为传导性、感音性和精神性，针灸疗效对精神性耳聋疗效最好，感音性次之，传导性最差，传导性一般要通过手术治疗。在感音性耳聋中，针灸疗效以突发性聋疗效最好，后天性疗效优于先天性耳聋，听力损失程度越轻，恢复的可能性越大，针灸对轻、中度耳聋优于重度耳聋。如由耳内微血管痉挛导致缺血所致，或听神经的轻、中度损伤，针灸一般可取得一定疗效。

2. 针刺介入时间

病程越短，症状越轻，针刺疗效往往越好。对于病程较长的患者，只要不是完全丧失听力，

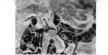

经过治疗,多数患者症状可明显减轻或达到不影响工作和正常生活的疗效。有研究发现,暴聋患者,发病一周内开始治疗,约 72％以上可获得痊愈或听力部分恢复;8～12 天开始治疗者为 50％;20～30 天开始治疗者为 20％;超过 2 个月治疗者则恢复较少(9％)。因此,针灸尽早介入治疗,可提高疗效。

3. 年龄

临床观察表明,针刺耳聋、耳鸣,一般以 25 岁以下疗效较好,26～40 岁疗效次之,超过 40 岁的患者疗效较差。

4. 耳区穴位的刺法

耳部穴位深刺较一般穴位困难,如不能正确掌握进针的方向,易碰到骨壁,因此在进针时遇到阻力,可以略向外提,稍改变一下角度,然后再行刺入,这样就能达到深刺的目的,治疗时一定要强调针感向耳内放射,否则,针刺疗效将受影响。

五、针灸治疗的环节和机制

内耳微循环解剖形态的特点易受缺氧、药物、噪声等刺激影响而发生内耳微循环障碍,从而影响耳部的供血,听神经受损,导致耳鸣、耳聋。因此,针灸治疗耳鸣耳聋的环节和机制主要包括以下三个方面。

1. 改善局部血液循环

针刺治疗耳聋的机理可能是通过针灸刺激耳周穴位,改善微循环,促进血液与迷路之间的物质交换,使尚未完全坏死的内耳细胞及听神经得到修复和再生。

2. 促进神经传导

神经性耳鸣、耳聋主要由于内耳动脉痉挛,局部组织缺血、缺氧或病毒感染损伤内耳听神经、耳蜗毛细胞所致。针刺可反射性引起内耳神经的兴奋,改善神经传导,促进听力的恢复。

3. 刺激听觉中枢

针刺可对大脑皮层的功能产生调节作用,增强大脑皮层对声音信息的感受和分析能力,从而改善患者的听力水平。

六、预 后

耳聋、耳鸣的病因复杂,因此本病的预后与病因、治疗方法和时间等密切相关。总体而言,功能性预后好于器质性。神经性耳鸣、耳聋疗效较好,一旦伴有器质性病变,疗效较差。传导性耳聋经过手术大多数预后良好。

暴聋早期及时治疗者,预后较好,听力一旦开始恢复,通常在几日内迅速改善。据报道,一般有1/3患者听力可恢复正常,1/3停留在言语接受阈40～60dB的程度,1/3患者可能有效听力完全丧失;听阈曲线类型呈平坦型和斜坡上升型者,预后较好;年龄越大,预后越差;伴有眩晕者,预后差;镫骨肌声反射消失者,预后较差。本病应及时探明病因,消除病因才能彻底根治耳鸣、耳聋。

七、临床研究动态

一项样本量为60例神经性耳聋的CCT[6]。试验组($n=30$):针刺主穴取听宫、听会、翳风;虚证配百会、太溪、关元、三阴交等;实证配中渚、合谷、太冲、风池、外关等,留针30分钟,每天1次,10天为1疗程。对照组($n=30$):采用复方丹参注射液16mL、三磷酸腺苷60mg及辅酶A 100单位,加入5%葡萄糖注射液250mL中静脉点滴,每天1次,连续治疗20天。20天后比较疗效。以国际听力标准为诊断依据和疗效分级标准。两组总有效率比较有显著性差异($P<0.05$)。

一项样本量为93例突发性耳聋的CCT[7]。试验组($n=51$):电针患侧治聋穴(耳郭后凹陷处,与耳屏呈水平位)、耳门、听会,连续波,针刺外关、中渚、足临泣,留针30分钟,每日1次,共15天。对照组($n=42$):金纳多注射液25mL加入生理盐水250mL中静脉滴注,每日1次;维生素B_1 100mg、维生素B_{12} 500μg肌肉注射,每日1次,15天观察疗效。依据中华医学会耳鼻咽喉科学会关于突发性耳聋疗效分级进行评价,结果显示两组总有效率比较有显著性差异($P<0.05$)。

一项样本量为72例突发性耳聋的CCT[8]。试验组($n=36$):电针(主穴取翳风、听会,连续波,频率5 Hz,针刺侠溪、中渚、太冲、太溪,均取双穴,每日1次,10次为1个疗程,一般治疗2～3个疗程)、高压氧(压力0.25MPa,吸氧120分钟,每日1次,10次为1个疗程,共20次)、静脉滴注(用丹参注射液20mL加入生理盐水500mL静脉滴注,每日1次,共20次)。对照组($n=36$):高压氧与静脉滴注。依据主要症状及疗效评定,结果显示:组间比较总有效率有显著差异($P<0.05$),且病程≤15天的有效率(实验组92.6%,对照组76.0%),病程>15天的有效率(实验组66.7%,对照组38.5%),两组均有显著差异($P<0.05$)。

一项样本量为192例药物中毒性神经性耳聋的CCT[9]。试验组($n=141$):针刺,分两组选穴(①耳门、完骨、听敏、风市、合谷、外关;②听会、头窍阴、百会、足三里、会宗、合谷),每日1次,10天后休息3天,两组穴交替各刺20天为1个疗程,间隔5天行第2疗程。对照组($n=51$):中西药治疗(中药汤剂,同期口服硫酸亚铁0.3～0.6g,三磷酸腺苷20mg,维生素C 100mg,维生素B_6 10mg,每日3次,40天为1个疗程,疗程间休息10天,共2个疗程)。依据主要症状及疗效评定,结果组间比较显效率和有效率均有显著差异($P<0.05$),试验组优于对照组。

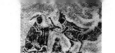

一项样本量为 140 例肾精亏损型感音神经性耳聋伴耳鸣的 CCT[10]。试验组（$n=100$）：针刺（听宫、百会、翳风、三阴交，每日 1 次，留针 20 分钟，10 次为 1 个疗程，共 3 个疗程）配合中药（聪耳息鸣饮，每日 2 次，每次 1 袋，15 天为 1 个疗程，共 2 个疗程）。对照组（$n=40$）：静脉滴注低分子右旋糖酐 500mL，辅酶 A 100 单位，三磷酸腺苷 60mg，共治疗 10 天。依据主要症状及疗效评定，结果组间比较总有效率有显著差异（$P<0.05$），试验组优于对照组。

一项样本量为 80 例主观性耳鸣的 RCT[11]。试验组（$n=40$）：穴位（听会、耳门、听宫、翳风穴）注射，2% 利多卡因 3mL（20mg），维生素 B_{12} 1mL（0.5mg），隔日 1 次，5 次为 1 个疗程，间隔 1 周。对照组（$n=40$）：口服传统药物（烟酸 50mg，西比灵 10mg，维生素 B_1 10mg 及维生素 B_6 10mg），每日 3 次，2 周为 1 个疗程。依据主要症状及疗效评定，结果组间比较总有效率有显著差异（$P<0.01$），试验组优于对照组。

一项样本量为 80 例耳鸣的 CCT[12]。试验组（$n=50$）：采用针刺配合中药内服。针刺耳门、听宫、听会、翳风、中渚。配穴有肝胆火盛型取足临泣、侠溪、太冲、丘墟，以清肝泻火；痰火郁结型取丰隆、外关，以化痰清火，和胃降浊；肾精亏虚型取太溪、肾俞、复溜以滋阴降火，收摄精气；脾胃虚弱型取足三里、三阴交、阴陵泉以补益中气，升清降浊；风热上扰型取合谷、曲池、肺俞以疏风清热。留针 30 分钟，每日 1 次，10 次为 1 个疗程，一般治疗 2 个疗程。中药内服方用龙胆泻肝汤加减（龙胆草 10g、山栀 10g、柴胡 10g、黄芩 10g、车前子 10g、泽泻 10g、生地 10g、当归 10g）；痰火郁结型治以化痰郁、和胃降浊，方用温胆汤加减（陈皮 10g、半夏 10g、茯苓 10g、竹茹 10g、枳壳 10g、甘草 6g）；肾精亏虚型治以滋阴降火、补肾填精，方用六味地黄丸加减（熟地 10g、山茱萸 10g、山药 10g、牡丹皮 10g、茯苓 10g、泽泻 10g）；脾胃虚弱型治以补益中气、升清降浊，方用益气聪明汤加减（人参 10g、黄芪 10g、升麻 10g、葛根 10g、蔓荆子 10g、黄柏 10g、芍药 10g）；风热上扰型治以疏风解表、清热通窍，方用银翘散加减（银花 10g、薄荷 10g、连翘 10g、荆芥 10g、豆豉 10g、桔梗 10g）。每日 1 剂，水煎服，日 2 次分服，9 次为 1 个疗程，一般治疗 2 个疗程。对照组（$n=30$）：不用毫针治疗，只内服中药。中医辨证分型及方药组成、加减原则及煎煮服法与治疗组相同。试验组的总有效率（92%）高于对照组（83.3%），两组疗效比较有显著差异（$P<0.05$）。

参考文献

[1]　辛青,杜春明,董玉雪,等.针灸结合西药治疗梅尼埃病 80 例[J].山东中医药大学学报,2001,25(6):443.

[2]　吴星.针刺手法结合灸百会治疗梅尼埃病的临床研究[D].广州:广州中医药大学,2011.

［3］　牛文民，刘智斌.头皮发际区排针法治疗梅尼埃病的临床研究［J］.现代中医药,2008,28
　　　　(3):71-72.

［4］　朱广沛.增音穴穴位注射治疗急性卡他性中耳炎94例［J］.甘肃中医学院学报,1996,3
　　　　(1):37-38.

［5］　李红燕.抗生素与针灸治疗急性卡他性中耳炎的临床观察［J］.海峡药学,2011,23(6):
　　　　182-183.

［6］　方震.针刺治疗神经性耳聋30例［J］.江西中医药,2007,10(38):57.

［7］　于勇.针刺对突发性耳聋的治疗效果观察［J］.辽宁中医杂志,2006,33(6):735.

［8］　乐旭华,傅莉萍,王瑞华.电针结合高压氧治疗突发性耳聋临床观察［J］.上海针灸杂志,
　　　　2003,22(4):22-23.

［9］　张和平,张建国,覃培林,等.针刺治疗药物中毒性神经性耳聋临床研究［J］.中国煤炭工
　　　　业医学杂志,1998,1(6):565-566.

［10］　邓琤琤.针药治疗肾精亏损型感音神经性耳聋伴耳鸣的效果观察［J］.江西中医药,
　　　　2004,35(10):56.

［11］　邹冰.利多卡因穴位注射治疗主观性耳鸣疗效观察［J］.广西中医学院学报,2006,9
　　　　(1):32-33.

［12］　刘丽,李文丽.针刺配合中药治疗耳鸣的疗效观察［J］.四川中医,2006,24(5):102
　　　　-103.

针灸治疗眼和附器病症

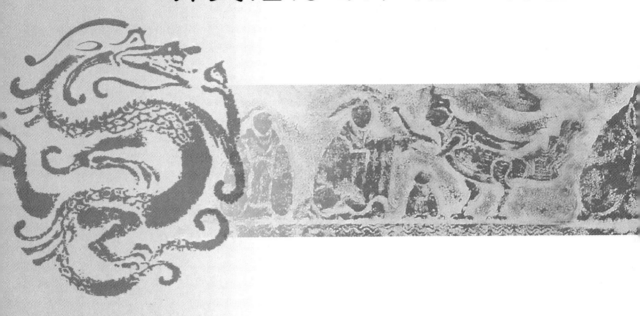

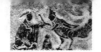

眼和附器疾病（diseases of the eye and adnexa）是各种原因所导致的以眼的功能障碍或眼部组织的病理变化为主要特点的一类疾病，是眼部所有组成部分发生疾病的总称。眼的主要功能是形成视觉，视觉器官主要包括眼球、视路、眼附属器。眼附属器对眼球起保护和协调运动的作用。人类的视觉功能靠眼睛的五大系统去协调完成，包括成像系统（眼轴、角膜、晶状体、房水和玻璃体）、感光系统（视网膜、光感受器）、传导系统（视神经、视交叉、视束、外膝状体、视放射、视中枢）、营养血管系统（中央血管系统、睫状动脉系统）以及附属系统（眼睑、眼眶、球壁纤维膜、泪器、泪液、结膜和眼外肌）。因此，这些部位的结构和功能出现异常，都可导致眼部疾病。

现代临床研究证实，针灸可治疗多种眼病，在增进视力、消除或缓解症状、解除疼痛等方面有不同程度的效果，有时也可以作为药物疗法的辅助方法，起到协同作用。现代研究证实，针刺可调节眼睫状肌和晶状体韧带的张力，有助于恢复眼睫状肌的调节功能，使晶状体及玻璃体的弹性增高，突起的角膜逐渐平伏，从而使眼轴相应变短，眼的屈光得以矫正，并促进眼中层葡萄膜的血运，改善眼球各种组织的营养，使视力得以增强；针刺可兴奋视皮质中枢，提高中央视敏度，从而使屈光不正得以改善。针刺可改善眼区及眼底血液循环，促进眼肌和眼底组织的代谢；针刺对眼外肌有很好的协调作用等。这些作用和机制是针刺治疗眼疾的科学基础。

针灸病谱研究结果显示,针灸治疗眼和附器病的病症有 31 种。其中西医病症 27 种：近视(青少年)、麻痹性斜视、眼睑炎(麦粒肿)、视神经萎缩、结膜炎(包括急慢性)、白内障、青光眼(高眼压)、脉络膜炎及脉络膜视网膜炎、视网膜色素变性、弱视(儿童)、视网膜炎、先天性色觉障碍(色盲)、视网膜血管闭塞、角膜溃疡、视神经炎、眼炎(急性电光性眼炎)、角膜炎、慢性泪囊炎、玻璃体混浊或变性、巩膜炎、视网膜静脉周围炎、视疲劳综合征、眼睑下垂、皮质盲、复视、干眼症、眼睑关闭不全。中医病证 4 种：目眨(儿童)、泪溢症、眉棱骨痛、暴盲。本章将临床常见的 13 种病症分述如下。

第一节　麦粒肿

　　麦粒肿(hordeolum)又称睑腺炎,是指眼皮脂腺受感染而引起的一种急性化脓性炎症,可分为内、外麦粒肿。凡睫毛所属皮脂腺的化脓性炎症为外麦粒肿,而睑板腺的化脓性炎症为内麦粒肿。本病起病急,主要表现为胞睑微痒痛,近睑弦部皮肤微红肿,继之形成局限性硬结,并有压痛硬结与皮肤相连,重者 3～5 日后于睑弦近睫毛处出现黄白色脓头,形如麦粒。

　　本病中医称"针眼",认为系素体虚弱,加之不良卫生习惯,在感受外邪或内邪上犯于目时发病。风为阳邪,热属火性,风热之邪直接客于胞睑,滞留局部脉络,气血不畅,变生疖肿;过食辛辣炙烤之物,脾胃积热,或心肝之火循经上炎,热毒结聚于胞睑,营卫失调,局部酿脓;余热未清,脾气虚弱,卫外不固,易感风热,或湿热滞于胞睑,使本病反复发作。

一、辨病与辨证

1. 辨病

　　(1)外睑腺炎

　　①患处有红、肿、热、痛等急性炎症表现。

　　②炎症主要在睫毛根部的睑缘处。

　　③初发时眼睑红肿范围较弥散,剧烈疼痛,有硬结,压痛明显。

　　④如病变靠近外眦部,可引起反应性球结膜水肿。

　　⑤同侧淋巴结肿大和触痛。

　　⑥一般 2～3 日后局部皮肤出现黄色脓点,硬结软化可自行破溃。随后炎症明显减轻、消退。

　　(2)睑板腺炎

　　①患处有红、肿、热、痛等急性炎症表现。

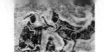

②受紧密的睑板组织限制,一般范围较小。

③患处有硬结、疼痛和压痛。

④睑结膜面局部充血、肿胀,2～3日后其中心形成黄色脓点,多可自行穿破睑结膜而痊愈。

⑤若患者抵抗力低下或致病菌毒力强,则炎症反应剧烈,可发展为眼睑脓肿。

2.辨证

(1)风热外袭:针眼初起,痒痛微作,局部硬结,微红微肿,触痛明显。舌红,苔薄黄,脉浮数。

(2)热毒炽盛:胞睑红肿疼痛,有黄白色脓点,或见白睛壅肿,口渴便秘。舌红,苔黄或腻,脉数。

(3)热毒内陷:胞睑肿痛增剧,伴见头痛,身热,嗜睡,局部皮色暗红不鲜,脓出不畅。舌质绛,苔黄糙,脉洪数。

(4)脾虚湿热:针眼屡发,面色少华,多见于小儿,偏食,便结。舌质红,苔薄黄,脉细数。

二、针灸治疗及选穴原则

1.治疗原则

本病以祛风清热、消肿散结为基本治疗原则。

2.选穴原则

在选穴上可根据胞睑属肉轮、内应脾胃,肝开窍于目和督脉主一身之表等理论,结合局部选穴和辨证选穴。具体选穴原则如下。

(1)局部选穴:根据"腧穴所致,主治所在"的规律在局部选穴。在眼区局部可选取攒竹、太阳、鱼腰、承泣、瞳子髎、丝竹空等。

(2)根据病因及辨证选穴:本病以风热毒火为主要病因,因此,可选风池、少商、二间、曲池、少泽、天井、内庭、太冲、行间、大椎等穴疏风清热泄毒。

(3)选择反应点:如在背部肩胛区选择小红色丘疹,或在肩胛区第1～7胸椎脊突两侧查找淡红色丘疹或敏感点,用三棱针点刺,挤出黏液或血水,反复挤3～5次;亦可挑断疹点处的皮下纤维组织。

3.耳穴

耳穴可取眼、肝、脾、耳尖,耳尖点刺出血。

三、推荐针灸处方

●推荐处方1

【治法】 祛风清热,解毒散结。

【主穴】 攒竹、太阳、二间、内庭。

【配穴】 风热外袭,加风池、合谷;热毒炽盛,加大椎、曲池、行间;脾虚湿热,加三阴交、阴陵泉。麦粒肿若在上眼睑内眦部,加睛明;在外眦部,加瞳子髎、丝竹空;在两眦之间,加鱼腰;在下睑者,加承泣、四白。

【操作】 攒竹最宜透鱼腰、丝竹空,或与太阳同施点刺出血法;二间、内庭用强刺激重泻手法,并点刺出血。余穴常规操作。

●推荐处方2

【治法】 疏风清热,解毒散结。

【主穴】 太阳、鱼腰、风池。

【配穴】 脾胃蕴热,加曲池、承泣、三阴交、四白;外感风热,加攒竹、合谷、丝竹空、行间。

【操作】 太阳点刺出血。余穴常规操作。

●推荐处方3

【治法】 清热泻火。

【穴位】 背部阿是穴。

【操作】 在患眼对侧背部肩胛骨内缘找到红色出血点3～5个,用三棱针挑刺,挤出血,或用三棱针点刺出血拔罐。

四、针灸疗效及影响因素

睑腺炎又称为针眼或麦粒肿,《默克诊疗手册》中指出:局部应用抗生素常无效。早期全身应用抗生素(例如,口服双氯西林或红霉素 250mg,每日 4 次)可抑制化脓,然而由于睑腺炎较小且病程短,故很少需要口服抗生素,只需热敷,每次 10 分钟,每日 3 次或 4 次,可加速脓头形成。睑腺炎可自行破溃,一旦出现脓头,则可用锐利的细而尖的刀片切开排脓,以加速其消退。西药没有有效的治疗方法,而针灸可减轻症状,缩短疗程,治愈本病。在针灸治疗的同时,热敷眼部可提高疗效。从临床报道情况看,主要选择耳尖、耳垂、太冲、少商、商阳、背部反应点等部位刺络放血。

1.病程

一般而言,发病时间长短与治疗效果有密切关系,以发病 4 天内针灸疗效最好,超过 7 天疗效稍差。总之,发病短者针刺效果好,反之,针刺疗效差。

2. 治疗时机

针刺对眼睑红、肿、热、结、痛以未成脓者效果颇佳,可使其消退,对已成脓者则应由眼科手术处理。因此,抓住麦粒肿初期的最佳治疗时机对症治疗,可提高临床疗效。

3. 刺法

刺络放血法是治疗本病的关键之一,总有效率达90%以上,但刺络放血应当注意的是,此法适合于治疗麦粒肿早期红肿阶段的患者,一旦化脓,再用此法则疗效不佳。放血出血量不可太少,否则也影响疗效。

五、针灸治疗的环节和机制

麦粒肿多由葡萄球菌等细菌感染睑腺而致。轻者患处出现红肿、疼痛和硬结;重者出现头疼、发热等全身反应。针刺治疗麦粒肿的关键环节可能包括以下两方面。

1. 促进炎症的吸收

针刺可促进局部血液循环,以加快局部炎症的吸收和堆积的代谢产物的消散,消除水肿,促进局部损伤的修复。

2. 提高免疫

针灸可以调动机体自身的免疫机制,提高免疫细胞吞噬细菌的能力,从而加快麦粒肿的消失。针灸可提高机体的抗病能力,达到预防本病的目的。

六、预　后

本病一般预后良好,只是破溃或切开排脓后可遗留皮肤疤痕,影响仪容。本病的发生主要与局部或全身抵抗力下降有关,如经常用手或不洁净的手帕擦眼,眼的局部慢性炎症,其次与屈光不正、过度劳累、糖尿病等有关。所以,麦粒肿的预防,要注意眼部卫生,保持眼部清洁,不用脏手或脏物揉擦眼睛。注意休息,用眼时间不宜太长,增加睡眠,避免过度疲劳,积极治疗眼部慢性炎症。对反复发作的麦粒肿,应注意检查是否有屈光不正,若患有屈光不正应及时矫正。针灸治疗本病,对早期未化脓者疗效最好,可促其吸收、消肿,并有止痛作用。一旦出现脓头,千万不要自己用针挑或用手挤压,以免炎症扩散,引起眼眶蜂窝织炎、海绵窦栓塞或败血症等严重后果。待脓肿成熟后到医院进行排脓处理,很快就会痊愈。

七、临床研究动态

一项样本量为120例的RCT[1]。试验组($n=60$):沿皮透刺陶道、身柱穴。对照组($n=$

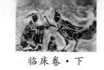

60):红霉素。依据有效率(眼睑红肿、硬结,睑缘患处疼痛、触痛、痒胀感等变化)评定,组间比较有显著性差异($P<0.05$)。

一项样本量为 40 例化脓性眼睑腺炎的 CCT[2]。试验组($n=20$):三棱针点刺(两侧肩胛区寻找红色丘疹 1~3 处及大椎穴),大椎穴拔罐,针刺(患侧太阳、攒竹、丝竹空、风池、合谷),留针 30 分钟,每 10 分钟行针 1 次,均采用平补平泻法,每日 1 次,3 次为 1 个疗程。对照组($n=20$):0.5%红霉素配合局部热敷。依据疗效评定,结果组间比较总有效率有显著差异($P<0.05$),试验组优于对照组,说明刺络拔罐法对早期化脓性睑腺炎有效,可减少脓肿形成,提高 3 日内治愈率。

一项样本量为 911 例小儿初期麦粒肿的 CCT[3]。试验组($n=451$):耳尖点刺放血 5~10 滴。对照组($n=460$):0.25%氯霉素眼液或 0.3%环丙沙星眼液点患眼,每次 2 滴,每日 4~6 次,红霉素眼膏涂眼,每晚睡前 1 次,必要时口服抗生素。均 3 天 1 个疗程,治疗 1~2 个疗程。依据症状及疗效评定,结果组间比较治愈率有显著差异($P<0.01$),试验组优于对照组。

第二节　眼睑下垂

眼睑下垂(ptosis of eyelid)是指提上睑肌(动眼神经支配)和 Muller 平滑肌(颈交感神经支配)功能不全或丧失,导致上睑部分或全部下垂,即目向前方注视时,上睑缘遮盖上部角膜超过 2mm。病因可分为先天性和获得性,先天性由于动眼神经核或提上睑肌发育不良所致,可有遗传性。获得性因动眼神经麻痹、提上睑肌损伤、颈交感神经病变、重症肌无力及机械性开睑运动障碍等所致,如上睑炎性肿胀或新生物等。本节主要介绍针灸治疗获得性上睑下垂。先天性应以手术治疗为主,术后康复时可参照本节治疗。

中医称本病为"上胞下垂",认为因先天不足,或因风邪外袭,或因脾虚气弱,经筋病损所致。肤腠开疏,风邪客于胞睑,阻滞经络,气血不和而致上睑下垂;中气不足,筋肉失养,经筋弛缓,睑肌无力;先天禀赋不足,脾肾两虚,以致胞睑松弛。总之,虚证是因气虚不能上提,血虚不能养筋;实证是因风邪中络而致。

一、辨病与辨证

1. 辨病

上眼睑抬举困难,两眼自然睁开向前平视时,上胞遮盖黑睛上缘超过 2mm,甚至遮盖瞳仁,影响视觉。患者视物时,呈仰头,眉毛高耸,额部皱纹加深等特殊姿势。临床应首先分清是先天性还是获得性眼睑下垂,并辨明病因。

(1)先天性疾病:常为双侧,但两侧不一定对称,有时也可为单侧,常伴有眼球上转运动障碍。

(2)获得性疾病:多有相关病史或伴有其他症状。

①机械性:由于眼睑本身的病变,如炎性肿胀或新生物等,使开睑运动障碍。

②肌源性:提上睑肌损伤有外伤史,进行性眼外肌麻痹有相应症状。

③神经源性:动眼神经麻痹可能伴有其他眼外肌麻痹,交感神经麻痹有 Horner 综合征。

④癔症性。

⑤全身性疾病:重症肌无力眼肌型具有朝轻暮重的特点,注射新斯的明后可明显好转。

2. 辨证

(1)肝肾不足:自幼上睑下垂,不能抬举,眼无力睁开,眉毛高耸,额部皱纹加深,小儿可伴有五迟、五软。舌淡,苔白,脉弱。

(2)脾虚气弱:起病缓慢,上睑提举无力,遮掩瞳仁,妨碍视瞻,朝轻暮重,休息后减轻,劳累后加重,伴有面色少华、眩晕、食欲不振、肢体乏力,甚至吞咽困难等。舌淡,苔薄,脉弱。

(3)风邪袭络:上睑下垂,起病突然,重者目珠转动失灵,或外斜,或视一为二,伴眉额酸胀或其他肌肉麻痹症状。舌红,苔薄,脉弦。

二、针灸治疗及选穴原则

1. 治疗原则

本病以疏调经筋、健脾益气、祛风通络为基本治疗原则。

2. 选穴原则

在选穴上不论何种证型,皆以局部选穴为主,可配合辨证、循经选穴。具体选穴原则如下。

(1)局部选穴:主要选眼部的阳白、攒竹、丝竹空、鱼腰等。操作时先取阳白,沿皮下分别透刺攒竹、丝竹空、鱼腰,呈扇形刺法。反复捻转、提插,或加电针治疗。另外,在额部选择印堂、头维、上星等穴,可刺激额肌收缩以带动上睑提肌的运动。

(2)辨证选穴:如风邪袭络,选风池、合谷、外关;先天不足,选太溪、命门、脾俞、足三里等;脾气虚弱,选三阴交、足三里、脾俞、百会。

(3)根据"眼睑为肉轮"属脾理论:可选脾俞、胃俞、足三里、太白等健脾益气。足太阳为"目上冈",因此,可选昆仑、束骨、至阴。根据八会穴理论,也可选筋会阳陵泉。

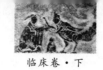

三、推荐针灸处方

●推荐处方1

【治法】 补肾健脾,养血荣筋。

【主穴】 攒竹、丝竹空、阳白、三阴交。

【配穴】 先天不足,加太溪、命门、肾俞;脾虚气弱,加足三里、脾俞、百会;风邪袭络,加合谷、风池。

【操作】 攒竹、丝竹空、阳白即可相互透刺,又均可透刺鱼腰穴;风池穴应注意针刺方向、角度和深度;百会穴多用灸法。余穴常规操作。

●推荐处方2

【治法】 疏调经筋。

【主穴】 阳白、攒竹、鱼腰、丝竹空、百会、风池、昆仑、阳陵泉、太白。

【配穴】 脾虚气弱,加足三里、脾俞、气海;先天不足,加太溪、关元、肾俞;风邪袭络,加合谷、外关、风门。

【操作】 先取阳白,沿皮下分别透刺攒竹、丝竹空、鱼腰,呈扇形刺法。反复捻转、提插,或加电针治疗。余穴常规操作。

四、针灸疗效及影响因素

后天性眼睑下垂包括机械性、麻痹性(外伤或炎症)、肌源性及交感神经源性上睑下垂。针灸主要针对重症肌无力(眼型肌病)和动眼神经麻痹引起者,可作为主要治疗手段,有较好的缓解主要症状的确切作用,但有必要配合药物进行病因治疗。如果病因消除后半年至1年,经治疗症状无改善者,可考虑手术治疗,但重症肌无力所致者不宜手术。其余类型主要以手术治疗为主。

1. 病因

眼睑下垂的病因非常多,按病因和病变部位,可分为肌源性、神经源性和交感神经源性。肌源性主要有重症肌无力、眼型肌病和肌萎缩性眼睑下垂。神经源性主要由动眼神经麻痹引起。交感神经源性是由于颈交感神经麻痹所致,也称假性上睑下垂。总体上眼睑下垂还可分为先天性和后天性,一般而言,针灸治疗后天性眼睑下垂疗效优于先天性,对于先天性上睑下垂几乎无效。相对而言,针刺治疗神经源性上睑下垂优于交感神经原性和肌源性,针灸治疗后天性动眼神经麻痹的眼睑下垂疗效较好,不完全性上睑下垂针灸疗效优于完全性上睑下垂。病因越单纯,治疗效果就越快、越明显,治愈程度就越高。

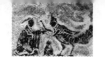

2.选穴和刺法

眼睑下垂主要是各种原因所致的上睑提肌收缩无力,在选穴上要重视局部选穴,采用以上带下的方法,即刺激额肌使其收缩带动上睑提肌的收缩。在刺激时最好的方法是从四白穴向攒竹、鱼腰、丝竹空进行扇形透刺,并加电针,可取得较好的疗效。

五、针灸治疗的环节和机制

1.兴奋神经

上睑下垂是由上睑提肌麻痹所致,而该肌肉的活动由动眼神经所支配,针刺通过刺激可引起动眼神经兴奋,使神经-肌肉接头处释放神经递质,发挥肌肉的收缩功能。针刺的反复刺激可使功能低下的动眼神经出现活跃,发挥其主上睑提肌的运动功能。

2.促进循环

针刺可促进眼区的血液循环,从而促进上睑提肌和动眼神经的血氧供应,改善其细胞代谢,有利于其功能的恢复。

六、预 后

眼睑下垂发生的原因非常复杂,总体上预后较好,不会出现严重的后果,只是影响患者视觉,给工作和生活带来不便。先天性眼睑下垂,一般主张手术治疗,如选择上提睑肌缩短术或额肌悬吊术,效果满意,但若延误治疗时期,可致弱视。对后天性眼睑下垂,应积极查找致病原因。伴有内脏病变或其他原因所致者,应同时针对原因进行治疗。

七、临床研究动态

一项样本量为58例上睑下垂的RCT[4]。试验组($n=29$):通督调筋针刺法(百会、风池、后溪、印堂、上星、合谷、足三里、四白、攒竹、睛明、阳白、头临泣)。对照组($n=29$):常规针刺(攒竹、阳白、丝竹空、三阴交、辨证配穴)。每天1次,10次为1个疗程,共治疗3个疗程,疗程间休息2天。依据《中医病证诊断疗效标准》评定,结果组间比较眼裂改善、上睑缘遮盖角膜改善情况、疗效总有效率均有显著差异($P<0.05$),试验组优于对照组。

一项样本量为80例的病例系列观察[5]。以眼睑下垂附近腧穴为主穴,眼周较远处的腧穴为辅穴:攒竹、丝竹空、阳白、百会、膻中、足三里、合谷。以上腧穴交替取穴,1次不超过6个穴位。痊愈77例,占96%;好转1例,占1%;无效2例,占3%。总有效率为97%。80例中除好转及无效病例治疗3个疗程外,其余77例全部在2个疗程内治愈。其中治疗时间最短者1例,仅针刺5次便痊愈。

第三节　泪溢症

泪溢症(epiphora)是指泪液分泌量正常,但排泄管道不畅通或阻塞,则泪液溢于睑裂之外即所谓泪溢,常见于中老年。临床主要特点为眼不红、不肿,经常流泪,寒风刺激下则更加明显。泪溢症可单眼或双眼发病,女性多于男性,具有在多风和寒冷季节加重的特点。

中医学称"冷泪症",认为多因肝虚泪窍约束无力,或风邪引起泪液频频外溢,但无热感、目无赤痛的眼病,又分"无时冷泪","迎风冷泪"。西医认为,泪溢是一种症状,在许多眼病中均可见到,最常见于鼻泪管不通、泪囊功能不全等。本节主要按中医学的冷泪症论述。其他疾病出现的泪溢可参考本节治疗。

一、辨病与辨证

1. 辨病

(1)泪液清稀,重者时时频流,轻者时作时止,入冬或遇风泪出增剧。

(2)其泪窍无异常,按压睛明穴,无黏液溢出。

(3)冲洗泪道不畅或不通,但无黏液外溢。

2. 辨证

(1)肝肾亏损:溢泪清稀,视物模糊,头晕耳鸣,腰膝酸楚。舌红,苔薄,脉细。

(2)气血两虚:无时泪下,不耐久视,面色无华,心悸健忘,神疲乏力,或产后失血过多。舌淡,苔薄,脉细弱。

(3)风邪外袭:冷泪绵绵,平日双眼常感隐涩不爽,见风头痛,迎风泪出增剧。舌红,苔薄,脉弦。

二、针灸治疗及选穴原则

1. 治疗原则

本病以疏调泪窍、固摄止泪为基本治疗原则。

2. 选穴原则

选穴上以局部选穴和辨证循经选穴相结合。局部主要选用睛明、球后、丝竹空、承泣等,近部可选风池、翳风、头维、印堂、神庭、阳白、四白、头临泣等。辨证选穴,如肝肾亏损,加肝俞、肾俞、太溪、光明、三阴交;因风邪外袭,加合谷、风池、养老;气血不足,加脾俞、胃俞、膈俞、肝俞、

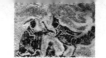

足三里、三阴交。

三、推荐针灸处方

●推荐处方1

【治法】　补益肝肾，固摄止泪。

【主穴】　睛明、承泣、风池、肝俞、肾俞。

【配穴】　肝肾亏虚，加三阴交、太溪；气血两虚，加气海、血海；风邪外袭，加风门、合谷。

【操作】　睛明、承泣轻微捻转，勿提插，略有酸胀为度，留针15分钟。风池穴进针1.2寸，针尖朝向对侧眼眶，以针感向前额部放射为佳。肝俞、肾俞针后加温针，每次3～5壮。

●推荐处方2

【治法】　疏风通络，固摄泪窍。

【主穴】　睛明、球后、承泣、头临泣、风池、腕骨。

【配穴】　肝肾亏损，加肝俞、肾俞、太溪、三阴交；风邪外袭，合谷、风门、外关；气血两虚，加气海、脾俞、膈俞、肝俞。

【操作】　眼区穴位用轻柔的捻转平补平泻法，以眼区有较强的酸胀感为度。余穴常规操作。

四、针灸疗效及影响因素

造成泪溢症的病因较多，需要鉴别本病的类型及成因，对于先天泪道异常、异物阻塞、炎症粘连或肿瘤等引起的泪溢症应对症处理，对于病毒或细菌导致的急慢性病症而引起的泪溢症应以抗生素滴眼液及对症处理为主，针灸治疗本病有一定的疗效，但应在配合西医治疗的基础之上。

1. 病因

泪溢症的病因比较复杂。如果单纯由眼轮匝肌松弛，收缩功能降低而导致泪囊功能不全者，针刺疗效最好；如果由鼻泪管不通畅所致的溢泪，针刺疗效次之。同时，针刺的疗效取决于泪道阻塞的程度，阻塞程度轻，针刺疗效好；完全阻塞者，需手术疏通。如果由沙眼引起溢泪者，针刺疗效较差，需针药结合，根治沙眼。

2. 病程和年龄

一般而言，病程越短，泪道的阻塞就越轻，泪囊的功能障碍也就易于恢复，针灸的疗效也就越好。病程长，泪道的阻塞严重，甚至完全阻塞，针刺很难达到疏通的作用，只能依靠手术疏通，因此，针灸的疗效就较差。从年龄上来看，中老年患者中，年龄越小，针刺疗效越好，这主要与年龄和眼轮匝肌的松弛程度、泪小管管壁的增厚、变硬等老化程度有关。

五、针灸治疗的环节和机制

1. 提高眼轮匝肌的紧张性

眼轮匝肌在引导泪液进入泪囊的过程中起着重要作用,泪道功能不全所致的泪溢症,临床最常见的原因为泪囊功能不全所致,其与眼轮匝肌的收缩功能降低密切相关。针刺眼部穴位,可直接刺激眼轮匝肌,兴奋神经-肌肉接头,增强肌肉的收缩力,从而改善泪囊的功能,固摄泪液。

2. 促进眼区循环

针刺可促进眼区的血液循环,有利于泪道相关堆积性代谢产物或炎性渗出物及时消散、吸收和清除,使泪道通畅,正常发挥其输送泪液的生理作用。

六、预 后

本病多发于中老年,女性较男性多发,是一种与环境、职业因素及季节有关的常见病症。经常流泪给患者的生活与工作带来很大的不便,因无泪道的器质性病变,因此,一般预后良好。由于长期泪液浸渍,往往引发慢性结膜炎、睑缘炎、面部湿疹等其他疾病,患者不自主擦拭,可致下睑外翻,从而加重泪溢症状;其次影响美观。

年轻人由于泪小管和眼轮匝肌弹性高,功能活跃,泪液排泄积极、有力,所以泪溢者很少见。随着年龄增长,机体的衰老、退化,泪小管管壁的增厚、变硬,眼轮匝肌的松弛、紧张力减弱、舒缩迟缓,排泄功能相应降低,在外界环境刺激(如气候变化)下即表现为泪溢。女性由于横纹肌分布相对比男性薄弱,眼轮匝肌功能不全表现得更明显,泪溢症患者也相对较多。由于经常受风沙、灰尘不良环境的刺激,使泪小管管壁、泪囊壁弹性降低,相对而言,农民较其他职业者泪溢症多见。因此,户外工作者应佩戴防护镜,减少风沙刺激,防止外伤。由于沙眼及鼻部疾患也常常是引起溢泪的原因,故应对有关病因彻底治疗。

七、临床研究动态

一项样本量为 84 例的 CCT[6]。试验组($n=42$):针刺(穴位为风池、睛明、攒竹、头临泣)。对照组($n=42$):氯霉素＋利福平＋维生素 A＋维生素 D＋维生素 C。依据疗效(冷泪症,流泪症状全无,两目清晰度;热泪症,眼睛微红微痛,羞明,泪下黏浊,流泪时有热感症状消失)评定。针刺组优于对照组。

一项样本量为 30 例泪溢症的病例系列观察[7]。干预措施:针刺,取风池、睛明、大骨空(在

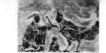

大拇指背侧第 1 指间关节横纹中点,麦粒灸 3～5 壮),每日 1 次,10 次为 1 个疗程,共治疗 2 个疗程,中间间隔 6 天。结果:痊愈(泪及伴随症状全部消失)9 例(30%),显效(流泪基本消失及伴随症状明显好转)15 例(50%),有效(流泪症状好转及伴随症状减轻)5 例(16.7%),无效(流泪症状与治疗前无明显变化)1 例(3.3%),总有效率为 96.7%。

第四节　结膜炎

结膜炎(conjunctivitis)是由细菌或病毒等引起的一种结膜炎性病变,结膜炎的分类较复杂,从发病的急缓上可分为急性和慢性两种。急性结膜炎发病急骤,传染性强,以眼结膜急性充血、分泌物增多、涩痛刺痒、羞明怕光为特征,如急性卡他性结膜炎、流行性出血性结膜炎等,多见于春、秋两季。慢性结膜炎多因急性结膜炎治疗不彻底,也可由风尘刺激、泪囊炎等引起。从病因上结膜炎可分为细菌性、衣原体性(沙眼、包涵体性结膜炎)、病毒性(急性出血性结膜炎、流行性角结膜炎)、免疫性结膜炎(春季卡他性角结膜炎、泡性角结膜炎、过敏性结膜炎、特应性角结膜炎、巨乳头性结膜炎、自身免疫反应性结膜炎)。

急性细菌性结膜炎属于中医的"暴风客热"、"暴发火眼"等范畴;流行性出血性结膜炎属于中医学"天行赤眼"的范畴,俗称"火眼"、"红眼病",均属于急性结膜炎。中医学认为,本病多因风热之邪,突从外袭,客于阳盛之体,内外合邪,风热相搏,上攻白睛;或外感疫疠之气,猝然上攻于目,均可致白睛暴发红肿,羞明流泪,沙涩难开。

慢性结膜炎无对应的中医病名,可见于中医的"赤丝虬脉"、"白涩症"等。中医学认为,本病多为暴风客热等外障眼病遗留而来。本节主要讨论急性细菌性结膜炎、流行性出血性结膜炎和慢性细菌性结膜炎。其他类型结膜炎可参照本节治疗。

一、辨病与辨证

1. 辨病

(1)急性细菌性结膜炎

①炎症潜伏期一般 1～3 天。

②急性起病,症状重,结膜明显充血。

③结膜囊常有大量脓性和黏脓性分泌物。

④重症患者结膜有假膜形成,或伴有全身症状如发热、不适等。

⑤耳前淋巴结肿大者比较少见。

(2)流行性出血性结膜炎

①多发于夏、秋两季,起病急,一般会在感染后数小时至 24 小时内发病,双眼同时或先后起病。

②眼部出现畏光、流泪、眼红、异物感和眼痛等症状。

③眼睑充血水肿,睑、球结膜重度充血,常伴有结膜下点状或片状出血。

④睑结膜多有滤泡形成,也可有假膜形成。

⑤多数患者有耳前淋巴结或颌下淋巴结肿大、触痛。

⑥中、重度患者可出现角膜上皮点状病变。

⑦少数患者可有全身发热、乏力、咽痛及肌肉酸痛等症状。个别患者可出现下肢轻瘫。

(3)慢性细菌性结膜炎

①有眼痒、干涩、异物感、眼睑沉重及视物易疲劳等症状。

②病程较长者结膜肥厚,有少量黏液性分泌物。

③睑结膜慢性充血,乳头增生。

2.辨证

(1)暴风客热

①风重于热:胞睑微红,白睛红赤,痒涩并作,羞明多泪,伴见头痛鼻塞,恶风发热。舌红,苔薄白,脉浮数。

②热重于风:胞睑红肿,白睛红赤臃肿,热泪如汤,或眵多胶结,怕热畏光,口干溺黄。舌红,苔黄,脉数。

③风热俱盛:胞睑红肿,白睛红赤臃肿,睑内面或有伪膜,患眼沙涩、灼热、疼痛。舌红,苔黄,脉数。

(2)天行赤眼

①风热外袭:白睛红赤,沙涩灼热,羞明流泪,眵多清稀,头额胀痛。舌红,苔薄白或薄黄,脉浮数。

②热毒炽盛:胞睑红肿,白睛赤肿,白睛溢血,黑睛生星翳,羞明刺痛,热泪如汤,口渴引饮,溲赤便结。舌红,苔黄,脉数。

(3)赤丝虬脉

①风热偏盛:黑睛星翳稀疏,色呈灰白,羞明流泪,痒痛交作,胞睑红肿,全身兼有恶寒发热、鼻塞流涕。舌质红,苔薄黄,脉浮数。

②肝火偏盛:黑睛星翳较多,抱轮红赤,羞明流泪,刺痛明显,心烦溲赤。舌红,苔黄,脉弦而数。

③余邪未尽:白睛红赤渐退,黑睛星翳不消,眼内干涩不适。舌红少津,脉缓或细。

二、针灸治疗及选穴原则

1. 治疗原则

一般以祛风清热、消肿止痛为急性结膜炎的基本治则;慢性结膜炎多为急性结膜炎迁延失治而来,多以清热解毒为基本的治疗原则。临床上应结合患者具体病情辨证施治。

2. 选穴原则

在选穴以头、面、眼局部选穴和辨证选穴相结合。可根据手足三阳经与头面关系密切,及肝开窍于目等理论进行配穴。具体选穴原则如下。

(1)局部选穴:如急性结膜炎本病不论何种类型,都属于急证、热证、实证。宜用三棱针刺血治疗。常选太阳、神庭、上星、攒竹、瞳子髎、头临泣等,太阳宜点刺出血。慢性结膜炎也应在局部选用如太阳、攒竹、承泣等穴位。另外,风池、上星、头维也是常用的近部穴位。

(2)辨证选穴:风热者,选风池、头维、大椎、曲池、合谷、二间等;热毒盛者,选太阳、大椎、少商、商阳、曲池、耳尖等点刺出血;肝火盛者,选太冲、行间、侠溪、风池等。对于余邪未尽的慢性结膜炎,可在泻邪的同时选太溪、三阴交、足三里等滋阴扶正的穴位。

3. 耳穴

耳穴可选眼、耳尖、肝、目1、目2,用三棱针点刺挤出血,或耳尖、耳背小静脉刺血。本法取效快,效果佳。

三、推荐针灸处方

●推荐处方1

【治法】　疏风散热,泻火解毒。

【主穴】　攒竹、瞳子髎、太阳、合谷、太冲。

【配穴】　风热外袭,加风池、曲池;热毒炽盛,加大椎、侠溪、行间。

【操作】　刺攒竹穴时,针尖若朝下刺向睛明穴则不宜深刺,若向外刺可透丝竹空;余穴常规刺法,均可点刺出血。每日1～2次。

●推荐处方2

【治法】　清泻风热,消肿定痛。

【主穴】　睛明、太阳、风池、合谷、太冲。

【配穴】　风热者,加少商、上星;肝胆火盛者,加行间、侠溪。

【操作】　睛明浅刺,有酸胀感即可,小幅度捻转,不提插。太阳、少商、上星,点刺出血。余穴常规操作。

●推荐处方3

【治法】 泻热解毒,消肿止痛。

【穴位】 太阳、耳尖、耳背血管、耳穴眼、耳穴肝。

【操作】 先将耳穴部按揉充血,用26号毫针针刺耳尖,进针后捻转泻法1分钟左右,出针后挤出1~2滴血,再取耳背明显血管以三棱针点刺出血。耳垂之眼区过敏点用26号毫针捻刺1分钟左右,出针后挤出少许血;然后再用三棱针点刺太阳穴出血,拔罐3~5分钟,同时针刺肝区过敏点,留针20~30分钟,每日1次。

四、针灸疗效及影响因素

急性结膜炎由病毒、细菌或变态反应引起。《默克诊疗手册》认为,病毒性结膜炎是自限性疾病,轻症病例持续1周痊愈,重症病例达3周。即结膜炎确定是由病毒引起者,则无需治疗。细菌性结膜炎也具有自限性,一般病程为3周。临床研究表明,针灸对于急性结膜炎可明显缩短病程,达到治愈的目的。但需要指出的是,对于成人淋球菌性结膜炎一定要及时进行针对性抗生素治疗,因本病可能出现严重的角膜溃疡,形成脓肿、穿孔、全眼球炎,甚或失明。文献强调,急性结膜炎宜用三棱针刺血治疗,常选太阳、少商、大椎或背部反应点等,也可选耳穴眼、耳尖、肝、目,或耳尖、耳背小静脉刺血。

1. 病因

结膜炎的病因非常复杂。一般可分为急性和慢性两大类。急性结膜炎多因细菌、病毒引起,发病较急,病程短,常称为"红眼病",如未能及时治疗,可引起严重的并发症。慢性结膜炎除了与急性结膜炎迁延失治有关外,还多与过敏和环境因素有关,如花草、花粉、灰尘、真菌和动物等都是眼部过敏的常见原因。一般而言,针灸治疗急性结膜炎的疗效要优于慢性,尤其是针刺在祛除各种致病因素的情况下可发挥较好的疗效。由肺炎双球菌、Kochweeks 杆菌引起的病情较重者,有时伴有全身症状,如体温升高、全身不适、淋巴结肿大,病程可持续2~4周,并易引起角膜病变,针刺疗效较差。

2. 治疗时机

急性结膜炎治疗及时恰当,1~2周即可痊愈。若失于调治,病情迁延,少数患者可发展为黑睛星翳,甚至黑睛边缘溃疡。本病发病3~4日病情达到最重,10~14日可痊愈。因此,针刺应在病后及时治疗,尤以病后1~3日针刺治疗效果较好。

3. 年龄和病程

急性出血性结膜炎具有自限性。发病年龄愈小,症状愈轻,病程愈短,针灸疗效愈快。针

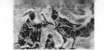
刺治疗急性结膜炎,尤其单眼发病及病情轻、病程较短的患者疗效好,往往治疗 2～3 次可痊愈。

五、针灸治疗的环节和机制

急性结膜炎时,致病微生物(常为细菌、病毒等)可直接侵袭结膜上皮细胞,病毒还可在细胞内繁殖,引起细胞破裂。细菌产生的毒素、炎性反应产生的炎性因子也可损害结膜上皮细胞,从而导致黏蛋白分泌的不足,影响泪膜的稳定性。由于结膜上皮为多层细胞,且穹隆结膜部位有结膜干细胞的存在,受损的结膜上皮细胞最终得以修复,泪膜恢复正常。致病微生物引起的急性炎性反应及炎性产物对结膜上皮细胞的损害导致泪膜异常,可能是急性结膜炎痊愈后患者出现干眼症的重要原因。因此,针灸治疗本病的环节及机制包括以下两方面。

1. 促进局部血液循环

针刺可通过神经-血管反射调节眼区的微血管舒缩运动,加快局部的血液循环,促进局部炎性代谢产物的消散,减轻炎症的渗出,同时也有助于加快药物吸收,达到改善局部炎症反应、减轻眼部症状、预防并发症的目的。眼区微循环的改善,还可为结膜干细胞的分化提供营养,促进受损的结膜上皮细胞得以及时修复,使泪膜恢复正常。

2. 促进免疫功能

针刺可提高机体的免疫功能,促进免疫细胞向病灶部位集聚,发挥其吞噬功能,从而促进局部组织的修复。

六、预　后

大部分急性结膜炎具有自愈倾向。急性细菌性结膜炎,发病突然,一般在 3～4 天达到高潮,以后逐渐减轻,1～2 周可痊愈,预后良好。流行性出血性结膜炎潜伏期短,多于 24 小时发病,起病急,刺激症状重,但预后良好。慢性结膜炎可反复发作。预防措施对感染性结膜炎十分重要,尤其在流行期应该注意急性期患者的隔离,避免去公共场所。对于传染性很强的流行性出血性结膜炎和淋球菌性结膜炎应严格消毒患者使用过的器具及织品。应提倡讲究个人卫生和加强公共卫生管理。接触感染性结膜炎的医护人员更须注意手部消毒,使用一次性检查用品,并妥善销毁,严格避免医源性交叉感染的发生。忌食辛辣、热性刺激食物及海腥发物。闭眼休息,以减少眼球刺激。

七、临床研究动态

一项样本量为 65 例的 RCT[8]。试验组($n=60$ 只眼):针刺合谷、太阳、睛明、太冲。对照组($n=60$只眼):润舒眼药水＋可的松眼药水。依据治愈率(结膜充血消失,眼睑肿胀、脓性分泌物消失,患者自觉症状异物感、烧灼感消失)评定,组间比较有显著差异($P<0.05$)。

一项样本量为124例流行性角膜结膜炎的RCT[9]。试验组($n=62$):耳尖放血配合无环鸟苷眼水、环丙沙星眼水。对照组($n=62$):无环鸟苷眼水＋环丙沙星眼水。疗效评定参照《中医病证诊断疗效标准》。治疗3天、7天后观察主要症状(胞睑肿胀、羞明刺痛、哆多粘捷、舌红苔黄)的变化,组间比较均有显著差异($P<0.05$或$P<0.01$)。

一项样本量为160例过敏性结膜炎的CCT[10]。试验组($n=80$):针刺(太阳、攒竹、四白、头维、风池、曲池、合谷、足三里、三阴交)配合中药汤剂,局部点用鱼腥草滴眼液;对照组($n=80$):西药常规(研立双、氟美瞳眼药水交替点眼,每日3次),14天为1个疗程。依据《中医病症诊断疗效标准》评定,结果组间比较总有效率有显著差异($P<0.01$),试验组优于对照组。

一项样本量为60例的CCT[11]。试验组($n=30$):常规治疗(抗组胺,辅以稳定肥大细胞膜的药物)基础上,针刺(承泣、太阳或风池穴,配以睛明、曲池、合谷和阴陵泉等,留针30~40分钟)加穴位敷贴(攒竹、丝竹空、太阳、风池、合谷、肝俞和肾俞等,2~4小时)。对照组($n=30$):常规治疗。每日1次,10次为1个疗程,治疗2个疗程。依据疗效评定,结果组间比较总有效率有显著差异($P<0.05$),试验组优于对照组。

第五节　结膜干燥症

结膜干燥症(conjunctival xerosis)是一种主要由于结膜组织本身的病变而发生的结膜干燥现象,本身是许多眼部的共同症状,不是一个独立的病名,如慢性结膜炎、浅表点状角膜炎、干燥综合征等均可导致泪腺功能低下,分泌泪液不足,出现眼睛干涩的症状。

本病中医称为"神水将枯"、"白涩症"等。祖国医学认为,本病是气郁化火,津液亏损,泪液减少以致目珠干燥失泽而致,本节主要讨论各种原因所致的泪腺分泌功能降低引起的结膜干燥症。

一、辨病与辨证

1. 辨病

(1)目珠干燥失去莹润光泽,白睛微红,有皱褶,哆黏稠呈拉丝状,黑睛暗淡,生翳。

(2)眼干涩、磨痛、畏光、视力下降,同时口鼻干燥,唾液减少。

(3)泪液分泌量测定,多次Schirmer法少于5mm/5分钟。虎红染色试验阳性,荧光素染色试验阳性。

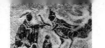

（4）多见于 50 岁左右女性，双侧发病，常伴有多发性关节炎。

（5）必要时做自身抗体（类风湿因子、抗核抗体）及免疫球蛋白 IgG、IgM、IgA 测定，血沉检查。

2. 辨证

（1）肺阴不足：目珠干燥乏泽、干涩、磨痛，口干鼻燥，大便干。舌红少津，脉细数。

（2）阴虚湿热：目珠干燥乏泽、干涩、疼痛、畏光、视力模糊，口鼻干燥，关节疼痛，溲黄，便干。舌红，苔薄黄，脉数。

（3）气阴两虚：目珠干燥乏泽、干涩、畏光，眼疲劳，视力模糊，口干唇燥裂，神疲乏力。舌淡，苔薄白，脉细弱。

二、针灸治疗及选穴原则

1. 治疗原则

一般以疏通泪窍、滋阴清热为基本的治疗原则。

2. 选穴原则

在选穴上以眼区局部经穴为主，结合辨证配穴。具体选穴原则如下。

（1）局部选穴：在眼区可选球后、上明、睛明、攒竹、丝竹空、瞳子髎。在头面部可选风池、头维、上星、印堂、承泣、四白、颧髎、水沟等。尤其是水沟穴刺激较强烈，可起到调神导气、疏通泪窍及时泪流的目的；颧髎穴应在原穴后 1cm 处向后上方深刺，直达蝶腭神经节，有放电感直传向鼻眼部，达到疏通泪窍和鼻窍的目的。

（2）辨证选穴：眼干燥症从本质上看为阴津不足，根据阳明经多气多血的理论，可在手足阳明经选穴，如选择合谷、曲池、足三里等。肝开窍于目，泪为肝之液，肝肾同源，肾为水之下源，肺为水之上源，脾主运化输布津液，因此，可选太冲、肝俞、三阴交、肾俞、水泉、太溪、肺俞等。气阴两虚者，加气海、关元、太溪、三阴交。

三、推荐针灸处方

●推荐处方 1

【治法】　疏调眼部气血，滋阴清热。

【穴位】　睛明、攒竹、丝竹空、瞳子髎、太阳、合谷。

【操作】　眼区腧穴按眼区腧穴操作常规谨慎针刺，避免刺伤眼球和导致眼内出血，出针后要用干棉球按压 1～3 分钟，用平补平泻法。余穴常规操作。

●推荐处方2

【治法】 通利目窍,滋阴润燥。

【主穴】 睛明、承泣、丝竹空、水沟、颧髎、养老、三阴交。

【配穴】 肺阴不足,加肺俞、太溪、肾俞、鱼际;阴虚湿热,加肝俞、太溪、阴陵泉、曲池、少冲;气阴两虚,加气海、脾俞、关元、足三里、太溪。

【操作】 眼区腧穴按眼区腧穴操作常规谨慎针刺,避免刺伤眼球和导致眼内出血,出针后要用干棉球按压1～3分钟。水沟用雀啄泻法,针刺入穴位后单方向捻转,使肌纤维缠绕针身,然后上下提插行雀啄法,以眼球湿润或流泪为度。颧髎在原穴后1cm处进针,针尖向后上方深刺1.5～2寸,行提插泻法,以放电感向眼鼻方向为度(刺中蝶腭神经节)。余穴常规操作。

四、针灸疗效及影响因素

结膜干燥症主要由各种原因引起,本处指泪液分泌不足,导致结膜发生病理性改变,并伴有眼部不适感,如干涩感、异物感、烧灼感、痒感、畏光、眼红、视物模糊、眼睛易疲劳等。目前西医治疗主要应用人工泪液点眼,针灸可促进泪腺的分泌,发挥一定的治疗作用,有较好疗效。本病病因复杂,针灸虽可对主要症状起到治疗作用,有一定的实质性治疗意义,但也难以完全治愈。

1. 病因

干眼症的病因复杂,如果是单纯的泪腺分泌功能低下,针灸疗效最好;如果由原发的角膜、角膜炎所致者,针灸也有一定疗效,但应积极治疗原发病;如果是干燥综合征所致者,针灸疗效较差。

2. 病程和年龄

病程越短,年龄越小,针灸疗效越好,这主要与泪腺功能的损伤程度有关。所以,病程短、年龄小者,泪腺功能易于恢复。

3. 刺法

在治疗中刺法对疗效的影响较大,在针刺操作中,对于眼区的穴位既要小心轻柔的施行手法,又要达到针刺后患者有流泪出现,这样才能达到兴奋神经、刺激泪腺分泌的刺激量。

关于针灸疗效的优越性,有临床研究结果显示,针刺和人工泪液均能改善干眼的症状和体征,在治疗刚结束时,两者的疗效无明显差异,但随着时间的推移,针刺的治疗作用有持续性,症状和体征分值在停止治疗3周时仍维持在治疗刚结束的水平状态,而人工泪液一旦不用,其治疗效果明显下降,形成此疗效的差异是针灸可主动调节泪腺的功能,不是人工眼泪的被动湿润而治标不治本。因此,针刺治疗干眼症无论是即刻效应还是持续效应,均优于人工泪液的治疗。

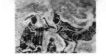

五、针灸治疗的环节和机制

泪的分泌包括基础泪腺和反射泪腺。基础泪腺没有神经支配;反射泪腺包括眶部和睑部,眶部泪腺为主泪腺,睑部泪腺和基础泪腺中的浆液泪腺称为副泪腺,反射泪腺受神经支配,支配泪腺的感觉神经、副交感神经和交感神经的三类神经纤维最后几乎全部合并于三叉神经眼支与上颌神经分支组成的泪腺神经,然后分布于泪腺与眼睑。因此,针刺治疗结膜干燥症的环节和机制可能包括以下三个方面。

1. 刺激感觉神经

支配泪腺的感觉神经纤维,经泪腺神经、眼神经和半月神经节进入脑桥的三叉神经主感觉核,它与来自头面皮肤、黏膜与结膜的其他三叉神经感觉神经纤维都是泪反射的传入通路,当角膜、结膜、泪腺及头面部黏膜或三叉神经感觉支受到刺激时,均可引起反射泪的分泌。因此,针刺头面部穴位,可兴奋感觉神经,促进泪液分泌。这也提示针刺治疗本病头面部穴位具有重要的意义。

2. 刺激自主神经

支配泪腺的副交感神经纤维起源于脑桥的泪核,由此发出的神经纤维经过一定途径,从膝状神经节后至蝶腭神经节换元,部分纤维取道三叉神经的上颌支、颧神经及吻合支并入泪腺神经,支配泪腺。发自泪核而借道面神经的副交感神经纤维是泪反射的穿出通路和反射泪的主要分泌神经。针刺头面部腧穴可兴奋面神经,从而引起副交感神经的兴奋,使泪腺分泌泪液。支配泪腺的交感神经起自颈上神经节节后纤维,通过 3 条途径到达泪腺,一部分随副交感神经到达泪腺,部分直接随眼动脉、眼神经、泪腺神经到达泪腺,交感神经促进泪腺的分泌作用弱于副交感神经,针刺可同时引起眼区交感神经的兴奋,促进泪腺的分泌。

3. 兴奋中枢

泪核受大脑皮质控制,可能在额叶,基底神经节、丘脑和下丘脑也与泪腺分泌有关,针刺可能兴奋了大脑皮层,通过有关结构引起泪核的兴奋,从而促进反射性泪液分泌。

六、预　后

单纯性的干眼症一般预后良好,适时补充泪液一般都可以缓解症状。随着社会的发展,电脑、空调使用的增多,空气污染的加重,干眼症的患病率和就诊率正在逐渐增加,各种原因引起的干眼症成为眼科最常见的眼部症状之一。目前西医对干眼症的治疗方法为局部湿润眼球,缓解局部症状,常点用人工泪液,重症患者可考虑泪小点栓塞术,减少泪液蒸发等。但这些方法均不能改善患者自身泪液的质和量,因而不能从根本上治疗本病。针灸在改善泪液分泌功

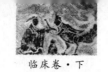
能上有一定的积极作用,针刺治疗具有生物学效应,刺激了泪液的主动性分泌,而人工泪液只是被动地湿润眼表。另外,要注意干燥综合征的鉴别,如果患者眼干同时存在口干和其他外分泌腺的干燥,则可能存在干燥综合征,严重的干燥综合征可能并发肺纤维化,预后较差。平素应注意眼休息,特别是在计算机前长时间工作的人群。

七、临床研究动态

一项样本量为32例的RCT[12]。A组($n=16$):中医辨证针刺。B组($n=16$):外用点滴泪然眼液。依据Schirmer 1试验(S1T)、泪膜破裂时间(BUT)、角膜荧光素染色(FL)评定。A组与B组比较有显著差异($P<0.05$)。

一项样本量为25例的CCT[13]。试验组干预措施:毫针常规针刺,取穴四白、头维、足三里、瞳子髎、阳白、攒竹、合谷。对照组干预措施:空白对照。结果显示:视觉模拟评分量表针刺组疗效优于对照组,有统计学差异($P=0.036$),但两组患者药物需求剂量、泪水性质等无显著性差异。针刺可改善干燥性角膜结膜炎患者的自觉症状,可作为常规补充疗法。

一项样本量为80例的RCT[14]。试验组($n=40$):针刺(睛明、攒竹、太阳、四白、百会、神庭、风池、曲池、外关、合谷、中脘、天枢、气海、足三里、三阴交、太溪、太冲)配合无烟灸温灸(眼部、耳郭、合谷、耳心),治疗隔日1次。对照组($n=40$):玻璃酸钠滴眼液滴眼,每日3次,每次1滴。10次为1个疗程,连续治疗2个疗程。依据泪液分泌量、BUT、症状、视觉功能评分、泪液镜分级及疗效评定。结果显示:组间比较总有效率、泪液分泌量等方面均有显著差异($P<0.05$),试验组优于对照组,但BUT、症状评分、视觉功能评分及泪液镜分级等方面差异无统计学意义($P>0.05$)。

第六节 单纯疱疹病毒性角膜炎

单纯疱疹病毒性角膜炎(herpes simplex keratitis, HSK)是由单纯疱疹病毒Ⅰ型感染所引起,是一种严重的世界性致盲性眼病,其发病率和致盲率均占角膜病的首位。它具有难治愈、易复发、病程久等特点。患者常有复发感染病史,可有感冒、发热、过劳、饮酒等诱因。

本病属中医"聚星障"的范畴。祖国医学认为,外感风热,伤及黑睛,致生翳障;外邪入里化热,或素有肝经伏火,内外合邪,以致肝胆火盛,灼伤黑睛;恣食肥甘,损伤脾胃,湿热内生,熏蒸黑睛;或素体阴虚,正气不足,热病后期伤津,复感风邪而致。

一、辨病与辨证

1. 辨病

（1）患者多为复发性感染病例。原发性单纯疱疹病毒感染常在幼儿阶段,多表现为急性滤泡性结膜炎。

（2）过劳、饮酒、日光暴晒、紫外线照射、角膜创伤、发热以及免疫功能低下为常见的复发诱因。

（3）患眼有刺激症状及视力障碍。

（4）角膜病变可表现为树枝状、地图状溃疡灶,或盘状基质炎病灶。前房一般无渗出物,重症病例可出现灰白色稀淡积脓。角膜病灶区知觉减退。如无合并细菌感染,溃疡面一般较洁净而无分泌物黏附。反复发作的病例,常有新、旧病灶并存。旧病灶呈不同程度的瘢痕性浑浊,常有新生血管;新病灶可为浸润灶,亦可与溃疡灶并存。

2. 辨证

（1）肝经风热:黑睛猝起星点散翳,色灰白,胞轮微红,畏光流泪,碜痛,或伴鼻塞、头痛、咽痛。舌红,苔薄黄,脉浮数或弦数。

（2）肝胆火炽:黑睛星点密集,或成树枝状、地图状,胞轮红赤显著,畏光流泪,灼热疼痛,口干口苦,溲黄赤。舌质红,苔黄,脉弦数。

（3）湿热蕴伏:黑睛星翳,反复发作,缠绵不愈,头重胸闷,溲黄便结,口腻。舌红,苔黄腻,脉滑。

（4）正虚邪留:星翳不敛,胞轮微红,干涩羞明,视物模糊,常易外感,以致病变反复时好时剧,神疲乏力。舌淡,苔薄,脉细。

二、针灸治疗及选穴原则

1. 治疗原则

一般以疏风清热、明目退翳为基本治疗原则。

2. 选穴原则

在选穴上以局部选穴和整体调节性选穴相结合。

（1）局部选穴:取眼部的睛明、太阳、球后、攒竹,近部风池、翳明。

（2）循经远取:可远取手阳明经合谷、曲池,足厥阴经太冲,胆经光明等穴。

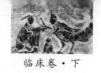

三、推荐针灸处方

●推荐处方1

【治法】 疏风清热,明目退翳。

【主穴】 睛明、攒竹、太阳、风池。

【配穴】 疏风清热,加合谷;清热退赤,加丝竹空、太冲;补肝明目,加肝俞、光明、足三里。

【操作】 眼区腧穴按眼区腧穴操作常规谨慎针刺,避免刺伤眼球和导致眼内出血;风池穴应注意掌握针刺的方向、角度和深度,最好能使针感向眼球传导。

●推荐处方2

【治法】 疏风清热,通络明目。

【主穴】 睛明、四白、丝竹空、阳白、头维、上星、风池、合谷、光明、太冲。

【配穴】 肝经风热,加行间、足临泣、外关;肝胆火炽,加足窍阴、侠溪、太阳;湿热蕴伏,加阴陵泉、丰隆、内庭、曲池;正虚邪留,加足三里、关元、肝俞。

【操作】 常规针刺。

四、针灸疗效及影响因素

单纯疱疹病毒性角膜炎的治疗原则为抑制病毒复制,防止复发,减少瘢痕形成,抗病毒药物和干扰素治疗为主。针灸治疗本病有一定的疗效,可减轻炎症反应,但病情严重者须配合药物治疗。

影响针灸疗效的主要因素为病情。一般而言,病情轻浅者,针灸疗效较好,有利于疾病的治愈。病变位于深层者疗效差,反复发作者疗效亦差。尤其是角膜中央区病灶反复发作,视力降至0.1以下者,针刺疗效更差。

五、针灸治疗的环节和机制

单纯疱疹病毒(HSV)是一种嗜神经DNA病毒,长期潜伏于三叉神经节内。单纯疱疹病毒从感染的上皮组织到达受感染的感觉神经末梢,沿神经轴突进入感觉神经节的细胞体内,以潜伏状态存留下来。当机体抵抗力下降时,感觉神经节病毒再活化,沿神经轴逆行到感觉神经末梢,病毒扩散到眼表或角膜的上皮细胞,引起单纯疱疹病毒复发感染。因此,单纯应用抗病毒药物,疗效并不满意。预防复发的关键在于提高机体的免疫功能,增强自身的抗病毒及清除病毒的能力。针灸治疗的环节和机制包括以下两个方面。

1. 局部作用

针刺刺激眼区局部穴位,可通过神经-血管反射调节眼区的微循环,促进局部代谢产物的

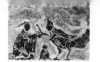

消散,减少炎症渗出;增加血氧供应量,促进细胞内线粒体的呼吸作用,加强氧的利用,改善组织营养,促进角膜上皮细胞代谢,刺激细胞再生,加速组织修复。

2. 整体调节作用

针灸能提高机体的免疫功能,促进机体自我调节、自我康复能力,良性干预病理过程和状态,以实现疾病的良性转归。同时,机体免疫功能的提高,增强了自身的抗病毒及清除病毒的能力,减少了复发的机会。

六、预 后

针灸治疗本病有一定疗效,本病如能早期治疗,效果尚好,病变位于深层者疗效较差,反复发作者往往难以速愈,而且复发一次,黑睛翳障增厚一次,预后常留瘢痕翳障,使视力明显下降甚至失明。治疗不当,复感毒邪,可变生凝脂翳、黄液上冲等症,预后不良。患病后要注意眼部卫生,心情宜平静,不能急躁。饮食宜清淡而富有营养,忌食刺激性食物。

七、临床研究动态

一项样本量为 60 例的 CCT[15]。试验组($n=30$):所有证型辨证取穴,均留针 30 分钟,每日 1 次,10 天为 1 个疗程;配合中药治疗采用自拟方。对照组($n=30$):中药治疗同治疗组。依据《中医病证诊断疗效标准》评定,结果组间比较总有效率、痊愈病例所需治疗时间有显著差异($P<0.05$),试验组优于对照组。

一项样本量为 120 例单纯疱疹病毒性角膜炎的 CCT[16]。试验组($n=60$):清肝明目饮加减联合针刺(睛明、攒竹、丝竹空、四白、太阳、百会、风池、光明、三阴交、足三里、太冲)、西药(阿昔洛韦眼药水、更昔洛韦眼用凝胶涂眼、复方托吡卡胺眼药水滴眼)。对照组($n=60$):西药治疗同实验组。依据主要症状及疗效评定,结果组间比较总有效率(100%,88.3%)有显著差异($P<0.05$),试验组优于对照组。

第七节　急性电光性眼炎

急性电光性眼炎(acute photophthalmia)是指紫外线照射后引起的白睛、黑睛浅层损害,又称紫外线眼炎,属辐射性眼损伤的一种,多见于未用防护设备的电焊、气焊工人,或使用紫外线灭菌等不当者。另外,在高原雪山因大量紫外线经雪地反射到眼部而致伤,习惯上称为雪盲,具有与电光性眼炎同样的病理改变及症状。临症以双眼沙涩灼热、怕光流泪、疼痛剧烈为主要特征。

本病无对应的中医学病名,现代有人称为"光热眼"。中医学认为,本病的病因病机为强光突照双眼,犹如一种风火之气外袭犯目,水不胜火,风火卒然伤目所致。

一、辨病与辨证

1.辨病

(1)自觉症状:受紫外线照射后,经过一定的潜伏期(最短半小时,最长不超过 24 小时,一般为 3~8 小时)而出现症状。轻者沙涩不适,畏光流泪,灼热疼痛;重者眼内剧痛,睑肿难睁,热泪如汤,视物模糊,或有虹视,闪光幻觉。

(2)眼部检查:胞睑红肿或有小红斑,瘙痒难睁,白睛红赤或混赤,黑睛微混,荧光素钠液染色可见点状着色,部分患者可见瞳神缩小。

2.辨证

(1)风火犯目:见于发病之初,羞明流泪,疼痛剧烈,胞睑红肿,白睛混赤,黑睛星翳,或瞳神紧缩变小。舌质红,苔薄黄,脉数或弦数。

(2)风火伤津:见于发病后期,疼痛剧烈、胞睑红肿等症状已基本消失,眼睛干涩痒不适,口干。舌黄,脉数。

二、针灸治疗及选穴原则

1.治疗原则

本病一般以止痛为治标,祛风清热、退翳止痛为治本,后期可加养阴明目。电光性眼炎的治疗主要是止痛,促进角膜上皮修复,防止感染。

2.选穴原则

选穴上以局部选穴和远端选穴相结合。局部可选眼区穴位如攒竹、阳白、四白、太阳,近部可选风池等。远端选穴以多气多血之手阳明经穴为主,如合谷、曲池、商阳等,也可选手太阴肺经之少商等。后期眼部伤阴出现干痒等症者,可配三阴交、太溪等。

3.耳穴

耳穴可选耳尖、眼区、肝,点刺出血。

三、推荐针灸处方

●推荐处方

【治法】 祛风泻热,消肿止痛。

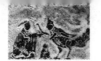

【主穴】　攒竹、阳白、四白、太阳、耳尖、风池、合谷、少商。

【配穴】　风火犯目,加外关用泻法,大椎用三棱针刺血;风火伤津,加三阴交、太溪,用补法。

【操作】　合谷垂直深刺,施以捻转提插强刺激,泻法。耳尖、少商、太阳均应用三棱针点刺出血。余穴用泻法,常规操作。

四、针灸疗效及影响因素

从文献报道情况看,针灸对本病有较好的疗效,在治疗方法上有毫针、耳针、头针等,主要选用百会、太冲、神门等穴位为主,同时也常选用眼周的局部穴位。

1. 眼角膜的损伤程度

如果眼角膜的灼伤程度较轻,仅有沙涩不适、畏光流泪、灼热疼痛者,针刺 1 次可治愈;如果灼伤程度较重,出现眼内剧痛、睑肿难睁、热泪如汤、视物模糊、或有虹视、闪光幻觉等,则需针刺 2~3 次。

2. 刺法

本病在治疗时一定要在太阳、耳尖、少商等穴采用刺血法,合谷等穴应进行强刺激泻法。如果刺法得当,可即刻见效,疼痛可及时减轻。另外,治疗期间为避免强光刺激,应戴有色眼镜,并可配合局部冷敷,有利于眼炎的恢复。

五、针灸治疗的环节和机制

电光性眼炎的损伤机制:大量紫外线被角膜吸收后,其上皮细胞水分子解离产生大量的自由基,自由基可攻击细胞使蛋白质凝固,导致细胞死亡和脱落。由于角膜神经丰富,上皮细胞脱落和大量炎症因子的刺激,患者会出现剧烈眼痛、畏光、流泪、眼睑痉挛等刺激症状。针灸治疗的环节及机制可能包括以下三个方面。

1. 止痛作用

针刺可促进人体内源性镇痛物质的释放,提高痛阈,从而达到减轻疼痛的作用。

2. 促进循环

针刺可通过神经-血管反射调节眼区的微循环,促进局部代谢产物的消散,减少炎症渗出;增加血氧供应量,促进细胞内线粒体的呼吸作用,加强氧的利用,改善组织营养,促进角膜上皮细胞代谢,刺激细胞再生,加速组织修复。

3. 调节免疫

针刺可促进机体免疫系统的功能,使免疫细胞的吞噬能力增强,有利于局部坏死细胞的清除,增强机体的自我修复能力。

六、预　后

电光性眼炎主要靠自身组织的恢复,大多经过1～2日症状消失,预后良好,视力一般不受影响,但治疗不及时及不适当也会导致继发感染等不良后果。因此,及时治疗具有一定意义。疼痛剧烈者,可用0.5％～1％地卡因滴眼1～3次,但不可多滴,只能作为急救的权宜措施,以免影响组织的修复。治疗期间应戴有色眼镜。电光性眼炎关键还在预防,电焊工人要遵守操作规程,戴防护眼罩,大多数患者能很快痊愈,一般不会造成永久性损害,但不能多次或长时间被紫外线致伤,以免引起慢性睑缘炎。

七、临床研究动态

一项样本量为60例的病例系列观察[17]。治疗主穴取攒竹、鱼腰、四白、瞳子髎,配穴取商阳、厉兑、足窍阴、至阴,均取双侧,用三棱针点刺,每穴挤出3～5滴血液,每天治疗1～2次。60例中,1次治愈者48例,占80.0％;2次治愈者12例,占20.0％;治愈率为100.0％。

一项样本量为32例的病例系列观察[18]。治疗取印堂、太阳、耳尖(点刺);睛明、攒竹、风池、合谷(体针)。点刺时首先于点刺部位上下推按,使血积聚一处,再行点刺以便出血;针攒竹时针尖向对侧眶下直刺0.5～1寸,用强刺激泻法,以针感向眶内传导为佳;针风池时针尖向鼻尖方向刺入0.8～1.2寸,用捻转泻法,以针感向同侧太阳穴处传导为佳;针合谷时直刺1～1.5寸,大幅度提插捻转,以针感向肘部放射为佳。32例患者均为1次治愈。

一项样本量为13例的病例系列观察[19]。选穴:攒竹、丝竹空、太阳、风池、合谷。根据症状,上穴可选用1对,或选用2对,或诸穴合用。针刺时要求"得气",留针15分钟,均1次获愈。

第八节　近　视

近视(myopia)是眼在调节松弛状态下,平行光线经眼的屈光系统屈折后聚焦在视网膜之前,因此看不清远处的目标,临床上可表现为视远模糊、视近清晰。本病是眼的屈光系统发生异常的一种常见病,多见于青少年,发病与遗传因素有一定关系,但其发生、发展与环境、用眼习惯等后天因素亦密切相关,可能受多种因素的综合影响,目前其确切发病机理仍不清楚。大部分近视发生在青少年时期,在发育生长阶段度数逐年加深,到发育成熟以后不发展或发展缓慢。其近视度数很少超过6.00D,眼底不发生退行性变化,视力可以配镜矫正,称为单纯性近

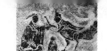

视。另一种近视发生较早(在 5～10 岁之间即可发生),且进展很快,25 岁以后继续发展,近视度数可达 15.00D 以上,常伴有眼底改变,视力不易矫正,称为病理性近视。近视发生的原因大多为眼球前后轴过长(称为轴性近视),其次为眼的屈光力过强(称为屈光性近视)。

本病中医称为"能近怯远",认为本病多因先天禀赋不足,后天发育不良,劳心伤神,不良用眼习惯所致。肝藏血,开窍于目,若肝肾亏虚,久视伤目;或心阳耗损,神光不得发越;或脾虚气弱,化源不足等,使心、肝、肾气血亏虚,加上用眼不当,使目络瘀阻,目失濡养,神光越发受阻,导致神光不足而发病。

一、辨病与辨证

1. 辨病

本病临床表现为远距离视物模糊,近距离视力好,集合功能相应减弱,使用的集合也相应减少。初期常有远距离视力波动,注视远处物体时眯眼。由于看近时不用或少用调节,所以易引起外隐视或外斜视。近视度数较高者,还常伴有夜间视力差、飞蚊症、眼前漂浮物或闪光感等,并可发生不同程度的眼底改变。

(1)根据调节性分类

①假性近视:又称调节性近视,常见于青少年学生在看近物时,由于使用调节的程度过强和持续时间太长,造成睫状肌的持续性收缩,引起调节紧张或痉挛,因而在转为看远时,不能很快放松调节,而造成头晕、眼胀、视力下降等视力疲劳症状。这种由于眼的屈光力增强,使眼球处于近视状态,属功能性改变,并无眼球前后径变长。

②真性近视:也称轴性近视,其屈光间质的屈折力正常,眼轴的前后径延长,远处的光线入眼后成像于视网膜前,近视程度多为中、高度近视,发生发展时间较长,眼球外观不同程度的外凸,难以自我调整恢复。

(2)根据屈光成分分类

①屈光性近视:由于角膜或晶状体曲率过大,屈光能力超出正常范围,而眼轴长度在正常范围。

②轴性近视:眼轴长度超出正常范围,角膜和晶状体曲率在正常范围。

(3)根据近视度数分类

轻度近视＜－3.00D;中度近视－3.00D ～－6.00D;高度近视＞－6.00D。

2. 辨证

(1)心阳不足:视近清晰,视远模糊,或伴心烦、失眠、健忘、神倦乏力。舌淡,苔白,脉弱。

(2)脾虚气弱:视近清晰,视远模糊,视疲劳,喜垂闭,或病后体虚,食欲不振,四肢乏力。舌

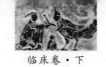

淡红,苔薄白,脉弱。

(3)肝肾亏虚:远视力下降,眼前黑花飞舞,头昏耳鸣,腰膝酸软。舌淡红,无苔,脉细。

(4)肝血不足:远视力下降,视疲劳,视物变形,眼底检查可见黄斑部萎缩斑或出血,面色不华。舌淡,苔薄白,脉弱。

二、针灸治疗及选穴原则

1. 治疗原则

一般以补益肝肾、健脾强心、养血明目为基本治疗原则。

2. 选穴原则

在选穴上以局部穴位为主,再根据肝经、心经与目系的联系,在该经选取穴位。另外,可根据肝开窍于目的理论,选用肝之背俞穴。然后再辨证或对症选穴。具体选穴原则如下。

(1)局部选穴:根据"腧穴所在,主治所在"的规律在局部选穴,治疗近视眼主要取眼区穴位,如睛明、承泣、四白、攒竹、太阳、瞳子髎及近部的目窗、曲差、上星等穴。

(2)循经选穴:根据"经脉所过,主治所及"的规律,进行循经配穴。如手少阴心经"系目系",可选本经的神门、灵道、通里等,或选心包经之内关、劳宫、大陵等;足厥阴经"连目系",肝开窍于目,因此,可选肝经之太冲、行间及肝之背俞穴;另外,肝胆相表里,胆经之光明、风池穴也是最常选用的穴位。

(3)辨证配穴:心阳不足,可配心俞、膈俞、内关、神门等温阳补心,安神明目;脾气虚弱,配脾俞、胃俞、足三里、三阴交等穴健脾益气;肝肾亏虚,配肝俞、肾俞、太溪滋补肝肾明目;肝血不足,配肝俞、膈俞、太溪、三阴交。

3. 耳穴

耳穴可选肝、目1、目2。

三、推荐针灸处方

● 推荐处方1

【治法】 补益肝肾,健脾强心,养血明目。

【主穴】 睛明、承泣、四白、太阳、风池、光明。

【配穴】 肝肾亏虚,加肝俞、肾俞、太冲、太溪;脾虚气弱,加脾俞、胃俞、足三里、三阴交;心阳不足,加心俞、膈俞、内关、神门。

【操作】 睛明、承泣位于目眶内,针刺应注意选择质量好的细针,固定眼球,轻柔进针,不行提插捻转手法,出针时要较长时间压迫针孔;风池穴注意把握针刺的方向、角度和深度,切忌

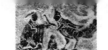

向上深刺,以免刺入枕骨大孔;光明穴针尖朝上斜刺,使针感能向上传导。

●推荐处方 2

【治法】 通络活血。

【主穴】 承泣、睛明、风池、翳明、光明。

【配穴】 肝肾不足,加肝俞、肾俞;心脾两虚,加心俞、脾俞、足三里。

【操作】 承泣、睛明用较轻的平补平泻手法;风池、光明、翳明用较强的平补平泻手法。眼区穴宜轻捻转进,退针时至皮下疾出之,随即予棉球按压 1 分钟。风池、翳明两穴针感需扩散至颞及前额或至眼区。

四、针灸疗效及影响因素

假性近视是指学龄期青少年,因学习时光线不良、体位不正、目标过近或使用目力不当,使晶状体调节太过,睫状肌长期痉挛,导致晶状体持续处于凸度增加的状态,而出现的近视症状,又称为调节性近视。此时是近视治疗的最佳时期,应用针刺独立治疗可达到治愈,当然纠正不良用眼习惯是必须注意的问题。一项大样本的研究表明,针刺治疗青少年低、中度近视近期痊愈率为 19.5%,显效率为 29.2%,好转率为 40.8%,无效率为 10.5%。对痊愈者进行 6 个月~2 年的随访,2 年后仍有 1/3 保持治疗后水平。

在治疗方法上有毫针、灸法、耳针等,许多文献都强调了配合应用眼部保健操和局部按摩;在选穴上主要有眼局部的睛明、承泣,远端的光明等,另外,肾俞、肝俞等也常可选用。

1. 近视程度

近视的分类标准有多种,根据屈光度的不同来划分,标志着近视程度的不同、病理损害的轻重。视力与屈光度呈正相关,不同的针前屈光度往往标志着不同程度的损害,从而影响着疗效。因此,对不同程度的近视,针刺的疗效有差异,屈光不正程度越轻,视力损害越轻,疗效越好。针刺可以减小真、假近视患者的屈光度,但改善程度均未超过假性近视所造成的屈光不正,且不能纠正真性近视患者的屈光不正。

近视可分为轴性近视、屈光性近视和假性近视。眼球前后径较正视眼长的近视为轴性近视;眼屈光间质屈光力增强所致的近视为屈光性近视;青少年因用眼习惯不良,远视力在短期内下降,休息后视力又有提高,使用阿托品麻痹睫状肌后,检查近视度数消失或小于 0.5 者,为假性近视。后者针灸治疗有良效,故又称调节性近视。

2. 年龄

年龄越小,见效越快,疗效越好,反之,则见效慢,疗效差。对此,青少年近视眼患者、患者家长、学校教师应予以足够重视,应以预防为主,尽早治疗。

3. 病程

一般而言,病程愈短,疗效愈好;对于病程较长者,只要坚持治疗,亦能取得一定疗效。

4. 其他因素

针刺时未佩戴过眼镜者见效快,效果好,因此,建议已佩戴眼镜矫正视力的患者在治疗期间最好不戴眼镜。父母亲有近视者,为遗传性,疗效较差。在治疗中应结合眼区穴位按摩、传统的视力练习法,可明显提供针灸疗效。

五、针灸治疗的环节和机制

根据临床文献报道,针灸治疗青少年近视疗效显著,总有效率在80%以上。针灸治疗不仅可以提高患者视功能,而且可以预防、治疗并发症,延缓近视的发展。针刺治疗近视的机理可能包括以下三个方面。

1. 调节眼睫状肌和晶状体韧带

针刺有助于恢复眼睫状肌的调节机能,晶状体及玻璃体的弹性增高,突起的角膜渐较平伏,从而使眼轴相应变短,眼的屈光得以矫正,并促进眼中层葡萄膜的血运,改善眼球各种组织的营养,视力得以增强。

2. 提高中央视敏度

针刺眼周腧穴感受器能将针刺信号通过传入纤维弥散地投射到整个大脑皮层,提高视皮质的兴奋性,再通过脑干的下行系统对眼的屈光系统进行一系列的调节,使睫状肌痉挛得以缓解,晶状体、玻璃体、角膜得到适当调节,眼轴相应变短,提高物体在视网膜上成像的清晰度,从而使屈光不正得以改善。研究针刺对近视眼视觉诱发电位(P-VEP)的即时效应,认为针刺不能改变其潜时,但能够提高其P-VEP的波幅,对近视眼的视皮质有兴奋作用,提示针刺能提高近视眼之视皮质的兴奋性。亦有研究认为,针刺治疗屈光不正的机制,主要是通过调节眼肌和晶状体韧带的张力实现的,许多患者针刺后有即时的视力提高,其机制除晶状体的聚焦改善外,可能与刺激作用于黄斑区,改善中央视敏度有关。

3. 改善循环

针刺眼区穴位,可明显改善局部血液循环,促进眼肌和眼部组织的代谢,使视力疲劳得以恢复。

六、预 后

随着生活方式的改变,我国近视眼人数日益增加,并且青少年人群所占比率较大,目前对

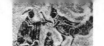

青少年近视除佩戴眼镜外,尚无其他更积极有效的方法。近视眼的自然恢复率较低,一般而言,基础视力越差,或中度、高度近视,痊愈就越困难。虽然手术疗法已被部分患者接受,但有其适应证,且手术可能产生的并发症及眼组织的不可逆改变,使大部分患者有所顾虑;非手术疗法有戴镜、睫状肌麻痹剂、角膜矫正术等,但疗效均尚不肯定,且不能阻止近视的发展。由于近视问题十分复杂,至今机制不明,对于青少年近视的预防应予以一定的重视。首先,饮食要均衡;其次要注意用眼卫生,如端正书写姿势、选择适当的照明光线、严格把握用眼时间等,养成良好的用眼习惯。在治疗和巩固的同时,应尽量避免形成近视的各种因素,如学习时坐姿不正,光线过明、过暗、长时间近距离读写,无节制使用电脑、看电视等,不仅影响近期疗效,也不利于良好视力的巩固。青少年应定期检查视力,应早发现,及时治疗;同时,在随访中发现,治疗后注意用眼卫生,家长能坚持帮助治疗的青少年,视力较稳定。

七、临床研究动态

一项研究针刺治疗近视眼的系统评价(A 级证据)[20]。纳入的研究文献数量为 49 篇,纳入的研究人数为 1076 人。研究目的是评价国内针刺治疗近视眼的疗效及发现临床研究中的问题,主要评价了单纯针刺治疗近视的疗效结果。5 篇临床随机分组对照试验结果分析显示,体针组治疗效果优于耳针组、耳压组、滴眼液组治疗效果,差异均有显著意义($P<0.01$)。37 篇涉及有效率的临床前后对照试验结果分析显示,单纯针刺治疗近视的平均有效率为93.74%±3.47%。

一项样本量为 237 例青少年近视的 RCT[21]。试验组($n=119$):电梅花针,取穴双侧正光 1(攒竹与鱼腰之间的中点)、正光 2(丝竹空与鱼腰之间的中点)、风池、内关、大椎,各穴表皮上 1.2cm 直径内均匀叩击 50 下,每日 1 次。对照组($n=118$):西药治疗(双星明眼药水,每晚点双眼,各 1 滴)。10 天为 1 疗程,疗程间休息 5 天,共 2 个疗程。依据视力、屈光度、睫状体厚度、角膜曲率、晶状体厚度及眼轴长度等评定,结果显示组间比较在提高视力、降低屈光度、改善调节因素所造成的屈光不正等方面有显著差异($P<0.05$),试验组优于对照组;在睫状体厚度、晶体厚度、眼轴、角膜曲率改变等方面未见显著差异($P>0.05$)。

一项样本量为 106 例青少年近视的 RCT[22]。试验组($n=54$):①肝俞围刺,每日 1 次;②针刺风池、供血(风池穴下 1.5 寸,平下唇处)、翳明、太阳、攒竹、鱼腰、头维、丝竹空,每日 1 次;③以砭锤(砭石锐末端)分别轻刺睛明、球后,每天早、晚各 10 次。连续 5 天,休息 2 天,21 天为 1 个疗程。对照组($n=52$):耳压取穴为眼、目 1、目 2、肝、肾、皮质下、神门、新眼点,两耳交替贴压,每 3 天换 1 次,21 天为 1 个疗程。依据视力改变评定,结果组间比较总有效率、视力变化均有显著差异($P<0.05$),试验组优于对照组。

一项样本量为 368 例青少年近视的 RCT[23]。试验组($n=184$):针刺攒竹、丝竹空、四白、风池、足三里、三阴交、光明穴,并自我按摩睛明、攒竹、鱼腰、丝竹空、太阳、风池、肾俞、涌泉穴。对照组($n=184$):针刺取穴同试验组。依据《常见疾病的诊断与疗效判定(标准)》评定,结果组间比较总有效率有显著差异($P<0.05$),试验组优于对照组,且患者年龄与视力变化关系密切。

第九节　麻痹性斜视

麻痹性斜视(paralytic strabismus)是由神经核、神经干或肌肉本身的器质性病变引起,可以是单根或多根眼外肌的部分或完全麻痹。麻痹性斜视有先天性及后天性两类。前者为先天性发育异常;后天性多为急性发病,由感染、炎症、血循环障碍、代谢障碍、外伤、肿瘤等引起,临床表现多为突然偏斜,眼珠转动受限,视一为二。斜视的情况非常复杂,西医有不同的分类法,如总体可分为隐斜视和显斜视;从斜视的方向上分为内斜视、外斜视、上斜视(一般不用下斜视,因一眼下斜等于另一眼上斜)和旋转斜视;比较常用的分类法将斜视分为共同性斜视和非共同性斜视。非共同性斜视是神经核、神经干、肌肉发生损伤或疾病引起某一个或某一组肌肉运动障碍,从而丧失了两眼运动的共同性,因此,非共同性斜视绝大部分是麻痹性斜视。本节主要介绍后天获得性麻痹性斜视,其他斜视可参照本节治疗。

本病属中医学"目偏视"的范畴,相当于显斜视,主要指麻痹性斜视,认为和风邪袭络、肝风内动及外伤等因素有关,系邪中经络,气血不和,筋脉失养,弛张不收,在双眼注视目标时,呈现一眼眼位偏斜的眼病。其发病机理主要是经筋弛缓,目珠维系失衡所致。

一、辨病与辨证

1. 辨病

后天性麻痹性斜视最常见的类型为外展神经麻痹、上斜肌麻痹和动眼神经麻痹。

(1)外展神经麻痹:可见大度数的内斜视,受累眼外转受限,严重时外转不能超过中线;有代偿头位。

(2)上斜肌麻痹:复视是其主要临床特征,受累眼出现上斜视,向鼻下运动不同程度的受限制;有代偿头位,但不如先天性者典型;出现过指现象(投射失误)。

(3)获得性动眼神经麻痹:受累眼上睑下垂,大度数外斜视,瞳孔正常或散大;受累眼内转明显受限,向上、外上、外下运动均有不同程度受限,开启时有复视。

2. 辨证

(1)风邪袭络:目偏斜,复视,或伴上胞下垂,发病急骤或有眼疼,头痛发热。舌红,苔薄,

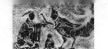
脉弦。

（2）风痰入络：目偏斜，复视，头晕，呕恶。舌红，苔腻，脉弦。

（3）肝风内动：突发目偏斜，头晕耳鸣，面赤心烦，肢麻。舌红，苔黄，脉弦。

（4）外伤瘀滞：外伤后目偏斜，或有胞睑、白睛瘀血，眼疼，活动受限，视一为二。舌红，苔薄，脉弦。

二、针灸治疗及选穴原则

1. 治疗原则

本病以疏调经筋、化瘀通络为基本治疗原则。

2. 选穴原则

在选穴上以局部穴位为主，可根据具体情况配穴。具体选穴原则如下。

（1）局中选穴：根据"在筋守筋"的原则，以眼肌局部穴位为主，如睛明、承泣、球后等穴。可根据不同眼肌麻痹进行选穴，如内直肌麻痹，取睛明、印堂、攒竹等；上直肌麻痹，取上明（眉弓中点，眶上缘下）、阳白、攒竹、鱼腰等；下直肌麻痹，取承泣、四白等；外直肌麻痹，取瞳子髎、太阳、丝竹空等；下斜肌麻痹，取丝竹空、上明等；上斜肌麻痹，取球后、四白等。

（2）辨证配穴：风邪袭络，选合谷、风池、足三里以祛风活络，调和气血；肝风内动，选太冲、太溪、合谷、肝俞、肾俞以滋补肝肾，平肝熄风；外伤瘀滞，选睛明、承泣、瞳子髎、球后，以加强局部活血化瘀、通经活络的作用；风痰入络，配风池、丰隆、合谷等以熄风化痰通络。

三、推荐针灸处方

●推荐处方 1

【治法】　祛风平肝，化瘀通络。

【主穴】　风池、合谷、太冲、太溪、光明。

【配穴】　内直肌麻痹，加睛明、攒竹、印堂；外直肌麻痹，加瞳子髎、太阳；上直肌麻痹，加上明、攒竹；下直肌麻痹，加承泣、四白；上斜肌麻痹，加球后、四白；下斜肌麻痹，加丝竹空、上明。

【操作】　风池穴应注意掌握针刺的角度、方向和深度，切忌向上深刺，以免刺入枕骨大孔；针刺眼部穴位尤其是眼眶内的腧穴，手法要轻柔，不提插捻转，避免伤及眼球或引起眼内出血。另外，眼眶周围腧穴攒竹、四白、瞳子髎、太阳等采用电针，进针得气后，选用疏密波或断续波，电流强度以患者能耐受为度，每次 20～30 分钟。

●推荐处方 2

【治法】　疏调经筋，通络活血。

【主穴】 睛明、太阳、鱼腰、球后、合谷。

【配穴】 风邪袭络,加风池、外关;肝风内动,加太冲、太溪;外伤瘀滞,加承泣、内关;风痰入络,加风池、丰隆。内直肌麻痹,加攒竹、印堂;外直肌麻痹,加瞳子髎;上直肌麻痹,加上明、攒竹;下直肌麻痹,加承泣、四白;上斜肌麻痹,加四白;下斜肌麻痹,加丝竹空、上明。

【操作】 常规针刺操作。

●推荐处方3

【治法】 疏调经筋,化瘀通络。以局部穴为主。

【主穴】 ①外展神经麻痹(外直肌麻痹):阿是穴(在眼球与目外之间)。

②滑车神经麻痹(上斜肌麻痹):增明1(上明外侧2分)。

③上直肌麻痹:上明。

④下直肌麻痹:球后。

⑤内直肌麻痹:睛明。

⑥下斜肌麻痹:球后、阿是穴(球后内1分)。

⑦动眼神经麻痹:上明、睛明、球后。

【配穴】 风邪袭络,加风池、合谷;肝风内动,加风池、太冲;瘀血阻络,加风池、内关。外直肌麻痹,加瞳子髎、足临泣;上斜肌麻痹,加丝竹空、外关;上直肌麻痹,加鱼腰、申脉;下直肌麻痹,加承泣、足三里;内直肌麻痹,加攒竹、昆仑;下斜肌麻痹,加上迎香、足三里;动眼神经麻痹,加鱼腰、攒竹、承泣、上迎香、申脉、足三里。

【操作】 针刺眼部穴位尤其是眼眶内的腧穴,手法宜轻柔,避免伤及眼球或引起眼内出血。眼周的配穴可带电针。

四、针灸疗效及影响因素

麻痹性斜视目前西医尚缺乏有效的治疗方法,而针刺是最为优越的方法。本病可独立应用针灸治疗,使相当一部分患者达到治愈。一项质量较高的研究表明,针刺的作用明显优于西药,是本病的首选治疗方法。经过3个多月的治疗,痊愈者占33.1%,显著进步的占38.3%,进步者占16.6%,无效者占12%,总有效率达83.0%。以痊愈和显效为较满意,约有70%可获得较好效果。研究发现,发病早期针刺治疗者效果好,超过半年才针灸者几乎无疗效,说明及时接受针灸治疗的重要性。外伤引起的损伤轻重与疗效密切相关,轻者只引起眼肌水肿,针刺可使水肿消退而痊愈,但如果肌腱断裂,应手术修复。另外,内直肌受累疗效最好,多条肌肉受累者疗效也较好;其次是外直肌,而上斜肌和下斜肌的疗效较差,痊愈率低,无效率高。初诊的斜视度与疗效密切相关,度数小者疗效好,尤其是斜视度在20度以内的痊愈率高,超过25

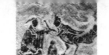

度的痊愈率较低,无效者较多。经 7 个月～10 年的随访,痊愈率明显增加,比近期疗效提高的达 38.5%,比近期疗效差的仅占 3.3%,表明针刺治疗的远期疗效好。

1. 病程

针刺治疗麻痹性斜视效果肯定,对病程短者疗效较为满意,病程越长疗效越差。一般以 6 个月内针灸疗效最佳。

2. 病因

麻痹性斜视多数病因不明,有先天性和后天性两类。一般而言,针灸治疗后天性斜视的疗效优于先天性。先天性麻痹性斜视如果病情较轻,针灸也可取得一定疗效,对于病情较重,一经确诊,即应尽早手术矫正,以纠正代偿头位带来的发育畸形和建立正常的双眼单视功能。

后天性斜视病因非常复杂,一般而言,单纯性肌肉麻痹、神经麻痹所致者针灸疗效较好,但由颅内或眶内肿瘤所致眼肌麻痹者重在治疗原发病,针灸疗效较差。脑、眼外伤、中风脑出血所致者一般均待其神志清楚、出血停止后再开始针灸治疗,也可获得较好疗效。针灸治疗该病往往只注重"症",而对引起该"症"的西医学病因很少关注,这就使针灸治疗该病的疗效相差很远,若能明确病因,针灸对症治疗的同时治疗原发病,会提高针灸疗效。

3. 刺灸法

针刺"得气"与疗效有着密切的关系。应掌握好针刺的手法,使直接麻痹的肌束神经"得气",疗效达到更佳的程度。另外,患者合理的眼肌功能锻炼对提高针灸疗效有意义。

五、针灸治疗的环节和机制

斜视的治疗目标为恢复双眼视功能和改善外观。斜视基本存在两方面的问题:从运动方面看,两眼相对位置存在偏斜;从知觉方面看,双眼视功能发生紊乱。二者的因果关系与斜视类型有关,可能部分是以知觉障碍为主,斜视在此基础上发生;有些是以运动障碍为主,知觉障碍是继发的,但两者常相互影响,不能截然分开,因此,治疗环节上要从两方面考虑。针灸治疗本病的优势正是在这两个环节上有意义。针灸治疗机制可能包括以下三方面。

1. 改善循环

针刺可通过局部刺激,舒张血管,增加灌注量,改善血液循环,一方面促进炎症消退,减少组织纤维瘢痕的形成,保证神经生长的血液供应,为神经功能恢复提供有利条件;另一方面循环的改善,可增强肌肉、神经细胞的营养供给,促进细胞的新陈代谢,有助于神经肌肉损伤的修复和功能的恢复。

2. 调整神经机能

针刺可通过神经的反射作用,使被抑制的神经细胞得以激活,促进麻痹肌束神经功能的恢复。针灸可以解除中枢(脊髓)神经抑制状态,促进周围神经再生,促进损伤肌、神经纤维芽枝生长。

3.协调眼肌的平衡

从本病的发展、病理过程来看,单纯性眼肌麻痹,当麻痹消除后,偏斜即可消除,但如果麻痹的直接拮抗肌有痉挛,甚至挛缩,则即使麻痹消除,偏斜也不能纠正。因此,如何尽可能使麻痹肌本身不过度松弛,防止拮抗肌出现痉挛、挛缩,也是治疗的一个关键。针刺治疗时不论内斜还是外斜,都取眶两侧的穴位同时针刺,既可促使麻痹肌恢复,又可通过调节的作用,防止麻痹肌过度松弛,缓解拮抗肌的痉挛,减少出现挛缩的机会。

六、预 后

一般而言,麻痹性斜视大部分经过保守治疗、手术治疗可取得较好效果,预后较好。对于麻痹性斜视的治疗因个人的具体情况而异,对先天性斜视程度轻微的可以用保守疗法,结合棱镜片矫正,可取得较好效果;程度严重者应手术治疗。对后天性麻痹性斜视,应首先查明原因,保守治疗,只在病因停止发展,斜视不能恢复时才考虑手术治疗。尤其患者为儿童时,且具备一定条件,治疗应着眼于恢复双眼视功能,不能只满足于纠正斜位。因此,一般主张早期以保守治疗6个月后,若麻痹功能仍无恢复,可考虑手术治疗。本病治疗的目的是期望其完全恢复正常运动和知觉功能,如不能完全恢复,力求在某些重要视野如正前方、前下方恢复一定双眼视功能,其预后一方面在于治疗方案和及时性,但更在于病变的损伤程度及残余功能之状况,对有些情况目前尚没有治愈的办法。

在针刺治疗本病过程中,应嘱患者进行适当眼肌功能训练,加强眼球向瘫痪肌束侧转动锻炼,但时间不能太久,以免疲劳加重头目眩晕、头痛症状。对复视症状严重者,即视物为二,两复视物之间距离较远者,嘱其外出行走或过马路时要用物遮盖患侧眼区,用健侧视力以减少复视现象,避免事故发生。

七、临床研究动态

一项样本量为60例麻痹性斜视的RCT[24]。试验组($n=30$):针刺(穴位为风池、太阳、百会、上睛明、攒竹、球后、合谷)、中药内服正容汤加减配合西药维生素B_1+三磷酸腺苷+肌苷。对照组($n=30$):中药内服正容汤加减配合西药维生素B_1+三磷酸腺苷+肌苷。依据主症(复视、眼斜、头晕、恶心、代偿头位)疗效判定。组间比较有显著差异($P<0.01$)。

一项样本量为72例动眼神经麻痹的CCT[25]。试验组($n=38$):针刺(穴位以阳白透攒竹、阳白透鱼腰、阳白透丝竹空为主)。对照组($n=34$):肌注维生素B_1、维生素B_{12},依据眼位、眼球运动及复视情况判定。组间比较有显著差异($P<0.01$)。

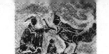

一项样本量为 76 例外展神经麻痹的 CCT[26]。试验组($n=38$)：腧穴注射(穴位为睛明、阳白、四白、瞳子髎、双侧肝俞)。对照组($n=38$)：三磷酸腺苷、注射用乙酰辅酶 A 注射液、细胞色素 C 注射液、肌生注射液。依据眼球运动度评定。组间比较有显著差异($P<0.01$)。

第十节　弱　视

弱视(amblyopia)是指在视觉发育期间，由于各种原因引起的视觉细胞有效刺激不足，导致单眼或双眼最好矫正视力低于正常同龄人，而这种视力下降又不能直接归因于眼球结构和视路异常的一种视觉状态。

中医对本病的论述散见于"小儿通睛"、"能近怯远"、"胎患内障"等眼病中，无单独的病名，认为先天禀赋不足，目中真精亏少，神光发越无力；或小儿喂养不当，日久脾胃虚弱，气血生化乏源，而致目失濡养，视物不明。

一、辨病与辨证

1. 辨病

(1)自觉症状：视物昏朦，因患儿年幼而不能自述，多因目偏视而为细心的家长所发现。

(2)眼部检查：矫正视力≤0.8，或伴有目偏视；或先天性白内障术后及不恰当地遮盖眼睛等。视力检查中对单个字体的辨认能力比对同样大小排列成行字体的辨认能力高(拥挤现象)，立体视功能障碍，眼底检查常有异常固视。

(3)实验室及特殊检查：视觉电生理检查，图形视觉诱发电位(P-VEP)P_{100}波潜伏期延长及振幅降低，潜伏期延长；同视机检查，用于双眼视觉功能检查。

2. 辨证

(1)禀赋不足：胎患内障术后或先天近视等致视物不清，或兼见小儿夜惊，遗尿。舌质淡，脉弱。

(2)脾胃虚弱：视物不清，或胞睑下垂，或兼见小儿偏食，面色萎黄无华，消瘦，神疲乏力，食欲不振，食后脘腹胀满，便溏。舌淡嫩，苔薄白，脉缓弱。

二、针灸治疗及选穴原则

1. 治疗原则

本病以滋补肝肾、健脾益气、养血明目为基本治疗原则。

2.选穴原则

在选穴上采用局部穴位为主,配合辨证进行整体调节性选穴。根据肝开窍于目,心经、肝经与目系的直接联系等理论,选用穴位。具体选穴原则如下。

(1)局部选穴:局部选用眼区的穴位,如睛明、阳白、承泣、太阳、球后等;近部可选翳风、头维、上星等。

(2)循经选穴:根据"经脉所过,主治所及"的规律,可选心经的通里、神门、灵道、阴郄或心包经的劳宫、大陵、内关等,调心脉,通目系。选肝经曲泉、胆经之光明,通目系,益肝明目。

(3)辨证选穴:在眼区局部选穴的基础上可根据证型选穴,如肝肾不足,加肝俞、肾俞、三阴交、太溪等,滋补肝肾;脾胃虚弱,加足三里、脾俞、胃俞等。另外,可据经验选取一些穴位,如养老、翳明等。

3.耳穴

耳穴可取目区、肝、肾等。

4.头针

头针可取枕上正中线、枕上旁线等。

三、推荐针灸处方

●推荐处方

【治法】 健脾益气,补益肝肾。

【主穴】 睛明、承泣、球后、攒竹、翳明、风池。

【配穴】 肝肾不足,加肝俞、肾俞、三阴交;气血亏损,加足三里、关元;脾胃虚弱,加足三里、脾俞、胃俞。

【操作】 眼区腧穴按眼区腧穴操作常规谨慎针刺,避免刺伤眼球和导致眼内出血;风池穴应注意掌握针刺的方向、角度和深度,最好能使针感向眼球传导。年龄小不能配合的患儿用快针,不留针,较大患儿及成人留针10～20分钟。

四、针灸疗效及影响因素

目前西医认为,弱视的治疗应以综合治疗为原则,应在佩戴矫正屈光不正眼镜基础上,根据弱视的类型、程度、注视性质、初诊年龄等因素进行综合考虑,制订治疗方案,并配合家庭训练的精细作业练习来治疗弱视。弱视的治疗效果除与弱视的程度、类型及注视性质有关外,尚与发病及开始治疗年龄有关,治疗弱视的时间越早,疗效越好。治疗弱视的常用方法包括遮盖疗法、后像疗法、红色滤光片法、视觉生理刺激疗法、压抑疗法、闪烁光疗法、氦氖激光疗法、海丁格光刷疗法和同视机治疗法。由于各种方法的疗效均有限,目前常采用 2 或 3 种方法进行综合治疗,其效果较单一疗法明显。针灸可作为一种辅助治疗方法,有一定的治疗作用。

从文献报道情况看,在选穴上主要选用睛明、瞳子髎、翳明、光明、攒竹、丝竹空、太阳、承泣、四白、巨髎、鱼腰、球后、头维、曲池、臂臑、风池、合谷等,也有选用耳穴(如目、肝、肾等穴)。常配合超短波治疗仪理疗等。

由于每个患儿弱视的程度、病因不相同,在疗效上可有差别。弱视治疗显效后,巩固并维持已提高的视力非常重要,遮盖及训练治疗均不可松懈。因此,影响针灸疗效的因素包括以下四点。

1. 弱视程度

针灸治疗轻度弱视疗效最好,中度次之。重度弱视由于中枢抑制较深,针灸疗效最差,且治疗需要时间较长。

2. 弱视类型

在弱视的 3 种类型中,相对而言,针灸效果以屈光不正性弱视最好,屈光参差性弱视次之,斜视性弱视最差。

3. 年龄

提高弱视治疗效果的关键在于早期发现、早期综合治疗。弱视的产生与屈光状态关系密切,矫正屈光不正是治疗弱视的基础。3 岁前是儿童视功能发育的关键期,8 岁前属敏感期,在此期内及时合理地矫正屈光不正,开始弱视治疗,针灸疗效最好。年龄越小,治愈率越高,6 岁后开始治疗,针灸效果明显下降。治疗弱视用传统方法(配镜、红光、精细作业)对大龄儿童即 12 岁以上者几乎无效,对低龄儿童 3～11 岁在治疗过程中大多有"驻停"现象,即在治疗弱视过程中,视力增进停止不前。在戴镜、遮盖及训练基础上,加入针灸治疗后,疗效迅速,它不仅对 12 岁以下儿童疗效显著,可改善"驻停"现象;而且对 12 岁以上儿童依然有一定疗效,但疗效远不如年龄小者的疗效。

4. 注视性质

临床中发现,针刺治疗中心视力患者的疗效远优于偏心注视的患者。

五、针灸治疗的环节和机制

现代医学认为,弱视是由于大脑皮层视中枢或视网膜、视神经的异常而致视功能在发育期受到抑制或废用。针灸治疗本病有一定疗效,其治疗环节及机制可能包括以下四点。

1. 促进循环

针刺可以通过神经-血管反射调节眼区微循环,使血管紧张度降低,血流量增加,使血液流入与流出通道变通畅,血液灌流和排出量增加。改善眼部血运有利于睫状肌、视网膜、视神经的血氧供应,激活其调解功能,提高光感受器即视网膜上的第一级神经元视锥细胞、视杆细胞的灵敏度。

2. 刺激眼区神经

针刺通过刺激眼区腧穴下的神经,如睛明穴对应眼神经、滑车上下神经,球后穴分布有眶下神经、面神经、深层为眼神经,将兴奋信息向眼内各神经传递,刺激视觉细胞兴奋,从而加速提高视力,促进视力恢复,使眼球发育和屈光正常化。

3. 中枢作用

针刺能明显改变大脑皮层兴奋性,尤其是对视觉中枢的兴奋性作用,增强视觉中枢细胞的代谢,反射性刺激视神经的功能和潜能,有利于视神经功能的恢复。总之,针刺可改善视觉系统三级神经元及其突触功能的低下,激发人体视觉的潜能。

4. 促进神经生长

研究表明,针刺能促进神经营养因子(如脑衍生神经生长因子)及其受体的合成和分泌,对神经元的营养和保护作用加强,以此来逆转剥夺所造成的损害,纠正视环境的紊乱,从而促进神经元和突触的发育,建立良好的视觉发育模式。神经元的发育和突触连接的形成,可加速视觉信息的传递过程,从而改善视环境,以逆转剥夺效应造成的损害。

六、预 后

弱视是一种严重影响儿童视觉发育的常见病,据不完全统计,在全国3亿多儿童中有1千多万的弱视儿童,且近年来的发病率呈上升趋势。随年龄增长,治疗的有效率、治愈率在不断下降,12岁以后无特效治疗方法。由于弱视孩子裸眼视力和矫正视力均差,对以后的工作、生活会造成很大影响,因此,应早发现、早治疗。弱视的治疗及训练需系统化,循序渐进并遵从儿童生长发育规律,不可急于求成。斜视性弱视,只要早期让斜视眼得到治疗,就可以解除抑制,增进视力;屈光不正性弱视,需佩戴合适的眼镜,视力可逐渐提高;屈光参差性弱视,如能早期佩戴合适的眼镜,视力亦可提高。形觉剥夺性弱视、先天性弱视,治疗多无效,预后差。弱视患者通过视力性质分析与疗效远期观察,使我们认识到患者应及时给予双眼视功能训练,建立双眼单视,重建立体视觉,具有重要的临床意义。

为了避免复发,应在弱视基本治愈后坚持随访,最好到3年左右,重点为第1年,特别对一些复发高危因素,如屈光参差性弱视、斜视性弱视、中高度弱视以及伴旁中心注视的尤要注意。弱视治疗过程中的最大问题是如何巩固疗效,防止复发,在视觉没有成熟前每个治愈的弱视都有可能复发。对基本治愈的弱视患儿,必须叮嘱其继续定期复查,在医师指导下逐渐去遮盖或

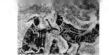

训练,坚持治疗,巩固效果。在随访过程中发现复发者,应及时恢复戴镜与治疗,避免失去治疗的最佳时机。

七、临床研究动态

一项样本量为 36 例的 CCT[27]。试验组($n=24$):针刺双侧臂臑、太阳、翳明。对照组($n=12$):空白对照。依据视力、视野、P-VEP、对比敏感度(CSF)评定。针刺后即刻视力与初诊视力比较有显著差异($P<0.05$),针刺 1 月后视力、视野、低频 CSF1.5 等方面均有改善,P-VEP 及中高频的 CSF 无改善;针刺 3 个月者的视力、视野与初诊相比有改善,但与 1 个月相比无显著差异($P>0.05$)。

一项样本量为 70 例的 CCT[28]。试验组($n=37$):电针(穴位为攒竹、玉枕、承光、络却、阳白、昆仑、光明、足三里、三阴交)。对照组($n=33$):西医治疗。依据远近视力提高、立体视锐度变化情况评定。试验组与对照组治疗后远近视力提高,立体视锐度减小,与治疗前比有差异;在提高远近视力方面组间比较无显著性意义;改善立体视锐疗效对照组优于实验组。

一项样本量为 210 例的 CCT[29]。试验组($n=108$):传统治疗方法的基础上进行针刺(穴位以内关、睛明、光明为主穴)及穴位推拿。对照组($n=102$):传统治疗方法。依据视力情况评定。组间比较有显著差异($P<0.01$)。

第十一节　视神经萎缩

视神经萎缩(optic atrophy)是指视网膜神经节细胞轴索广泛损害,出现萎缩性变性,以视功能损害和视神经乳头苍白为主要特征,是一种严重影响视力的慢性眼底病。临床分为原发性和继发性两大类,如视网膜、视神经的炎症、退变、缺血、外伤、遗传等因素,眶内或颅内占位性病变的压迫,其他原因所致视乳头水肿、青光眼等均可能引起视神经萎缩。

本病属于中医"青盲"范畴,多因先天禀赋不足,肝肾亏损,精血虚乏,目窍萎闭,神光不得发越于外;肝气郁滞,或目系受损,脉络瘀阻,精血不能上注于目,以致神光耗散,视力缓降。

一、辨病与辨证

1. 辨病

(1)视力下降:不同程度的视力下降,严重者甚至失明。

(2)色觉障碍:有后天获得性色觉障碍,尤以红、绿色觉异常多见。

(3)眼底改变:临床上根据眼底表现,分原发性与继发性视神经萎缩两类。

①原发性视神经萎缩：为筛板以后的视神经、视交叉、视束以及外侧膝状体的视路损害，其萎缩过程是下行的。多见于视神经乳头炎、视网膜色素变性、青光眼等眼底病变之后期。眼底检查可见视盘色淡或苍白，边界清楚，视杯可见筛孔，视网膜血管一般正常。需做辅助检查以确诊，如视野、视力、视觉电生理、CT或MRI，必要时进行神经科检查，以寻找病因。

②继发性视神经萎缩：原发病变在视盘、视网膜脉络膜，其萎缩为上行。视神经乳头苍白，边界清楚，血管正常或变细，筛板明显可见。眼底检查可见视盘色淡、晦暗，边界模糊不清，生理凹陷消失，视网膜动脉变细，血管伴有白鞘，后极部视网膜可残留硬性渗出或未吸收的出血，筛板不显。

（4）视野检查：可有中心暗点、鼻侧缺损、颞侧岛状视野、向心性视野缩小或管状视野等。

（5）视觉电生理改变：原发性视神经萎缩时视觉诱发电位（VEP）振幅降低，潜伏期延长。继发性视神经萎缩时，除VEP异常外，还可有视网膜电图（ERG）异常。

2. 辨证

（1）肝郁气滞：双眼先后或同时发病，视物模糊，中央有大片暗影遮挡，日渐加重而盲无所见，曾有目珠转动时牵拉痛和压痛，心烦，郁闷，口苦胁痛。舌红，苔薄，脉弦。

（2）脾虚湿泛：视力昏矇，头重眼胀，或有胸闷泛恶，眼压偏高，久则视野缩小，以至失明。舌淡，苔薄白，脉滑。

（3）肝肾阴虚：双眼昏矇，眼前有黑影遮挡，渐至失明，双眼干涩，头晕耳鸣，遗精腰酸。舌质红，苔薄，脉细。

（4）气血两虚：视力渐降，日久失明，面乏华泽，神疲乏力，懒言少语，心悸气短。舌质淡，苔薄，脉细。

（5）脾肾阳虚：久病虚羸，目无所见，畏寒肢冷，面色发白，腰膝酸软，大便溏薄，阳痿早泄，女子带下清冷。舌淡，苔薄白。

二、针灸治疗及选穴原则

1. 治疗原则

一般以补益肝肾、活血化瘀为基本治疗原则。

2. 选穴原则

在选穴上以局部选穴为主，具体选穴原则如下。

（1）局部选穴：根据"腧穴所致，主治所在"的规律在局部选穴。不管何种证型，均应以经外奇穴球后为主穴，可直接疏通眼络，调理眼窍之气血，使经络通畅，从而使五脏六腑之精气上注于目。局部可选睛明、承泣、攒竹、太阳等穴。

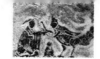

（2）循经选穴：根据"经脉所过，主治所及"的规律循经选穴。从经络角度认识，视神经包括在目系内，与目系相联系的经脉均是从其属络的脏腑发出，经由组织深处达到目系，故视神经与足厥阴肝经、手少阴及足三阳经循行部位密切相关，可在相应经脉上选穴，如选太冲、光明、灵道、大陵、内庭、足三里、足临泣、昆仑等。

（3）辨证选穴：肝郁气滞，加肝俞、太冲、期门；脾虚湿泛，加足三里、商丘、脾俞；肝肾阴虚，加肝俞、肾俞、悬钟、阳陵泉、三阴交；脾肾阳虚，加脾俞、肾俞、关元、足三里、三阴交；气血两虚，加脾俞、肾俞、合谷、足三里、肝俞、百会、气海。

（4）随症配穴：根据不同的症状选择不同穴位，如头痛在头顶为主，选百会、四神聪、行间；侧头痛，选太阳、率谷；前头痛，用上星、头维、合谷；各种部位头痛均可选加阿是穴。又如青盲伴有痿证，上肢痿弱无力选加肩髃、曲池、合谷、阳溪，下肢痿弱无力加梁丘、足三里、解溪等穴。

三、推荐针灸处方

●推荐处方1

【治法】　疏通眼络，调和气血。

【主穴】　球后、睛明、承泣、风池、太冲、光明。

【配穴】　肝气郁结，加行间、侠溪；气血瘀滞，加合谷、膈俞；肝肾亏虚，加肝俞、肾俞、太溪。

【操作】　睛明、承泣均宜压入式进针微捻转、不提插，可适当深刺，但应注意避免伤及眼球和血管；球后缓慢压入式刺入，深达1.5寸，局部有强烈的酸胀感，不提插，微捻转。风池穴应把握好进针的方向、角度和深度，最好能使针感向眼部传导。

●推荐处方2

【治法】　疏通眼络，滋补肝肾。

【穴位】　球后、翳明、三阴交。

【操作】　球后缓慢刺入，深达1.5寸，局部有强烈的酸胀感及眼球有突出感，不做大幅度提插。余穴常规操作。

四、针灸疗效及影响因素

西医除针对病因治疗外，多用维生素B_1、维生素B_{12}、各种血管扩张剂、酶类治疗，但效果不显著，目前没有可靠的治疗方法。一项质量较高的研究证实，针刺可明显改善视力，作为首选方法，其疗效优于药物。针刺近期疗效显效率24％，进步率31.6％，无效率39.1％。研究还发现，原发性、继发性和外伤性视神经萎缩的针刺显效率分别为18.4％，26.3％和28.2％；进步率分别为34.4％，36.1％和41％；提示外伤性效果最好，原发性效果较差。研究中对患者进行了 2～8.6 年的随访,视力的远期疗效分别为显效率 26.7%,进步率 21.7%,无效率 51.6%,即有 52.7%保持和提高了原来治疗取得的效果。针刺不可能达到治愈疗效,但症状可整体明显改善。

1. 病因

视神经萎缩,病因复杂,病程长。根据病因、病变本质和视乳头的表现分为原发性和继发性两种病变。原发者病变位于球后,向下行萎缩,多由于外伤、眶内肿瘤或炎症压迫、球后视神经炎、遗传性疾病、脊髓痨及烟酒、甲醇、铅中毒等引起。继发性者是由其他眼内疾病引起,多由视神经炎、视乳头水肿、视网膜脉络膜病变、视网膜血管病变转变而来。一旦视神经萎缩,要使之痊愈几乎不可能,但要使其残余的神经纤维恢复或维持其功能是完全可能的。针对不同的病因及时给予合理的治疗至关重要。

一般而言,病因明确者在切断病因情况下,针灸疗效较好。如颅内肿瘤压迫的视神经萎缩,应尽早切除肿瘤;额部外伤引起的视神经损伤,若能发现有视神经骨管骨折压迫视神经或视神经鞘膜有血肿压迫视神经,应立即行视神经管减压术;对青光眼眼压高造成的视神经损害应尽快降低眼压;属药物中毒者,应立即停用有关药物。所以,应尽早发现病因,针对不同的病因,针刺越及时介入,效果越好。尤其对血液循环障碍、青光眼引起的视神经萎缩,尽早治疗是取得疗效的关键。

2. 严重程度

视神经的损伤程度是决定针灸疗效的最重要因素。如果视神经损伤程度轻,针灸疗效好;如果视神经损伤严重,有黑蒙、无光感症状,即基础视力太差,针灸疗效亦较差。尤其是肿瘤压迫性、外伤性视神经萎缩的基础视力对针灸疗效的影响较大。

3. 刺法

本病的治疗刺法非常重要,对于球后穴的刺激一定要达到深度即深刺 1.5 寸,才可对视神经产生足够的刺激量,达到有效的治疗。否则将影响针刺疗效。

4. 病程和调护

病程越短者,针刺治疗效果越好;视神经萎缩的病程长,治疗起效慢,患者易产生急躁或抑郁情绪,丧失治疗信心,甚至消极对待生活。正确的调护指导可以疏导患者的不良情绪,因为良好的情绪也是非常重要的。

五、针灸治疗的环节和机制

视神经萎缩是指视神经纤维发生退行性变性和传导功能障碍。视神经相当于中枢神经白质的外向延伸,其血液供应与大脑血管属于同一来源,即来自颈内动脉。因此,视神经的某些

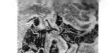

病变与中枢神经系统病变之间关系密切,相互影响。在不少的中枢神经系统病变中,视神经常首先受累,另外颅内压增高时,脑脊液压力增高,也可影响视网膜静脉回流和轴浆流运输障碍而产生视乳头水肿。软脑膜从外面将视神经加以直接包围,还朝向视神经基质内发出分支,将视神经纤维分成许多丛束,成为视神经的间隔组织,血管也随之进入视神经基质内,这些血管即构成视神经外周部分的营养血管网,并与由视网膜中央动脉及其分支所形成的视神经轴心血管系统发生吻合,当视神经发炎时,这些间隔膜组织就出现充血、肿胀及细胞浸润等病理现象。由于环绕视神经纤维束的周围有丰富的毛细血管网,故视神经纤维在感染和毒性物质的作用下,易导致炎症的中毒;当视神经的营养血管发生循环障碍时,可引起缺血性视神经病变。因此,针刺治疗机制可能包括以下三点。

1. 刺激视神经功能

针刺可直接刺激视神经,激发其神经传导功能,从而使部分处于机能低下的视神经的兴奋性得以改善和恢复,同时针刺可改善视神经的血液供应,促进神经细胞的新陈代谢,使患者部分视功能恢复。

2. 改善眼区血液循环

针刺可调整眼部自主神经功能,恢复血管舒缩功能,稳定或恢复眼区缺血时血管活性物质于正常水平,缓解血管痉挛,增加血流量,改善血流供应,增强组织代谢,改善视神经的缺氧状态以及视神经视网膜的血流灌注,从而使未发生严重病变的感光组织发生逆性改变,有利于视神经细胞功能的恢复,视力提高,视野扩大。据研究报道,视神经萎缩患者普遍存在球结膜微循环障碍,表现为血流速度减慢,血细胞聚集,血流状态改变。从解剖学角度来看,球结膜微血管与眼底微血管及营养部分视神经的血管均来源于眼动脉,因而球结膜微循环的改变与眼底微循环及营养部分视神经的微血管循环的改变密切关联。针刺后,视神经萎缩患者球结膜微循环血流加快、血细胞聚集减轻,表明针刺对眼底微循环也具有改善作用。另外,针刺还具有抗氧化及抑制炎症等功能,从而可保护视神经。

3. 对中枢功能的调节

针刺对纹状旁区有即时影响,可增强视觉中枢生物电活动,经过长期治疗,每次针刺作用的远期叠加可改善视神经传导功能,促进视神经再修复,起到增加视力、提高视功能的作用。

六、预　后

西医对本病无有效的治疗方法,针灸是目前治疗的首选方法,有一定疗效。总体而言,本病预后较差。部分病例经长时间的针刺治疗,可以恢复一定的视力,但苍白的视乳头不易改变。本病为多种眼病的结局,因此,积极治疗原发病至关重要。颅内占位性病变者,早期多表现为原发性视神经萎缩,经手术治疗颅内病变后,有时可以恢复到理想的视力。但在缺乏全身症状时极易误诊、漏诊,以至长期按视神经萎缩治疗,贻误治疗时机,造成失明。应强调对原因不明的单纯性视神经萎缩进行详细重复检查视野、视觉诱发电位,必要时复查 CT 或 MRI,并做内分泌学检查,以谨慎排除颅内肿瘤的可能性。视神经炎病理损害持续发展可引起视神经萎缩,因此,积极防治视神经炎具有重要意义。由于本病病程较长,故应对患者做好思想疏导,使患者树立信心,配合医生治疗;避免情绪紧张和情志抑郁,以免加重病情影响疗效。

七、临床研究动态

一项样本量为 94 例的 RCT[30]。试验组($n=51$):耳穴贴压法(穴位为眼、目 1、目 2、肝、脾、肾、皮质下、内分泌)配合丹栀逍遥散内服。对照组($n=43$):维脑路通＋肌苷＋地巴唑＋维生素 B_1。依据视力、视野变化情况评定。组间比较有显著差异($P<0.05$)。

一项样本量为 166 例视神经萎缩的 CCT[31]。试验组($n=83$):针刺(双侧阳白、攒竹、承泣、风池,每天 1 次,10 天为 1 个疗程),视明注射液(双侧肝俞、肾俞,隔日 1 次,5 次为 1 个疗程);对照组($n=83$):针刺同实验组。共 6 个疗程。依据《中医病症诊断疗效标准》评定,结果组间比较总有效率有显著差异($P<0.05$),试验组优于对照组。

一项样本量为 128 例的 CCT[32]。试验组($n=68$):针刺(主穴为睛明、球后三联,配穴为攒竹、承泣、合谷、太阳、风池,留针 30 分钟,每日 1 次)。对照组($n=60$):神经营养剂(口服维生素 B_1 50mg,维生素 B_{12} 250μg 或弥可保 100mg,每日 3 次,同时给予复方樟柳碱注射液 2mL,行患眼颞浅动脉旁皮下注射,每日 1 次)。14 次为 1 个疗程,用药 3 个疗程。依据视力、视野、VEP 检查评定,结果组间比较视力、视野平均光敏度、视觉诱发电位 R_{100} 振幅、VEP－P_{100} 潜伏期改善的总有效率有显著差异($P<0.05$),试验组优于对照组;比较视野平均缺损无显著差异($P>0.05$);且针刺对儿童炎症型视神经萎缩、气滞血瘀型儿童视神经萎缩疗效最好。

一项样本量为 62 例视神经萎缩的 CCT[33]。对照组($n=30$):①灵光注射液 2mL 行患侧颞浅动脉旁皮下注射;②葛根素 300mg 加入 0.9％生理盐水 250mL 中静脉滴注;③中药汤剂(辨证分型施治)每日 1 次。试验组($n=32$):在对照组基础上针刺(穴取睛明、球后、攒竹、丝竹空、瞳子髎、太阳、阳白、四白、合谷、光明、三阴交、足三里、太冲、肝俞、肾俞。每次眼周围选 3～5 穴,远端配 2 穴,可交替选取,行平补平泻手法,晚期虚证明显者,以补法为主,每日针刺 1 次,留针 30 分钟)。15 天为 1 个疗程,疗程结束后,休息 1 天。依据疗效评定,结果组间比较总有效率、显效率和视力改善情况均有显著差异($P<0.05$),试验组优于对照组。

第十二节　暴　盲

暴盲(sudden visual loss)是指眼外观端好,猝然一眼或双眼视力急剧下降,甚至失明的症状,是许多急性视力障碍性眼底病的表现。现代医学的急性球后视神经炎、急性视神经乳头炎、视网膜中央静脉阻塞、中央动脉阻塞、视网膜脱离、高血压性视网膜病变、糖尿病性视网膜病变、脑部疾患、癔症、各种中毒、传染病、维生素缺乏等均可出现暴盲。

中医学认为,暴盲是由视衣、目系脉络阻滞,气机郁闭,导致神光离散,而出现视力急骤下降失明。情志抑郁,怒气伤肝,气滞血瘀,或忧思太过,惊恐失神,气机逆乱,致目系脉络阻塞;气血瘀阻日久,视衣、目系脉络闭塞,致气血俱虚,目窍失荣所致;或平素肝阳偏亢,每因酗酒、怒气、过劳而易动肝风;或感受外邪,邪从阳化,火炎生风,上乘于目,终至神光离散。本病血瘀是标,气血阴阳失调为本。

本节主要论述常见的急性视力障碍眼底病,包括视网膜中央动脉、静脉阻塞,视网膜静脉周围炎,急性视神经炎等,其他疾病出现暴盲者可参照本节针灸治疗。

一、辨病与辨证

1. 辨病

引起暴盲的疾病很多,临床上应分清导致暴盲的病因。

(1)视网膜中央动脉阻塞

①患眼视力骤然剧降,甚至无光感。

②瞳孔散大,直接对光反应迟钝或消失。

③视神经乳头色淡,边缘不清,视网膜动脉变细,甚则如白线状,静脉亦变细,后极部视网膜水肿混浊呈乳白色,黄斑呈典型樱桃红点。

④可有高血压、糖尿病、心血管疾病史。

⑤荧光眼底血管造影以助诊断。

(2)视网膜中央静脉阻塞

①视力突然下降,严重时仅见手动。

②重型(缺血型),视神经乳头充血水肿,边缘模糊,视网膜静脉高度扩张迂曲,断续、起伏于出血斑和水肿之视网膜中,动脉较细,视网膜上有大量火焰状、点状出血,夹有棉团状渗出斑,出血可进入内界膜下形成网膜前出血,或进入玻璃体形成玻璃体积血。

③荧光眼底血管造影有助诊断和判断预后。

④易继发新生血管性青光眼。轻型(非缺血型)视力减退程度轻,出血少,呈点、片状,没有或偶见棉团状渗出,预后好,分支阻塞常发生在动静脉交叉处,有与阻塞部位相应的视野改变。累及黄斑,视力减退。

(3)视网膜静脉周围炎

①视力突然减退,甚至仅有光感,多发于青年男性,且有反复发作史。

②发病时玻璃体大量积血,呈黑色或轻度红色反射,眼底不能见,玻璃体积血吸收后可见有条状、膜状机化、混浊,周边部视网膜小静脉不规则扩张及弯曲,有白鞘伴行,邻近视网膜有火焰状或不规则出血、渗出,逐渐波及大枝静脉。后期形成增殖性视网膜病变。检查"健眼",可见早期病变,周边部静脉旁有白鞘,血管迂曲、扩张,附近视网膜可见大小不等的灰白色渗出、出血。

③玻璃体积血时做眼超声检查,确定视网膜有无脱离。

④早期或玻璃体积血吸收后,荧光眼底血管造影有助诊断。

(4)急性视神经炎

①视力骤降,急性重症者可在数小时内失明。

②眼球转动痛、压痛。

③瞳孔对光反应迟钝,或光线持续照射患眼时,对光反应不持久(瞳孔颤动)。

④眼底改变,视神经乳头炎时可见视乳头充血、水肿,边缘模糊,轻度隆起不超过 3.00D。邻近视网膜受累时,可发生水肿、出血和渗出,静脉迂曲、扩张,后期发生继发性视神经萎缩。球后视神经炎时,视乳头无明显改变,晚期出现原发性视神经萎缩。

⑤视野出现中心暗点或视野缩小。

⑥视觉电生理 VEP 检查有助诊断。

2. 辨证

(1)视网膜中央动脉阻塞

①气滞血瘀:视力骤降甚至失明,眼底可见动脉阻塞性改变,情志郁结,头晕耳鸣,胸闷。舌质紫暗,苔薄,脉细。

②气血两虚:瘀阻日久,视力未复,视神经乳头色苍白,视网膜水肿已消,然视网膜血管纤细成白线状或伴有白鞘,黄斑区色素紊乱,头晕乏力。舌淡,苔薄,脉细。

③肝阳化风:突然失明自然缓解,视力恢复,可能反复发生,最终失明不能恢复,伴肢麻、头晕、耳鸣。舌质红,苔薄,脉弦。

(2)视网膜中央静脉阻塞

①肝胆火炽:视网膜出血、色红,视力突然下降,头痛眼胀,口苦口干,心烦失眠。舌红,苔

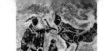

薄黄,脉弦。

②血热瘀滞:视网膜出血、渗出、水肿,突然视力下降,头目胀痛,烦躁易怒,口干喜饮,或伴有肢体瘀斑,结节压痛。舌红,苔薄,脉数。

③气滞血瘀:视力骤降未复,或云雾移睛,有团块状红色混浊,或视网膜出血日久虽减未消。舌暗,苔薄,脉弦。

④阴虚火旺:病程已久,视力未复,视网膜出血色暗红,伴五心烦热、口干饮不多。舌红,苔薄,脉细数。

(3)视网膜静脉周围炎

①肝胆火炽:视力骤降,玻璃体积血,头目胀痛,口干口苦,心烦失眠。舌红,苔薄,脉数。

②阴虚火旺:病情迁延,玻璃体积血反复发作,潮热颧红,五心烦热,口干唇燥。舌质红,苔薄,脉细数。

③心脾两虚:出血反复发作,面色㿠白,纳食不馨,心悸失眠,神疲乏力。舌质淡,苔薄白,脉细。

(4)急性视神经炎

①肝火亢盛:视力骤降,头目胀痛,眼珠压痛,转动时牵拉痛,视神经乳头充血、水肿,口苦咽干,性情急躁。舌红,苔黄,脉弦数。

②肝郁气滞:视力骤降,眼胀痛、转动痛、压痛,眼底无明显异常,情志抑郁,胸闷叹息,口干唇燥。舌红,苔薄白,脉弦。

③阴虚火旺:视力骤降,五心烦热,潮热颧红,口干唇红。舌红,苔薄,脉细数。

④气血两虚:视力骤降,起于大失血或产后哺乳期,头晕耳鸣,神疲乏力,面色苍白,动则气短,心悸少眠。舌质淡,苔薄,脉细。

二、针灸治疗及选穴原则

1. 治疗原则

一般以活血化瘀、通络明目为基本治疗原则。

2. 选穴原则

选穴以局部选穴为主。本病的根本病机是眼内血瘀阻络,目窍失养,神光郁遏,因此局部选穴非常重要。根据肝气通于目,瞳神属肾,脾胃为气血生化之源等理论,可选足厥阴肝经、足少阴肾经、足太阴脾经等腧穴。具体选穴原则如下。

(1)局部选穴:根据"腧穴所在,主治所在"的规律,本病发病急骤,非局部穴位而不能达到通络开窍、活血明目的目的,因此,应以局部眼区穴为主。最重要的眼区三穴必须选用,即睛明、球后、上明,这三个穴位针刺可直接进入眼眶内,对眼区的神经、血管、肌肉等发挥直接的调节作用。另外,瞳子髎、鱼腰、丝竹空、攒竹、承泣、太阳等眼周的穴位也可选用。此外,头枕部的穴位也非常重要,如风池、玉枕、头针的枕上正中线、枕上旁线也常用于治疗暴盲,因为从解剖学上看,视觉皮层位于大脑皮质的枕叶。

(2)远端选穴:根据"经脉所过,主治所及"的规律可循经远端选穴,从与目系直接相连的经脉看,肝经"上入颃颡,连目系",心经"上夹咽,系目系",因此,可选心经的通里、灵道、阴郄等,肝经的太冲、中封、蠡沟、中都等。另外,到达眼周区的经脉也较多,包括足太阳、足少阳、足阳明、手少阳、跷脉、任脉等,也可在这些经脉上选穴。

(3)辨证选穴:根据证候的不同可进行配穴,如气滞血瘀,可选肝俞、膈俞、内关、合谷等;气血两虚,选肝俞、脾俞、膈俞、气海、三阴交、足三里等;肝胆火旺,可选行间、侠溪、足临泣等;对于体虚或阳虚者,可选督脉的大椎、夹脊、百会等。

三、推荐针灸处方

●推荐处方1

【治法】 行气活血,通络明目。

【主穴】 睛明、瞳子髎、风池、光明。

【配穴】 气滞血瘀,加合谷、膈俞;肝阳化风,加太冲、太溪;气血两虚,加三阴交、足三里。

【操作】 睛明按眼区穴位操作规范针刺,防止伤及眼球或致眼内出血;风池应注意掌握针刺的方向、角度和深度,避免刺入枕骨大孔伤及延髓。余穴常规操作。

●推荐处方2

【治法】 扶阳益气,开窍明目。

【穴位】 ①攒竹、瞳子髎、风池、合谷、外关、足三里。

②百会、大椎、支沟、中渚、光明、太冲。

【操作】 每日用一组穴位。攒竹、瞳子髎用捻转平补平泻法,使眼部有较强的酸胀感。余穴常规操作。本方主要适用于皮质盲。

●推荐处方3

【治法】 补益肝肾,行气活血,开窍。

【主穴】 攒竹、瞳子髎、肝俞、肾俞、曲池、合谷、复溜、太冲。

【配穴】 背部夹脊穴。

【操作】 肝俞、肾俞用快针法,使局部产生酸胀感后出针,不留针。背部夹脊穴用梅花针叩打,以局部潮红为度。余穴常规操作。

●推荐处方4

【治法】 通利眼络,活血明目。

【主穴】 睛明、球后、上明、风池、玉枕、枕上正中线、枕上旁线、通里、光明、太冲。

【配穴】 肝胆火旺,加侠溪、行间;肝肾不足,加肝俞、肾俞;气血不足,加气海、足三里、脾俞、膈俞;阴虚火旺,加太溪、三阴交、行间;心脾两虚,加心俞、脾俞;气滞血瘀,加内关、合谷。

【操作】 常规针刺。

四、针灸疗效及影响因素

1. 病变性质

暴盲的原因非常复杂,但从总体上可分为功能性和器质性。功能性针刺疗效最好,如视网膜动脉痉挛所致者、癔症出现的暴盲等,针刺可起到即刻的良好效果;器质性暴盲应以祛除病因为主,针刺作为辅助治疗,在祛除病因后,针刺对于复明或改善视力、视野具有很好的疗效。

中枢性暴盲即皮质盲,多由于脑受损伤所致,主要由视觉皮层受损或皮层功能受到抑制所致;外周性暴盲主要是眼底病变、视神经病变所致。一般而言,针刺治疗皮质盲疗效优于外周性暴盲,尤其是皮层受到功能抑制者,针刺可立刻见效。外周性暴盲,如视网膜动、静脉阻塞,视网膜经脉周围炎,应以药物治疗为主,针刺只作为辅助治疗方法,针刺的疗效与血管阻塞的大小和程度,视神经炎的严重程度和视网膜出血、渗出的程度、部位等密切相关;不完全阻塞较完全阻塞效果好,出血少较出血量多效果好,视神经炎病情轻针刺效果好。

2. 治疗时机

本病病情急重,为及时抢救视力,必要时应使用西药。如眼底视网膜的内层组织是由中央动脉供应血液,因此,一旦此动脉受阻,血液瘀滞,视网膜就会出现急性缺血状态,视力即刻显著下降甚至无光感。长期患有高血压、动脉粥样硬化、动脉内膜炎及血液成分异常者,因其血管壁本身粗糙,如果血管痉挛或血液黏度增高,就容易引起血液流速变化,形成血栓而发生此病。该病不论总干阻塞还是分支阻塞,均属眼科急症,应争分夺秒进行抢救,拖延越久,收效越小。因此,由视网膜中央动脉阻塞而致者应配合应用血管扩张剂,视神经乳头充血水肿者可配合应用皮质激素类。一般认为,视网膜内层能耐受缺血 90～100 分钟,发病后 2 小时内抢救者,有利于后期治疗。在进行病因治疗的同时,针刺应该及早介入,介入越早,疗效越好。一般而言,病程越短,疗效越好;若反复出血,经久不愈,效果甚差。

五、针灸治疗的环节和机制

1. 神经调节

针刺通过刺激视神经,如睛明、球后穴分布深层为眼神经,可兴奋眼神经,将兴奋信息向眼内传递,刺激视觉细胞兴奋,从而加速恢复视力。

2. 中枢作用

针刺能兴奋大脑皮层,尤其是对视觉中枢的兴奋作用,增强视觉中枢细胞的代谢,反射性刺激视神经的功能和潜能,从而利于视神经功能的恢复。

3. 促进循环

针刺可以通过神经-血管反射调节眼底微循环,解除视网膜血管痉挛,使血流量增加,改善视网膜、视神经的血氧供应,提高光感受器即视网膜上的第一级神经元视锥细胞、视杆细胞的灵敏度,同时,眼底血液循环的改善有助于出血和渗出物的吸收,促进炎症的消散。

六、预　后

暴盲患者在发病的早期,一经发病,立即采取有效的治疗措施,多数预后尚可,而迁延不治,往往是造成视力下降,最终失明的主要原因。一般而言,视功能损害严重的预后不佳。因此,及时治疗眼病和有关疾病,控制好高血压、高血脂、高血糖,积极锻炼身体,保持饮食清淡,并避免吸烟,对本病的预防有积极意义。尤其是糖尿病会引起全身许多组织、器官的广泛损害,其中,视网膜病变是糖尿病的严重并发症之一,也是导致暴盲的重要眼病。据不完全统计,糖尿病患者中,约有10%的患者在发病5~9年便可发生视网膜病变,而在25年后则有80%~90%的人出现视网膜病变,因此,预防糖尿病性视网膜病变,关键在于平时控制好血糖,同时每年进行一次眼底检查,以及时发现、及早防治。除了药物和心理治疗外,大力宣传眼病知识,加强广大民众对眼病的认识和理解,及早就医也是非常重要的,是防止失明的最有效的措施之一。

七、临床研究动态

一项样本量为35例急性视神经乳头炎患者的RCT[34]。治疗组($n=23$):采用中药辨证治疗,针灸(取睛明、攒竹、球后、太阳、风池、合谷、足三里、三阴交、肝俞、肾俞)配合西药联合治疗。单纯西药组($n=12$):给予激素、抗生素、维生素B类等单纯西医治疗。结果:综合治疗组23例,显效6例,有效16例,无效1例,总有效率为95.69%;对照组12例,显效1例,有效7例,无效4例,总有效率为66.67%。两组患者疗效的差异有显著性意义($P<0.05$)。

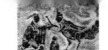

一项样本量为 94 例的 CCT[35]。治疗组($n=47$)：采用中医疏肝明目饮及针刺为主治疗，取穴包括睛明、球后、攒竹、承泣、太阳、风池、百会、丝竹空、合谷、光明、太冲、足三里、三阴交、内关，配合西药常规治疗。对照组($n=47$)：西药常规治疗，即地塞米松 15mg，头孢噻肟钠针 4g，加入 0.9% 氯化钠注射液 250mL 中静脉滴注，2 小时内滴完，每日 1 次。连续 3 天后地塞米松减量至 10mg，再滴用 3 天后减量至 5mg，再滴用 3 天后改为口服强的松 40mg，每日清晨顿服，每 3 天减量 5mg。同时辅以维生素 B_1 100mg，维生素 B_{12} 0.5mg，肌肉注射，每日 1 次，ATP 片 40mg，每日 3 次。10 天为 1 疗程，连续治疗 3 个疗程。两组治疗后比较，经检验 $P=0.037$，具有显著性差异，说明治疗组在促进视力恢复方面优于对照组；治疗后两组 VEP 振幅及视野均有改善，两组治疗后比较，$P<0.05$，具有显著性差异，说明治疗组在升高 P_{100} 波振幅、扩大视野方面优于对照组。

一项样本量为 55 例急性球后视神经炎的 RCT[36]。治疗组 35 例(50 眼)：采用针刺(选太阳、攒竹、睛明、四白、鱼腰、风池、球后、肝俞、肾俞、足三里、三阴交、合谷)配合中医辨证用药治疗。对照组 20 例(29 眼)：单用中医辨证用药治疗。治疗组总有效率为 94.29%，治愈率为 74.29%。对照组总有效率为 80%，治愈率为 60%。两组的总有效率、治愈率比效，差异均有显著性($P<0.05$)。

一项样本量为 30 例的病例系列观察[37]。纳入患者均为发病 72 小时内经 CT 或 MRI 证实为脑梗死者。治疗首先取双侧风池穴，常规皮肤消毒后，用 2～2.5 寸毫针刺入，针尖向对侧外眼角，使针感达前额为佳，做捻转补法 1 分钟；玉枕穴进针后针尖指向同侧风池穴，得气后行平补平泻 1 分钟，以后每隔 1 分钟做一次手法，留针 30 分钟，每日 1 次。15 天为 1 个疗程。在针刺治疗的同时，配合脑梗死常规治疗。结果：经过 2 个疗程的治疗后，采用国际视力表测视力，有 6 例病程在 2～3 天内，视力达到 1.2；20 例在 6 天内视力达到 0.9；另外 4 例病程在 7 天内视力达到 0.6。

一项样本量为 11 例的病例系列观察[38]。治疗：①主穴为风池、角孙、大椎，用"烧山火"手法不留针；配穴为太阳、阳白、四白，用一般手法留针 30 分钟。②主穴为脑空、鱼腰、攒竹，用普通手法不留针；配穴为内睛明，用"压针缓进"手法留针 10 分钟。以上 2 组穴位轮流配合使用，每日针 1 次，每 2 周为 1 疗程，休息 1 周后再继续治疗。治疗结果：视力提高到 0.08 者 2 例，0.1 者 1 例，0.2 者 3 例，0.3 者 2 例，0.4 者 2 例，0.8 者 1 例。

一项样本量为 17 例的病例系列观察[39]。急诊患者，先及时予以阿托品 0.5mg 球后注射，每日 1 次，5 次为 1 个疗程。静脉点滴脉通 500mL 加入蝮蛇抗栓酶 10mL，每日 1 次，10 天为 1 个疗程。并以针刺治疗。病情缓解后，主要用以针刺治疗。针刺取穴：睛明、球后、太阳、风池、完骨、攒竹、百会、内关、足三里等，每日 2 次，10 天为 1 个疗程，均为患侧取穴，留针 20 分

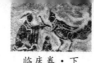

钟,平补平泻手法。并分别观察了治疗前后其视力、眼底、荧光血管造影及眼电生理的变化。结果发现以上指标均明显好转,尤其视觉诱发电位的波幅与潜时变化,治疗前后比较差异有显著性。

一项样本量为36的病例系列观察[40]。治疗局部取承泣、印堂、太阳、瞳子髎;远部取膈俞、肝俞、足三里、三阴交。49眼中,痊愈17眼,占34.7%;显效14眼,占28.6%;有效9眼,占18.4%;无效9例,占18.3%;总有效率为81.7%。其中,获得疗效最早为12天,最迟者不超过45天,平均为28.5天。有22例(32眼)进行了半年后随访,复发者有4例(7眼),复发例数为18.2%,复发眼数为21.9%。

第十三节　视疲劳综合征

视疲劳综合征(visual fatigued syndrom)又称视力疲劳、眼疲劳综合征,是一种患者在用眼后自觉眼胀、头痛、头晕、眼眶胀痛等症状的疾病。西医学认为,视疲劳不是独立的一个疾病,而是由于各种原因引起的一组疲劳综合征,导致的原因非常复杂,常见的有眼睛本身的原因,如屈光不正、调节功能障碍、眼肌因素、眼病(如原发性开角型青光眼早期)、所戴眼镜不合适等;全身因素如神经衰弱、过度疲劳、癔症或更年期的妇女;环境因素如光照不足或过强,光源分布不均匀或闪烁不定,注视的目标过小、过细或不稳定等。总之,本病是由视觉器官长期过度的紧张活动超过其代偿能力而引起的。

本病属于中医"肝劳"的范畴。祖国医学认为,本病多由久视劳心伤神,耗气伤血,目中经络涩滞所致。劳瞻竭视,筋经张而不弛,肝肾精血亏耗,精血不足,筋失所养,调节失司,发为本病。

一、辨病与辨证

1. 辨病

患者用眼后自觉眼部不适,轻者视物模糊或昏花、眼珠胀痛、眼部干涩、烧灼感、压迫感、轻度钝痛、鼻根部或颞部酸胀感、畏光、流泪、视物双像、睑重欲闭等;重者自觉眼痛、头额闷痛,眼眶、眉棱骨痛,甚至胸部胀痛、面色苍白、心动徐缓、肩部酸痛、心烦恶心、眩晕或呕吐,常有精神萎靡、思睡、记忆力减退和失眠等精神症状。检查眼部无明显异常,或有近视、远视、老花眼、隐斜视等,眼压不高,视野正常。

2. 辨证

(1)气血亏虚:久视后出现视物模糊、眼胀、头晕,眼部检查可有近视、远视等屈光不正或老

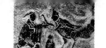

视,全身可兼见心悸、健忘、神疲、便干。舌淡,苔白,脉沉细。

(2)肝肾不足:久视后出现视物模糊、眼胀痛、干涩,眼部检查可有近视、远视等屈光不正或老视,全身可兼见头晕目眩、耳鸣、腰膝酸软。舌质淡,苔少,脉细。

二、针灸治疗及选穴原则

1. 治疗原则

本病以疏调眼络、养肝明目为基本治疗原则。

2. 选穴原则

在选穴上以眼区局部选穴配合辨证选穴。可根据肝开窍于目,肝肾同源的理论,手少阴经、足厥阴经连目系等理论选穴。具体选穴原则如下。

(1)局部选穴:在眼区局部可选睛明、上明、球后三穴,或印堂、攒竹、承泣、四白、阳白、丝竹空、鱼腰、太阳、瞳子髎等,也可选近部的头维、上星、风池、翳明等。

(2)根据经络的循行特点选穴:心经连目系,可选心经的神门、灵道及心包经的内关、劳宫、大陵等,调理目系气血;肝经系目系可选足厥阴肝经之太冲、中封、曲泉,调理目系。根据肝肾同源理论,常选肝俞、肾俞滋补肝肾,以滋养目神。

(3)辨证对症选穴:气血亏虚,选脾俞、胃俞、足三里、三阴交、气海、膈俞、血海等;肝肾不足,选肝俞、肾俞、太溪、三阴交等。也可选用经验穴,如光明、养老是治疗目疾,尤其是目视昏花者的经验穴。另外,视疲劳综合征与用眼过度、精神紧张有直接关系,因此,可选用督脉、心经的有关穴位调理脑神、心神,如百会、水沟、风府、神门等。头晕,选百会、风池;耳鸣,腰膝酸软,选听宫、照海、肾俞、外关等。

3. 按摩疗法

选用眼周围的穴位如攒竹、睛明、承泣、瞳子髎、丝竹空、阳白、鱼腰,用手指在穴位上轻揉及指压,每次 10～20 分钟。

三、推荐针灸处方

●推荐处方1

【治法】　疏通眼络,滋补肝肾。

【穴位】　睛明、太阳、风池、太冲、光明、太溪、合谷。

【操作】　眼区腧穴按眼区腧穴操作常规谨慎针刺,避免刺伤眼球和导致眼内出血;风池穴应注意掌握针刺的方向、角度和深度,最好能使针感向眼球传导。余穴常规操作。

●推荐处方2

【治法】 疏调眼络，养肝明目。

【主穴】 睛明、上明、球后、四白、印堂、太阳、头维、翳明、养老、光明。

【配穴】 气血亏虚，加脾俞、肝俞、足三里、气海、膈俞；肝肾不足，加肝俞、肾俞、太溪、三阴交。神疲乏力，加水沟、风府、神门、足三里；头晕，加百会、风池；耳鸣，腰膝酸软，加听宫、外关、照海、肾俞。

【操作】 眼区腧穴按眼区腧穴操作常规谨慎针刺，避免刺伤眼球和导致眼内出血。余穴常规操作。

四、针灸疗效及影响因素

视疲劳综合征是由于持续用眼后出现的视力模糊、眼胀、干涩、流泪、眼及眼眶酸痛等眼部症状及头痛、恶心、乏力等周身不适的一组综合征。本病发生的原因包括视觉功能因素、环境因素和全身因素，目前西医没有有效的保守治疗方法，而针灸对于非视觉功能因素引起的大部分本病患者，可通过治疗达到完全缓解或临床治愈，是保守治疗中应首选的治疗方法。

1.病因

一般而言，针刺对视疲劳综合征有良好疗效，尤其是对环境因素、神经衰弱、过度疲劳及癔症等引起的功能性视疲劳疗效优越，能够迅速缓解眼肌疲劳。

2.患者的配合

视疲劳与不科学的用眼关系密切，因此，在治疗期间患者要劳逸结合，避免长时间的过度用眼，用眼感觉疲劳时应闭目养神，同时可在眼区自行按摩或用热毛巾热敷眼部，这些对于提高和巩固针灸疗效具有重要意义。

五、针灸治疗的环节和机制

1.改善眼区循环

针刺可调节眼区的微血管舒缩功能，改善眼神经、视网膜及睫状肌等的血氧供应，促进其代谢，同时可将局部代谢产物迅速疏散，有助于眼疲劳的恢复。

2.解除眼区的肌肉紧张

针刺眼部可产生较强的针感，可通过神经-肌肉接头反射性调节眼部肌肉的紧张性痉挛，使睫状肌和晶状体的疲劳得到改善，最终达到治疗眼疲劳的目的。

六、预　后

由于视疲劳由多种因素所致，所以治疗时要全面分析病因，对患者的生活习惯、工作方

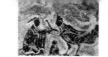

式、工作量以及工作环境应做全面了解。治疗时首先应找出引起视疲劳的原因,并给予针对性治疗。一般而言,视疲劳只要纠正病因,戒除不良用眼习惯,科学用眼,其预后良好。

人体作为一个有机整体,各器官之间是相互联系和相互影响的,因此,在考虑眼部因素对视疲劳影响的同时,还应考虑到全身情况。当患者机体处于过劳、体质衰弱、特殊时期(月经期、怀孕期、哺乳期、更年期)以及患有周身疾患(如潜在的心功能不全、贫血、低血压、甲状腺疾病、颈椎病、鼻或副鼻窦炎疾病等)或创伤后,有时即使一般的用眼也可能出现疲劳症状。视疲劳的防治方法,主要有五点:①矫正屈光不正,佩戴合适的眼镜;②治疗引起视疲劳的各种疾病;③增强体质;④改变不良的阅读习惯,改善工作环境和照明条件,避免长时间、近距离、过于精细的工作;⑤治疗时可配合口服维生素类。

七、临床研究动态

一项样本量为 80 例伴有外隐斜的集合不足性视疲劳的 RCT[41]。试验组($n=40$):针刺(穴位取睛明、太阳、承泣、合谷,每日 1 次,留针 30 分钟,疗程为 4 周)。对照组($n=40$):艾唯多滴眼液(每次 1~2 滴,每日 4 次,疗程为 4 周)。依据疗效、隐斜度数、集合近点、融合辐辏范围及眼部症状积分的变化情况评定。结果显示,治疗 4 周后组间比较在增加近移集合近点、扩大融合辐辏范围、改善眼部症状、改善视物疲劳、视物模糊和头痛等方面有显著差异($P<0.05$),但在减小隐斜视、改善眼胀、眼痛和羞明畏光等方面比较无统计学差异($P>0.05$);其中.在改善眼部症状积分方面的优势于治疗 2 周时即显现。

一项样本量为 80 例的 RCT[42]。试验组($n=40$):针刺(承泣、四白、阳白、风池、足三里、三阴交、光明、太冲、合谷)配合耳针(眼、目 1、目 2、脾、胃、皮质下、神门、交感),10 天为 1 个疗程,共 2 个疗程。对照组($n=40$):局部滴萘敏维滴眼液,每次 1 滴,每日 4 次,连续用药 20 天。依据主要症状及疗效评定,结果组间比较视疲劳评分、总有效率(97.5%,80%)有显著差异($P<0.05$),试验组优于对照组。

一项样本量为 60 例的 RCT[43]。试验组($n=30$):针刺(承泣、太阳、攒竹、风池)配合心理干预。对照组($n=30$):珍珠明目滴眼液点眼。依据主要症状及疗效评定,结果组间比较视疲劳症状总缓解率有显著差异($P<0.05$),试验组优于对照组,但视力提高未见显著差异($P>0.05$)。

参考文献

[1]　李斌.陶道透身柱治疗睑腺炎 120 例临床观察[J].上海针灸杂志,2006,25(11):18-19.

[2]　尹勇,王慧,张锡芳.刺络拔罐治疗化脓性眼睑腺炎临床观察[J]. 四川中医,1998,16

(12):45.

[3] 华峰,陈悍华,吴苇莎.耳尖放血治疗小儿初期麦粒肿[J].浙江中西医结合杂志,2003,13
(2):108.

[4] 石学慧,吴清明,李向荣,等.通督调筋针刺法治疗上睑下垂疗效观察[J]. 中国针灸,
2008,28(12):885 – 887.

[5] 严宝珠,马朝阳,熊修要.电针治疗眼睑下垂80例[J].现代中西医结合杂志,2007,16
(27):4011.

[6] 吴丽英,毕书有.针刺疗法治疗迎风流泪[J].江西中医药,1994,25(S2):107.

[7] 张全爱.针灸治疗泪溢症30例[J].中国针灸,2012,32(1): 38.

[8] 蔡春梅,李金额.针刺治疗急性卡他性结膜炎[J].中国针灸,2000,20(1):49.

[9] 朱海,张广庆,龙心光,等.耳尖放血疗法对流行性角膜结膜炎的临床观察[J].中医外治
杂志,2004,13(6):32 – 33.

[10] 邢桂霞.针药并用治疗春季过敏性结膜炎临床观察[J]. 四川中医,2011,29(2):114.

[11] 姚康群,李良长. 针刺与穴位敷贴辅助治疗春季卡他性结膜炎效果观察[J]. 护理学杂
志,2011,26(10): 54 – 55.

[12] 何慧琴,王中林,胡红莉,等.针刺对干眼症患者泪膜的影响[J].南京中医药大学学报,
2004,20(3):158 – 159.

[13] Marita Andersson Gronlund,Ulf Stenevi. Acupuncture treatment in patients with ker-
atoconjunctivitis sicca: a pilot study[J]. Acta Ophthalmol, Scand 2004,82(13):283
– 290.

[14] 魏立新,杨威,王宏才,等.针灸对干眼症泪液分泌影响的疗效评价[J].中国针灸,2010,
30(9): 709 – 712.

[15] 张存丽,张建洛,张智军.针药治疗单纯疱疹性角膜炎30例疗效观察[J].甘肃中医学院
学报,2008,25(6):35 – 37.

[16] 易昀敏,易敬林,王慧珍,等.清肝泻火法联合针刺治疗单纯疱疹病毒性角膜炎的疗效
[J].实用临床医学, 2011,12(9): 77 – 78.

[17] 尚军,孟苏华.三棱针放血治疗电光性眼炎60例[J].中国针灸,2006(S1):71 – 72.

[18] 杨建明. 点刺结合体针治疗电光性眼炎[J]. 内蒙古中医药,2001,6(3):25.

[19] 周兆章,邱佳健. 针刺治疗电光性眼炎[J]. 上海中医药杂志,1981,10(8):31.

[20] 赵相锋.国内针刺治疗近视眼疗效的系统评价[D]. 天津:天津医科大学,2011.

[21] 张守康,王志强,杨晓桦,等.电梅花针治疗青少年近视的临床研究[J].中国民间疗法,

2006,14(4):19 – 21.

[22] 白震民,王可,崔海.针刺结合砭石治疗青少年假性近视的疗效观察[J].针灸临床杂志,2010,26(12):23 – 24.

[23] 陶晓雁,郎松,陶源,等.针刺配合自我按摩治疗青少年近视临床观察[J].辽宁中医杂志,2010,37(2):336 – 338.

[24] 童毅.针药并用治疗麻痹性斜视 60 例临床观察[D].天津:天津中医药大学,2004.

[25] 苏云海,蔡岩松.透穴针刺治疗动眼神经麻痹的临床观察[J].针灸临床杂志,2007,23(6):31.

[26] 任红,程风宽,邱超.中药穴位注射治疗后天性外展神经麻痹临床观察[J].中国针灸,2008,28(1):41 – 43.

[27] 赵越娟.针刺特定穴位对低视力患者视功能影响的临床研究[D].南京:南京中医药大学,2006.

[28] 杨孝芳,崔瑾,邵万福.穴位经皮电刺激对弱视小儿立体视锐的影响[J].中华中医药杂志,2008,23(1):31 – 33.

[29] 刘爱英,罗平,张淑忆.综合疗法治疗小儿弱视 108 例[J].中国民间疗法,2007,15(8):56 – 57.

[30] 杨海燕.耳穴贴压配合丹栀逍遥散治疗视神经萎缩[J].中国针灸,2002,22(2):97 – 99.

[31] 李健.针刺配合穴位注射治疗视神经萎缩 55 例临床观察[J].医学信息(中旬刊),2011,24(4):1268 – 1269.

[32] 常春丽.针刺治疗儿童视神经萎缩的临床观察[D].武汉:湖北中医药大学,2010.

[33] 马冰松.针刺联合药物治疗视神经萎缩的临床观察[J].中华中医药学刊,2009,27(4):882 – 884.

[34] 赵红萍.中西医结合治疗急性视神经乳头炎 35 例临床观察[J].光明中医,2008,23(4):443 – 444.

[35] 李汝杰,王慧珍,许建人,等.疏肝通络法结合针刺为主治疗急性视神经炎的临床观察[J].江西中医学院学报,2011,23(5):26 – 28.

[36] 徐大梅.针药并用治疗急性球后视神经炎 35 例临床观察[J].光明中医,2010,25(9):1667 – 1668.

[37] 徐豫珏.针刺治疗暴盲 30 例临床观察[J].中国中医急症,2000,9(4):182.

[38] 宫建雅,宫继宏.针刺治疗视网膜中央动脉阻塞疗效观察[J].北京中医,1997,16(2):43.

[39] 王淑梅,李燕.中西医结合治疗视网膜中央动脉阻塞临床分析[J].中国中医眼科杂志,1995,5(2):101-103.

[40] 王富春,魏丽娟.针刺治疗视网膜静脉周围炎36例疗效观察[J].针灸临床杂志,1989,12(2):13.

[41] 丁淑华,左晶.针刺治疗伴有外隐斜的集合不足性视疲劳[J].中国针灸,2008,28(5):345-347.

[42] 张花治,侯春英,刘莹.针刺配合耳穴压丸治疗视疲劳的临床观察[J].中国中医眼科杂志,2011,21(1):19-21.

[43] 董素亭,张彬,贾海波,等.针刺配合心理干预治疗视疲劳临床观察[C]//第九届全国中西医结合眼科学术交流会暨第八次东北亚国际眼科学术会论文汇编.广州:世界中医药会学会联合会,2010:220.

针灸治疗皮肤和皮下组织病症

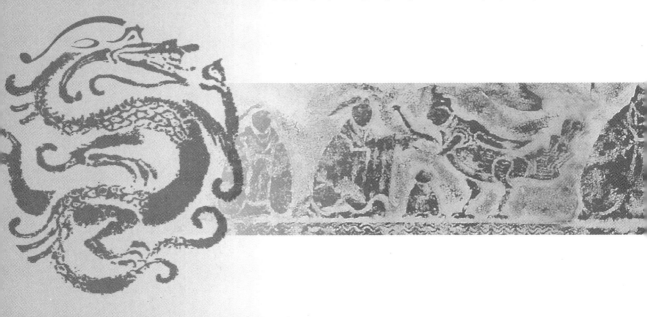

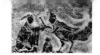

皮肤和皮下组织疾病（diseases of the skin and subcutaneous tissue）是指各种原因所致的以皮肤、皮下组织为病损部位的一类疾病。皮肤能防止体内水分、电解质和其他物质的丢失，阻止外界有害物质的侵入。因此，皮肤能够保持机体内环境的稳定，在生理上起着重要的保护功能，同时皮肤也参与人体的代谢过程。皮肤由表皮、真皮构成，并含有附属器官（汗腺、皮脂腺、毛发、指甲）以及血管、神经等。皮下组织即解剖学中所称的浅筋膜，由疏松结缔组织和脂肪组织构成，纤维束交错成网，内含脂肪组织、较大的血管、淋巴管和皮神经等。分布到皮肤的血管、淋巴管和神经由皮下组织中通过，毛囊和汗腺也常延伸到此层组织中。皮下组织不属于皮肤，一般不认为是皮肤的组成部分，但皮下组织将皮肤与深部组织连接到一起（其纤维与真皮相连接），并使皮肤有一定的可动性。由于皮肤位于体表，因此皮肤病以局部皮肤出现明显颜色、形态等的变化为特征。

现代研究证实，针刺能促进血液循环，调节皮脂腺的活动，使毛囊皮脂腺滤泡分泌物正常排泄；针刺可调节人体内分泌系统，协调雄激素的分泌，抑制毛囊皮脂腺的过度分泌；针灸对人体免疫功能和自身修复功能的提高也有助于皮肤炎症的减轻和恢复；针灸还可使机体对致敏物质反应性降低或减少分泌组织胺、缓激肽、慢反应物质等。国外有学者观察了针刺在治疗皮肤过敏性疾病时，对毛细血管通透性确有明显的调整作用，当毛细血管通透性增高时针刺可使之降低，反之针刺可使

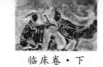

之升高。另外,痒是皮肤病最主要的症状,针刺可通过对躯体神经的感觉神经的刺激,提高人体的感觉阈值,达到止痒的作用。

针灸病谱研究显示,获得针灸治疗皮肤和皮下组织病症达 29 种,其中西医病症 26 种:寻常痤疮、荨麻疹、局限性脱发、皮肤瘙痒症(皮肤、阴部、老年性、尿毒症)、神经性皮炎、色素沉着(黄褐斑、雀斑、面部色素)、银屑病、鸡眼、湿疹(皮肤、阴囊、肛门)、白癜风、褥疮、急性淋巴管炎(红丝疔)、局限性硬皮病、酒渣鼻、毛囊炎(发际疮)、腋臭(臭汗症)、多形红斑(猫眼疮)、接触性皮炎、粉瘤(皮脂腺囊肿)、急性淋巴结炎、甲沟炎、进行性色素性皮病、玫瑰糠疹、结节性痒疹及痒疹、皮肤表浅溃疡、药疹。中医病证 3 种:疖痈、汗证、疔疮。本章对临床常见的 14 种病症分述如下。

第一节 斑 秃

斑秃(alopecia areata)是一种突然发生的局限性斑状脱发,脱发区皮肤基本正常。主要见于头皮,亦可见于眉毛、胡须等处。轻者仅一片或数片脱发区,重者头发全部脱光,称全秃;头发和身体其他部位毛发全部脱落称普秃。脱发斑边缘毛发松动易拔出,脱发处皮肤光滑无炎症。本病原因并不十分清楚,目前认为可能与精神因素、遗传、自身免疫或内分泌功能失调有关,部分患者有家族性。可发于任何年龄,但多见于青壮年,男女均可发病,一般无自觉症状,多在无意中发现,常在过度劳累、睡眠不足、精神紧张或受刺激后发生。病程较长,可持续数月或数年,多数能自愈,但也有反复发作或边长边脱者。

本病中医称"油风",俗称"鬼剃头""鬼舔头"。中医认为过食辛辣炙、厚味或情志抑郁化火,损耗阴血,血热生风,毛发失养;或跌仆损伤,瘀血阻络,毛窍失养;或久病气血两虚,肝肾不足,精不化血,血不养发,肌腠失润,毛根空虚而成斑秃。

一、辨病与辨证

1. 辨病

头毛突然间成片脱落,呈圆形、椭圆形或不规则形,边界清楚,直径可达 1～10cm 大小,数目不等,患处皮肤光滑、无炎症、无鳞屑、无瘢痕。少数患者可出现全秃,甚至其他部位体毛也脱落。进展期脱发区边缘头发松动,易于拔出(轻拉试验阳性),如损害继续扩大,掉发数目增多,可互相融合成不规则的斑片;静止期时脱发斑边缘的头发不再松动,大部分患者在脱发静止 3～4 个月后进入恢复期;恢复期则有新毛发长出,最初出现细软色浅的绒毛,逐渐增粗,颜色变深,最后完全恢复正常。

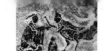

2. 辨证

(1)血热风燥:突然脱发成片,偶有头皮瘙痒,伴头部烘热、心烦易怒、急躁不安。舌红,苔薄黄,脉弦。

(2)气滞血瘀:病程较长,头发脱落前有头痛或胸胁疼痛等症,伴夜多梦、烦热难眠。舌有瘀点、瘀斑,脉沉细。

(3)气血两虚:多在病后或产后头发呈斑块状脱落,并呈渐进性加重,范围由小而大,毛发稀疏枯槁,触摸易脱,伴唇白、心悸、气短懒言、倦怠乏力。舌淡,脉细弱。

(4)肝肾不足:病程日久,平素头发焦黄或花白,发病时呈大片均匀脱落,甚或全身毛发脱落,伴头昏、耳鸣、目眩、腰膝酸软。舌淡,苔薄,脉细。

二、针灸治疗及选穴原则

1. 治疗原则

本病以活血化瘀、滋补肝肾、养血生发为基本治疗原则。根据具体情况可配合清热、祛风、润燥等。

2. 选穴原则

在选穴上以局部穴位为主,可根据督脉和膀胱经循行选穴,头部选用督脉的百会、大椎,膀胱经的通天等。

三、推荐针灸处方

●推荐处方1

【治法】　补益肝肾,活血化瘀。

【主穴】　阿是穴、百会、通天、大椎、肝俞、肾俞。

【配穴】　气血两虚,加气海、血海、足三里;肝肾不足,加命门、太溪、三阴交;血热生风,加风池、曲池;瘀血阻络,加膈俞、太冲。脱发区在前部,加上星、合谷、内庭;在侧头部,加率谷、外关、足临泣;在头顶,加四神聪、太冲、中封;在头后部,加天柱、后溪、申脉。

【操作】　局部阿是穴可用梅花针在皮损区域进行叩刺,以潮红或微渗血珠为度;或用1寸毫针沿皮损进行围刺;大椎用毫针泻法,如果热重者可行点刺出血。余穴常规操作。

●推荐处方2

【治法】　活血化瘀,养血祛风。

【主穴】　阿是穴、百会、头维、生发穴。

【配穴】 翳明、上星、太阳、风池、鱼腰透丝竹空。

【操作】 生发穴在风池与风府连线的中点取穴。阿是穴可在脱发区和沿头皮足太阳膀胱经循行部位用梅花针移动叩刺,以局部潮红或渗血珠为度。余穴常规操作。

●推荐处方3

【治法】 养血祛风,活血化瘀。

【主穴】 阿是穴、百会、风池、膈俞、太渊。

【配穴】 肝肾不足,加肝俞、肾俞;气滞血瘀,加太冲、血海;血虚风燥,加足三里、血海。

【操作】 局部阿是穴在斑秃部位,用梅花针叩刺,使之微出血。余穴常规操作。

四、针灸疗效及影响因素

临床实践表明,应用局部针灸、梅花针叩刺,斑秃是完全可以治愈的,因此针灸疗法是治疗本病的首选方法。

1. 病情

针灸对于精神神经性脱发疗效好。对于斑秃的疗效优于全秃和普秃,对严重的脱发和溢脂性脱发疗效较差。脱发可分为暂时性脱发和永久性脱发两种。暂时性脱发大多由于各种原因使毛囊血液供应减少,或者局部神经调节功能发生障碍,以致毛囊营养不良,但无毛囊结构破坏,所以经过针灸治疗后,新发还可再生,并恢复原状。永久性脱发是因各种病变造成毛囊结构破坏,导致新发不能再生,针灸疗效也就较差。在毛囊上部有一个皮脂腺的开口,皮脂腺分泌的油脂由毛孔排出,正常情况下滋润着头发,当皮脂分泌过旺,皮肤中有些成分如油酸、亚油酸、角鲨烯等过量时对毛囊有毒性作用,可导致毛皮中毒、枯萎、脱落。因此,脂溢性脱发属于永久性脱发,针灸早期治疗可有一定疗效,但总体来说,针灸的疗效较差。

2. 刺灸法

针灸本病以局部刺灸法为主,因此,不论如何选取穴位,局部阿是穴和经穴用梅花针叩刺是必须选用的刺灸法,否则将影响针刺的疗效。一般而言,梅花针刺激量的轻重可根据局部情况而定,如局部毛发脱落处皮肤光滑,应叩刺出血为宜;如果局部有稀疏的嫩毛出现则应轻叩,局部潮红即可。另外,在局部可加灸法,以增强促进发根血液循环的作用,也可配合鲜生姜擦拭。

五、针灸治疗的环节和机制

斑秃病因尚未完全明确,多认为可能与过度精神紧张和劳累有关。研究发现,斑秃的发病可能是一种自身免疫性疾病,在脱发前毛囊周围可发现有淋巴细胞浸润,免疫系统参与斑秃的病理形成,但发根的循环代谢障碍是基本的环节。

　　每根头发都扎根于一个毛囊中。毛囊是生长头发的基本单位,毛囊受损会影响头发的生长,一旦坏死是不可能再生的。所以,毛囊的变性、坏死是造成各种类型脱发的根本原因。由于人体遗传基因表达的差异性,造成人体头顶部的毛囊结构上存在缺陷,当受到后天各种脱发因素如内分泌失调、环境因素、精神压力等影响时会发生变性、坏死,因此,头顶是脱发最易发生的地方。

　　在毛囊下部膨出的部分叫毛球,是头发的发端。毛球的最底部有一凹陷称为毛乳头,它是一团伸入毛球内的结缔组织,含有血管和神经。毛乳头与结缔组织鞘为头发的生长提供营养物质和氧气。因此,毛球内的血管和神经对毛发的生长具有重要的作用。

　　针灸治疗的环节和机理主要表现在调节毛球内的神经和血管机能,解除微血管痉挛,增加发根部的供血,改善皮损部位毛囊氧和营养物质的供应,进而促进毛发的生长和再生。

　　另外,针灸可同时促进和增强黑色素细胞的形成,具有乌发的作用。

六、预　后

　　人体正常的头皮面积约 $500cm^2$,平均有 9 万～14 万根发展成熟的头发及一些不可察觉的毛发(绒毛),平均 80～300 根/cm^2 头发。毛发的生命周期由 3 个时期组成:生长期、转换期及静止期。在任何时间里,大约 90% 的成熟毛发处于生长期,并且持续约 1 千天;转换期持续约 3 周;而大约 10% 处于静止期,通常持续约 100 天。这期间周期循环是一种动态平衡。即10 根处于生长期的头发总是紧挨着 1 根处于静止期的头发。因此,每天掉大约 100 根头发是正常的,因为每天都有这个数量的头发进入静止期,同时又有同等数量的头发正常地进入生长期。但是如果当超过 50% 的毛发进入静止期时就会出现毛发逐渐变稀的现象。毛发的可见部分是无生命的,只是死细胞形成的长杆。

　　脱发通常分两大类,即病理性脱发和生理性脱发。病理性脱发一般指斑秃、全秃、普秃和脂溢性脱发(即雄性激素原性脱发),生理性脱发属于正常的新陈代谢。斑秃是最轻的脱发类型,对健康不会产生影响。针灸治疗斑秃是一种简便、安全、有效的方法。一般初期小的斑秃,经针灸治疗 2～3 周后可见有新的毛发长出。但对脱发区数目多,病情易反复的患者应进行多方面的检查,加强心理疗法和配合其他辅助治疗。治疗期间应注意精神调摄,保持心情舒畅,只要不是毛囊破坏,头发的恢复是完全可能的。注意饮食调养,少食白糖、盐、肥肉及辛辣食物,戒酒。

七、临床研究动态

　　一项样本量为 208 例的 RCT[1]。治疗组($n=128$):围刺飞针加电针。对照组($n=80$):内服中药。治疗组总有效率为 86.7%,对照组为 75.0%。两组疗效经 Ridit 分析,差异有非常显著性意义($P<0.01$)。

一项样本量为 78 例的 CCT[2]。试验组($n=43$)：脱发区局部梅花针叩刺配合体针治疗（肾俞、肝俞、太溪、三阴交、血海、膈俞、足三里、风池、百会、上星、率谷）。对照组($n=35$)：药物治疗（口服胱氨酸片 0.1g，每日 3 次；维生素 B_1 20mg，每日 3 次；外用 2％敏乐啶溶液，每日 2 次）。共 4 个疗程。依据《斑秃，全秃，普秃的诊断标准》的主要症状及疗效评定，结果组间比较总有效率有显著差异($P<0.05$)，试验组优于对照组。

一项样本量为 80 例的 CCT[3]。试验组($n=48$)：丹参注射液进行穴位注射（双侧足三里或双侧三阴交，1 周 2 次，交替使用），口服灵丹片（每天 3 次，每次 3 片），外用生发酊（每天早、晚各 1 次外搽斑秃区）。对照组($n=32$)：口服灵丹片，外用生发酊。依据主要症状及疗效评定，结果组间比较总有效率、复发率有显著差异($P<0.05$)，试验组优于对照组。

第二节　痤　疮

痤疮（acne）是一种累及毛囊皮脂腺的慢性炎症性皮肤病，好发于青春期青年男女的皮脂溢出部位，如颜面、胸背。以寻常痤疮最为常见，主要与雄激素、皮脂分泌增加、毛囊皮脂腺开口处过度角化和痤疮内丙酸杆菌感染等四大因素相关，部分患者还与遗传、免疫、内分泌障碍等因素有关。青春期后体内雄激素增加，或雄、雌激素水平失衡，使皮脂腺增大及皮脂分泌增加，为毛囊内寄生菌的生长提供物质基础，导致毛囊皮脂腺开口处受阻，排泄不畅，皮脂、角质团块等郁积于毛囊口即形成粉刺；同时使局部产生炎症反应，出现从炎性丘疹到囊肿的一系列临床表现。月经前痤疮是指女性在经前发生痤疮或痤疮加重，主要与月经来潮前女性体内雌激素水平下降，雄激素水平相对增高有关。另外，尚有许多特殊类型的痤疮，如聚合性痤疮、暴发性痤疮、婴儿痤疮、药物性痤疮、化妆品痤疮等。本节主要介绍寻常痤疮、月经前痤疮，其他类型痤疮可参照本节治疗。

中医学认为，面鼻属肺，肺属太阴多气少血，其经脉起于中焦上行过胸；胃属阳明多气多血，其经脉起于颜面，下行过胸。故本病总因肺经风热，或湿热蕴结，或痰湿凝结，阻于颜面、胸背肌肤所致。一般认为，素体血热偏盛是本病发病的根本，饮食不节、外邪侵袭是致病的条件。

一、辨病与辨证

1. 辨病

（1）寻常痤疮

①好发于面、胸、背部，15～30 岁的青少年为多发人群。

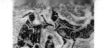

②皮损初起为与毛囊一致的圆锥形丘疹粉刺,分为开放性的黑头粉刺和闭合性的白头粉刺,同时伴有炎症损害,如炎性丘疹、脓疱、结节、囊肿等。

③一般局部无自觉症状,少部分患者可有轻微痒、痛,病情时轻时重,呈慢性经过,可遗留色素沉着、瘢痕。

(2)月经期痤疮:是痤疮的一种特殊类型,女性患者痤疮的发生或加重与月经周期密切相关。

2. 辨证

(1)肺经风热:皮损以黑头、白头粉刺为主,皮疹色红或有轻微痒痛,多发于颜面、胸背的上部,面红。舌红,苔薄黄,脉数。

(2)湿热蕴结:皮损除粉刺外,尚有脓疱、结节,伴口臭、便秘尿黄。舌红,苔黄腻,脉滑数。

(3)痰湿瘀结:皮损以脓疱、结节、囊肿、瘢痕等多种损害为主,或伴有纳呆、便溏。舌淡,苔腻,脉滑。

(4)冲任失调:见于女性,痤疮发生或加重与月经周期密切相关,可伴有月经不调、痛经。舌暗红,苔薄黄,脉弦数。

3. 辨经

根据痤疮发生部位进行归经,发生于面部属手、足阳明经,背部属足太阳经,胸部属手太阴、足阳明经等。

二、针灸治疗及选穴原则

1. 治疗原则

一般以清热化湿、凉血解毒、通腑排毒为基本治疗原则。

2. 选穴原则

在选穴上可根据肺主皮毛,肺与大肠相表里,督脉主一身之阳,脾主运化水湿等理论进行选用。选穴的基本原则如下。

(1)局部选穴:在痤疮发生的局部选择经穴及阿是穴,以直接疏通局部气血,通调玄府。

(2)辨经选穴:颜面乃阳经之分野,故取阳明经的合谷、曲池疏风清热解表,可除肌肤之郁热。足太阳经、督脉行经背部,故取大椎、肺俞、委中可透达督脉、太阳经之郁热;肺经行经胸部,故取尺泽配肺俞,以宣泄肺经郁热。

(3)病因选穴:本病常因风热、湿热、痰湿而起,故取穴常取肺经、大肠经、膀胱经、脾经、胃经、督脉等经脉的腧穴以清热解表、祛风止痒,或清利湿热、通腑泄热,或健脾利湿、化痰散结。另外,患者常伴便秘,应选择支沟、中脘、天枢、足三里等通便穴位。痤疮可能会随月经周期变

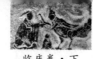

化,也可在妊娠时缓解或加重,因此,可适当配合调经穴位,如三阴交、血海、归来等。

3. 饮食调理

虽然化妆品很少会使痤疮加重,但最好还是慎用或避免使用含油脂及粉质过多的化妆品及皮质类固醇制剂。常用温水清洗患处,使用香皂、肥皂,最好使用硫黄香皂。避免挤捏、搔抓等刺激。少吃刺激性食物,控制高脂和糖类饮食。纠正便秘,禁用溴、碘类药物。

4. 耳针

耳针可选肺、脾、大肠、内分泌、肾上腺、耳尖等。

三、推荐针灸处方

●推荐处方1

【治法】 清热化湿,凉血解毒。冲任不调者兼调理冲任。

【主穴】 阳白、颧髎、曲池、内庭、大椎。

【配穴】 肺经风热,加少商、尺泽、风门;湿热蕴结,加足三里、三阴交、阴陵泉;痰湿凝结,加脾俞、丰隆、三阴交;冲任不调,加血海、膈俞、三阴交。

【操作】 大椎微向上斜刺0.5~1.0寸,针用捻转泻法,局部酸胀感向颈项部扩散,或用三棱针点刺出血,加拔罐法;少商用三棱针点刺出血3~5滴。余穴常规操作。

●推荐处方2

【治法】 清肺泻热,疏通阳明。

【主穴】 阿是穴、颧髎、迎香、曲池、合谷、足三里、肺俞、大椎。

【配穴】 肺经风热,加少商、尺泽、风门;湿热蕴结,加三阴交、阴陵泉;痰湿凝结,加脾俞、丰隆、三阴交;冲任不调,加血海、膈俞、三阴交。

【操作】 肺俞、大椎点刺出血,拔罐5~10分钟。余穴常规操作。

●推荐处方3

【治法】 泻血散热。

【穴位】 大椎、肺俞、膈俞、心俞、肝俞。

【操作】 每个穴位均点刺出血,拔罐5~10分钟,每周2~3次。

四、针灸疗效及影响因素

痤疮是一种毛囊皮脂腺炎症性疾病,多因激素、角蛋白、皮脂和细菌的相互作用而引起,这些因素也决定着病程长短和严重程度。痤疮通常从青春期开始发病,此时雄激素增加使毛囊

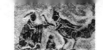

皮脂腺增大,活动性增强。炎性痤疮的损害包括丘疹、脓疱、结节、囊肿;非炎性损害包括开放性和闭合性的粉刺(黑头粉刺和白头粉刺)。痤疮的病因及严重程度不一,影响针灸疗效的因素较多。

1. 病情

临床上根据病情的严重程度,采用 Pillsbury 分类法将痤疮分为痤疮Ⅰ～Ⅳ度。Ⅰ度(轻度)为散发至多发的黑头粉刺,可伴散在分布的炎性丘疹,此时是针灸取得疗效的最佳时期,通过针灸可以达到临床治愈或控制,虽可反复发作,但针灸治疗仍然有效。Ⅱ度(中等度)为在Ⅰ度基础上炎症性皮损的数目增加,出现浅在性脓疱,但局限于颜面,可以针灸治疗为主,配合药物等其他疗法。Ⅲ度(重度)为在Ⅱ度基础上有深在性脓疱,分布于颜面、颈部和胸背部。Ⅳ度(重度-集簇性)为在Ⅲ度基础上有结节、囊肿,伴瘢痕形成,发生于上半身。因此,Ⅲ度以上应以药物等其他综合治疗为主,针灸可作为辅助治疗方法。

总之,针刺疗效与病情密切相关,针刺对粉刺、丘疹的疗效优于出现脓疱、结节、囊肿,疗效与分度类型密切相关,从总体上看Ⅰ、Ⅱ、Ⅲ和Ⅳ分型中,疗效呈现递减状态,也就是说,随着病情严重程度的增加,针灸治疗难度在加大。

2. 刺灸法

痤疮的发生特点是一个"郁"字,即体内郁热,体表玄府毛窍郁滞,因此,按照《内经》"去宛陈莝"、"宛陈则除之"的原则,治疗本病非刺血拔罐的大泻法不可。在治疗中不管选用何种穴方,每次要选择1～2个穴位,尤其是背部的大椎、肺俞等穴位,要应用三棱针刺血后拔罐5～10分钟,这对于针刺取效起关键性作用。

3. 患者的机体状态

人体排泄毒素的三个通路为小便、大便和汗液。一般而言,痤疮患者多伴有便秘,肠道毒素清除不畅对皮肤不利,因此,伴有大便不畅的患者针刺容易奏效。在治疗中,调节胃肠功能,保持大便通畅,对本病的疗效有重要意义。另外,痤疮的女性患者可伴有月经不调,如月经前痤疮。由于针刺在调经方面的良好效果,因此,伴有月经不调的患者,针灸容易奏效。在治疗中调经对于提高疗效有重要意义。当患者在体征上有明显的热象表现时,针刺也易于奏效;痤疮的轻重短期内有明显的变化,针刺易于奏效。如果患者没有明显的热象,痤疮的轻重比较平稳,病程较长,针刺取效将比较缓慢。

4. 年龄

有人通过观察认为,针灸治疗本病的疗效和年龄密切相关。随着年龄的增加,治疗效果亦随之提高。好转或无效者多发生在13～20岁之间的青春发育期患者,由于这个阶段雄性激

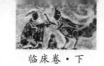

素、皮脂腺分泌过于旺盛,往往刚有好转,短时间内又有大面积复发,造成病情不易控制,因此复发率高。而20岁以上患者内分泌系统相对处于稳定期,故疗效较好。

5. 治疗时机

对于月经前痤疮或伴有月经不调者,针灸的治疗时机也是影响疗效的因素,应该在月经来潮前1周开始治疗,可提高针灸的疗效。

五、针灸治疗的环节和机制

根据痤疮的发生机理,针刺治疗本病的环节和机制可概括为以下两点。

1. 局部治疗机理

通过针刺痤疮局部的穴位可以疏通汗孔,促进局部血液循环,促进皮脂腺的活动,使局部毛囊皮脂腺滤泡分泌物正常排泄。

2. 整体治疗机理

由于痤疮与内分泌有直接关系,通过针刺治疗可调节人体内分泌系统,协调雄激素的分泌,抑制毛囊皮脂腺的过度分泌。

另外,针灸对人体免疫功能和自身修复功能的提高,也有助于炎症的减轻和本病的恢复。

六、预　后

痤疮不影响健康,只是影响容貌。痤疮通常会自愈,但自愈的时间不能预计,多数至青春期逐渐缓解和消除,少数可至中年期才痊愈。表浅性痤疮痊愈后一般不留疤痕,而如果经常挤压黑头粉刺或表浅性囊肿,以及搔抓有破损的损害,均会使瘢痕出现的概率增高。

本病病性呈慢性,时轻时重,严重的深在性痤疮治疗不及时或不恰当,常可遗留继发性疤痕疙瘩或永久性色素沉着而影响容貌的美观。在口周鼻旁危险三角区的痤疮,如果挤压,可能会出现感染逆行颅内之患,因此,禁止用手挤捏。

痤疮一般冬重夏轻,这可能是日光对痤疮的作用。针灸对轻症寻常痤疮有较好疗效,对一些重症痤疮采用中西医结合的方法治疗也可取得较好疗效。如对重症者(聚合性痤疮、囊肿结节性痤疮等)在针灸治疗的同时,可配合西药如抗生素、维甲酸类、抗雄性激素等药进行短期治疗。当症状好转后,停用西药继续用针灸调理,巩固疗效。这样可以减少长期服用抗生素、维甲酸类药物带来的副作用。对痤疮和饮食、运动、性活动关系的误解是很常见的,要正确加以讨论,治疗应根据损害的严重程度而决定。"改善痤疮预后的全球联盟"近期修改了痤疮的治疗指南,强调了局部应用类维生素A的重要性,提醒患者应避免过量使用口服抗生素。

七、临床研究动态

一项样本量为 210 例火针治疗结节囊肿性痤疮的多中心临床疗效评价[4]。治疗组($n=$105):火针点刺皮损局部加背俞穴。对照组($n=105$):外用克林霉素磷酸酯凝胶配合口服阿奇霉素。在愈显率、临床症状、皮损改善方面,治疗组与对照组比较有显著差异,火针组优于西药组。

一项样本量为 76 例寻常性痤疮的 RCT[5]。试验组($n=42$):耳穴放血(耳尖、肺、内分泌、肾上腺、病变相应部位、辨证配穴)配合背俞穴拔罐(肺经风热型取肺俞,脾胃湿热型取脾俞、胃俞,冲任不调型取肝俞、肾俞,每日 1 次)。对照组($n=34$):口服四环素片,500mg/次,每日 3 次。治疗 15 次为 1 个疗程。依据主要症状及疗效评定,结果组间比较总有效率、半年后随访复发率有显著差异($P<0.05$),试验组优于对照组。

一项样本量为 183 例痤疮的 RCT[6]。耳针组($n=46$):耳穴埋针(膈、肺、肝、胃、内分泌、面颊,单侧埋针,两耳交替施针,每周更换 1 次)。中药组($n=57$):口服自制消痤胶囊,每日 3 次。针药组($n=80$):耳针配合口服消痤胶囊。1 月为 1 疗程,疗程间隔期休息 1 周,共 3 个疗程。依据主要症状及疗效评定,结果显示组间比较总有效率,针药组与耳针组、中药组均有显著差异($P<0.05$)。

一项样本量为 105 例肺胃湿热型痤疮的 RCT[7]。针灸组($n=35$):针刺(双侧大椎、肺俞、胃俞、膈俞、足三里、合谷、曲池、内庭,每周 5 次)、三棱针放血并拔罐(大椎点刺放血,双侧肺俞、胃俞三棱针点刺拔罐,每周 2 次)。西药组($n=35$):外用维胺酯维 E 乳膏,每日 1 次。中药组($n=35$):清热除湿解毒汤(五味消毒饮合茵陈蒿汤加减),每日 2 次。共治疗 8 周。依据主要症状及疗效评定,结果组间比较总有效率,特别是重度Ⅳ级痤疮的有效率,针灸组与西药组、中药组均有显著差异(均 $P<0.05$),优于其他两组。

一项样本量为 60 例聚合性痤疮的 RCT[8]。试验组($n=30$):面部刺络闪罐(痤疮局部)及体针针刺(曲池、支沟、足三里、丰隆、内庭,每周 2 次)。对照组($n=30$):口服米诺环素(每次 1 粒 50mg,每天 2 次)。5 周为 1 疗程,连续服用 2 个疗程。依据主要症状及疗效、血清 IL－1α 含量评定,结果:组间比较总有效率、皮损积分改变均未见显著差异($P>0.05$)。

一项样本量为 66 例囊肿结节型痤疮的 RCT[9]。试验组($n=36$):温针灸(关元、气海、足三里、脾俞、肾俞)。对照组($n=30$):针刺(关元、气海、足三里、脾俞、肾俞,补法)。两组均配合点刺放血(皮损部位、颧髎、迎香、颊车、攒竹),隔日治疗 1 次,10 次为 1 个疗程,共治疗 3 个疗程。依据皮损的变化、炎症和患者体质的改善程度评定,结果组间比较总有效率、炎症及体质的改善等方面均有显著差异($P<0.05$),试验组优于对照组。

一项样本量为 60 例女性迟发性痤疮的 RCT[10]。试验组($n=30$):围刺(面部皮损处)配合

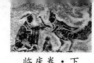

叩刺拔罐(大椎、肺俞),每周 3 次,10 次为 1 个疗程。对照组($n=30$):口服丹参酮胶囊,每日 3 次,每次 4 粒,共观察 4 周。依据主要症状及疗效评定,结果组间比较总有效率、生活质量改善(自我感知、情感功能、社会功能)均有显著差异($P<0.05$),试验组优于对照组。

一项系统评价[11]。检索 PubMed、Cochrane 图书馆、CBM 数据库、CNKI 数据库等收集针灸治疗痤疮的临床随机对照试验,选择符合纳入标准的临床试验,17 篇文献符合纳入标准,共 1613 例患者。17 项研究采用治愈率为评价指标,Meta 分析显示,针灸治疗痤疮对照常规西药组间比较差异有统计学意义,合并 RR(随机效应模型)$=2.96$,95％CI$(1.63,4.91)$,$z=4.08$,$P<0.0001$;针灸综合疗法对照针灸单一疗法,组间比较差异有统计学意义,合并 RR(固定效应模型)$=2.51$,95％CI$(1.76,3.57)$,$z=5.11$,$P<0.00001$。结论:针灸治疗痤疮安全、有效,对照常规西药可能有一定优势,针灸综合疗法优于单一疗法,但因纳入部分文献质量较低,结论尚不确定;今后应对其不同分级和证型进行高质量研究,进一步验证针灸治疗痤疮的优势性,对针灸不同疗法应进行对比研究,以提高疗效。

第三节　雀　斑

雀斑(freckle,ephelis)是好发于曝光部位(主要是面部)的一种孤立、散在的棕褐色小斑点,无自觉症状。目前认为可能是常染色体显性遗传病。多在 5 岁左右发病,随年龄增长而数目增多。女性多于男性,日晒后加重,夏重冬轻。发病部位以面部尤其是鼻部和眼下多见,重者可累及颈、肩及手背等暴露部位,皮肤损害呈黄褐色色素斑,圆形、卵圆形或不规则形,针尖至绿豆大小,直径一般不超过 0.5cm,黄褐色、暗褐色、浅黑色斑点,界限清楚,对称分布,数目多少不定,少则数十个,多则百余个,散在或密集,病程缓慢。

中医学亦称"雀斑",以面部状若芝麻散在、如雀卵之色而定名,又名"面皯(蝉)",首见于《诸病源候论》,书中云:"人面皮上,或有如鸟麻,或如雀卵上之色是也。此由风邪客于皮肤,痰饮渍于脏腑,故生皯(蝉)。"因此,中医认为本病的发生多因素禀肾水不足之体,不能荣华于上,火滞结而为斑,多自幼发病,又伴有家庭病史;卫气失固,触犯风邪,则外风易袭人皮毛腠理之间,血气与风邪相搏,不能荣润肌肤,则生雀斑;或由素禀血热内蕴之体,或七情郁结,心绪烦扰,多食辛辣炙烤之品而致血热,再外受风邪,与血热搏于肌肤,则发为雀斑。

一、辨　病

(1)好发于女性。自幼出现,随年龄增长而逐渐增多,青春期达高峰。

(2)常见于鼻梁部、颧部及颊部。也可见于颈、手背及肩部,常对称分布。

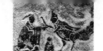

（3）皮损为针头到粟粒大圆形、椭圆形黄褐色或黄棕色斑点。受紫外线照射后颜色加深，春夏季加重，冬季减轻。

（4）组织病理表现为皮损部位黑素细胞胞体大，树枝状突起增长，在基底细胞内黑素颗粒数量增多。

二、针灸治疗及选穴原则

1. 治疗原则

本病在治疗上以活血消斑为主，兼祛风、降火、滋阴等为主要治疗原则。

2. 选穴原则

本病以局部选用经穴或阿是穴为主。由于阳明经多气多血，因此，可在手、足阳明经选穴，如面部选择迎香、巨髎，远端选合谷、足三里等。

3. 耳针

耳针可取内分泌、面颊、交感、肾上腺、肺、肾等。

三、推荐针灸处方

●推荐处方1

【治法】　活血祛斑。

【穴位】　局部阿是穴。

【操作】　视雀斑点的色素深浅、斑点大小，分别选用粗、中、细三种型号的平头火针。一般大雀斑用粗号平头火针，小雀斑用细号平头火针，余用中号平头火针。针刺前，先用麻沸散或其他表皮局麻药物进行病损部的局部麻醉。然后将针在酒精灯上烧红，对准雀斑速刺，斑点即成灰白色结痂。火针温度要根据年龄大小、皮肤坚嫩灵活掌握。儿童雀斑治疗温度要略低于成年人，而治疗老年性高出皮肤的深色雀斑的温度又要高于中青年。色深力度宜大，点刺速度宜慢；色浅力度宜小，点刺速度宜快。雀斑病情分轻、中、重三种。轻者色浅较分散，如芝麻粒大，一般治疗1次即可；中度者斑有黄、黑、褐等色，集聚于鼻部，面部密度不大，须治2～3次；重度雀斑，斑点大小不一，几乎盖满正常皮肤，可行分次（即多次）分批（即先刺大的，继刺中、小的斑点）治疗。凡经火针治疗者，嘱于结痂脱落后20～30天再行复查，对个别遗留者再做治疗。

●推荐处方2

【治法】　活血祛斑。

【主穴】 迎香、印堂、神庭、巨髎。

【配穴】 合谷、足三里、三阴交。

【操作】 面部穴位针刺后施平补平泻手法,然后接通电针仪,用疏密波,电量以患者舒适为度,可逐渐递增,每次治疗30分钟。余穴常规操作。

四、针灸疗效及影响因素

目前雀斑的治疗均是具有破坏性的,火针具有一定的疗效,但也只是减轻或减少雀斑的一种方法,难以治愈,有少数患者在半年内可出现复发,再予治疗仍能获效。

从文献报道情况看,面部色素沉着主要包括雀斑和黄褐斑,雀斑分先天发病和后天发病,后天发病多为青春期发病,针灸疗效要优于先天发病者(始发于学龄前儿童);雀斑面积局限者针灸疗效要优于泛发者。

1. 病性

雀斑是一种发生在面部的皮肤损害,呈斑点状、芝麻状褐色或浅褐色的小斑点。最好发的部位是双颊部和鼻梁部,也可泛发至整个面部甚至颈部。大多数是后天发生的,也有部分患者是先天发生的。但是不论先天还是后天,均与遗传因素有密切的关系。也就是说,患雀斑的患者具有一定的体质因素,具有这种体质的人在外界一些因素的作用下(如日晒、皮肤干燥等),便会发生雀斑。

2. 刺灸法

从目前的研究报道看,在雀斑局部用火针、热针、电针进行破坏性治疗是取得疗效的主要方法,因此,在治疗中为取得较好疗效要注意选择上述合适的刺法,要以局部治疗为主,整体治疗为辅。由于雀斑的斑点较浅,只要轻轻地针刺灼烧表皮就可破坏表皮基底层的黑色素细胞,从而起到治疗作用。西医目前的治疗方法也只是局部脱色、破坏等,并没有整体性调节的药物可用。

3. 患者的合作

治疗期间及平时应注意避免强阳光及紫外线照射,使用防晒霜等。阳光中的紫外线一方面刺激皮下的色素细胞活动频繁,制造出大量的麦拉宁黑色素;另一方面损伤皮肤细胞正常的新陈代谢功能,令黑色素无法顺利排出而残留在皮肤上,甚至沉积在真皮中。所以,过度的日晒会加重、加深雀斑,但到了冬天,雀斑又会逐渐变淡。

五、针灸治疗的环节和机制

雀斑的形成主要是由于皮肤表皮基底层的黑色素细胞生成的黑色素过多所致。黑色素来源于奶酪等食物内所含的酪氨酸,在体内酶的作用下,酪氨酸转化成二羟苯丙氨酸,然后氧化,最后聚合成黑色素。如果脑垂体产生的促黑激素由于某些原因增多时,就可引起色素代谢障碍,出现皮肤雀斑。

由于本病与遗传因素有关,因此,目前各种治疗方法也只是对症治疗。针灸治疗本病的机理尚没有研究报道。根据雀斑的发生机理,推测针灸治疗本病的主要环节和机理可能在于破坏局部的黑色素细胞,减弱黑色素的过多产生,促进局部循环和代谢,把沉积在皮肤表层的黑色素代谢出体外,使其颜色减弱。从目前针灸治疗本病的报道来看,用火针进行局部破坏性治疗是主要方法,也说明了上述观点。但从耳针治疗本病的报道,似乎整体调节也有一定作用,这是否说明针刺整体调节可能对脑垂体产生的促黑激素有一定的抑制作用呢?但也有学者认为,雀斑并不是内分泌失调引起的,与内分泌没有什么关系,调节内分泌不会起到什么治疗作用。这些都需要进行进一步研究。

六、预　后

本病对健康无影响,只是影响容颜。目前尚缺乏确切有效的根治办法,雀斑病损的部位位于表皮,一旦面部长出雀斑,通常很难自动消退。目前的治疗方法,一般是暂时消除或减弱雀斑的颜色,需要数周或数月,大多只能维持一定的时间。常用的治疗方法有药物治疗、药物局部点涂、冷冻治疗、高频电及普通 CO_2 激光治疗和高科技 Q 开关激光治疗,还有光子嫩肤治疗。药物点涂(药物腐蚀)、化学剥脱、高频电以及普通的 CO_2 激光等治疗有一定疗效,但操作不当容易留下疤痕。雀斑通常在 5 岁以后出现,具有一定的遗传倾向,也可隔代遗传,女性由于雌激素的原因,长雀斑的人数也比男性多。一般来说,雀斑大多出现于皮肤较白的脸上。每逢夏季日晒增多时,雀斑色泽加深,对容貌影响较大。冬季虽然雀斑颜色浅些,但不会完全消失。据观察,雀斑较多的人色素痣发生率也较高。西医目前治疗的基本方案为避免日晒,外涂遮光剂,外用脱色剂,也可选用脉冲激光等治疗,但不能防止复发。因此,本病的各种治疗方法只是对症治疗,减轻色素斑。

七、临床研究动态

一项样本量为 1080 例的 CCT[12]。治疗组:采用平头美容针置酒精灯上,烧红后离开火源,待针由红变黑时用中温对准每个雀斑逐个快速轻触(1/2 秒),使表皮结痂坏死。对照组:BYD-2 型液氮喷雾治疗仪,将喷头距雀斑 0.3~0.5cm,每个雀斑冷冻 1~3 秒,治疗 1~2 个冻融周期,两次冻融间隔 3~5 分钟。两种方法对面部雀斑的疗效比较,治疗组有效率高于对照组,差异有统计学意义($P<0.01$);治疗组 1 年内复发率低于对照组,差异有统计学意义($P<0.05$)。两种方法对不同病情雀斑的疗效比较,轻度病情患者两种方法有效率无统计学差

异,重度病情患者治疗组有效率(86%)明显高于对照组(58.62%)。

一项样本量为1200例的病例系列观察[13]。治疗穴位选择是根据雀斑分布密度而定,如印堂、四白、颧髎、颊车、阳白等,每个穴位配合注药(利多卡因麻醉)。选用针具:大雀斑点,用粗号平头火针点;小雀斑点,用细一号平头火针点;一般雀斑点,中号平头火针点最宜;对老年性斑痣且明显高出皮肤者,可用三头火针点刺。用针温度:要根据患者年龄大小、皮肤坚嫩灵活掌握。点儿童雀斑时的火针温度,要略低于成年人;对老年性斑痣或高出皮肤的深色斑点,针温要略高于成年人。下针力度:视不同斑点的色素深浅掌握。色深者,用针力度稍大;斑色浅者,力度要小。点刺速度宜快,每针都能准确地点到斑点中心,疗效最佳。治疗雀斑患者1200例,女性占996例,男性占204例;年龄最大63岁,最小8岁;经火针点刺治疗痊愈的936例,治愈率为78%;有效者233例,占19.4%,无效者31例,占2.6%;总有效率为97.4%。

一项样本量为76例的病例系列观察[14]。治疗取面部较大雀斑之处,印堂、迎香、合谷、三阴交。肝郁血瘀加蠡沟,脾虚血瘀加足三里,肾阴虚衰加太溪。每周治疗2次,30次为1个疗程。共76例,痊愈5例,显效47例,好转17例,无效7例,总有效率为91%。

第四节　黄褐斑

黄褐斑(melasma)是发生在面部的对称性蝶形黄褐色斑片或灰黑色斑片,不高出皮肤,常见于鼻背两侧。病因较为复杂,一般认为与内分泌、妊娠、药物(如苯妥英钠、口服避孕药)、系统性疾病(如肝病)等有关。日光暴晒、劣质化妆品可诱发本病。临床按病因可分为特发型(无明显诱因)和继发型(因妊娠、绝经、口服避孕药及日光等原因所引起)。按皮损发生部位可分为四型,即蝶形型皮损主要分布在两侧面颊部,呈蝶形对称分布;面上部型皮损主要分布在前额、颞部、鼻部和颊部;面下部型皮损主要分布在颊下部和口周;泛发型皮损广泛分布在面部大部分区域。

本病中医称为"黧黑斑",认为多由内伤所致,病因病机与肝、脾、肾功能失调有关,基本病机为气血不能上荣于面。七情失调,长期抑郁,气郁化热,熏蒸于面;或冲任失调,肝肾亏虚,水火不济,虚火上扰,肌肤失养;或慢性疾病,营卫失和,气滞血瘀,肌肤失养;或饮食不节,忧思伤脾,湿热内生,清不升,浊不降,浊气上犯,蕴结肌肤,均易生成黄褐斑。

一、辨病与辨证

1. 辨病

(1)多见于中青年女性。

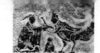

（2）对称分布于面部，主要在颊部、颧部，亦可累及前额、眶周、鼻、上唇等部位。

（3）皮损为淡褐色、暗褐色或深咖啡色斑，大小、形态不一，常呈蝶形，边界比较清楚；缓慢发生，逐渐扩大。

（4）无自觉症状。

（5）皮损受紫外线照射后颜色加深。常夏季加重，冬季减轻。

2. 辨证

（1）气滞血瘀：颜面出现黄褐色斑片，腰膝酸软，或急躁易怒，胸胁胀痛。舌质暗，苔薄白，脉沉细。

（2）肝肾阴虚：黄斑褐黑，伴腰膝酸软，怠倦无力，身体羸瘦。舌红，苔少，脉沉细。

二、针灸治疗及选穴原则

1. 治疗原则

本病以滋补肝肾、调和气血、活血化瘀及养血消斑为总的治疗原则。

2. 选穴原则

在选穴上可根据肺主皮毛，肺与大肠相表里，肝主情志、藏血，脾主运化、生血，阳明经多气多血等理论选用相关穴位。

（1）局部选穴：可在黄褐斑部位选局部阿是穴及经穴。

（2）辨经选穴：面部主要由手足阳明经、督脉所主，因此，面颊部黄褐斑常选择大肠经曲池、合谷等穴；鼻部黄褐斑选督脉大椎等；鼻旁黄褐斑选大肠经迎香等。

（3）辨证选穴：黄褐斑多因肝郁脾虚肾亏，至气血失和，不能上荣于颜面所致。中医治疗黄褐斑多从肝、脾、肾三脏及血瘀的方面进行辨证治疗，常选肝俞、肾俞、三阴交等调理三脏功能。尤其"疏肝理气"及"活血化瘀"是目前治疗黄褐斑的两个大法。故治疗本病时，在辨证的基础上，可加疏肝理气及活血化瘀之穴位，如内关、太冲、血海等。另外，根据督脉主一身之阳理论，黄褐斑为清不升，浊不降，浊气上犯，故可选督脉穴升清降浊。

3. 耳针

耳针可选内分泌、皮质下、肺、肝、肾、脾等。

三、推荐针灸处方

●推荐处方1

【治法】　补益肝肾，活血化瘀。

【主穴】 肝俞、肾俞、风池。

【辅穴】 迎香、太阳、曲池、血海。

【配穴】 肝郁,加内关、太冲;脾虚,加足三里、气海;肾虚,加三阴交、阴陵泉。

【操作】 常规针刺操作。

● 推荐处方2

【治法】 通督化浊,活血祛瘀。

【主穴】 大椎、曲池、血海、三阴交。

【配穴】 心悸不安,加冲门、内关;纳差,加足三里;月经不调,加中极、次髎;性欲减退,加乳根、中极。

【操作】 常规操作。

四、针灸疗效及影响因素

黄褐斑的病因尚不清楚,目前认为可能与妊娠、口服避孕药、内分泌、某些药物、化妆品、遗传、微量元素、肝脏疾病及紫外线等有关。不管病因多么复杂,目前认为凡能抑制酪氨酸酶或黑色素合成过程中的其他步骤的方法均能使色素减退,但尚缺乏特效药物。通过针灸治疗,大部分的斑块可明显减退,但难以完全治愈,而且常有复发,因此,应用针药结合并局部外用药的综合治疗可使大部分患者达到临床控制。当针灸疗效不满意时,可考虑外用脱色剂。

1. 年龄、性别

一般而言,针灸治疗效果男性优于女性,其原因尚不清楚,推测可能与男女患者全身状况、内分泌、皮肤类型等有关,且年龄也与疗效有关,年龄越小,效果越好,越能缩短治疗次数,这是因为年轻人皮肤新陈代谢更旺盛。但也有人认为,年龄与疗效无绝对关系。另外,已婚、已孕女性的黄褐斑针灸治疗效果要优于未婚、未孕的女性,这可能与未婚、未孕者内分泌失调情况严重有关。

2. 皮损部位

相关研究表明,额、颧部等突出部位皮损治疗效果好,而眼睑处皮损治疗效果相对较差,可能与眼睑部组织疏松、色素细胞分布散在有关。

3. 病变的性质

黄褐斑的发生如果由妊娠和口服避孕药所致,在分娩后和停药后,色斑可部分缓慢消退,针灸可促进色斑的消退速度,疗效较好。如果黄褐斑发生与机体下丘脑-垂体-卵巢轴失衡密切相关,针灸疗效亦较好,因针刺可较好的调节内分泌。如果黄褐斑为原发性的发生在非妊娠妇女(未婚、未孕的正常女性)和肤色较深的男子,与内分泌也无直接关系,针灸的作用较差。

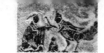

五、针灸治疗的环节和机制

目前对于本病的发生与内分泌障碍的关系有较多研究,认为黄褐斑的发生在内分泌紊乱的基础上,在多种促发因素作用下形成。已证明雌激素可刺激黑色素细胞分泌黑色素颗粒,孕激素能促进黑色素体的转运和增加黑色素量。垂体和卵巢激素引起皮肤的色素增加可能是通过刺激表皮中黑色素细胞的黑色素生成,并且 E2 和孕酮(P)在黄褐斑的发病机理中在起作用,而成年和绝经期的女性血中卵巢激素一般维持在较高的水平。

有研究发现,黄褐斑患者血清中 E2、E3 的水平明显高于正常对照组。有研究通过对 48 例女性黄褐斑患者检测血清性激素水平,发现患者组 E2、FSH 和促黄体素水平均显著高于对照组,而雄激素水平显著低于对照组,妊娠及口服避孕药对 E2 的水平有明显影响,而睡眠、情绪不佳者使雄激素水平显著低下。结果提示,女性黄褐斑患者的发病与内分泌功能紊乱、下丘脑-垂体-卵巢轴失衡有显著关系,故认为雌激素可增加黑色素细胞的黑色素量,同时使黑色素细胞体积增大,触突增宽,但黑色素细胞数目无显著增加。用 βE2 孵化 24 小时正常黑色素细胞即可产生剂量依赖性的酪氨酸酶活性增高,提示 E2 对正常黑色素细胞有直接生物学作用,睡眠、情绪不佳者其垂体功能受其影响,通过下丘脑-垂体-卵巢轴的作用,导致卵巢分泌雄激素减少。

但也有研究报道未发现女性激素与黄褐斑之间有密切关系。临床发现并非所有妊娠或口服避孕药的妇女都伴发黄褐斑,且部分黄褐斑患者分娩后或停服避孕药后,黄褐斑可持续存在,未婚、未孕的正常女性和男性亦可发生黄褐斑,这些均提示尚有其他因素导致黄褐斑的发生。有研究发现,妊娠期间黄褐斑患者在分娩后,即雌激素/孕激素水平恢复正常后,并非所有患者皮损都消退,因妊娠或口服避孕药致黄褐斑色素加深者不到 50%,在激素水平恢复后也不减退,认为部分黄褐斑患者面部黑色素细胞可能对激素变化高度敏感,只要雌激素/孕激素水平出现微小的变化就可以对敏感的黑色素细胞发生作用。

针灸通过局部刺激,可破坏色素细胞,促进色素的裂解,同时也可促进局部皮肤的血液循环和代谢,有助于色素的代谢与清除,这是针灸治疗本病的环节之一。另外,不少研究都肯定了针刺调节下丘脑-垂体-卵巢轴的作用。因此,针灸对内分泌的调节作用也是治疗黄褐斑的重要环节和机理。

六、预　后

本病对健康无影响,只是影响容颜。病因不明,可能与精神因素、遗传或内分泌等有关,抑郁、日晒、热刺激、化妆品等可促发或加重皮损。因此,避免各种诱发因素,不宜服用避孕药,保持心情开朗;要有足够的睡眠休息时间,饮食宜清淡而富有营养,勿食辛辣刺激及酒类物;夏日户外活动应戴帽或伞,减少日光的照射;要避免使用含铅等物质的化妆品及滥用外用药膏,尤其是含有激素类的外用药。妊娠相关的色素沉着,在分娩后色素可以部分缓慢消退;使用雌激素相关的皮肤色素沉着,在停止使用后也可部分缓慢消退。

七、临床研究动态

一项样本量为 106 例的 RCT[15]。治疗组($n=60$):耳针,每周 2 次,10 次为 1 个疗程,共治疗 3 个疗程;中药汤剂治疗,肝郁型以柴胡疏肝汤加减为主,脾虚型以归脾汤加减为主,肾虚型以六味地黄汤加减为主。对照组($n=46$):只服用中药。治疗组与药物组在总有效率方面有显著差异($P<0.05$)。

一项样本量为 176 例的 CCT[16]。治疗组($n=90$ 例):针刺走罐刺络,采用针刺阿是穴、血海、三阴交等及背部督脉、足太阳膀胱经走罐,走罐后在大椎、肺俞、膈俞、心俞、肝俞及其附近瘀紫较重处刺络放血。对照组($n=86$ 例):口服维生素 C、维生素 E。两组均治疗 3 个疗程后观察疗效。结果:针刺走罐刺络组总有效率为 96.7%,药物组总有效率为 51.2%,两组疗效差异有统计学意义($P<0.05$)。结论:针刺走罐刺络对黄褐斑的治疗效果明显优于药物治疗。

一项样本量为 168 例的 CCT[17]。治疗组($n=96$ 例):穴位埋线,20~30 天治疗 1 次,3 次为 1 个疗程。对照组($n=72$ 例):毫针针刺,对照组得气后留针 30 分钟,每天 1 次,10 次为 1 个疗程,两组均半年后评价疗效。结果:治疗组治愈率和总有效率分别为 50.00% 和 93.75%,明显高于对照组的 22.22% 和 83.33%,两组比较,分别为 $P<0.01$ 和 $P<0.05$。结论:穴位埋线治疗黄褐斑疗效优于毫针针刺治疗。

一项样本量为 100 例的 CCT[18]。治疗组($n=50$ 例):针刺配合梅花针叩刺,针刺取阿是穴(皮损区)、曲池、外关、合谷、血海、关元、足三里、三阴交,随症加减;选择大椎及背脊两侧的肺俞、膈俞、肝俞、胃俞等穴位进行梅花针叩刺拔罐。对照组($n=50$ 例):单纯针刺,取穴同治疗组。两组均治疗 12 周后进行疗效观察。结果:治疗组总有效率为 98.00%,对照组总有效率为 86.00%,经统计学处理两组存在差异($P<0.01$)。结论:针刺配梅花针叩刺治疗黄褐斑效果明显优于单纯针刺治疗组。

一项样本量为 40 例的 CCT[19]。治疗组($n=20$ 例):飞腾八法,在辨证取穴组基础上根据时辰的干支加取飞腾八法。对照组($n=20$ 例):辨证取穴,主穴取合谷及色斑所在部位腧穴,配合辨证取穴。治疗 2 个疗程后,对两组总有效率、治疗前后黄褐斑面积及颜色变化进行比较。结果:两组治疗后均能减少黄褐斑面积并使色斑颜色变浅($P<0.01$,$P<0.05$),且飞腾八法组改善程度均优于辨证取穴组(均 $P<0.05$);飞腾八法组有效率为 95.0%,优于辨证取穴组的 70.00%。结论:常规针刺配合飞腾八法按时取穴治疗黄褐斑疗效优于单纯常规针刺。

一项样本量为 100 例的 CCT[20]。治疗组($n=50$ 例):穴位埋线配合推拿,先对患者进行

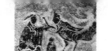

捏脊、摩腹，然后选取肺俞、肝俞、肾俞、胃俞为主进行穴位埋线治疗。对照组($n＝50$ 例)：内服维生素 E、维生素 C。在治疗过程中停止使用一切护肤产品和美容活动，并停用其他相关治疗。结果：治疗组有效率为 96.00％，对照组有效率为 76.00％，经统计学分析，治疗组疗效明显高于对照组($P＜0.01$)。

第五节　荨麻疹

荨麻疹(urticaria)，俗称"风疹块"，是以异常瘙痒，皮肤出现成块、成片状风团为主要表现的疾病。发病病因目前尚不完全清楚，一般认为是机体敏感性增强，皮肤、黏膜小血管扩张及通透性增加而出现的一种局限性水肿反应，产生红斑、风团，伴瘙痒。本病病因复杂，约 3/4 的患者找不到原因，特别是慢性荨麻疹。

本病因时隐时起，遇风易发，故中医常称为"瘾疹"，认为本病的病位在肌肤腠理，多与风邪侵袭、胃肠积热有关。腠理不固，风邪侵袭，遏于肌肤，营卫不和；或素有胃肠积热，复感风邪，均可使病邪内不得疏泄，外不得透达，郁于腠理而发为本病。

一、辨病与辨证

1. 辨病

(1)急性荨麻疹

①皮疹为大小不等的风团，色鲜红，也可为苍白色，孤立散在或融合成片，数小时内风团减轻，变为红斑而渐消失。但不断有新的风团出现。

②病情严重者可有烦躁、心慌、恶心、呕吐等症状，甚至血压下降，发生过敏性休克；有的可因累及胃肠道黏膜而出现腹痛、恶心、呕吐、腹泻，有的甚似急腹症，有的因食管水肿有进食困难；累及喉头黏膜时，可出现喉头水肿、呼吸困难，甚至窒息。如有高热、寒战等全身中毒症状，应注意有无严重感染的可能。大约有 90％的荨麻疹在 2～3 周后症状消失，不再复发。

(2)慢性荨麻疹：全身症状一般较轻，风团时多时少，反复发生，病程在 6 周以上。大多数患者不能找到病因，约有 50％的患者在 5 年内病情减轻，约 20％患者的病程可达 20 年以上。

(3)特殊类型荨麻疹

①皮肤划痕症：亦称人工性荨麻疹。用钝器划或用手搔抓皮肤后，沿着划痕发生条状隆起，并有瘙痒，不久消退。

②寒冷性荨麻疹：较常见。可分为家族性(较罕见)和获得性两种。好发于面部、手背等暴露部位，在接触冷物、冷空气、冷风或冷食物后，发生红斑、风团，有轻到中度瘙痒。如户外游泳

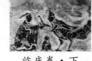

或冷水浴可全身泛发。多合并血管性水肿,遇热后风团很快消退。皮损泛发者可有面部潮红、头痛、寒战、心动过速、消化道症状,甚至呼吸困难、意识丧失等。寒冷性荨麻疹也可为某些疾病的症状之一,如传染性单核细胞增多症、冷球蛋白血症、阵发性冷性血红蛋白尿症(梅毒性)、冷纤维蛋白原血症、冷溶血症等。

③胆碱能性荨麻疹:即小丘疹状荨麻疹。热水浴,进食辛辣的食物、饮料,饮酒,情绪紧张,工作紧张,剧烈运动等刺激后数分钟发生风团。风团直径为 1～3mm,周围有轻重不等的红晕。可于 20～60 分钟内消退,亦可长达 3 小时。泛发者可伴有乙酰胆碱的全身反应,如头痛、脉缓、流涎、瞳孔缩小及痉挛性腹痛、呕吐、腹泻等。重者可致晕厥、低血压等过敏性休克症状。

④日光性荨麻疹:较少见。皮肤日光照后发生红斑和风团,伴痒或痛,光激发试验能诱发皮损。风团除发生于暴露日光部位的皮肤外,也可发生于非暴露部位。严重时可发生弥漫性皮肤水肿,并可伴有全身反应,如畏寒、头痛、乏力、腹痛,甚至晕厥。有时透过玻璃的日光亦可诱发。

⑤压迫性荨麻疹:身体受压部位如臀部、上肢、掌跖等处受一定压力后约 4～8 小时,局部发生肿胀性斑块,累及真皮及皮下组织,多数有痒感或灼痛、刺痛等。一般持续 8～12 小时后可消退。

2. 辨证

(1)风寒束表:皮疹突然出现,以颜面及四肢暴露部位多见,疹块色白,遇寒加重。舌淡,苔薄白,脉浮紧。

(2)风热犯表:疹块色红,灼热剧痒,甚至发热咽痛。苔薄黄,脉浮数。

(3)胃肠积热:皮疹出现与饮食有明显关系,伴有腹痛腹泻或恶心呕吐等胃肠道症状,偶有大便秘结。舌苔黄腻,脉滑数。

(4)血虚风燥:反复发作,迁延日久,午后或夜间加剧,伴心烦口干,手足心热。舌红少津,脉沉细。

二、针灸治疗及选穴原则

1. 治疗原则

一般以祛风止痒治标,散寒解表、清热利湿、调和营血治本为基本治疗原则。

2. 选穴原则

在选穴上可根据肺主皮毛,肺与大肠相表里,督脉主一身之阳,脾主运化水湿等理论进行选用,最常应用的四个穴位为曲池、血海、三阴交和足三里。选穴的基本原则如下。

(1)局部选穴:皮疹以面部为主,选丝竹空、迎香、风池等穴;以腹部为主,选中脘、天枢等

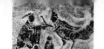

穴;以腰背为主,选肺俞、肾俞;以下肢为主,选伏兔、风市、足三里、委中等穴。

(2)辨经选穴:风邪善犯阳经,可选大椎、风池、风门、足三里等穴;湿邪善犯脾经,可选脾俞、阴陵泉、足三里等穴;血燥生风,易伤肝经,可选肝俞、曲泉、三阴交等穴。

(3)病因选穴:如因风热犯表,可选大椎、曲池、风门、血海、鱼际疏风清热,调和营卫;若因风寒束表,可选列缺、风门、肺俞、曲池、血海以疏风散寒,调和营卫;若因血虚风燥,则选足三里、三阴交、脾俞、气海、血海、膈俞、风门等穴以益气养血;若因饮食不节,虫积所致,则选天枢、大肠俞、中脘、曲池、合谷、足三里等通腑泄热;若因情志失畅,冲任不调,则选太冲、肝俞、关元、三阴交、血海、膈俞以疏肝解郁,调理冲任。

胃肠积热往往是诱发本病的重要原因,故常选用天枢、中脘、曲池、足三里、内庭等通腑清热。中医认为,血虚风燥是原因之一,根据"治风先治血,血行风自灭"之法则,故常选血海、三阴交、曲池、膈俞等活血养血的腧穴。

3.耳针

耳针常选用肺、大肠、脾、皮质下等穴。

三、推荐针灸处方

●推荐处方1

【治法】　疏风和营。

【主穴】　曲池、合谷、血海、膈俞、委中。

【配穴】　风邪侵袭,加外关、风池;肠胃积热,加天枢、内庭;湿邪较重,加阴陵泉、三阴交;血虚风燥,加足三里、三阴交;呼吸困难,加天突;恶心呕吐,加内关。

【操作】　委中、内庭用泻法或点刺出血;血虚时,委中用泻法或用毫针点刺出血少量;膈俞刺络拔罐。风寒束表或湿邪较重者可灸。

●推荐处方2

【治法】　养血润燥,祛风止痒。

【主穴】　曲池、合谷、血海、三阴交、膈俞。

【配穴】　风热犯表,加大椎、风门;风寒束表,加风门、肺俞;血虚风燥,加风门、脾俞、足三里;肠胃积热,加天枢、足三里、内庭。

【操作】　大椎刺血,拔罐5～10分钟;内庭可用三棱针点刺出血3～5滴。余穴常规操作。

●推荐处方3

【治法】　疏风清热,祛风止痒。

【主穴】　肩髃、曲池、阳溪、合谷、鱼际、大椎、膈俞、天井。

【配穴】　风热,加风门、肺俞、列缺;血热,加曲泽、委中、绝骨;胃肠积热,加曲池、足三里、上巨虚、内庭;痒甚,加神门、内关。

【操作】　大椎刺血,拔罐5～10分钟。余穴常规操作。

四、针灸疗效及影响因素

本病病因目前尚不完全清楚,一般认为主要是机体敏感性增强,皮肤、黏膜小血管扩张及通透性增加而出现的一种局限性水肿。本病应用针灸治疗可明显缩短病程,一般大部分患者1周即可治愈。慢性荨麻疹病情缠绵,难以治愈,针灸也只能起到缓解部分症状的辅助治疗作用。

1. 病因

一般而言,当荨麻疹与神经系统关系密切或由过敏引起者针灸易于奏效,对于病因不明者比较难治。

2. 病程

病程短,急性荨麻疹者针灸疗效较好。因急性荨麻疹90%以上在2～3周后症状消失,因此,当针灸治疗1周左右没有明显效果时,针灸起效的可能性较小。病程长,慢性反复发作者,针灸疗效较差。偶发的荨麻疹针灸疗效要优于频发者。

3. 病情

发病急,皮疹广泛,如果出现过敏性休克、喉头水肿及高热寒战等全身中毒症状,非针灸所能独立治疗,应采取综合急救措施。对于感染因素引起者,应使用有效的抗生素控制感染,针灸只能起到辅助治疗作用。

4. 针灸治疗的时机

慢性荨麻疹的风团有一定的发生规律,根据风团发生的时间决定治疗的时机,可明显提高针灸疗效。如晨起风团较多,应在睡前针刺治疗,或者在常规针刺治疗的同时,在睡前追加针刺治疗1次;临睡时风团较多,应在晚饭后针刺治疗。当风团控制后,应继续针刺治疗月余。

五、针灸治疗的环节和机制

西医学治疗本病的基本原则为寻找病因,祛除病因,对病因不明者对症处理,主要以应用抗组胺药抗过敏、减轻血管扩张、降低血管通透性为基本治法,以外用药止痒。因此,针灸治疗本病的主要环节是通过自主神经调节,收缩血管,降低血管的通透性;通过躯体神经的感觉神经刺激,提高人体的感觉阈值,达到止痒作用。

针灸治疗本病的机理主要是提高机体免疫功能,使机体对致敏物质反应性降低,使免疫细

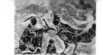

胞不分泌或少分泌组织胺、缓激肽、慢反应物质等。国外有学者用纸上电泳法测定毛细血管、静脉血管蛋白含量和各种蛋白的差值,观察了针刺在治疗各种疾病尤其是过敏性疾病时对毛细血管通透性的影响,发现针刺对其通透性确有明显的调整作用。当毛细血管通透性增高时针刺可使之降低,反之针刺可使之升高。国内有人研究发现,针刺可显著对抗组织胺引起的血管通透性变化,减小皮肤兰染区直径达 17.4%～51%,使色素渗出量减少 66.6%～75%。

六、预　后

急性荨麻疹整个病程短于 6 周,短期发作后多数能治愈,并能找到病因,如感染、药物、食物、接触过敏等,大约有 90% 的急性荨麻疹在 2～3 周后症状消失,不再复发。慢性荨麻疹病程超过 6 周,难找到病因,常反复发作,缠绵难愈。

本病发生及消退迅速,一般消退后不留斑痕。因本病患者常有过敏史,应尽可能地找出发病诱因并去除之。如禁用或禁食某些对机体过敏的药物或食物,避免接触致敏物品,以及积极防治肠道寄生虫病等,对于预防和治疗本病有积极作用。

七、临床研究动态

一项样本量为 153 例荨麻疹的 CCT[21]。纳入急性荨麻疹 80 例,慢性荨麻疹 73 例。试验组($n=108$):针刺曲池、合谷、足三里、血海、三阴交、百虫窝、阳陵泉、风池、大椎。对照组($n=45$):口服特非那丁、维生素 C。根据皮损消退情况及自觉症状改善情况制定疗效标准。治疗组与对照组在整体疗效总有效率、复发率方面有差异。

一项样本量为 60 例的 RCT[22]。试验组($n=30$):针刺腹四关、四神聪、曲池、血海、足三里,神阙拔罐,配合背俞穴刺络拔罐。对照组($n=30$):口服抗组胺药迪皿片(左旋西替利嗪)。根据《中医病症诊断疗效标准》中瘾疹的慢性荨麻疹的疗效标准评定疗效。治疗组与对照组在临床总有效率方面有显著差异($P<0.05$),且没有不良反应,复发率低。

一项样本量为 61 例的 RCT[23]。治疗组($n=31$):针刺中脘、下脘、气海、关元,配合艾灸神阙。对照组($n=30$):口服抗组胺药盐酸西替利嗪片。采用《中医病症诊断疗效标准》中瘾疹的慢性荨麻疹的疗效标准评定疗效。治疗组与对照组在临床总有效率方面没有差异,但治疗组未出现不良反应。

一项针灸治疗慢性荨麻疹随机对照临床试验的系统评价(A 级证据)[24]。纳入研究文献数量为 12 篇,纳入研究人数为 983 人。研究目的是评价针灸治疗慢性荨麻疹的临床疗效,主要评价了针灸(配合西药)对照常规西药治疗之间的对比结果。研究结果显示,针灸对照西药治疗组间比较差异有统计学意义;针灸配合西药对照西药治疗组间比较差异有统计学意义;针灸配合抗组胺药物对照单纯抗组胺药物治疗复发率组间比较差异有统计学意义。

一项样本量为 62 例的 RCT[25]。试验组（$n=32$）：温针灸配合氯雷他定。对照组（$n=30$）：单纯使用氯雷他定。结果显示，治疗组总有效率高于对照组，但差异不显著（$P>0.05$）；温针灸可升高血清补体 C_3 水平。

第六节　皮肤瘙痒症

皮肤瘙痒症（pruritus）是指仅有皮肤瘙痒而无原发性皮肤损害的皮肤病。本病的发病机制尚未明确，病因复杂。西医学认为，瘙痒的发生一般直接或间接与神经精神因素密切相关，与体质、代谢等也有一定的关系。临床上分为局限性和全身性瘙痒，局限性瘙痒多与局部摩擦刺激、细菌、寄生虫感染等有关；全身性瘙痒常与工作环境、气候变化、饮食、药物过敏等有关；另外，某些慢性疾患（如糖尿病、肝胆病、尿毒症等）常伴有继发性的全身性瘙痒。

本病属中医学的"风瘙痒"、"痒风"、"阴痒"等范畴。中医学认为，本病的发生由禀赋不足，血热内蕴，外邪侵袭，则易血热生风致痒。素体湿盛，郁遏酿热，湿热蕴结；或过食辛辣、油腻、酒类，损伤脾胃，湿热内生；忧思郁怒，肝郁化火，蕴生湿热。或年老体弱，肝肾阴虚，精血不足；或久病体虚，气血亏虚，生风化燥，内不得疏泄，外不得透达，郁于皮肤腠理而致本病。

一、辨病与辨证

1. 辨病

瘙痒为本病特征性的表现，皮肤无原发性皮损，但由于搔抓导致继发性皮损。根据瘙痒范围分为局限性和全身性瘙痒症。

（1）全身性瘙痒：最常见的因素为皮肤干燥，其他如神经精神因素、系统性疾病、妊娠、药物或食物、气候改变（如温度、湿度）、工作和居住环境、生活习惯贴身衣服等均可引起全身性瘙痒。临床表现为痒无定处，程度不同，常为阵发性且夜间为重。特发类型的全身瘙痒症包括老年性瘙痒症，多由于皮脂腺分泌功能减退，皮肤干燥和退行性萎缩等因素诱发，躯干多见；冬季瘙痒症，由寒冷刺激诱发，常伴皮肤干燥，脱衣睡觉时加重；夏季瘙痒症，高热潮湿常为诱因，出汗常使瘙痒加重。

（2）局限性瘙痒：表现为局部阵发性剧痒，好发于女阴、阴囊、肛周、小腿和头皮部位。情绪激动、温度变化、衣服摩擦等刺激可引起瘙痒发作或加重。局部常见条状抓痕、血痂、色素沉着等。

2. 辨证

（1）风热血热：皮肤瘙痒剧烈，遇热更甚，皮肤抓破后有血痂。伴心烦，口渴，小便色黄，大便干燥。舌质红,苔薄黄,脉浮数。

（2）湿热内蕴:瘙痒不止,抓破后继发感染或湿疹样变。伴口干口苦,胸胁闷胀,纳谷不香,小便黄赤,大便秘结。舌质红,苔黄腻,脉滑数或弦数。

（3）血虚风燥:一般以老年人多见,病程较久,皮肤干燥,抓破后可有少量脱屑,血痕累累,如情绪波动可引起发作或瘙痒加剧。伴头晕眼花,失眠多梦。舌红,苔薄,脉细数或弦数。

（4）脾虚卫弱:阵发性瘙痒,遇风触冷瘙痒加重。伴食欲不振,气短无力,时有便溏。舌淡,苔白,脉细弱。

二、针灸治疗及选穴原则

1. 治疗原则

一般以祛风止痒治标,清热利湿、养血清肝润燥治本为基本治疗原则。

2. 选穴原则

在选穴上可根据肝藏血,肺主皮毛,肺与大肠相表里,脾主运化水湿等理论选用穴位。基本选穴原则如下。

（1）局部选穴:针对局部性瘙痒可选局部的阿是穴,如阴痒选会阴、曲骨,肛门瘙痒选长强等。

（2）循经选穴:根据瘙痒部位进行辨经,在相应的经脉上选穴。如阴痒,肝经循经股阴,入毛中,环阴器,肝主疏泄,常选曲泉、蠡沟、行间治疗疏泄失常而致的阴痒。

（3）辨证选穴:如根据脾主运化水湿,选阴陵泉、三阴交治疗湿热内结;根据肝藏血,心主血脉,脾主运化生血等理论,对于血虚证可选肝俞、心俞、脾俞、血海、膈俞等;对于心火亢盛者,根据心经属心络小肠,选少府、曲泽;对于风热血热之证,可选风池、大椎、血海、曲池、合谷等。

（4）根据瘙痒部位按神经节段选穴:根据脊神经节段性支配的分布规律,依据皮损的具体部位,在督脉上选用相应穴位或选用相应的夹脊穴。

人体头部（颜面及额部）皮肤在顶耳线（耳郭根部垂直上至颅顶）以前,皮肤感觉受三叉神经支配。人体枕部、项部、背部、臀上至尾骨尖端诸部皮肤,由颈、胸、腰、骶、尾诸脊神经后支的皮支分布;颈部、胸部、腹部、上肢、下肢、臀部及会阴诸部皮肤,由颈、胸、腰、骶、尾诸神经前支的皮支分布。头颈部由三叉神经及脊神经节 $C_{2\sim4}$ 支配,三叉神经分布于前额及颜面,C_1 无皮节分布,C_2 支配枕部、耳郭后半、颌下区,C_3 支配颈、项部,C_4 支配颈、项下部。$C_5 \sim T_2$ 支配肩部、上肢,C_5 支配臂上部外侧（三角肌范围）,$C_{6\sim7}$ 支配前臂、手桡侧（掌、背双面）,C_8、T_1 支配前臂、手尺侧（掌、背双面）,T_2 支配臂内侧及腋窝（T_3 亦有分布）。躯干由 $T_2 \sim L_2$ 根性分布,T_2 胸段支配胸骨角平面皮肤,T_4 胸段支配乳头平面皮肤,T_6 胸段支配剑突平面皮肤,T_7

平剑突，T_{10} 胸段支配脐平面皮肤，L_1 支配腹股沟区，L_2 支配腰骶嵴上一窄带延至下肢。下肢归 $L_2 \sim S_2$ 支配，$L_{2\sim3}$ 支配大腿前、外、内侧，$L_{4\sim5}$ 支配小腿前侧足背内侧，$S_{1\sim2}$ 支配足底、足背外侧、大腿和小腿后侧。会阴由 $S_{3\sim5}$ 支配，S_2 紧围肛门皮肤，$S_{3\sim5}$ 同心圆形依次分布。脊髓对皮肤的节段性支配，以躯干部最为典型，自背侧中线至腹侧中线较有规律地形成连续横行的环形带。了解皮肤的节段性支配，有助于在选择穴位时作为指导。

如上肢瘙痒，选 $C_5 \sim T_2$ 夹脊穴、督脉穴；下肢瘙痒，选 $L_2 \sim S_2$ 夹脊穴、督脉穴；会阴部瘙痒，选 $S_{3\sim5}$ 夹脊穴、督脉穴等。

3. 耳针

耳针可选肺、神门、交感、肾上腺、痒点对应部位的耳穴。

三、推荐针灸处方

●推荐处方 1

【治法】 清热化湿，养血润燥，疏风止痒。

【主穴】 曲池、风市、血海、膈俞。

【配穴】 风热血热，加风池、大椎、合谷、少商；湿热内蕴，加阴陵泉、中极、水分、内庭；血虚肝旺，加足三里、三阴交、太冲、风池；脾虚卫弱，加脾俞、肺俞；肝肾不足，加肝俞、肾俞、太溪；气血两燔，加大椎、外关、合谷。

【操作】 常规针刺。

●推荐处方 2

【治法】 养血，祛风，止痒。

【主穴】 风门、风池、膈俞、脾俞、曲池、风市、血海、三阴交。

【配穴】 头晕，加百会、头维；血虚经少，加足三里、归来。

【操作】 膈俞、脾俞向脊柱方向斜刺 1.5 寸，行捻转补法 1～3 分钟，使局部产生较强的针感。余穴常规操作。

●推荐处方 3

【治法】 疏通下焦，祛风止痒。

【主穴】 会阴、阴廉、中极、阴交、曲泉、膀胱俞、少府、照海、然谷。

【配穴】 湿热下注，加阴陵泉、行间、水道、次髎；肝肾阴虚，加三阴交、太溪；精神神经性瘙痒，加神门、百会、风府。

【操作】 阴交直刺 1 寸，会阴直刺 0.5 寸，均行捻转泻法 1～3 分钟。余穴用泻法，常规操作。本方为治疗阴痒而设。临证可见外阴瘙痒难忍，常发生在阴蒂及小阴唇区，严重者大阴

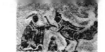

唇、整个阴道口、会阴部、肛门及肛门后部,甚至大腿内侧均可瘙痒,常系阵发性发作,也可为持续性的,一般夜间加剧。无原因的外阴瘙痒一般仅发生在育龄或绝经后妇女,多波及整个外阴部,但也可能仅局限于某部或单侧外阴,虽然瘙痒十分严重,甚至难以忍受,但局部皮肤和黏膜外观正常,或仅有因搔抓过度而出现的抓痕。可应用本方进行治疗。

四、针灸疗效及影响因素

皮肤瘙痒症病因复杂,本处指精神性瘙痒、老年性瘙痒和冬季瘙痒症。精神性瘙痒多为局限性,少数为全身性,焦虑及急躁加重瘙痒,外用止痒药无效,但应用镇静药有时奏效。老年性瘙痒症夜晚初眠时最痒,从背部开始,可扩展到全身,是由于皮脂腺、汗腺功能减退、皮肤干燥所致。冬季瘙痒症是由于天气寒冷,湿度下降,皮脂腺分泌减少,皮肤干燥所致,当气温回升后症状减轻或消失。针灸对以上瘙痒症有很好的止痒作用,可达到临床控制或治愈的目的。关于针刺治疗瘙痒症,国外学者也提供了证据,认为针刺可有效止痒,并有穴位特异性,痒点邻近穴位效果好,临近处的非穴位效果差。国外有人发现,按神经节段分布在支配节段内选穴针刺或电针治疗(2Hz 和 80Hz)可显著减轻痒感,而超节段针刺则没有显著效果,初步证实了针灸确有疗效。

1. 病因

皮肤瘙痒实质上是一种症状,由多种因素所引起。因此,针灸疗效与病因密切相关。一般而言,功能性的瘙痒症要比器质性疾病所致的瘙痒症疗效好。针灸的止痒作用较好,但由于引起瘙痒的病因比较复杂,因此在治疗上要消除引起瘙痒的局部或全身性因素,如滴虫、霉菌感染或糖尿病等,这些致病因素不消除,针灸也只能起到缓解瘙痒的治标作用。对于精神神经因素引起的瘙痒,针灸疗效较好。如临床上有不明原因的外阴瘙痒,部分患者外阴瘙痒十分严重,但找不到明显的全身或局部原因,有人认为可能与精神或心理方面因素有关,针灸往往能取得很好的疗效。

特殊感染(如霉菌性阴道炎和滴虫性阴道炎)是引起外阴瘙痒最常见的原因;虱子、疥疮也可导致发痒;蛲虫病引起的幼女肛门周围及外阴瘙痒一般仅在夜间发作;慢性外阴营养不良,以奇痒为主要症状,伴有外阴皮肤发白;这些因素所致的阴痒,针灸只起到缓解瘙痒的作用,配合药物治疗是必要的。药物过敏、化学刺激、肥皂、避孕套、新洁而灭、红汞等可因直接刺激或过敏而引起接触性皮炎,出现瘙痒症状;不注意外阴局部清洁、皮脂、汗液、月经、阴道内分泌物,甚至尿、粪浸渍、长期刺激外阴均可引起瘙痒;经期或平时穿着不透气的化学纤维内裤也可因湿热郁积而诱发瘙痒,在患者消除相关因素后,应用针灸治疗可获得很好的疗效。

2. 年龄

人体进入更年期以后,皮肤逐渐出现衰老的现象,具体表现在表皮层次减少,真皮的弹力纤维缩短,胶原物质浓缩,皮下脂肪变薄,皮脂腺和汗腺分泌减少,皮肤变得松弛、干涩、弹性降低,并易出现瘙痒现象,称为老年性瘙痒症。针灸治疗需要较长时间。一般而言,年轻人针灸疗效要优于老年人。因为年轻人皮肤的代谢比较旺盛,容易对针灸产生疗效。

3. 治疗时机

一般而言,瘙痒往往在夜间加重,入睡前脱衣时尤甚,精神创伤和紧张可降低痒阈。因此,瘙痒症最好在下午、睡前治疗,或在睡前补加一次治疗,或可在安全部位留针过夜。有些更年期的人,每到冬天气候变冷时,皮肤便出现瘙痒,而到第二年春暖的时候症状逐渐消失,这种病称为冬痒病,也是皮肤瘙痒病的类型,针对这种有明显发病规律的瘙痒,可在冬天来临前1月提前治疗,即可提高针灸疗效。

4. 发生部位

瘙痒的部位不固定,可全身泛发,也可局部,通常小腿为好发部位。瘙痒程度因人而异,瘙痒性质多种多样,有的像火烧火燎,有的像虫爬蚁走,还有的像蚊叮蚤咬,呈阵发性。一般而言,躯体的瘙痒症比阴部、肛门的针灸疗效好,躯体部局部发生的瘙痒要比泛发性疗效好。

五、针灸治疗的环节和机制

瘙痒是一种使患者本能地想通过搔抓达到缓解的感觉,为皮肤病最常见的主觉症状。瘙痒是皮肤表面和皮肤黏膜引起的感觉。痒觉和痛觉同样可感知活体的危险,承担着生物防御的作用。痛觉是活体各部位感知来自外界的侵袭或内部环境的异常,用于引起逃避反射或防御行动的感觉。痒觉是可感知皮肤表面的寄生虫或刺激物而采用(手或爪)挠动作等用于去除入侵物、刺激物的感觉。两个感觉概念是不同的。由阈下刺激引起的单纯痛觉没有感觉。瘙痒作为引起(手或爪)挠动作的感觉很容易被理解,但它的发生、传导与制约机制却不十分明了。痒觉和痛觉有很多共同的性质,但也有明显的不同点。对痒觉的理解上,应把它和痛觉的不同点加以区别,其中特别有意义的是对于阿片类不同的反应性。即以吗啡为代表的阿片类在显示了对疼痛强力抑制作用的同时,也增加了瘙痒发生的概率。因此,痒和痛有不同的发生机理。

目前认为,痒的感受如同其他感觉一样点状分布于皮肤,没有特殊感受器。这些小点在真皮乳头中受互相连结或重叠的神经纤维所支配。痒感各人不同,各部位亦不同,肛门生殖器部位、外耳道、眼周围、鼻孔最易感痒,在这些易痒的部位皮肤有病或受到刺激,产生激肽通过蛋白酶的活动引起瘙痒。

痒点感受刺激后,经表皮下无髓鞘慢传到C类神经纤维、表皮下神经丛、脊神经感觉神经、前外侧脊髓丘脑束、丘脑到皮层中央后回感觉区,产生痒感。抓擦可以减痒,可能是打乱了

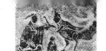

神经冲动传入脊髓的节律,并减少了局部激肽。冷或热的减痒可能是影响脊髓或更高的中枢。精神状态也可影响痒觉的轻重,烦躁焦急之时使痒觉加剧。

从以上痒感产生的机理看,针刺治疗瘙痒的关键环节可能包括以下几个方面。

(1)针灸通过局部刺激减弱或拮抗了痒感的神经冲动传入脊髓的传递过程。

(2)针灸通过局部刺激减轻了局部激肽的产生,减弱或抑制了相关的蛋白酶活动,减轻了痒感。

(3)针灸还可能影响了脊髓及脑的高级感觉区,减弱或拮抗了痒感的产生,这同镇静类药物安定精神可减轻痒感一样,针灸可通过调神安神作用以减轻痒感,这实质上是人体对痒感刺激阈值的提高。

当然,针灸治疗瘙痒可能也与其改善了某些原发病,刺激了瘙痒局部的微循环,促进了局部的代谢及有助于局部代谢产物堆积的运送等有关。

六、预　后

皮肤瘙痒症的发病因素比较复杂,目前尚未完全了解,针灸在止痒方面有很好疗效,一般预后较好,经治疗2～4周内即可痊愈。对于瘙痒剧烈和持续者,要考虑有无其他全身性疾病,如糖尿病、血液病、慢性肝肾疾病、低蛋白血症、胃肠障碍、恶性肿瘤等。还应考虑是否为药物作用或慢性药物中毒,疲劳和某些食物也可引起瘙痒。局限于外阴和肛门周围的瘙痒,可能是由于尿道狭窄、白带过多、痔疮、滴虫、蛲虫等,女阴和肛门瘙痒有时与精神因素有关,有的还可能是糖尿病的先症。对以上情况,均应注意鉴别。患了更年期皮肤瘙痒症以后,首先要考虑去除可能的病因,避免诱发或加重瘙痒的一切因素。如洗澡不要太勤,水温不宜过高,慎用肥皂,禁忌搔抓。注意经期卫生,保持外阴清洁干燥,切忌搔抓。有感染时可用高锰酸钾溶液坐浴,但严禁局部擦洗。衣着特别是内裤要宽适透气。忌酒及辛辣或过敏食物。

七、临床研究动态

一项样本量为20例的RCT[26]。随机交叉试验方法:在健康人体进行组胺诱发瘙痒和潮红的耳针疗效的研究,每个志愿者均参与耳针组、假耳针组、空白对照组的独立实验,接受这3种措施的先后次序是随机决定的,观察瘙痒强度、潮红面积、瘙痒起始及持续时间。结果显示,耳针组疗效优于其余两组($P<0.01$)。

一项样本量为58例老年性皮肤瘙痒症的CCT[27]。试验组($n=29$):针刺(百会、风池、太渊、肝俞、肾俞)配合中药(当归饮子加减)。对照组($n=29$):口服开瑞坦。依据主要症状及疗效评定,结果组间比较总有效率(96.55%,82.75%)有显著差异($P<0.05$),试验组优于对照组。

一项样本量为 60 例顽固性外阴瘙痒的 RCT[28]。试验组（$n=30$）：穴位注射（第 1 周，维生素 B_1 100mg，维生素 B_6 50mg，维生素 B_{12} 1mg，2％利多卡因 5mL 混合，坐骨棘处注入）、温针灸（第 2 周，阴蒂上方旁开一横指左右，沿皮顺大阴唇向下刺达阴道口水平）和中药熏洗（第 3 周，土茯苓 20g，苦参 15g）联合。对照组（$n=30$）：单纯中药外洗治疗。两组疗程均为 21 天。依据主要症状及疗效评定，结果组间比较总有效率、外阴皮肤黏膜干裂、色素减退疗效改善等有显著差异（$P<0.05$），试验组优于对照组。

一项样本量为 92 例外阴瘙痒的 CCT[29]。试验组（$n=46$）：针刺（双侧秩边、肾俞、大肠俞、带脉、三阴交、归来、八髎、气海、石门、关元、鸠尾，留针 20 分钟，辅以 TDP 照射，隔日 1 次，3 次为 1 个疗程）。对照组（$n=46$）：用洗净液冲洗阴道，双唑泰泡腾片塞阴道，每日 1 次，7 次为 1 个疗程，共 2 个疗程。依据主要症状及疗效评定，结果组间比较总有效率有显著差异（$P<0.05$），试验组优于对照组。

第七节　神经性皮炎

神经性皮炎（neurodermatitis）是一种慢性皮肤神经功能障碍性疾病，临床以苔藓样皮损和阵发性瘙痒为特征，故又称慢性单纯性苔藓。本病病因尚不清楚，可能与神经精神因素（如情绪紧张、失眠、忧郁、过度疲劳）、胃肠道功能障碍、内分泌失调、饮食（如饮酒、进食辛辣和鱼虾等）、局部刺激（如硬质衣领、毛织品、化学物质、感染病灶、汗水浸渍）等诸多内外因素有关。搔抓、慢性摩擦可能是主要的诱因或加重因素，病程中形成的瘙痒—搔抓—瘙痒的恶性循环，造成本病发展并导致皮肤苔藓样变。本病临床上可分为局限型和泛发型。局限型仅见于颈项等局部，为少数境界清楚的苔藓样肥厚斑片；泛发型分布较广泛，以肘、腘、四肢、面部及躯干为多，甚至泛发全身各处。

本病属于中医学的"牛皮癣"、"顽癣"、"摄领疮"等范畴。中医学认为，情志内伤、风邪侵扰是本病的诱发因素，营血失和、气血凝滞则为其基本病机。初起为风湿热之邪阻滞肌肤，或硬领等外来机械刺激所引起；病久耗伤阴液，营血不足，血虚生风生燥，皮肤无以濡养。情志不遂，肝郁化火，或思虑劳累过度，心火上炎，均可导致气血运行失常，成为诱发本病的重要因素。本病初期以风热挟瘀的实证为主，后期以血虚风燥的虚实夹杂为主。

一、辨病与辨证

1.辨病

（1）多发于中青年人，皮损好发于颈项、上眼睑处，也常发生于双肘伸侧、腰骶部、小腿、女

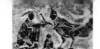

阴、阴囊及肛周区等易搔抓部位,多局限于一处或两侧对称分布。

（2）初起皮损为针头至米粒大小的多形性扁平丘疹,淡红或淡褐色,质地较为坚实,表面可覆有少量糠秕状鳞屑,伴阵发性瘙痒;日久皮损可渐融合扩大,皮肤增厚,呈苔藓样变,直径可达2～6cm或更大,中央皮损较大而明显,边缘可见散在的扁平丘疹,境界清楚,部分患者皮损分布广泛。

（3）常因精神刺激或饮食辛辣、鱼虾类食物而诱发或加重。呈慢性病程,常年不愈或反复发作。

2. 辨证

（1）风热侵袭:发病初起,仅有瘙痒而无皮疹,或丘疹呈正常皮色、红色,食辛辣食物诱发或加重。舌红,苔薄,脉浮数。

（2）肝郁化火:由情志不畅、心烦易怒而诱发或加重者,皮疹色红,伴失眠多梦,口苦咽干。舌红,苔薄黄,脉弦数。

（3）风湿蕴肤:皮损呈淡褐色片状,粗糙肥厚,剧痒时作,夜间尤甚。舌淡红,苔白腻,脉濡缓。

（4）血虚风燥:病程日久,皮疹色淡或灰白,融合成片,状如枯木,肥厚粗糙如牛皮,表面覆有少量糠秕状鳞屑,色素沉着,阵发性瘙痒,可伴心悸怔忡,失眠健忘,女子月经不调。舌淡,苔薄白,脉细。

二、针灸治疗及选穴原则

1. 治疗原则

一般以祛风止痒治标,清肝泻火、清热利湿、养血润燥治本为基本治疗原则。

2. 选穴原则

在选穴上可根据肝藏血、调情志、主疏泄,肺主皮毛,肺与大肠相表里,脾主运化水湿等理论及脊神经节段性支配选用穴位。基本选穴原则如下。

（1）局部选穴:针对局限性神经性皮炎局部选穴是必须的,可选局部阿是穴或经穴。如颈项部,选风府、风池、天柱;胸部,选膻中、中府、屋翳;两胁部,选章门、期门;肘内,选曲泽、尺泽、曲池;腘窝部,选委中、委阳;大腿内侧,选箕门、阴包、血海等。

（2）辨证选穴:根据患者的证候特点进行配穴。如肝郁化火,可选太冲、侠溪、肝俞;风湿蕴肤,可选风池、阴陵泉、三阴交;血虚风燥,可选膈俞、血海、足三里、三阴交。

（3）循经选穴:根据皮损的具体部位可循经远取。如颈项部,可远取阳池、委中;胸部,选曲泽、内关;腹部,选足三里;腰骶部,选委中;肘内部,可选内关、劳宫;腘窝部,选昆仑;大腿内侧,选三阴交、太冲、太溪等。

(4)脊神经节段性支配选穴:根据脊神经节段性支配皮肤的分布规律,依据皮损的具体部位,在督脉上选用相应穴位或选用相应的夹脊穴。如上肢瘙痒选 $C_5 \sim T_2$ 夹脊穴、督脉穴;下肢瘙痒选 $L_2 \sim S_2$ 夹脊穴、督脉穴;会阴部瘙痒选 $S_{3 \sim 5}$ 夹脊穴、督脉穴等。详细节段性支配皮肤区域参见《皮肤瘙痒症》部分论述。

三、推荐针灸处方

●推荐处方1

【治法】 疏风止痒,活血润燥。

【主穴】 阿是穴、合谷、曲池、血海、膈俞。

【配穴】 血虚者,加足三里、三阴交;肝郁化火者,加肝俞、太冲;还可根据发病部位所在的经络在邻近取 1~3 个腧穴,如发于后项部足太阳膀胱经者,可上加天柱,下加风门。

【操作】 阿是穴围刺,即在受累皮肤四周用 6~8 支毫针,针尖均指向皮疹集中的中心区横刺,皮损中心区也针刺 1~3 针;可接电针,低频,中强度刺激;可艾灸或隔姜灸;或用皮肤针先轻叩皮损周围,再重叩患处阿是穴,以少量出血为度,同时可配合拔罐。余穴常规操作。

●推荐处方2

【治法】 祛风止痒,泄热活血。

【主穴】 皮损局部阿是穴、风池、曲池、大椎、足三里、血海。

【配穴】 夜间奇痒,影响睡眠,加照海、神门、内关;血热挟湿局部渗出糜烂,加阴陵泉、三阴交;血虚风燥皮损增厚、干燥、痒甚者,加三阴交、膈俞、脾俞、肾俞;大便不畅,加大敦、丰隆、阳陵泉。

【操作】 皮损局部阿是穴操作同上。余穴常规操作。

●推荐处方3

【治法】 祛风止痒,活血润燥。

【主穴】 患部阿是穴、$T_{3 \sim 12}$ 夹脊、腰部阿是穴(压痛区、结节或条索状阳性反应物)、风池、曲池、血海、足三里。

【配穴】 参考上述配穴。

【操作】 阿是穴、夹脊穴用皮肤针叩刺,局部潮红为度,或刺络拔罐。余穴常规操作。本方主要适用于播散性神经性皮炎的治疗。

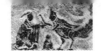

四、针灸疗效及影响因素

神经性皮炎是一种反复发作的慢性皮肤病,属于皮炎的一种,因特别强调精神因素对该病的影响,所以将其称为"神经性皮炎"。但至今病因并不十分清楚,因此,目前各种治疗方法均以对症处理为主。神经性皮炎的药物治疗在所有的综合性治疗中应该是排在最末位的,由于其主要致病因素被认为是神经性因素,所以药物在治疗过程中能起的作用是很有限的。目前用于全身机体调节的神经性治疗药物很有限,局部皮肤用药也都是根据皮损的轻重程度和医生的诊断进行个体化治疗的。

1. 病情

神经性皮炎多表现为剧烈瘙痒,局部皮肤肥厚,表面有少量的皮屑,皮沟加深而形成苔藓样病变。初次发病时,患部皮肤往往仅有瘙痒而无皮疹发生,或在神经性皮炎症状(如在颈部、面部皮肤肥厚增生,且边损很清楚)开始出现或症状较轻的时候,此时是针灸治疗的最佳时机。

本病分为局限性和泛发性,一般而言,局限性皮损针灸疗效优于泛发性皮损。初发者比复发者好治。

2. 刺灸法

神经性皮炎大部分为局限性,针灸对于局部皮损的治疗是最为重要的,在刺法上要应用围刺接电针,或艾灸,或隔姜灸;或用皮肤针叩刺患处,同时配合拔罐。这些刺灸法的适当应用可明显提高疗效。尤其是灸法,可使皮损局部的异常潮红、瘙痒即刻减轻。

3. 治疗时机

当本病初发,以局部小的皮损出现时,应及时应用针灸治疗,可取得较好疗效。另外,可根据瘙痒发作时间的特点,在发作前1～2小时针灸,也可嘱患者自行灸。

4. 患者的有关禁忌

目前许多研究结果表明,神经性皮炎可能是由于自主神经系统功能紊乱所引起。精神因素、刺激性食物、局部摩擦刺激、消化系统疾病和内分泌障碍均与其发生和发作加重有关。尤其是本病发生后,皮损的反复和加重与患者精神紧张、疲劳、失眠、搔抓和饮食密切相关,因此,这些因素对针灸治疗的疗效有确切性影响。

有专家指出,神经性皮炎的患者通常都表现出对医生和药物的过分依赖,希望能有一种灵丹妙药,而往往忽略了自身在疾病治愈过程中所起到的重要作用。由于神经性皮炎与精神性因素密切相关,如工作压力大、心情不好等主观因素会引起症状明显加重,对待这种疾病的起因与诱发,医生是不可能有绝好的办法,综合性治疗(如健康的生活行为和生活方式)才是真正

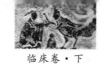

解决问题的关键。因此,有专家提出治愈神经性皮炎,医生、患者需要各负担50%的责任。

五、针灸治疗的环节和机制

神经性皮炎是一种较为常见、反复发作的慢性皮肤病,属于皮炎的一种。从理论上讲,针灸治疗本病的关键环节应在于调节机体的自主神经功能,促进疾病的康复,这是针灸疗法的优势。但由于本病所出现的神经功能障碍性皮肤病,针灸的治疗效能能否达到足以良性干预是我们应该探讨的问题。

目前,针灸治疗本病,大部分学者强调皮损局部治疗的重要意义,针灸的作用主要在于缓解痒感,促进患处皮损的恢复,这种作用的机制可能在于针灸能够提高躯体感觉神经的阈值,通过皮损局部的针灸刺激,促进局部血液循环和代谢,使皮损恢复。但这种作用是重视局部治疗的结果。目前在针灸治疗上也没有突出调理脑神的作用,这些都将是今后需要研究的课题。

六、预　后

目前尚没有确切的治疗方法能使本病彻底根治。本病经过治疗后可临床痊愈或症状明显减轻,但愈后常较易复发,时轻时重,病情顽固,往往数年不愈。总体来看,针灸配合药物的治疗效果,大多数患者预后较好。尤其是新出现的皮损,一般针灸或外用药物1~2周就可以消退。西医治疗本病一般选用皮质类固醇激素霜,如果皮肤增厚可以选用软膏,也可以用去炎松尿素软膏来加强药效。

由于本病有慢性和反复发作的特点,故患者要长期坚持治疗。神经性皮炎的患者大多都有易患湿疹的体质,这类体质的人对此类疾病的易感性较之一般人更强,所以,患者即使病情有明显的好转,也还是要遵从医生的安排进行巩固治疗。不能坚持治疗也是造成本病很难治愈的一个重要原因。另外,专家强调,不健康的生活行为和对待疾病不当是神经性皮炎治愈的大敌。其中最典型的就是各种各样对皮肤的刺激,由于神经性皮炎随病情的加重,患者的瘙痒感会越发难以忍受,不少患者会采取用热水、开水烫。然而,这些做法都无疑会加重病情,因为对于皮肤病来说,越刺激越严重是一条普遍的规律。经常搔抓或摩擦后,便出现粟粒至绿豆大小丘疹,历时稍久,因丘疹逐日增多,密集融合,形成皮纹加深和皮嵴隆起的典型苔藓样斑片,容易因抓破而感染,局部发生脓肿、毛囊炎,严重者甚至发生丹毒。工作紧张、睡眠不好、进食刺激性食物等均会使病情加重,因此,患者要注意这些问题。应生活规律,避免劳累,多参加户外活动,保持开朗乐观的心情;饮食以清淡为主,多吃新鲜的水果、蔬菜,油炸、海鲜类、牛羊肉、甜食类、辛辣刺激类食物尽量少吃,不饮酒;避免受某些毛织品和化学物质的刺激;避免用搔抓、摩擦及开水烫洗等方法止痒;保持大便通畅,胃肠道功能失调者应予纠正;有传染性病灶时应及时处理。

七、临床研究动态

一项针灸治疗神经性皮炎的系统评价（A级证据）[30]。纳入的研究文献数量为9篇,纳入研究人数为1143人。研究目的是评价针灸治疗神经性皮炎的有效性,主要评价了针灸（配合其他疗法）对照西药治疗之间的对比结果。研究结果显示,有效率、治愈率比较差异有统计学意义。

一项针灸治疗神经性皮炎临床随机对照试验的Mate分析（A级证据）[31]。纳入的研究文献数量为9篇,纳入研究人数为969人。研究目的是评价针灸治疗神经性皮炎的临床疗效和安全性,主要评价了针灸（配合西药）对照常规西药治疗之间的对比结果。Meta分析结果提示,针灸治疗神经性皮炎疗效较好;有3项研究表明,针灸治疗神经性皮炎优于外用激素药,$RR=1.30,95\%CI(1.05,1.62),P=0.02$;有2项研究表明,针灸与内抗过敏药等效,$RR=1.15,95\%CI(0.69,1.92),P=0.58$。

一项样本量为46例血虚风燥型神经性皮炎的RCT[32]。试验组（$n=23$）:刺络拔罐（皮损局部并配合其相应神经节段的夹脊穴,头、面、颈部及上肢皮炎选取颈夹脊穴及胸夹脊穴$T_{1\sim12}$,下肢及腹部皮炎选取腰夹脊穴$L_{1\sim5}$）配合毫针针刺（风池、曲池、足三里、血海、四神聪、神门、内关、三阴交、膈俞、太溪、脾俞）。对照组（$n=23$）:口服中药汤剂四物消风饮加减。依据《临床疾病诊断依据治愈好转标准》和《中医病证诊断疗效标准》,评价两组患者治疗前后的皮损面积、皮损程度、瘙痒程度、苔藓化程度。结果显示,组间比较总有效率有显著差异（$P<0.05$）,试验组优于对照组;在皮损面积、瘙痒程度、苔藓化程度、症状总评分4个方面组间差异均有统计学意义（$P<0.05$）,但在皮损程度方面两组间差异不明显（$P>0.05$）。

一项样本量为80例局限性神经性皮炎的RCT[33]。试验组（$n=48$）:针刺（梅花针叩刺患部使之渗血）、拔罐（留罐5~10分钟,出污血2~10mL）配合温和灸（皮损区上施以温和灸,30~60分钟）。对照组（$n=32$）:曲安奈德软膏涂抹,每日3次。连续4周为1个疗程。依据《中医病证诊断疗效标准》评定,结果组间比较总有效率（95.83%,81.25%）有显著差异（$P<0.05$）,试验组优于对照组。

一项样本量为150例神经性皮炎的CCT[34]。试验组（$n=75$）:皮损区用隔蒜灸。对照组（$n=75$）:用0.1%亚甲蓝2mL加2%普鲁卡因5~10mL患部皮下注射。每周1次,3次为1个疗程。依据主要症状及疗效评定,结果组间比较总有效率（97.3%,58.7%）有显著差异（$P<0.05$）,试验组优于对照组。

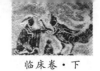

第八节 湿 疹

湿疹(eczema)是一种由多种内外因素引起过敏反应的急性、亚急性或慢性皮肤病,皮疹呈多种形态,发无定处,易于糜烂,具有明显渗出倾向的皮肤炎症性表现,瘙痒剧烈,病因复杂。一般认为,本病主要是由各种内外因素相互作用引起的一种迟发型变态反应。患者可能存在遗传因素所决定的过敏体质。在临床上湿疹有五大症状特点:①瘙痒性即持续性瘙痒,依靠分散注意力也无法解决,安静时瘙痒会加剧,形成阵发性加剧、持续性瘙痒的状态。②多形性即湿疹表现出多形态的皮疹,分原发疹与继发疹,原发疹中有丘疹、水泡等,继发疹中有糜烂、渗出等,患者通常同时发生原发疹与继发疹。③迁延性为湿疹容易反复发作,从一部位迁延到另一部位,而且症状不易消除,如果在急性期治疗不当,会转为慢性湿疹,此时若处理不当,又会导致其急性发作。④泛发性表现为湿疹可以发生于全身任一部位。⑤渗出性即湿疹会有渗出液,否则不流水不易诊断为湿疹,当湿疹处于慢性期时,皮疹部位比较干燥,但在急性发作的过程中仍会有渗出液。

本病属于中医学"湿疮"范畴,具有对称分布、反复发作、易演变成慢性等特点。男女老幼皆可发病,而以先天禀赋敏感者为多,无明显季节性。急性者多泛发全身,慢性者多固定于某些部位。根据皮损和形态不同,名称各异。如浸淫全身,滋水较多为浸淫疮;以丘疹为主称血风疮或粟疮;发于阴囊部为肾囊风;发于脐部为脐疮;发于肘、膝弯曲部称四弯风;发于乳头称乳头风。中医学认为,本病是由禀赋不足,风湿热邪客于肌肤,经络受阻所致;饮食不节(恣食五辛或发物),湿热内蕴,复感风邪,内外合邪,客于肌肤,经络受阻而发;湿热浸淫日久,迁延伤脾,脾虚失运,湿邪留恋,湿热之邪蕴于肌肤所致;湿疮多次反复发作,耗伤阴血,血虚生风化燥,肌肤失于濡养所致。

一、辨病与辨证

1. 辨病

(1)急性湿疮

①皮损呈多形性,如潮红、丘疹、水疱、糜烂、渗出、痂皮、脱屑,常数种形态同时存在。

②起病急,自觉灼热,剧烈瘙痒。

③皮损常对称分布,以头、面、四肢远端、阴囊等处多见,可泛发全身。

④可发展成亚急性或慢性湿疮,时轻时重,反复不愈。

(2)亚急性湿疮

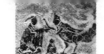

皮损渗出较少,以丘疹、丘疱疹、结痂、鳞屑为主。有轻度糜烂面,颜色较暗红。亦可见轻度浸润,剧烈瘙痒。

(3)慢性湿疮:多局限于某一部位,境界清楚,有明显的肥厚浸润,表面粗糙或呈苔藓样变,颜色褐红或褐色,常伴有丘疱疹、痂皮、抓痕。倾向湿润变化,常反复发作,时轻时重,有阵发性瘙痒。

2.辨证

(1)湿热浸淫:发病急,皮损潮红灼热,瘙痒无休,渗液流汁。伴身热,心烦口渴,大便干,尿短赤。舌质红,苔薄白或黄,脉滑或数。

(2)脾虚湿蕴:发病较缓,皮损潮红,瘙痒,抓后糜烂渗出,可见鳞屑。伴有纳少,神疲,腹胀便溏。舌质淡胖,苔白或腻,脉弦缓。

(3)血虚风燥:病久,皮损色暗或色素沉着,剧痒,或皮损粗糙肥厚。伴口干不欲饮,纳差腹胀。舌淡,苔白,脉细弦。

二、针灸治疗及选穴原则

1.治疗原则

本病以祛风止痒治标,清热利湿、养血润肤治本为基本治疗原则。

2.选穴原则

治疗上可根据肺主皮毛,脾主运化水湿、生血,肝主疏泄、藏血,心主血脉、藏神,太阳主表、为一身之藩篱等理论选用穴位。选穴原则如下。

(1)循经选穴:根据湿疹发生的部位进行归经,选择相应经脉的穴位,如发生于肘内则选择手少阴心经的少府、少海,手厥阴心包经的内关、曲泽,手太阴肺经的尺泽、少商等;发生于腘窝部则选择足太阳膀胱经的委中、委阳、昆仑、通谷等;阴部湿疹则根据肝经绕阴器选择肝经的太冲、蠡沟、曲泉等。

(2)辨证选穴:如脾虚湿蕴,则取脾俞、阴陵泉、足三里等穴健脾运湿;取大都清热化湿;曲池既清肌肤之湿热,又能清血热,祛风止痒。如血虚风燥,取脾经之血海,既可补血润燥,祛风止痒,又能清利湿热;三阴交能滋阴润燥,养血祛风;足三里善补虚,与三阴交相配,既能健脾化湿,又能补益气血;阳明为多气多血之经,取曲池既可泻血热而不伤正,又可清利肌肤之湿热,以祛风止痒。

(3)病因选穴:湿疮虽然发生部位各有不同,发病原因也有多种,但其基本的病因不外风、湿、热,且多以脏腑功能失调所生的内风、内湿、内热为主,而内因方面则多与脾、心、肝等脏腑功能失调有关。因此,在选穴原则上可根据病因进行选穴。如湿热为主,可取足太阳、手阳明、

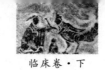

足太阴经穴为主。"太阳主表,为一身之藩篱",委中为足太阳经穴,刺络放血可清利在表之风湿热邪;曲池为手阳明经之合谷,既能清利在肌肤之风湿热邪,搜风止痒,又能清利胃肠之湿热;阴陵泉乃脾经之要穴,能运脾化湿,除肌肤之湿热;湿疮发生在肌肤之上,因"肺主皮毛",故取肺俞以宣肺清热,透达肌肤。

本病病因为风、湿、热三者,应辨三者孰轻孰重。若风重于湿,病发以上身为重,选穴应以手阳明大肠经、手少阳三焦经和足少阳胆经穴为主。若湿重于热,则病程日久,下半身为重,应以足太阴脾经、足阳明胃经和任脉穴为主。

3. 耳针

急性湿疹可选肺、神门、肾上腺、耳背静脉;慢性湿疹可选肝、皮质下。

三、推荐针灸处方

●推荐处方1

【治法】 清热化湿,健脾利湿,养血活血。

【主穴】 阿是穴、曲池、阴陵泉、三阴交、足三里。

【配穴】 湿热浸淫,加脾俞、水道、肺俞;脾虚湿蕴,加太白、胃俞、脾俞;血虚风燥,加膈俞、肝俞、血海;痒甚而失眠,加风池、安眠、百会、四神聪。

【操作】 皮疹局部用梅花针叩刺,加拔火罐10～15分钟。余穴常规操作。

●推荐处方2

【治法】 泄热化湿,祛风止痒。

【主穴】 大椎、曲池、风市、血海、委中、足三里、丰隆。

【配穴】 风湿热证,加风池、风门、陶道、肺俞、阴陵泉;脾虚湿盛,加脾俞、三阴交、胃俞中脘、水道、阴陵泉、大都;血虚风燥,加膈俞、三阴交、肝俞、脾俞。

【操作】 大椎点刺拔罐15～20分钟;当热较重时,委中点刺出血。余穴常规操作。

●推荐处方3

【治法】 活血祛风,通阳扶正。

【主穴】 皮疹局部阿是穴、脊柱两旁。

【配穴】 痒甚失眠,加风池、百会、四神聪。

【操作】 用皮肤针叩刺局部阿是穴和脊柱两旁,局部以微见血珠为度,脊柱两旁以潮红为度。配穴常规操作。

四、针灸疗效及影响因素

湿疹是机体对多种物质敏感性增强而引起的皮炎,一般认为是一种过敏反应性疾病。

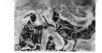

1. 病性

湿疹可分为急性、亚急性和慢性三种。一般而言,针灸的疗效为急性优于亚急性,亚急性优于慢性。

(1)急性湿疹发病快,渗出多而炎症轻,一般经数日到2～3周可治愈,慢者也不超过6周。一般针刺4～5次即可获得疗效,快者1周后皮损渗出部结痂脱屑而愈,慢者一般经过治疗3周也可痊愈,但容易复发。

(2)亚急性湿疹炎症减轻,渗出减少,糜烂面趋于干燥,针灸也可获得较好疗效,但不如急性湿疹的疗效快。

(3)慢性湿疹皮损炎症减轻,干燥,呈浸润增厚的斑片,皮损局限,瘙痒难忍,病情时轻时重,病程变异很大,可达数月至数十年。针灸治疗也可获得约60%的治愈率和90%以上的有效率,但需要较长时间的治疗。另外,总体上而言,局限性湿疹(如肢体、躯体局部湿疹)针灸疗效要优于全身泛发性湿疹(如钱币状湿疹)。

2. 病位

湿疹在全身任何部位均可发生,如发生在泌尿生殖器官的湿疹(乳房湿疹、阴囊湿疹、外阴湿疹)、肛门湿疹及耳部湿疹,这些特殊部位的湿疹针灸疗效较差,主要原因是这些部位针感差,不能用皮肤针和拔罐疗法进行有效的局部治疗,只能进行整体性治疗,因此,制约了针灸疗效的及时发挥。相较而言,躯体、肢体表面的湿疹易于施行局部的有效刺灸法,疗效优于上述部位的湿疹。

3. 病因

湿疹的病因非常复杂,但总体上可分为外因和内因。外在因素有强烈的紫外线刺激、寒冷、炎热、搔抓、摩擦,以及日常生活用品如香皂、洗涤剂、某些化妆品及人造纤维等,均可诱发湿疹。出汗过多也会对湿疹产生刺激,加重炎症症状。内在因素包括慢性消化系统疾病、胃肠道功能性障碍、精神紧张、失眠、过劳或情绪变化等精神改变,感染病灶、代谢障碍和内分泌功能失调等,均可产生或加重湿疹的病情。

一般而言,病因明确者在切断病因情况下,针灸疗效较好;外因为主所致者,针灸疗效好。单纯性湿疹,由内因为胃肠道功能性障碍,精神紧张、失眠、过劳或情绪变化等精神改变,内分泌功能失调所致者,针灸疗效要优于并发感染病灶、代谢障碍、慢性消化系统疾病等的湿疹。

4. 患者宜忌

湿疹与其他皮肤一样同样受患者因素的影响。搔抓是加重病情、影响疗效的重要因素,由痒而抓引起表皮搓破,加重炎症,而炎症又刺激神经,增强痒感,如是形成痒—抓—炎症—痒的

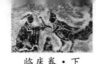

一系列的恶性循环,因此要禁止搔抓。湿疹一年四季均可发生,与日晒、出汗、各种过敏源有关,注意戒除这些诱发和加重因素对提高针灸疗效有重要意义。另外,患者应禁食海鲜、牛羊肉等异体蛋白,减少辣椒、酒等"发物"的摄入,以避免引起过敏。

五、针灸治疗的环节和机制

湿疹发生的确切机理并不十分清楚,但一般认为是皮肤对多种外界和内在因子的过敏性反应(迟发型超敏反应),并非过敏体质者在任何时候接触到变应原都会产生湿疹,而是在某一特定情况下(自身免疫稳定状态发生紊乱时)才引起湿疹,如紧张、创伤、预防注射、全身疾病以后诱发湿疹。根据湿疹的发生机理,针灸治疗本病的环节和机制可概括为以下几个方面。

1. 止痒作用

通过调节神经功能提高自身瘙痒阈值,机体机理如皮肤瘙痒症中所述。

2. 抗过敏作用

研究证实,针刺具有一定的抗组织胺的作用,从而可减轻过敏反应所致的皮损。

3. 调节免疫作用

针灸对人体免疫功能具有调节作用,人体自身免疫稳定状态发生紊乱是湿疹发生的重要内因,因此,针灸可通过调节紊乱的自身免疫状态而达到整体治疗作用。

4. 促进汗液排泄

湿疹发生后由于皮肤的炎症,出现继发的汗腺口和导管受到影响,当温度升高或精神刺激使汗液分泌增加,加上大量导管阻塞,将引起汗液潴留,进而窜流于真皮组织,导致剧烈的瘙痒和持久的炎症。针灸可通过神经调节,扩张汗腺口和导管,促进汗液的排泄,减轻汗液潴留;同时,针灸通过促进局部的微循环和代谢,使局部代谢废物及时清运,有利于局部炎症的吸收。

5. 促进局部皮肤的修复

皮肤急性炎症期,角质层或表皮部分脱落,屏障被破坏,皮肤通透性大大增加,一些原来刺激性小或不易致敏的物质可透入皮肤,产生刺痛、烧灼感或引起过敏。针灸通过局部刺激,改善微循环和代谢,从而有利于部分脱落的角质层或表皮的修复,尽快恢复皮肤的屏障作用。

六、预 后

湿疹的发病与人的体质有关,但不具备传染性。湿疹可能初出于某部位,但由于治疗不及时,将有可能蔓延,形成泛发全身的皮肤病。因此,要及时治疗。目前治疗湿疹的方法较多,坚持治疗一般能减少复发,达到痊愈。针灸治疗湿疹有很好疗效。在治疗中积极查找过敏源,有

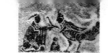

利于加强治疗的针对性和效果。得了湿疹，一般会使皮肤变得更敏感，因此出行时应穿纯棉制品，尽量避免穿颜色丰富的衣服，因为一些易退色的染料，会对皮肤产生刺激。哺乳期的女性如果患了乳房湿疹，会给哺乳带来困难，因为婴儿的唾液含消化酶，会对病灶产生一定的刺激，不利其愈合，也不宜再为婴儿哺乳。此外，由于局部有炎症，如果将奶水挤出哺乳，也容易继发乳腺炎。避免过度清洗皮肤，湿疹患者洗澡时最好少用沐浴露或肥皂，水温不宜过高，注意单独洗头。阴部湿疹患者要注意局部卫生，穿着透气宽松纯棉内裤。患处忌用热水烫洗和肥皂清洗，尽量避免搔抓。

七、临床研究动态

一项样本量为 116 例的 CCT[35]。治疗组（$n=58$）：毫针透刺大椎和身柱穴，配合叩刺拔罐肺俞穴。对照组（$n=58$）：艾洛松软膏外用。结果：治疗组的痊愈率、总有效率均优于对照组，差异均有非常显著性意义（$P<0.01$）。

一项样本量为 63 例的 CCT[36]。治疗组（$n=31$ 例）：针灸配合口服芩珠凉血合剂。对照组（$n=32$ 例）：口服芩珠凉血合剂。治疗前后分别从湿疹瘙痒程度、皮损形态、皮损面积评分，并分别检查患者嗜酸性粒细胞计数及血清 IgE 定量检测，以此来评价治疗效果。结果两组治疗前后临床症状积分差值比较有显著性差异，两组治疗前后嗜酸性粒细胞计数差值比较无显著性差异，两组治疗前后 IgE 定量差值比较有显著性差异（$P<0.05$）。

第九节　银屑病

银屑病（psoriasis）俗称牛皮癣，是一种常见的慢性复发性皮肤炎症性疾病。本病的确切发生机理并不十分清楚，一般认为本病是在遗传相关基因缺陷基础上，加上一些环境因素如感染、外伤或精神神经因素而发病。

银屑病的特点是侵犯头皮（包括耳后部位）和四肢伸侧（特别是肘和膝），骶尾区、臀部和阴茎、指甲、眉弓、腋窝、脐部或肛门生殖器区域亦可被侵犯，偶尔皮损可为全身性。大约 2% ～ 4% 的白人受累，而很少侵犯黑人。开始发病通常在 10～40 岁之间，但任何年龄都可发生，银屑病常有家族史。根据银屑病的流行病学调查以及近年来许多实验研究，特别是相关基因的研究，都说明银屑病与遗传因素有关，并逐渐揭示了银屑病与遗传的关系。银屑病是一种多基因的遗传疾病，但外因也是很重要的诱发因素。

本病中医称"白疕"，是以皮肤上起红色斑片，上覆多层白色皮屑，抓去皮屑可见点状出血为特征的皮肤病。中医所称的牛皮癣类似于西医的神经性皮炎，与银屑病不同。中医学认为，

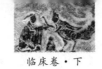

本病多因素体营血亏损,血热内蕴,化燥生风,肌肤失养所致。初因内有蕴热,外感风寒、风热,阻于肌肤,蕴结不散;或机体蕴热偏盛,或性情急躁,心火内生,或外邪入里化热,或恣食辛辣肥甘及荤腥发物,伤脾化热,蕴于肌肤,血热生风;素体虚弱,气血不足,或病久伤营,生风化燥;或病久气血运行不畅,经脉阻滞,气血瘀结,肌肤失养等导致本病。

一、辨病与辨证

1. 辨病

一般分为寻常型、脓疱型、关节病型和红皮病型四型。

(1)寻常型银屑病:此型最为多见,多急性发病。

①多见于青壮年发病。部分发病或加重常由扁桃体炎或上呼吸道感染诱发。

②好发于头皮、躯干和四肢伸侧,常对称分布,亦有仅局限于某一部位者。

③典型皮疹为粟粒至绿豆大红色丘疹、斑丘疹或斑块,可融合成片,边界清楚,周围有炎性红晕,浸润显著,表面覆盖厚积的银白色鳞屑。轻轻刮除鳞屑,可见一层淡红色半透明薄膜(薄膜现象);刮除薄膜后出现点状出血(Auspitz 征)。白色鳞屑、薄膜现象和点状出血是本病的临床特征。皮疹形态多样,可为点滴状、钱币状、地图状、蛎壳状等。

④发生于头皮者,发成束状。指(趾)甲受累,可见甲板上出现顶针样点状凹陷、纵脊、横沟、游离端与甲床剥离以及混浊肥厚等。

⑤黏膜损害多见于龟头、口唇及颊黏膜。龟头为边缘清楚的红色斑片,无鳞屑。上唇可有银白色鳞屑。颊黏膜有灰黄色或白色环形斑片。

⑥临床表现可分三期。

进行期:新皮疹不断发生,旧皮疹不断扩大,炎症明显,常伴同形反应。

静止期:病情稳定,基本上无新皮疹出现,亦不见旧皮疹消退。

消退期:皮损逐渐减小、消退,遗留暂时性色素减退或色素沉着斑片。

⑦慢性病程可持续十余年或数十年,甚至终生迁延不愈。常冬季复发或加重,春夏季减轻或消失,亦有与此相反者。

⑧组织病理,表皮改变出现较早,主要为角化不全,有时角层内或其下方可见 Munro 微脓肿。颗粒层变薄或消失。棘层肥厚,表皮脊延长。真皮乳头部血管扭曲扩张,轻度增厚。乳头上方表皮变薄,真皮上部有轻度至中度炎细胞浸润。

(2)脓疱型银屑病:临床较少见。分为掌跖脓疱型银屑病与泛发性脓疱型银屑病。

①掌跖脓疱型银屑病:为掌跖的红色斑片上出现针头、粟粒大脓疱。有时在肘膝伸侧、胫前出现寻常银屑病皮疹(鳞屑性红斑)。

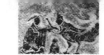

②泛发性脓疱型银屑病:临床较少见。常因寻常型银屑病患者内用皮质类固醇或外用强效皮质类固醇后突然减量或停药,或外用强刺激性药物,或内用砷剂、内服蟾皮后引起。常伴高热、关节肿痛、全身不适等。皮损为密集、针头至粟粒大小、浅在性无菌性小脓疱,表面覆有鳞屑。脓疱可逐渐融合成大片脓湖,破溃后局部糜烂、渗液、结黄痂。甲受累变形。指、趾甲肥厚浑浊,常有沟状舌、地图舌。病情反复发作,好转时可出现典型的银屑病皮损。组织病理基本与寻常银屑病相同。棘层上部出现 Kogoj 海绵状脓疱,疱内主要为中性粒细胞。真皮层主要为淋巴细胞和组织细胞浸润。实验室检查显示,多数白细胞增高,血沉增快,可有低蛋白血症和血钙降低。

(3)关节病型银屑病

①关节炎症状多发生于寻常型银屑病之后,或与脓疱型、红皮病型银屑病并发。偶有关节炎症状出现于寻常型银屑病之前者。

②可同时侵犯大、小关节,但以手、腕及足等小关节受累多见。

③关节炎症状一般与皮肤症状同时减轻或加重,临床表现类似类风湿性关节炎,为远端指(趾)间关节肿胀、疼痛,久病则出现关节畸形、僵硬,严重者多个大、小关节及脊柱受累,发生骶髂关节炎和强直性脊柱炎。

④慢性病程。

⑤实验室检查显示类风湿因子呈阴性,可有血沉增快。X 线检查显示受累关节边缘轻度肥厚,无普遍脱钙;亦有呈类风湿性关节炎改变者。

(4)红皮病型银屑病:是一种较少见的严重银屑病。

①常因在银屑病急性进行期应用刺激性较强的或不适当的药物而引起;亦有因长期大量内服或外用皮质类固醇突然停药或减量过快所致;脓疱型银屑病在脓疱消退过程中可出现红皮病改变;少数由寻常型银屑病发展而来;极少数患者(儿童多见)初次发病即为此型。

②多见于成人。

③临床表现基本与剥脱性皮炎相同。

④寻常型银屑病特征性皮损常常消失,红皮病控制后可出现寻常型银屑病皮疹。

⑤病程长,易复发,常数月或数年不愈。

⑥组织病理具有寻常型银屑病的病理特点,其他变化类似慢性皮炎。

2. 辨证

(1)风热血燥:皮损鲜红,皮疹不断出现,红斑增多,刮去鳞屑可见发亮薄膜,点状出血,有同形反应。伴心烦口渴,大便干,尿黄。舌质红,舌苔黄或腻,脉弦滑或数。

(2)血虚风燥:皮损色淡,部分消退,鳞屑较多。伴口干,便干。舌质淡红,苔薄白,脉细缓。

(3)瘀滞肌肤:皮损肥厚浸润,颜色暗红,经久不退。舌质紫暗或见瘀斑、瘀点,脉涩或细缓。

二、针灸治疗及选穴原则

1. 治疗原则

一般以祛风止痒治标,养血润燥、活血化瘀、清热凉血治本为基本治疗原则。

2. 选穴原则

选穴可根据肺主皮毛,肺与大肠相表里,督脉主一身之阳,阳明经多气多血等理论进行选穴。选穴原则如下。

(1)局部选穴:对于局限性皮损,可在局部选择阿是穴和经穴,以疏导局部经络,调和局部气血。

(2)辨证选穴:针对具体的辨证结果进行选穴配穴,如风热血燥,多选风池、合谷、大椎、陶道、曲池、血海等清热凉血祛风;血虚风燥,可选足三里、三阴交、血海、膈俞、太溪、风池、合谷等养血和血,祛风润燥;瘀滞肌肤,可选合谷、太冲、三阴交、内关、血海、膈俞等行气活血化瘀。

(3)根据皮肤神经节段性支配选穴:可根据皮损的具体部位,按这一特点选取督脉穴或夹脊穴。详细内容参见《皮肤瘙痒症》一节。

三、推荐针灸处方

● 推荐处方 1

【治法】 清热凉血,活血润燥。

【主穴】 大椎、肺俞、曲池、合谷、血海、三阴交。

【配穴】 头面部,加风池、迎香;下肢部,加足三里、丰隆。

【操作】 大椎、肺俞点刺出血并拔火罐 15～20 分钟。余穴常规操作。

● 推荐处方 2

【治法】 清热凉血,活血润燥。

【主穴】 阿是穴、大椎、曲池、合谷、血海、三阴交。

【配穴】 肝经湿热,加太冲、行间、侠溪;血虚风燥,加足三里、膈俞、风池;皮损在颈部,加列缺、委中;皮损在腘肘弯处,加委中、郄门、劳宫;皮损在腘窝者,加委中、殷门、昆仑;瘙痒难眠者,加神门、照海。

【操作】 阿是穴可用皮肤针轻轻叩刺,加拔火罐;或在皮损中心区刺入 1～3 针,在周围向皮损中心区沿皮围刺 3～10 针。大椎点刺出血并拔火罐 10～15 分钟,余穴常规操作。

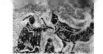

●推荐处方 3

【治法】　活血化瘀，泻热润燥。

【主穴】　大椎、陶道、肝俞、脾俞。

【配穴】　T$_{5\sim6}$夹脊、L$_{1\sim2}$夹脊。

【操作】　主穴均用三棱针点刺出血，拔罐 10～15 分钟。夹脊穴向脊柱方向斜刺 1.5 寸，行捻转泻法。

四、针灸疗效及影响因素

本病是皮肤科最难治的疾病之一，目前认为银屑病是一种多基因控制的遗传疾病，但感染、环境因素等外因也是很重要的诱发因素。由于病因不明，治疗上也仅是对症处理，无法根治，慢性者可持续十余年或数十年，甚至终生迁延不愈。临床上分为 4 种类型，即寻常型、脓疱型、关节病型和红皮病型。不管何种类型，目前均以药物、窄谱中波紫外线照射等方法为主，针灸只能起到缓解部分症状（如瘙痒等）或协同的辅助治疗作用。

1. 病性与分期、分型

一般而言，寻常型最多见，多急性发病，针灸疗效优于其他 3 型。寻常型分为 3 期，针灸的疗效为消退期＞进行期＞静止期。由精神因素引起者疗效最好。局限性针灸疗效优于泛发性；皮肤无破损，只有丘疹、炎性红晕者比皮肤有破损者疗效好。一般小儿银屑病多由链球菌感染诱发，发病前常有急性扁桃体炎或上呼吸道感染，控制感染后皮损可望痊愈，针刺对急性扁桃体炎和上呼吸道感染有很好作用，因此，治疗本类银屑病也可取得良好疗效。

2. 病程

尽管有研究认为病程与疗效无关，但一般认为病程短、急性发病者，针灸疗效要优于慢性病程。

3. 患者的宜忌

据资料统计，受潮在银屑病的诱发因素中占首位，为 32.9％，如有的人长期睡在潮湿阴暗的地方而发病，有的人洗澡或汗出后受风而发病。北方人比南方人患银屑病的多，与寒冷、日照时间短均有关系。所以，银屑病患者要多晒太阳，补充维生素 A 和维生素 D，可促进钙的吸收，有助于增强体质。暴露于日光有利于皮损改善，因此患者适当进行日晒可提高针灸疗效，但应避免皮肤晒伤，因晒伤后会使皮损加剧。

据全国银屑病患者调查统计，饮食不节诱发本病者占 7％（其中饮酒占 3.7％，食辛辣食物占 3.3％）。西方银屑病发病率高，除了与其遗传因素有关外，高蛋白、高脂肪饮食这一原因恐怕也不容易忽视。中医认为，此病与血热、血燥有关。而烟酒、辛辣之品皆可伤阴耗血，加重其

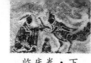

风热燥盛之象。所以,对银屑病患者比较明确的要求就是戒烟酒,避免辛辣、刺激性及具有"发性"的食物类等,适当地补充营养,保证营养充足,合理安排饮食。其实各种皮肤病患者均应注意饮食问题,所谓"发物"一般是指摄食后能引起旧疾复发、新病加重的食物。中医将其归属为"忌口"的不相宜食物之类,食用性温的羊肉、虾、黄牛肉等就会使热更甚,皮疹更红、更痒、更扩大。经实验室研究证明,银屑患者的皮疹中含有高于正常人 20 倍的花生四烯酸,这一化学物质经代谢后转变成白三烯,是皮疹中重要的致炎物质。红色肉类(如牛、羊、鹿肉)含有丰富的花生四烯酸,成为重要的食物来源。因此,银屑病患者应忌食红色肉类,以免致炎物质的产生原料增多,使银屑病的皮损加重。这些对于提高针灸疗效也具有重要意义。

一项研究通过因子分析来观察影响银屑病复发各种因素的公因子[37]。对 161 例初次复发的银屑病患者,调查了可能影响银屑病复发的 13 项因素,对 13 项影响因素进行了初始因子分析和方差最大旋转。结果为 13 项影响因素间存在 7 个主要公因子,其中在第 1 公因子上载荷较大的有吸烟指数和饮酒;第 2 公因子上载荷较大的有高温、化学污染、粉尘和噪声;第 3 公因子上载荷较大的有环境潮湿;第 4 公因子上载荷较大的有初次复发年龄和慢性呼吸道炎症;第 5 公因子上载荷较大的有洗澡间隔天数;第 6 公因子上载荷较大的有家族患病史;第 7 公因子上载荷较大的有患者精神状况。研究结论表明,银屑病的复发主要与不良的生活嗜好、不良的工作和生活环境、机体的免疫功能下降、不良的卫生习惯、家族遗传史和精神状况有较大关系。因此,患者治疗期间和平素注意这些影响因子的戒除,对于提高针灸疗效和减少复发具有重要意义。

4. 刺灸法

中医认为,血热是银屑病发病的重要原因,因此,非刺络拔罐不足以清泄热毒。在治疗中,除注意局部和整体选穴之外,可适当应用三棱针点刺出血或刺络拔罐法。

5. 关于影响本病疗效的有关研究

一项研究导致重症顽固性银屑病疗效不佳的相关因素的实验[38]。采用回顾性前瞻研究方法,对 40 例重症顽固性银屑病患者初诊时填调查表,然后治疗并追踪随访 1 年,先将研究重点运用单因素非条件 Logistic 回归分析方法进行研究,再将有意义的变量进行多因素非条件 Logistic 回归分析。结果发现,40 例患者有 13 例疗效不佳,单因素非条件 Logistic 回归分析显示,心理因素中的焦虑、恐惧、负性生活事件刺激,生物物理因素中的感染、劳累、外伤,治疗因素中的系统用过糖皮质激素与重症顽固性银屑病患者疗效不佳有关,而性别、年龄、病程、家族史与疗效无关。进一步将有意义的变量进行多因素非条件 Logistic 回归分析发现,焦虑、劳累、负性生活事件刺激、患感染性疾病、系统用过糖皮质激素是导致顽固性银屑病患者疗效不佳的重要因素。

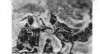

一项研究观察阿维 A 联合窄谱中波紫外线(NB－UVB)照射治疗寻常型银屑病的临床疗效及影响因素[39]。单独采用 NB－UVB 照射或联合口服阿维 A 治疗银屑病 70 例,并以银屑病面积和严重指数(PASI)评价疗效,分析性别、皮肤类型、临床亚型及分期对疗效的影响。结果窄谱中波紫外线照射治疗银屑病有效,联合口服阿维 A 后疗效可显著提高,缩短疗程。疗效相关因素分析表明,进行期优于静止期($P<0.05$),点滴型优于斑块型($P<0.05$),Ⅲ型皮肤优于Ⅳ型皮肤($P<0.05$),但男性略优于女性($P>0.05$),其疗效可能与寻常型银屑病亚型、分期及患者皮肤类型有关。这些研究结论对于今后观察影响针灸疗效的因素有一定的借鉴意义。

五、针灸治疗的环节和机制

银屑病的发生机理并不十分清楚,目前一般认为本病是在遗传相关基因缺陷基础上,加上一些环境因素如感染、外伤或精神神经因素而发病,可能与链球菌感染及精神创伤、免疫功能失调等密切相关。

本病通常是逐渐发病,其典型经过是缓解和复发的慢性病程(或偶尔有急性加重),只是复发的频率和持续的时间不同。银屑病损害的诱发因素包括局部外伤(产生 Koebner 现象,即在损伤部位发生损害)。偶尔在刺激(Koebner 现象的变异)、严重晒伤、病毒血症、药物过敏反应、局部和全身用药(如氯喹抗疟治疗,锂制剂,β 阻滞剂,α 干扰素)、停用全身皮质类固醇激素以及某些患者(特别是儿童)可在急性 A 组 β-溶血性链球菌上呼吸道感染后发生银屑病性发疹。因此,针灸治疗本病的环节和机制也不十分清楚,可能与以下几个方面有关。

1. 止痒作用

针灸通过局部的刺激减弱或拮抗了痒感的神经冲动传入脊髓的传递过程;针灸通过局部刺激减轻了局部激肽的产生,减弱或抑制了相关的蛋白酶活动,减轻了痒感。针灸可能还影响了脊髓及脑的高级感觉区,减弱或拮抗痒感的产生,这同镇静类药物安定精神可减轻痒感一样,针灸通过调神安神作用以减轻痒感,这实质上是人体对痒感刺激阈值的提高。

2. 调节免疫功能

针灸调节免疫功能已被大量的实验所证实,用免疫抑制剂环孢菌素治疗银屑病有效,提示其病因可能与免疫有关。有研究提示本病患者淋巴细胞转化率、E-玫瑰花结形成率降低,血清 IgA 明显增高,IgG、IgM 可能下降。有报道银屑病患者存在多种免疫异常,如细胞免疫功能降低,表现为对旧结核菌素(OT)、二硝基氯苯(DNCB)皮试,对皮内注射链球菌核酸酶(SD-SK)等均减弱,体液免疫紊乱,血清 IgA/IgE 升高,IgM 降低。血清中可能存在抗 IgG 抗体。在角层尚可见有抗角质层自身抗体。在鳞屑提取液或循环的淋巴细胞上也发现有抗 IgG 抗

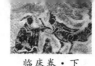

体,总之,银屑病的发生与免疫异常有一定的关系。甚至有专家认为,感染导致本病发病或加重,主要与这些细菌产生的超抗原有关。因此,针灸从整体上调节免疫功能可能是减轻本病症状的机理之一。

3. 调理精神

本病发病和加重常与精神因素有关。近年来,皮肤科医师已经意识到,精神心理应激事件可引发银屑病和使银屑病病情加重,主要表现为精神紧张、心情不畅、情绪抑郁、丧偶或家庭不和、工作不顺利、经济困难等。总之,银屑病的发生或加剧与精神因素有关,主要是通过神经肽等物质变化来表达,通过一系列的免疫变化来显示的。经统计,精神因素诱发本病或成人发病者中所占比例尤为突出,约15.7%左右,而儿童仅占4%。针灸通过调理神经功能而达到协调精神状态,解除精神抑郁、紧张等,这也是针灸缓解本病症状的机理之一。

4. 调节血管的机能状态

皮损中真皮乳头层血管增生、扩张及血流增加是本病的重要基础。国外有学者研究发现,正常人皮肤的毛细血管襻具有动脉毛细血管襻的结构,而银屑病患者皮损中主要为静脉毛细血管襻,经过治疗静脉毛细血管襻又转化为动脉毛细血管襻。因此,通过针灸的局部刺激可能对局部毛细血管的机能起到良性调节作用,促进皮损的修复。

5. 对细胞动力学的影响

银屑病基本病变为表皮生成加速,其表皮细胞的核分裂大大增加,生发层细胞复制周期为37.5小时,而正常表皮生发层细胞复制周期为152小时。此外,正常表皮从基底层移行到皮肤表面的更换时间为28天,而本病患者表皮更换时间仅为2~5天,由于表皮更换时间大大缩短,所以不能完成正常的细胞成熟及角化,而形成角化不全。因此,针灸也可能通过局部刺激对局部细胞动力学进行良性调节。

六、预 后

银屑病典型的皮损境界清晰,不同程度的瘙痒,卵圆形、环形红斑丘疹或斑块,其上覆以较厚的银白色云母片状或稍呈乳白色的细小鳞屑。有时丘疹可扩展和融合产生环状或回状大的斑块,损害愈后不留瘢痕,毛发生长常不受影响。约30%~50%患者指甲受累,其临床表现很像真菌感染,有甲点彩斑、点状凹陷、甲碎损、甲变色或远侧甲缘分离(甲剥离)以及甲增厚伴有甲板下积屑。

银屑病的严重程度不等,从1~2块损害到广泛性皮损伴有致残的关节炎或皮肤剥脱。病因不清,但增厚的鳞屑可能是由于表皮细胞增殖所致,这种难看皮损一般不会影响健康,但当发展成为银屑病性关节炎、红皮病性银屑病或脓疱性银屑病时则会影响健康。

本病治疗方法虽多,但一般只能暂时缓解,很难防止复发,部分患者常可持续十余年到数十年,甚至终生迁延不愈。针灸治疗也只能缓解症状。预后取决于开始侵犯的广度和严重度,通常开始发病年龄越早,病情越严重。急性发作常可治愈,但持续缓解的少见。本病虽无根治办法,但大多数患者可以完全得到控制。

对于一些皮损较局限的患者应首选最简单的局部治疗方法。仅在严重皮肤或关节受累时才考虑全身性用药,因为全身使用皮质类固醇激素有副作用。应注意避免物理性、化学性物质和药物的刺激,防止外伤和滥用药物。外用药物使用时,须从温和无刺激药物开始,浓度由低到高,避免长期大面积外用强效皮质类固醇激素。寻常型患者应勤洗澡,水温不宜太高,切忌搓擦、搔抓。

另外,近年来应用抗肿瘤药物治疗本病,因为银屑病有表皮细胞增生和免疫性炎症的现象,抗肿瘤药物有抑制细胞增生的作用,免疫抑制剂有抑制免疫性炎症的作用,因此,治疗本病有一定疗效。但是,抗肿瘤药物对机体正常组织细胞也有抑制和损害作用;免疫抑制剂对正常的免疫功能有抑制作用,使抗感染的免疫力降低,久用有可能抑制清除癌细胞的免疫功能,从而发生恶性肿瘤。人体中骨髓、胃肠道黏膜、毛发组织的代谢较快,易受药物的影响,表现为白细胞和血小板减少,口腔黏膜发生溃疡,继而发生胃肠道的溃疡、腹痛、恶心、呕吐、肝功能异常、脱发等。经有关研究证明,抗肿瘤药治疗银屑病,使后期病情加重的危险性增加了 3.57 倍,因此,寻常型银屑病一般不用抗肿瘤药物或免疫抑制剂,除非严重的斑块型或有红皮病倾向的寻常型银屑病。治疗中如果服用抗肿瘤药和免疫抑制剂等,应每周复查血象及定期检查肝肾功能。

七、临床研究动态

一项样本量为 71 例的 RCT[40]。试验组($n = 46$):经络三联法。对照组($n = 25$):邦力迪银片。根据 Fredriksson T 等 1978 年在 Dermatologica 上提出的银屑病皮损面积严重程度指数(PASI),得出 PASI 值作为临床疗效量化指标,即各部位皮损面积的百分数,组间比较有显著差异($P < 0.01$)。

一项样本量为 80 例的 RCT[41]。试验组($n = 40$):针刺背俞穴和皮损局部贴棉灸。对照组($n = 40$):口服复方青黛胶囊和外搽白软膏,根据 PASI 评分判定疗效及计算疗效指数,两组均能有效改善患者皮损的红斑、鳞屑、浸润、瘙痒症状,降低 PASI 评分和皮肤病生活质量指数(DLQI)评分,但组间比较差异无统计学意义。治疗组未出现"同形反应",3 个月后随访治疗组的疗效指数高于对照组,DLQI 评分改善优于对照组,针刺背俞穴结合局部贴棉灸治疗进行期寻常型银屑病远期疗效优于口服复方青黛胶囊和外搽白软膏。

一项样本量为 200 例的 CCT[42]。治疗组($n = 108$):针刺结合外用 β-胡萝卜素。对照组

($n=92$):针刺治疗。检测两组患者治疗前后皮损面积严重程度指数评分及部分皮损处涂抹β-胡萝卜素的组织病理变化的比较来评价治疗结果。结果:治疗组 PASI 评分下降明显优于对照组,差异有统计学意义($P<0.05$),治疗组疗效优于对照组;治疗组皮损处涂抹β-胡萝卜素后银屑病样改变恢复程度明显优于对照组皮损处只针刺后的改变。

第十节　白癜风

白癜风(vitiligo)是一种后天性色素脱失性皮肤黏膜疾病,病因不明,一般认为可能与遗传、神经精神、免疫及内分泌代谢有关,是这些因素使自身黑色素细胞破坏,从而导致皮肤色素局限性脱失。

本病中医称"白驳风",以皮肤变白、形状不一、并不痒痛为特征的皮肤病。中医理论认为,本病由气血失和、脉络瘀阻所致。情志内伤,肝气郁结,气机不畅,复感风邪,搏于肌肤;素体肝肾虚弱,或亡精失血,外邪侵入,郁于肌肤;跌打损伤,络脉瘀阻,毛窍闭阻,肌肤失养等,产生白斑。

一、辨病与辨证

1. 辨病

(1)本病可发生于任何年龄,身体任何部位,男女均可发病。损害为颜色大小不一、形态不定的色素脱失性白斑。

(2)根据临床表现可分为寻常型与节段型,寻常型又可分为局限、散发、泛发、肢端 4 个亚型。根据病情活动与否可分为进展期与稳定期。

(3)进展期白斑边界模糊不清,白斑向正常皮肤移行;稳定期境界清楚,边缘绕以色素沉着带或中央出现点状、岛屿状色素沉着斑。

(4)进展期患者在正常皮肤上受损伤部位也可出现白斑,即同形反应。

(5)一般无自觉症状。伴痒感时,常提示病情进展。

(6)病程较长,反复迁延,逐渐扩大、增多。有时可自行好转或消退。部分患者有明显季节性加重,一般春末夏初病情发展迅速。

(7)部分患者可伴发甲状腺疾患、恶性贫血、糖尿病、斑秃等自身免疫性疾病。

2. 辨证

(1)气滞血瘀:皮肤白斑,或有气郁不舒及心烦不安。舌淡或有瘀斑,苔薄白,脉缓。

(2)肝肾阴虚:皮肤白斑,伴倦怠乏力,腰膝酸软,或五心烦热。舌质红,苔少,脉沉细。

二、针灸治疗及选穴原则

1. 治疗原则

本病以理气活血、滋补肝肾为总的治疗原则。

2. 选穴原则

在选穴上以局部选穴为主,可根据患者证候进行辨证选穴。如气滞血瘀,可选肝俞、膈俞、血海、太冲、合谷、内关等;肝肾阴虚,可选肝俞、肾俞、三阴交、太溪等。

三、推荐针灸处方

●推荐处方1

【治法】　活血通络。

【主穴】　阿是穴。

【配穴】　风邪袭表,加风池、风门、大椎、曲池、太溪、阴陵泉;湿热壅盛,加合谷、足三里、天枢、丰隆、地机;寒凝肌表,加关元、命门、外关、阳陵泉;肝郁气滞,加期门、膻中、太冲、肺俞;肝肾不足,加肝俞、肾俞、脾俞、三阴交;瘀血阻络,加血海、膈俞、膻中。

【操作】　阿是穴围刺用泻法,或梅花针叩刺加拔火罐,寒凝肌表用隔物灸。余穴常规操作。

●推荐处方2

【治法】　养血活血,补益肝肾。

【主穴】　阿是穴、曲池、风池、血海、三阴交。

【配穴】　血虚,加足三里、膈俞、太溪;血瘀,加膈俞、膻中。

【操作】　阿是穴进行围刺,用泻法,或用梅花针叩刺加拔罐。余穴常规操作。

四、针灸疗效及影响因素

白癜风的直接发病原因是患部黑色素细胞减少或消失,一般认为导致黑色素细胞破坏的机制与遗传、神经因子、免疫、黑色素细胞、角朊细胞的功能异常和微量元素异常等有关。因此,目前没有一种特效的治疗药物,均以探索性的综合方法治疗,但疗效也非常有限,病程迁延,往往终身不愈,尚无法根治。针灸可作为综合疗法中的一种,以局部刺激为主,应用刺络拔罐、灸法、皮损局部围刺、皮肤针叩刺等促进局部色素的沉着和黑色素细胞再生。

从临床和文献报道情况看,目前白癜风的治疗非常困难,各种治疗方法均难以治愈,而且病情常反复加重,针灸也只能起到缓解病情的作用。

1. 遗传因素

白癜风的发生与遗传因素有关,其阳性家族史的发生率为 18.75％～38％。一般而言,有阳性家族史的患者,其黑色素细胞因遗传关系更容易受到破坏而使病情倾向于发展,因此,针灸疗效较差。

2. 皮损类型

白癜风皮损的类型一般可分为节段型和寻常型。白癜风以非节段型为主,节段型发生率占白癜风总数的 5％～27.9％,是非节段型白癜风(寻常型)的 1/3 左右。据统计,成人白癜风患者中约有 5％为节段型,而儿童患者节段型者超过 20％。节段型发病较早,病情相对顽固,通常于发病后 2 年内,在受累区域快速发展,之后趋于静止,白斑常保持终身不变,少数情况下可于皮损静止后又有发展。本型的最大特点是沿着受累皮肤的神经支配节段发展,因此,它的发展趋势较易预测。而非节段型可影响全身任何部位,没有特定的发展趋势,所以不好预测。一般而言,节段型的针灸疗效要优于非节段型;局限性白癜风针灸疗效优于散发性和泛发性;不完全性白斑针灸疗效优于完全性白斑;稳定期疗效优于进展期;同形反应阳性、黏膜受损者针灸疗效较差。

3. 年龄和病程

临床研究发现,病情相对稳定,无明显进展的患者,其年龄相对要小些,这可能是儿童白癜风大多属于节段型的缘故。国外有调查发现,80.7％的节段型患者于 30 岁之前发病,其中41.3％的患者小于 10 岁,平均发病年龄是 15.6 岁。因此,少年、青年患者针灸疗效好于中老年。这可能与疾病类型和青少年色素代谢相对旺盛,气血津液充盈,经脉、络脉通畅有关。另外,患病时间短者,针灸治疗效果优于病程长者。

4. 刺灸法

白癜风的针灸治疗要以局部刺激为主,应综合应用刺络拔罐、灸法或皮损局部围刺等促进局部色素的沉着和再生。这些局部治疗的刺灸法对于针灸疗效的发挥具有重要意义。

五、针灸治疗的环节和机制

针灸治疗本病的环节和机制可概括为以下几个方面。

1. 局部作用

皮肤的颜色由 4 种色素所致,即黑色素、β-胡萝卜素、氧合血红蛋白和还原血红蛋白,其中以形成棕黑色的黑色素为主,因此,β-胡萝卜素的黄色、氧合血红蛋白的红色和还原血红蛋白的蓝色一般显示不出来。黑色素细胞在表皮基底中,具有制造和分泌黑色素的作用,其胞体

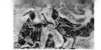

有许多树枝状突向四周伸出,插在基层上的角朊细胞间,角朊细胞吞噬充满黑色素颗粒的树枝状突的顶端,这样黑色素颗粒就进入表皮的角朊细胞。一个黑色素细胞周围约有20～36个角朊细胞,构成表皮黑色素单位。白癜风与局部皮肤黑色素细胞功能障碍和角朊细胞功能异常有密切关系,角朊细胞能产生多种维持黑色素细胞生长、存活的细胞因子。因此,针刺对局部皮肤可产生刺激,尤其是通过刺络拔罐可使局部皮肤和皮下产生瘀血,从而使局部的色素沉着,通过反复的刺激可能对局部黑色素细胞和角朊细胞的功能具有调节作用,促进其分泌黑色素,打破原来的病理状态,促进色素的沉着和再生。

2. 神经调节

有大量的证据提示白癜风可能与神经因素密切相关。临床发现,白癜风皮损可在精神紧张时发生或扩大,节段型白癜风的皮损沿神经呈节段性分布,白癜风患者常伴发自主神经功能紊乱和白斑部皮肤出汗的异常现象。实验研究也证实,去甲基肾上腺素、肾上腺素、乙酰胆碱、褪黑激素等在体外能使两栖类和鱼类的黑色素细胞变白。因此,黑色素细胞产生黑色素能力减退,可能是由于其周围神经化学物质增加,使酪氨酸酶活性减低的结果。研究发现,白斑皮肤神经末梢有退行性变化和胆碱酯酶活性降低;但也有研究认为,皮损处皮肤胆碱能活性增加而肾上腺素能活性不足。另外,交感神经兴奋性增高,可能导致退黑激素等介质的释放增加,使黑色素合成减少。早期白癜风皮损 Merkel 细胞消失也支持神经因素的作用。针灸对神经功能的调节作用是其优势,因此,针灸可通过神经调节机制对白癜风发挥治疗作用。

3. 免疫调节

研究发现,白癜风患者常发生其他自身免疫病,如甲状腺功能亢进、甲状腺炎、糖尿病、恶性贫血、Addison 病、斑秃、晕痣、溃疡性结肠炎、系统性红斑狼疮、硬皮病等,但有学者经统计分析认为均与甲状腺疾病有关。白癜风患者存在着细胞免疫及体液免疫异常,不同实验证实白癜风皮损中 $CD3^+$,$CD4^+$,$CD8^+$ T 细胞显著增加,外周血辅助性 T(Th)细胞减少,抑制性 T(Ts)细胞增加。患者血清中可测到多种自身抗体。国外有研究报告显示,在 50% 以上患者血中可测到一种以上自身抗体,如抗甲状腺抗体、抗胃壁细胞抗体及抗核抗体等。更具有直接证据意义的是,患者血清中可测到特异性抗黑色素细胞抗体,阳性率达 50%～93%,且其滴度与病情相关,其作用为通过补体激活抗体依赖的细胞毒反应(ADCC)。这些研究结果都提示白癜风与人体免疫的相关性。针灸可通过调节免疫功能对白癜风发挥治疗作用。

六、预　后

目前尚无特效的治疗方法,早期治疗,疗程至少要 3 个月。本病病程迁延,往往终身不愈。针灸对缓解症状有一定疗效。总体而言,其自然病程通常表现为缓慢性和进行性,但对个体而言,病程常无法预测。据大多数临床资料显示,病程最短者为数周,最长者可达70余年。在疾病进程中,可因曝晒、精神创伤、急性疾病或手术等严重的应激状态而迅速扩散。在极个别情况下,白癜风快速进展,在数天或数周内形成广泛脱色,称为暴发性白癜风。疾病的发展可以是原有皮损的扩大融合,也可出现新的皮损。有些资料表明,白癜风患者有70%左右处于疾病的进展期,也就是说多数患者病情处于活动期。另一方面,白癜风也可缓慢进展或间歇性发展,或可长期稳定不变,还有一部分先在患部出现一些色素沉着的斑点,以后这些斑点逐渐增多和扩大,从而缓慢恢复至正常肤色。但是完全自愈恢复正常者较少,亦有不少愈后复发者。

一般而言,非节段型白癜风倾向于终身发展,故其预后较节段型更差。国外有学者研究了白癜风的始发部位与疾病发展的关系,并借此对疾病的预后进行预测。其结果显示:以手为始发部位的患者,皮损易发展至面部;以后背、手或足为始发部位者,白癜风易发展到其他部位;始发部位为面、上肢或下肢者,白癜风不易进展;皮损单纯出现在面部的进展率最低。

观察白癜风的同形反应对预测病情变化、预后有重要意义。当患者有明确家族史,病程长或有同形反应,伴有黏膜损害,病情容易转入活动期。同形反应阳性者多为泛发型白癜风,预后较差。是否有同形反应,可以作为推测白癜风患者是否存在自身免疫异常的临床参考指标。

本病一般夏季发展较快,而冬季常减慢发展或停止蔓延。此外,感情创伤、日晒、化妆品过敏、其他疾病以及妊娠等均可能使本病加重。

七、临床研究动态

一项样本量为116例的CCT[43]。试验组($n=58$):神灯照射下用特制的电梅花针叩刺患处,并配合穴位埋线治疗。对照组($n=58$):外搽中药。参照中国中西医结合皮肤性病学会色素性皮肤学组于1993年第一届全国学术研讨会及1994年组委会讨论并通过的白癜风疗效标准,两组间差异有显著性($P<0.05$)。治疗组近期疗效及远期疗效均明显优于外搽中药组。

第十一节 急性淋巴管炎

急性淋巴管炎是致病菌从损伤破裂的皮肤或黏膜侵入,或从其他感染性病灶(如口咽炎症、足部真菌感染、各种皮肤及皮下化脓性感染等)经组织的淋巴间隙进入淋巴管内,引起淋巴管及其周围的急性炎症,称为急性淋巴管炎。主要由溶血性链球菌所致,其主要病理变化为淋巴管壁和周围组织充血、水肿、增厚,淋巴管腔内充满细菌、凝固的淋巴液及脱落的内皮细胞。本病多见于四肢,往往有一条或数条红色线向近心端延伸,沿行程有压痛,所属淋巴结可肿大、疼痛。严重者常伴有发热、头痛、全身不适、食欲不振及白细胞计数增多。

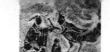

中医称本病为"红丝疔",认为多因手足皮肤损伤,感染邪热火毒,走注经络,呈红丝显露,迅速上攻手膊或小腿的疾病。邪毒重者可内攻脏腑,发生"走黄"。

一、辨　病

（1）红丝显露先从手、前臂或足、小腿部开始,可延伸至肘、腋或膝、股缝处,同时有髎核肿胀疼痛。病变深者,皮肤微红或不见红丝,但可触及条索状肿胀和压痛。

（2）一般有恶寒、发热、头痛、脉数等症状。

（3）四肢远端有化脓性病灶或创伤史。

（4）血白细胞总数及中性粒细胞增高。

二、针灸治疗及选穴原则

1. 治疗原则

本病以清热解毒、凉血活血为基本治疗原则。

2. 选穴原则

选穴主要以局部阿是穴为主,正如《外科正宗》云:"用针于红丝尽处挑断出血"。《外科准绳》也说:"凡疔疮必有红丝路,急用针于红丝所至之处出血"。可选督脉大椎、肺经少商、膀胱经委中进行刺血泄热毒,亦可根据红丝疔所布位置进行循经配穴。

三、推荐针灸处方

●推荐处方 1

【治法】　清热泄毒。

【穴位】　局部阿是穴。

【操作】　在红丝疔的尽头处选阿是穴,用三棱针挑刺出血,每日 2 次。为加强出血量可加拔罐。或用三棱针沿红丝疔分布线或起始点进行点刺出血。

●推荐处方 2

【治法】　清热解毒,凉血活血。

【主穴】　阿是穴、灵台、大椎。

【配穴】　内关、合谷、内庭。

【操作】　先刺灵台、大椎,点刺出血;配穴用常规泻法;最后沿着红丝线两端各刺一针,针尖相对,再横刺。

四、针灸疗效及影响因素

对于四肢浅表部位的红丝疗,应用沿线三棱针点刺,用火罐拔出管内的毒性液体,可立即见效,消除红丝,通过针刺可完全治愈。因此,针刺具有见效快、疗效好的特点,可作为首选方法。

1. 病性

红丝疗即西医的急性淋巴管炎,可分为浅表淋巴管炎和深部淋巴管炎。浅表性淋巴管炎病位浅在,可表现为一条或多条红线,局部有压痛和硬结;深部淋巴管炎不出现红线,但患者出现肿胀和压痛。浅表性淋巴管炎针灸疗效要优于深部的淋巴管炎,全身症状轻或无全身症状者疗效优于全身症状严重者,这就是中医所说的病邪在经者疗效好。

2. 刺法

针灸治疗本病的局部沿红丝疗刺法,如对刺、横刺、点刺出血和挑刺法等,都是针灸治疗本病的重要方法,直接决定着疗效。《疮疡经验全书》对红丝疗的机理归纳为"毒灌经络",因此,"去宛陈莝",非刺络出血法而不能泻经之毒灌。

五、针灸治疗的环节和机制

急性淋巴管炎是一条或多条淋巴管发炎,常由溶血性链球菌感染引起。淋巴管是遍布全身运送淋巴液从组织到淋巴结的管道。链球菌常从上臂和腿部的擦伤、伤口或感染(典型的如蜂窝织炎)处进入淋巴管。在受累的上肢或下肢皮下出现发红、不规则发热、触痛的线条,这些红线常径直从感染部位走向一组淋巴结,淋巴结可发生肿大和触痛。

针灸治疗本病主要是通过局部的点刺出血,放出局部淋巴管腔内细菌、凝固的淋巴液和脱落的细胞,达到祛浊泻火解毒的作用,这是针灸治疗本病最主要和最直接的环节和机制。另外,针灸也可通过整体的免疫调节,对细菌感染起到一定的抑制作用。

六、预　后

红丝疗预后较好,一般经10~14天即可痊愈。病情轻者针灸可治愈,病情重者结合抗生素亦能很快治愈。如急性淋巴管炎继续扩散到局部淋巴结,或化脓性病灶经淋巴管蔓延到所属区域的淋巴结,就可引起急性淋巴结炎。如上肢、乳腺、胸壁、背部和脐以上腹壁的感染引起腋部淋巴结炎;下肢、脐以下腹壁、会阴和臀部的感染,可以发生腹股沟部淋巴结炎;头、面、口腔、颈部和肩部感染,引起颌下及颈部的淋巴结炎。患者有全身不适、畏寒、发热、头痛、乏力和食欲不振等症状者,宜静卧,并减少患部活动。忌挤脓,以免疗毒走散入血。少食辛辣及发物。

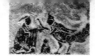

七、临床研究动态

一项研究针刺放血拔罐配合中药内服治疗红丝疗 203 例的病例系列观察研究[44]。治疗措施:针刺放血拔罐,中药内服。经上法处置后,一般红丝疗可在第 2 天消褪。本文病例治愈最短时间 3 天,最长时间 6 天,平均 4～5 天治愈,所有病例均获疗效。

一项研究针刺治疗红丝疗 18 例的病例系列观察研究[45]。取穴:主穴取局部阿是穴(红肿部位边缘)、合谷、太冲;配穴:高热者加十二井穴、大椎,局部红肿热痛且红丝明显者加用砭镰法。操作:用长 40mm 毫针,红肿部位边缘用围刺法,即与红肿皮肤表面呈 15°角刺入,沿皮向中心平刺 15mm,行捻转泻法;双侧合谷、太冲直刺 20mm,行捻转泻法;十二井穴用三棱针点刺出血,出血量约 3～5mL;大椎向上斜刺 20mm,行提插捻转泻法。针刺以局部出现明显的酸麻胀痛感为度,每 10 分钟行针 1 次,留针 30 分钟,每日治疗 1 次。治疗效果:局部红肿消退、结痂,皮肤温度正常,脓性分泌物消失,无压痛,体温恢复正常,淋巴结恢复正常大小,血常规正常,为治愈。针刺 2 次治愈者 5 例,3 次者 9 例,4 次者 3 例,5 次者 1 例。治愈率为 100.0%。

第十二节　褥　疮

褥疮(又名压迫性溃疡)是由于营养血供与机体组织发生血流障碍的末期结果,为骨骼隆突与硬面之间长期压迫软组织时,渐渐产生局部性区域内的细胞坏死。褥疮是多种因素相互作用的结果,可分为外源性、原发性、内源性及继发性等类型。外源性因素产生于软组织之上的机械应力,包括压迫、剪切力及摩擦力;内源性因素决定于软组织衰竭的敏感性,包括营养不良、贫血、失禁及感染等。在这些病理因素中,多数人支持褥疮的主要因素是长期压迫不活动。

中医学认为,本病多因久病卧床,气血运行失畅,肌肤失养,每因摩擦皮破,染毒而成,多发于尾骶、背脊、肘踝等容易受压部位,以皮肤破溃、疮口经久不愈为特征。

一、辨　病

(1)好发于尾骶、背脊、肘踝等骨突易受压迫及摩擦部位。

(2)初起皮肤上出现褐色红斑,微肿,继而紫暗水肿,坏死溃烂。

(3)继发染毒时组织坏死迅速,脓水淋漓,相应部位并发臖核疼痛。

(4)多见于昏迷、瘫痪、骨折、大面积烧伤等久病卧床的患者。

附 1:褥疮分期标准(Black 1994)

根据褥疮局部皮肤组织损伤深度不同作为分期标准。

Ⅰ期:受压局部出现固定性红斑。

Ⅱ期:受压局部出现部分厚度皮肤缺损。

Ⅲ期:受压局部出现全厚皮肤缺损,并涉及皮下脂肪组织。

Ⅳ期:受压局部出现全厚皮肤缺损,并涉及肌肉、筋膜、肌腱、关节囊或骨骼受损。

附 2.褥疮分级标准(美国国家褥疮顾问小组制订)

1 级:皮肤完整出现指压不会变白的红印。

2 级:表皮或真皮受损,但尚未穿透真皮层。

3 级:表皮或真皮全部受损,穿入皮下组织,但尚未穿透筋膜及肌肉层。

4 级:全皮层损害,涉及肌肉、骨头。

另外,根据伤口的颜色将褥疮愈合发展的过程分为 4 种。

①红色伤口:伤口基底部为健康的红色肉芽组织,清洁或正在愈合的伤口属于此类。

②黄色伤口:伤口基底部为脱落细胞和死亡细菌,一般黄色伤口又指感染伤口。

③黑色伤口:伤口有黑色的坏死组织和黑痂,如糖尿病足干性坏疽、深度褥疮表面的坏死痂皮。

④粉色伤口:有新生的上皮组织覆盖。

二、针灸治疗及选穴原则

1.治疗原则

本病的治疗原则为益气养血,调营和血。

2.选穴原则

选穴上主要以局部阿是穴、经穴为主。根据脾胃为后天之本,脾主肌肉,心主血脉等理论,可选择足阳明、足太阴、手厥阴经经穴。

三、推荐针灸处方

● 推荐处方

【治法】 益气养血,调营和血。

【穴位】 阿是穴、内关、足三里、三阴交、公孙、阳陵泉。

【操作】 阿是穴用平补平泻和艾灸法;公孙、内关、足三里、三阴交行捻转补法,针后加灸。创面四周围刺,针数以褥疮大小而定,围刺针应距创面缘 2cm,局部创面用隔姜灸或隔附子饼灸,每次 5～7 壮,每日 1～2 次。

四、针灸疗效及影响因素

影响疗效的主要因素为病情。如果褥疮面较小,而且轻浅,针灸疗效好,针灸对 1 期及 1、2 级褥疮疗效好,可达治愈。如果疮面大,深达骨质,针灸疗效差,应以外科治疗为主,如手术修刮引流,清除坏死组织等,针灸只能作为辅助治疗方法。

五、针灸治疗的环节和机制

褥疮发生的机理主要是局部软组织持续受压,血流动力学改变,导致受压组织持续缺血、缺氧,无氧代谢产物堆积和对细胞的毒作用,致使细胞变性、坏死,皮肤弹性降低或消失、变色,形成水泡或表皮脱落,引起局部组织变性坏死。因此,褥疮发生的根本原因是局部受压,血流不畅,不能营养肌肤,导致局部缺血坏死。针灸治疗本病主要是通过局部的针刺和艾灸,促进局部的微血管运动,增加灌流量,改善微循环,促进褥疮疮面的肌肤新生和修复。

六、预　后

褥疮是由多种因素造成的,正确评估、积极预防是临床上预防褥疮的主要方法。皮肤褥疮在康复治疗、护理中是一个普遍性的问题。据有关文献报道,每年约有 6 万人死于褥疮合并症。流行病学分析皮肤褥疮一般分为 3 类,即青年人神经病学患者、高龄患者和住院患者,尤其是长期卧床及昏迷、瘫痪的患者,受压、缺乏脂肪组织保护、无肌肉包裹或肌层较薄的骨隆突处最易发生褥疮。褥疮重在预防,需加强护理。一般只要注意翻身就能有效地预防,大多数经过适当治疗,2～4 周可愈合,预后良好,无持久性的病理改变。经过治疗,若疮面腐烂组织逐渐脱落,出现鲜红色肉芽,创周皮肤生长较快者,褥疮可望愈合。若腐烂蔓延不止,溃疡面日渐扩大,周围肿势继续发展,溃疡面有灰绿色脓水腥臭稀薄,或如粉浆污水,并且伴体弱形瘦者,则褥疮迁延难愈,甚至出现脓毒走窜,内传脏腑之重症,预后较差。

因此,对已发生褥疮的患者,应局部治疗为主,辅以全身治疗的综合防治措施,达到促进创面愈合的目的。

七、临床研究动态

一项样本量为 115 例的 CCT[46]。观察组 45 例、常规治疗组 32 例及红外线照射组 38 例,观察组采用艾条回旋灸对局部疮面熏灸治疗;常规治疗组给予局部用维生素及 654-2 混合液治疗;红外线照射组局部疮面用红外线照射。均采用每日 2 次治疗,检测治疗前及治疗后 7 天、14 天和 21 天疮面面积及血液免疫指标 IgG、IgM、IgA 及 C3 的变化。结果:观察组治愈时

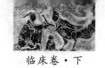
间缩短,免疫指标值增加,与常规治疗组和红外线照射组比较差异有显著性($P<0.05$)。

一项样本量为 54 例的 CCT[47]。火针组($n=27$ 例):火针。针刺组($n=27$ 例):毫针针刺,均针刺疮面及疮周阿是穴。观察两组疗效及不同分期患者所需治疗疗程。结果:火针组疗效满意率为 91.4%(53/58),针刺组为 75.9%(41/54),差异有统计学意义($P<0.05$)。两组褥疮Ⅲ期和Ⅳ期患者的疗程数较Ⅱ期患者显著增加(均 $P<0.05$),火针组Ⅲ期和Ⅳ期患者的疗程较针刺组明显缩短(均 $P<0.05$)。

第十三节　慢性下肢溃疡

慢性下肢溃疡是以下肢深、浅静脉及交通支血管的结构异常,静脉压力增高为小腿皮肤营养性改变和溃疡发生的病理基础,长期深静脉瓣膜功能不全或深静脉血栓形成后遗症造成的下肢深静脉血液回流不畅是溃疡形成的主要原因。长期站立、腹压过高和局部皮肤损伤是溃疡发生的诱发因素。

本病中医称"臁疮",认为多由久站或过度负重,而致小腿筋脉横解,青筋显露,瘀停脉络,久而化热,或小腿皮肤破损染毒,湿热下注而成,疮口经久不愈。

一、辨病与辨证

1. 辨病

(1)以小腿内臁(内侧)较为多见。

(2)局部初起常先痒后痛,色红,糜烂,迅速转为溃疡。溃疡大小不等,呈灰白或暗红色,表面或附有黄色脓苔,脓水秽臭难闻。病久溃疡边缘变厚高起,四周皮色暗黑,漫肿或伴有湿疹,收口后易反复发作。

(3)多见于下肢患有筋脉横解(静脉曲张)的患者。

2. 辨证

(1)气滞血瘀:局部皮肤出现褐色红斑,继而紫暗红肿,或有破损。苔、脉随原发疾病而异。

(2)蕴毒腐溃:褥疮溃烂,腐肉及脓水较多,或有恶臭,重者溃烂可深及筋骨,四周漫肿。伴有发热或低热,口苦且干,形神萎靡,不思饮食等。舌红,苔少,脉细数。

(3)气血两虚:疮面腐肉难脱,或腐肉虽脱,新肌色淡,愈合缓慢。伴有面色㿠白,神疲乏力,纳差食少等。舌质淡,苔少,脉沉细无力。

二、针灸治疗及选穴原则

1. 治疗原则

本病的基本治疗原则:初期以清热利湿,消肿止痛;后期以益气补血,温经散寒,祛腐生新。

2. 选穴原则

选穴上主要以局部选穴为主,可根据脾主肌肉、主运化水湿等理论选取脾经、胃经腧穴。

三、推荐针灸处方

初期

●推荐处方

【治法】　清热利湿,消肿止痛。

【主穴】　阿是穴 3～5 个。

【配穴】　阴陵泉、足三里。

【操作】　在红肿处选阿是穴 3～5 个,用毫针围刺,深约 1 寸左右,用泻法,并带电针,用疏密波,刺激 20～30 分钟。阴陵泉、足三里直刺 1.5 寸,用强刺激捻转泻法结合提插动作,使得气感较重。

后期

●推荐处方

【治法】　益气补血,温经散寒,祛腐生新。

【穴位】　疮口阿是穴。

【操作】　在疮口处用灸法,每次灸 3～5 壮,或用艾条灸 30 分钟。

四、针灸疗效及影响因素

1. 病情

溃疡面小者针灸疗效优于溃疡面大者;局部感染轻者针灸疗效好。如果并发糖尿病,局部感染严重,病情复杂者,针灸疗效较差。

2. 年龄

一般而言,年龄越大,微循环和血液循环越差,溃疡面的愈合就越慢,针灸的疗效要差于年轻人。

五、针灸治疗的环节和机制

(1)针灸治疗本病的主要作用在于改善局部的血液循环,促进溃疡面愈合。

(2)针灸整体上提高免疫功能也有助于本病的恢复。

六、预　后

针灸治疗臁疮有一定疗效,尤其对于久不收口者,针灸有良好的促进疮口愈合的作用,但疮口溃烂时应结合常规外科药物治疗。如果患者合并糖尿病时预后较差,尤其是局部感染严重者,可能会并发毒血症。

治疗期间应注意平卧时抬高下肢,以利于静脉回流。疮口愈合后应注意用弹力护套保护,避免局部损伤及蚊虫叮咬,引起复发。

七、临床研究动态

一项样本量为100例艾灸治疗慢性下肢溃疡的CCT研究[48]。治疗组($n=50$例):常规治疗配合艾条灸。对照组($n=50$例):常规治疗。疗效判定:溃疡愈合为治愈,溃疡面缩小为好转,溃疡疮面未见缩小或有扩大为无效。疗程在2个月以内者作为疗效评定对象。结果愈显率治疗组为96.0%,对照组为78.0%,两组比较差异有显著性意义($P<0.05$)。提示治疗组疗效优于对照组。

一项研究热敏灸结合刺营治疗臁疮30例的病例系列观察研究[49]。治疗方法:①清创:彻底清洁创面,清除腐烂坏死组织,再用生理盐水冲洗伤口,创面周围碘伏消毒擦拭2次。②刺营:患者取坐位,术者持1寸长毫针对准溃疡面直刺,在溃疡面上均匀点刺,虚证手法宜轻,以溃疡面微出血为度;实证手法可稍重,以血溢满溃疡面为宜。每日1次,7次为1个疗程,连续治疗3个疗程。③针刺疗法:取穴为委中、太冲、合谷、血海、阴陵泉、足三里、三阴交。实证用泻法,虚证用补法,留针30分钟,每10分钟行针1次,每日1次,7次为1个疗程,疗程间休息1天,连续治疗3个疗程。④热敏灸:配合艾条热敏化悬灸针刺侧三阴交。每次施灸不少于30分钟,每日1次,7次为1个疗程,连续治疗3个疗程。疗效判定:全身症状及局部疼痛消失,疮面愈合,脓液及分泌物不再出现者为治愈。治疗结果:经3个疗程治疗后,30例中,治愈18例,好转6例,未愈6例,总有效率为80%。

一项研究豹文刺法结合解毒化瘀丸治疗臁疮208例的病例系列观察研究[50]。治疗方法:将三棱针用碘酒、酒精棉球常规消毒;施术者手持三棱针沿溃疡边缘环刺1周,针距1～2mm,深度2～3mm,注意避开大血管和神经,让刺血点自行流血2～5分钟,每点流血1～2mL,待恶血流尽后,再清洁创面,敷以凡士林纱条,覆盖无菌纱布,外以弹力绷带包扎加压固定。5天1

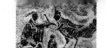

次,直至创面痊愈。同时内服解毒化瘀丸,1次7.5g,1天2次。4周为1个疗程,治疗2个疗程。治愈:溃疡面愈合,临床症状消失。好转:溃疡面缩小50%以上,局部分泌物减少。无效:治疗前后无改变。结果:治愈198例,好转10例,无效0例。

第十四节　鸡　眼

鸡眼(clavus)是长期摩擦和挤压引起的圆锥形角质增生性皮肤损害,常发生于足部(亦偶见于手部),其根陷肉里,顶起硬结,形似鸡眼的皮肤病。

中医学认为,本病由于足部或手部长期摩擦和挤压,导致局部气血运行不畅,肌肤失养而致。

一、辨　病

(1)好发于年轻人,多见于足跖前中部、小趾外侧或拇趾内侧缘,也见于趾背及足跟,偶见于手部,经过缓慢。

(2)鸡眼为嵌入皮内的圆锥形角质栓,一般如黄豆大小或更大,表面光滑与皮面平或稍隆起,境界清楚,呈淡黄色或深黄色,半透明。尖端呈楔状,嵌入真皮,外周有一圈透明的淡黄色环,状如鸡眼。

(3)由于尖端刺激乳头部的神经末梢,故行走、压迫时感疼痛。

二、针灸治疗及选穴原则

1.治疗原则

本病以祛瘀生新为基本治疗原则。

2.选穴原则

选穴以局部阿是穴为主。

三、推荐针灸处方

●推荐处方

【治法】　祛瘀生新。

【穴位】　阿是穴。

【操作】　局部消毒,取细火针直刺鸡眼中心深至根底。继将火针于鸡眼四周向根部作环状焠刺。

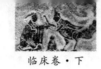

四、针灸疗效及影响因素

针灸治疗本病疗效较好,尤以火针治疗为佳。

1.病情

鸡眼面积小、根浅者疗效好;鸡眼四周无红肿压痛等感染者疗效好。

2.刺灸法

本病的治疗主要在局部应用火针,火针的操作直接关系着疗效。操作时将火针在酒精灯上烧红,对准鸡眼中心坚硬如钉处直刺入根部,至针下有空感或冒出少量白色分泌物立即出针。沿着鸡眼周边作焠刺,进针速度要适宜,不能过猛,太快不能焦化鸡眼角质和毛细血管,易引起出血和疼痛。火针在角质层不痛,只有空感后微痛。

五、针灸治疗的环节和机制

针灸治疗本病机理比较单纯,主要通过火针对鸡眼角质层的焦化和破坏,达到使鸡眼焦枯脱落而治愈本病。

六、预　后

本病治疗比较简单,预后好。一般火针治疗后 1～3 天,鸡眼开始焦枯,轻者治疗 1 次,1 周可愈;重者 1 周后再治疗 1 次,一般 2～3 周左右自然脱落而愈。平素应注意足部的保养,减少摩擦,避免穿紧鞋,鞋内宜柔软。

七、临床研究动态

一项样本量为 150 例的 CCT[51]。A 组($n=50$):针刺组。B 组($n=50$):药物贴敷组。C 组($n=50$):手术组。疗效标准:患者疼痛消失,增生角质栓脱落,局部外观与周围皮肤相同,皮纹连接无疤痕为痊愈。针刺组患者首次治愈率与药贴组、手术组有显著统计学差异。针刺组病灶首次治愈率与药敷组、手术组有显著性差异,症状明显减轻,5～7 天鸡眼色灰黑,绕针刺点丝状或条索状裂开,质软。10 天后增生角质栓脱落,28～30 天痊愈。

一项样本量为 150 例的 CCT[52]。治疗组($n=88$):用 75％的酒精局部严格消毒,右手持 1 寸长毫针,以鸡眼中心为针刺点,针尖对准鸡眼角化中心核向下快速直刺至鸡眼根底部,当针经历一种突破感时即停止进针。另取 4 根 1 寸长毫针从鸡眼的上下左右向基底部以 45°角刺至鸡眼的根尖部,共 5 针。对照组($n=62$):外用鸡眼膏。治疗组 88 例,全部治愈,治愈率为100％;对照组 62 例,治愈 50 例,好转 11 例,无效 1 例,治愈率为 80.6％。两组治愈率比较,$P<0.01$。

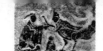

一项样本量为 600 个鸡眼数的 CCT[53]。针刺组($n=396$)：首先探明每个鸡眼的最痛点，以压痛最明显处进针最好，或针刺针对准鸡眼中心点垂直进针。根据鸡眼的大小决定使用针刺针的个数，直径 $<0.3cm$ 可采用单个针刺针，直径 $>0.3cm$ 的在已进针的针刺点周围再针刺 3～4 个针刺针，多发鸡眼每一个均按上述方法进行操作。鸡眼膏组($n=152$)：采用外用鸡眼膏，1 周为 1 个疗程。单发或多发按数量应用。手术疗法组($n=52$)：局麻生效后，楔形方法连根切除鸡眼，多发鸡眼每次 2～3 个分次切除。针刺治疗的 396 个鸡眼中，363 个自行脱落，脱落时间均在 2～3 周内，而且所有的针刺病例首次针刺后疼痛减轻或消失，超过 2～3 周未脱落的 33 例病例，立即行 2 次针刺疗法，均在 1 周内脱落。鸡眼膏治疗的 152 个鸡眼数中，1 周内鸡眼消退 131 个，其余在 2 周后消退，消退后复发 47 个，复发率为 30.9%。手术治疗的 52 个鸡眼中，均无复发，但并发感染 38 个，占总数的 73%，影响了愈合时间。

参考文献

[1] 李红.围刺飞针加电针治疗斑秃 128 例疗效观察[J].中国针灸,2003,23(11):659-660.

[2] 朱启玉,吴芳华.梅花针配合体针治疗斑秃疗效观察[J].上海针灸杂志,2008,27(1):27-28.

[3] 吴芳华,朱启玉.针药并用治疗重型斑秃疗效观察[J].上海针灸杂志,2009,28(6):334-335.

[4] 黄蜀,陈纯涛,张颜,等.火针治疗结节囊肿性痤疮的多中心临床疗效评价[J].国际中医中药杂志,2006,28(5):303-306.

[5] 宋守江.耳穴放血配合背俞穴拔罐治疗寻常性痤疮疗效观察[J].中国针灸,2007,27(8):626-628.

[6] 马晓俐,刘彭寿,何红宇,等.耳针配合消痤胶囊治疗痤疮 183 例临床观察[J].中国针灸,1998,18(11):683-684.

[7] 刘衍凤.针刺综合疗法治疗肺胃湿热型痤疮的理论及临床研究[D].济南:山东中医药大学,2010.

[8] 文娜,郝晋东,晋志高.面部刺络闪罐结合体针治疗聚合性痤疮的临床研究[J].北京中医药,2012,31(3):363-366.

[9] 陈华,傅杰英.温针治疗囊肿结节型痤疮临床研究[J].上海针灸杂志,2008,27(11):16-18.

[10] 黄碧玉,龚顺波,林丽莉,等.针刺对女性迟发性痤疮生活质量的影响[J].中国针灸,

2004,24(11):759-762.

[11] 黎波,柴华,杜元灏,等.针灸治疗痤疮临床随机对照试验疗效及安全性评价[J].中国针灸,2009,29(3):247-251.

[12] 陈琦,江丽,郑春茜.杨氏美容神针与液氮喷雾治疗面部雀斑疗效比较[J].中国麻风皮肤病杂志,2008,24(1):77-78.

[13] 张喜兰.火针治疗面部雀斑1200例疗效观察[J].中医杂志,1991,40(2):40.

[14] 陆菁.以毛刺为主治疗雀斑76例[J].上海针灸杂志,1996,15(3):329-330.

[15] 柯岩.耳针疗法加中药治疗黄褐斑的临床报告[C]//第九届东南亚地区医学美容学术大会论文汇编.福州:中国保健协会医学美容学会,2005:86-88.

[16] 张海山,高希言.针刺走罐刺络治疗黄褐斑疗效观察[J].中国针灸,2009,29(2):119-121.

[17] 刘婧.穴位埋线治疗黄褐斑96例[J].山西中医,2010,26(12):38-39.

[18] 朱玉.针刺配合梅花针叩刺治疗黄褐斑50例[J].陕西中医,2010,31(4):476-478.

[19] 张学丽,刘颖,杨丽鹃,等.常规针刺加飞腾八法治疗黄褐斑疗效观察[J].中国针灸,2009,29(6):455-458.

[20] 王光安,董升.穴位埋线配合推拿治疗黄褐斑100例[J].辽宁中医杂志,2012,39(1):145-146.

[21] 陈知行,赵小玮,孙莹.针刺疗法治疗荨麻疹[J].中国民间疗法,2002,10(5):15-16.

[22] 张颜,周建伟,黄蜀,等.针刺、拔罐结合刺络放血治疗慢性荨麻疹30例[J].中医外治杂志,2007,16(2):42-43.

[23] 陈丽仪,郭元琦.薄氏腹针治疗慢性荨麻疹近期疗效观察[J].中国针灸,2005,25(11):768-770.

[24] 黎波,石磊,杜元灏,等.针灸治疗慢性荨麻疹随机对照临床试验的系统评价[J].中医杂志,2009,50(5):432-436.

[25] 艾宙,张倩如,刘媛媛,等.温针灸治疗慢性瘾疹的疗效观察[J].针灸临床杂志,2006,22(12):47-48.

[26] 伦新,王照浩,赖新生.耳针对实验性瘙痒的疗效观察[J].江西中医药,2000,31(6):42.

[27] 王峰,刘毅,周迎春.中药配合针灸治疗老年性皮肤瘙痒症的临床研究[J].针灸临床杂志,2005,21(5):26-27.

[28] 钱来娣,景苏玉,翁健儿,等.穴位注射、针灸和中药薰洗联合治疗顽固性外阴瘙痒30例[J].中国中西医结合杂志,2004,24(4):371-372.

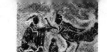

[29]　粟漩. 秩边透水道为主治疗外阴瘙痒的临床观察[J]. 上海针灸杂志,2005,24(8):21
　　　 -22.

[30]　杨芳,王义亮,郭强,等. 针灸治疗神经性皮炎的文献系统评价[J]. 针灸临床杂志,
　　　 2010,26(8):1-7.

[31]　王云娜,黎波,杜元灏,等. 针灸治疗神经性皮炎临床随机对照试验疗效及安全性评价
　　　 [J]. 辽宁中医杂志,2009,36(12):2160-2163.

[32]　张志萍,何辉,张泓. 刺络拔罐配合毫针刺治疗血虚风燥型神经性皮炎 23 例临床疗效
　　　 观察[J]. 临床医学工程,2011,18(5):732-734.

[33]　李继书,杨馨. 针刺拔罐加温和灸治疗局限性神经性皮炎疗效观察[J]. 实用医院临床
　　　 杂志,2007,4(2):94-95.

[34]　旷秋和. 隔蒜灸治疗神经性皮炎临床疗效观察[J]. 针灸临床杂志,2004,20(6):41
　　　 -42.

[35]　何立,邓慧霞,高秀岭. 毫针透刺配合叩刺拔罐治疗慢性湿疹 58 例[J]. 新中医,2009,41
　　　 (6):81.

[36]　徐蓉,高凡苿,李福伦,等. 针药结合治疗亚急性湿疹的随机对照研究[J]. 中国中西医
　　　 结合皮肤病学杂志,2011,10(3):165-167.

[37]　景学安,李洪亮,刘松常. 银屑病复发因素的因子分析[J]. 中国预防医学杂志,2004,5
　　　 (6):432-434.

[38]　何玉清,张锡宝,罗权,等. 重症顽固性银屑病疗效不佳的相关因素分析[J]. 中国麻风皮
　　　 肤病杂志,2005,21(10):774-776.

[39]　黄东辉,黎颖诗,黄艳,等. 阿维 A 联合窄谱中波紫外线照射治疗寻常型银屑病疗效观
　　　 察[J]. 岭南皮肤性病科杂志,2006,13(3):195-197.

[40]　田元生,庆慧,范军铭,等. 经络三联法治疗寻常型银屑病 46 例[J]. 中医研究,2004,17
　　　 (6):49-50.

[41]　介思,岳朝驰. 针刺背俞穴结合局部贴棉灸治疗进行期寻常型银屑病 39 例临床观察
　　　 [J]. 中医杂志,2011,52(8):670-673.

[42]　贾瑛,鲍建国,高瑞. 针刺结合外用 β-胡萝卜素治疗寻常型银屑病的临床观察[J]. 当
　　　 代医学,2010,16(34):1-3.

[43]　郑卫国. 神灯下电梅花针叩刺结合穴位埋线治疗白癜风 58 例[J]. 中国针灸,2005,25
　　　 (2):85-86.

[44]　戚魁邦. 针刺放血拔罐配合中药内服治疗红丝疔 203 例[J]. 中医外治杂志,2002,11

(4):34.

[45] 石剑峰.针刺治疗红丝疔18例[J].中国针灸,2008,28(7):549-550.

[46] 陆静波.艾灸局部治疗压疮Ⅲ期的疗效观察与护理[J].上海护理,2005,5(3):28-29.

[47] 阎翠兰,刘清军,杨鹏,等.火针治疗褥疮疗效观察[J].中国针灸,2010,30(10):819 -821.

[48] 杨来香,章建平.艾条灸治疗慢性下肢溃疡的疗效观察[J].蛇志,2009,21(2):114 -115.

[49] 袁敏芳,刘涛峰.热敏灸结合刺营治疗臁疮30例[J].浙江中医杂志,2011,46(9):654.

[50] 刘辉,张宏亮.豹文刺法结合解毒化瘀丸治疗臁疮208例[J].中医研究,2011,24(5):61 -62.

[51] 罗志勇,钟华,邹强,等.针刺治疗多发性鸡眼临床观察[J].实用中西医结合临床,2004, 4(1):36.

[52] 殷岳会,殷昭.针刺结合鸡眼膏外敷治疗鸡眼88例[J].上海中医药杂志,2003,37 (7):36.

[53] 孙秉赋,曹晓伟,孙玉倩.针刺治疗鸡眼与其他方法的比较[J].中国煤炭工业医学杂志, 2001,4(11):905.

针灸治疗妊娠、分娩和产褥期病症

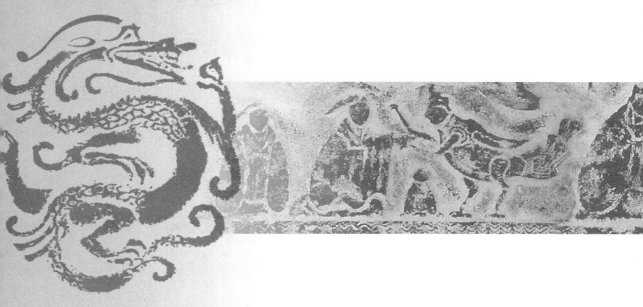

妊娠、分娩和产褥期(pregnancy,childbirth and the puerperium)是从怀孕到生产后相互联系的过程。妊娠即怀孕过程,是指受精卵在母体发育成为胎儿的过程。一旦精子和卵子结合,就孕育一个新的生命,从受孕到妊娠60天左右是器官发育期,妊娠头3个月(即0～12周)称妊娠早期;妊娠13～27周为中期妊娠;妊娠28周以后为晚期妊娠,整个妊娠周期为10个月。妊娠是生理现象,不是疾病,但其一系列适应性生理变化又明显不同于常人,在此期间也可出现由于妊娠所导致的不适症状和疾病,称为妊娠病。分娩是指胎儿脱离母体作为独自存在的生命个体的这段时期和过程,在分娩期可出现各种异常。产褥期是指产妇全身各器官除乳腺外,从胎盘娩出至恢复或接近正常未孕状态所需的时间,一般规定为6周(6～8周)。产褥期间母体各系统的变化很大,虽属生理范畴,但子宫内有较大的创面,乳腺分泌功能旺盛,容易发生感染和其他病理情况,在此期出现的各种异常现象和疾病称为产褥期疾病。

现代研究证实,针灸在妊娠、分娩和产褥期对部分异常情况和病症有较好的治疗作用。针灸纠正胎位的作用,主要是通过促进子宫与胎儿的活动实现的。艾灸至阴穴已被证明可以刺激肾上腺皮质激素的分泌与增强子宫活动,同时可令胎儿活动强度增加,心率也可以由此有所增加,这些因素均有利于胎儿位置的自动纠正。针刺可调节中枢神经系统和自主神经系统,拮抗或减弱妊娠呕吐反射,达到止呕的作用。针灸可提高机体的免疫和抗病能力,提高机体的耐受和应激能力,调节胃肠功能,增加胃肠消化能力,提高食欲等;针灸还可对中枢神经功能进行协调,改善精神过度紧张、焦急、忧虑等,这些作用有利于妊娠剧吐的减轻。针灸催产的环节和机制主要是调节宫缩,针刺治疗后可使宫缩加强,阵缩时间延长,阵缩间隔缩短,产程缩短。也有研究表明,针刺能使产妇血液中雌二醇升高、孕酮下降,提示针刺促进宫缩和增加收缩频率,是通过降低孕酮含量,提高子宫肌细胞兴奋性和提高子宫收缩波的传播速度而起作用的。针灸具有良好的催乳效果,其作用机制主要为通过对下丘脑-垂体轴功能的良性双向调节,使催产素、催乳素分泌增多,有利于乳汁的分泌。同时,针刺通过调节雌激素及孕激素的分泌,使之相应减少,以减少该激素所产生的抑制乳汁分泌的作用。实验研究表明,针刺对垂体分泌及生殖内分泌功能的影响,主要是通过针刺激活脑内多巴胺系统,调整脑-垂体的自身功能,使其适应机体的各种功能状态,从而实现催产、泌乳的效用。针刺信息可在中枢对痛觉信号的传递产生抑制效应,可促进镇痛物质的释放,从而产生镇痛作用。另外,针灸可促进子宫平滑肌收缩,不但有利于分娩,而且对产后出血和子宫的复原产生积极作用。

针灸病谱研究显示,针灸治疗妊娠、分娩和产褥期病症有 13 种,包括医疗性流产及并发症、胎位不正、妊娠恶阻(剧吐)、滞产或难产、胎盘滞留、产后耻骨联合分离症、过期妊娠、剖宫产术后诸症、子宫复旧不全、乳汁过少(缺乳)、产后出血、分娩痛、急性乳汁郁积症。本章主要论述针灸临床常见的 9 种病症。

第一节　胎位异常

胎位是指胎儿先露的指定部位与母体骨盆前、后、左、右的关系,正常胎位多为枕前位。胎位不正是指妊娠 30 周后经产前检查,发现臀位、横位、枕后位、颜面位等称为胎位不正。其中以臀位为常见。胎位不正如果不纠正,分娩时可造成难产。

中医理论认为,胎儿在母体内生长、发育及其运动全受母体气血支配,若孕期久站、负重劳作伤肾,致肾气不充,冲任不固,精血亏损,不能维系胞宫;或过食肥甘,或情志抑郁,致胎儿在宫内位置不能应时转为头位,则成异常胎位。

一、辨病与辨证

1. 辨病

(1)病史:可有骨盆形态异常、子宫畸形、子宫肌瘤等病史。

(2)临床表现:妊娠后期(30 周以后),胎先露及胎位异常(除枕前位为正常胎位外,其余均

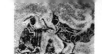

为异常胎位)。胎先露异常有臀先露、肩先露及复合先露等。胎头位置异常,如持续性枕横性及枕后位、面位、额位、高直位、前不均倾位等。

(3)产科检查:产前检查以四步触诊法为主,一般可查明胎产式或胎方位。临产分娩时除腹部体征外,常以肛查和阴道检查为主。本病产前检查十分重要。

(4)辅助检查:B超检查可以测出胎先露的类型、胎盘和脐带的位置、羊水量、头盆不称、胎头仰伸程度、胎儿畸形、子宫畸形、子宫肌瘤等,可协助诊断。

2.辨证

(1)气血虚弱:胎位不正,伴见面色萎黄或㿠白,倦怠无力,神疲肢软,纳少便溏,头晕心悸。舌质淡,苔薄白,脉细滑无力。

(2)肾阴亏损:胎位不正,腰酸坠胀,头晕耳鸣,五心烦热,口干咽燥。舌质红,少苔或无苔,脉细滑数。

(3)气机郁滞:胎位不正,胸胁胀痛,脘腹满闷,纳谷不香,嗳气频频,口苦心烦。舌质偏红,苔薄黄,脉细弦而滑。

二、针灸治疗及选穴原则

1.治疗原则

本病以调理胞宫气血、调整胎位为基本治疗原则。根据具体证型可辅助益肾暖胞、健脾化湿、疏肝解郁等。

2.选穴原则

在选穴上以足太阳经井穴至阴为主穴,至阴是足太阳经井穴,与足少阴经相连,具有疏通经络、调整阴阳、纠正胎位的功能。此外,可选三阴交,其为脾、肝、肾三经交会穴,可健脾、疏肝、益肾、化瘀滞、理胞宫,辅助转胎。

三、推荐针灸处方

●推荐处方1

【治法】 调整胎位。

【主穴】 至阴穴。

【配穴】 气血虚弱,加足三里、三阴交;肾阴亏损,加太溪、三阴交;气机郁滞,加太冲、内关。

【操作】 至阴用艾条灸,孕妇排空小便,解松腰带,坐于靠背椅上或半仰卧于床,用温和灸或雀啄灸法,每次灸15~20分钟,每天1~2次,3天后复查,至胎位转正为止。也可用艾炷灸,用黄豆大艾炷放置于双侧至阴穴,燃至局部有灼热感,即除去艾灰,每次灸 7～9 壮,每天 1 次,3 天后复查,至胎位转正为止。余穴常规操作。

●推荐处方 2

【治法】 益肾暖胞,调理气血。

【主穴】 至阴、太溪、三阴交。

【配穴】 肾虚寒凝,加气海、肾俞;脾虚湿滞,加阴陵泉、丰隆、足三里;肝气郁结,加大冲、期门。

【操作】 至阴操作同上。余穴常规操作。

●推荐处方 3

【治法】 益肾疏肝,调理胎位。

【主穴】 至阴、足三里、肾俞、行间、肝俞。

【配穴】 神疲懒言,心悸气短者,加百会、三阴交、内关。

【操作】 至阴操作同上。余穴常规操作。

四、针灸疗效及影响因素

1. 病因

因子宫畸形、骨盆狭窄、肿瘤或胎儿本身因素引起的胎位不正,或习惯性早产、妊娠毒血症,针灸疗效差,不宜采用针灸。

2. 类型

一般说来,横位较臀位自然转动幅度小,针灸疗程短,成功率高。胎位不正的成败与羊水量多少、腹壁松弛度、胎儿大小、脐带长短、先露是否入盆及孕周等因素密切相关。一般而言,初产妇的胎位不正针灸疗效要优于经产妇,这主要与腹壁松弛度有关。

3. 治疗的时机

针灸应注意治疗时机,妊娠 7～8 个月(30～32 妊娠周)是转胎最佳时机,此时孕妇羊水较多,胎头没有固定,有一定活动度,因此,此期针灸疗效最好。8 个月后,胎头固定,胎儿部分入盆,则会影响针灸疗效。过早矫正,胎儿活动度大,还有可能复发。复发率一般在 10.1%,如果再次艾灸,仍可有效。艾灸时孕妇感到胎动活跃者效果较好,一般灸后 1 小时胎动达高峰。产前 3 周内一般不宜针灸,以免出现羊水早破、脐带扭曲、胎盘剥离等意外。

4. 患者配合

在针灸治疗的同时,臀位者孕妇宜辅以膝胸卧式,甚至外倒转术,这样有助于胎儿位置的

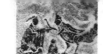

纠正，提高针灸疗效。

五、针灸治疗的环节和机制

艾灸至阴穴矫正胎位成功率较高，一般超过自然恢复率。针灸矫正胎位简便、安全，对孕妇、胎儿均无不良影响。针灸纠正胎位的作用，主要是通过促进子宫与胎儿的活动实现的。艾灸至阴穴已被证明可以刺激肾上腺皮质激素的分泌与增强子宫活动，同时有胎儿活动强度的增加，胎儿心率也可以由此有所增加。这些因素有利于胎儿位置的自动纠正。

六、预　后

横位应做选择性剖宫产。臀位分娩，初产妇多做剖宫产；经产妇，胎儿较小，骨盆够大者，可考虑阴道分娩。横位如未及时处理，会导致脐带脱垂，胎死宫内，甚至有子宫破裂的危险。臀位有破水后脐带脱垂可能，分娩过程中有后出头危险，会造成胎儿宫内窒息，甚至死亡。做好产前检查，预先诊断出胎位不正，及时治疗，如未转为头位，则可先做好分娩方式选择，提前住院待产，可以预防分娩时胎位不正及避免因胎位不正造成的严重后果。

七、临床研究动态

一项样本量为296例多中心随机对照临床研究[1]。试验组（$n=147$）：艾灸至阴穴。对照组（$n=149$）：膝胸卧位法。经B超确诊，施术后胎位转为头位且稳定直至分娩，施术后组间比较有显著差异（$P<0.01$）。

Coyle M E 等于2005年发表了一项名为"灸法转胎治疗胎位不正"的系统评价[2]。评价灸法对臀位胎儿外部头部倒转术的需求程度、分娩产出的方式、围生期发病率以及臀先露的发病率和死亡率。检索时间截止为2004年6月，共检索包括Cochrane、Medline、EMBASE等在内的6个数据库。检索结果纳入3项RCT，共597名孕妇，因干预方式及样本量的不同主要结局指标未采用Meta分析。一项RCT亚组分析显示灸法治疗组（260例）与空白对照组胎儿出生时头先露的比较 $RR=0.55$，95%CI（0.38，0.81），$P=0.0021$；灸法（235例）与外部头部倒转术比较 $RR=0.65$，95%CI（0.45，0.95），$P=0.0025$；灸法（63例）与其他措施比较 $RR=0.30$，95%CI（0.16，0.55），$P=0.00013$；灸法（260例）减少外部头部倒转术的需求 $RR=0.47$，95%CI（0.33，0.66），$P=0.00016$；而且对进行阴道分娩的孕妇，灸法减少产前、产中催产素（161例）的使用 $RR=0.28$，95%CI（0.13，0.60），$P=0.0012$。一项（80例）灸法与电针比较 $RR=1.33$，95%CI（0.58，3.09），$P=0.50$。一项灸法配合针刺与空白对照比较 $RR=0.73$，95%CI（0.57，0.94），$P=0.013$。结论：有限的证据支持灸法可以有效地改变臀先露的胎位。

一项样本量为68例的CCT[3]。比较艾灸法（$n=22$，艾灸双侧至阴穴15分钟，施温和灸法,隔 30 分钟产程无进展再灸 1 次)与静滴催产素($n=23$,给予 5％的葡萄糖注射液 500mL,加催产素 2.5 单位静脉滴注,自 4～8 滴/分钟开始,随时调节滴速至有效宫缩)及期待疗法组($n=23$,给予充分营养和休息,嘱产妇向胎腹的方向侧卧,或予地西泮等药镇静)对持续性枕横(后)位难产患者的疗效。显效:产程进展顺利,转为枕前位,经阴道顺娩;有效:产程进展缓慢,经阴道助产(胎吸、低位产钳术);无效:产程无进展,行剖宫产术或阴道助产。试产时限以第 1 产程≤24 小时,第 2 产程≤2 小时为限,第 3 产程未计。结果显示,艾灸组与静滴催产素组比较,顺利生产的临床总有效率的 RR＝1.05,95％CI(0.66,1.65),$P＝0.85$;艾灸组与期待疗法组比较,临床总有效率的 RR＝2.09,95％CI(1.04,4.19),$P＝0.04$。

一项样本量为 206 例(纳入患者的孕期为 28～34 周,全部为臀位)的 RCT[4]。比较灸法联合体位训练法($n=103$,患者取膝胸卧位,同时温和灸双侧至阴穴)与单纯体位训练法($n=103$,仅进行膝胸卧位训练,令孕妇排空小便,松开腰带,俯卧跪在床上,膝关节呈 90°角,胸部俯贴于床面上,以乳房着床面为度。双上肢、肘关节屈曲,置于胸前两侧的床面上,承担着身体的一定的重量。每日 2 次,每次 15～20 分钟,7 天为 1 个疗程)的疗效。1 个疗程后,两组比较,孕周分别为 28～30 周、30～32 周、32～34 周的患者成功率分别为 RR＝1.16,95％CI(1.00,1.34);RR＝1.16,95％CI(0.91,1.48);RR＝1.29,95％CI(0.69,2.39);P 值分别为 0.06,0.24,0.43。

一项样本量为 120 例的 RCT[5]。比较艾灸三阴交穴($n=60$,艾条悬灸患者双侧三阴交穴)与艾灸至阴穴($n=60$,艾条悬灸患者双侧至阴穴)的疗效。两组治疗均为每次 40 分钟,每日 1 次,4 次为 1 个疗程,最多治疗 2 个疗程。两组比较临床总有效率、治愈率的 RR＝1.02,95％ CI(0.94,1.10),$P＝0.65$;RR＝1.04,95％CI(0.91,1.18),$P＝0.57$。

第二节　妊娠剧吐

妊娠剧吐(hyperemesis gravidarum)是妊娠早期出现严重恶心呕吐,头晕厌食,食入即吐,甚则出现脱水、电解质紊乱、酸中毒,影响孕妇身体健康甚至威胁生命的疾病。其病因至今不明确。也有认为,妊娠呕吐可能与 HCG 水平升高有关,但临床表现的程度与血 HCG 水平有时不一定成正比。临床观察发现,精神过度紧张、焦急、忧虑及生活环境和经济状况较差的孕妇易发生妊娠剧吐,提示此病可能与精神、社会因素有关。有 50％的孕妇妊娠早期(5～12 周)出现食欲不佳,胃纳减少,择食,嗜酸,早晨轻度呕恶,不影响营养和工作,至妊娠 12 周后自行消失的妊娠反应,不能作本病论。

妊娠剧吐属于中医妇科学"妊娠恶阻"的范畴,又称为"妊娠呕吐"、"子病"、"阻病"。中医

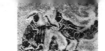

学认为妊娠与冲任二脉有关,而冲脉又隶于阳明,妊娠之后,经血藏而不泻,血海之血下聚冲任养胎,血分不足,气分有余,致气血不调,冲脉之气上逆犯胃,胃失和降,出现呕吐厌食,或食入即吐,发为本病。

一、辨病与辨证

1. 辨病

(1)早孕期出现剧烈恶心呕吐,甚至呕血或胆汁,不能进食,严重者可出现黄疸、尿闭、神志模糊、谵妄、昏迷。

(2)有不同程度的脱水、低血压及电解质紊乱,血二氧化碳结合力下降,尿酮体阳性。

(3)参考项目:呕吐严重时,尿酮体试验示阳性反应。

附:妊娠剧吐按照呕吐的严重程度可分为以下三类

(1)晨吐:每在清晨空腹时,出现恶心、流涎或轻度呕吐,但并不影响日常生活,多在妊娠12周前后自然消失。

(2)中度呕吐:恶心、呕吐加重,且不限于晨间,但经休息、药物对症治疗及饮食指导后,病情多可缓解。

(3)恶性呕吐:持续恶心、呕吐不能进食,导致失水、电解质紊乱及酸中毒,甚或肝肾功能异常等必须住院治疗。

2. 辨证

(1)肝胃不和:妊娠初期呕吐酸水或苦水,恶闻油腥,胸满胁痛,心烦口苦,嗳气叹息,头胀而晕。舌淡红,苔微黄,脉滑。

(2)脾胃虚弱:妊娠初起,呕吐不食,或吐清水,头晕体倦,脘痞腹胀。舌淡,苔白,脉缓滑。

(3)痰湿阻滞:妊娠早期,呕吐痰涎,口淡而腻,不思饮食,胸腹满闷。舌淡,苔白腻,脉滑。

(4)气阴两虚:妊娠剧吐,甚至吐苦黄水或兼血水,频频发作。持续日久,以致精神萎靡,嗜睡消瘦,双目无神,眼眶下陷,肌肤干瘪失泽,低热口干,尿少便艰。舌红少津,苔薄黄或光剥,脉细滑数无力。

二、针灸治疗及选穴原则

1. 治疗原则

本病的病位在冲任二脉及肝胃,病性多为实证或虚实相兼证。治疗以调气和中、疏肝和胃、降逆止呕为基本原则。注意稳定孕妇的情绪,补充营养,鼓励进食,以患者喜好并含有大量糖类及维生素、易消化的食物为宜。呕吐严重者则选择综合治疗。

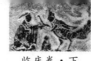

2. 选穴原则

在选穴上可根据脾胃为后天之本、主运化、受纳,肝主疏泄等理论选穴,再辨证配穴。具体选穴原则如下。

(1)循经选穴:根据"经脉所过,主治所及"的规律选穴。心包经始于胸中,过膈,联络三焦。三焦司全身气化功能,为气机升降出入的通道,故选内关可治各型恶阻。脾胃为后天之本,又主运化、受纳,因此,选公孙、阴陵泉、足三里健脾和胃降逆。因公孙通冲脉,选公孙既可健脾,又可调理冲脉,平冲降逆。

(2)选择相关的特定穴:选特定穴中八脉交会穴,如公孙配内关,治疗胃、心、胸疾,平冲降逆,和胃止呕;亦可选八会穴之气会膻中,理气宽中止呕等;选肝经太冲,疏肝理气止呕。

(3)辨证选穴:肝胃不和,选太冲、足三里;脾胃虚弱,选足三里、公孙;痰湿阻滞,选阴陵泉、丰隆;气阴两虚,选足三里、太溪。

3. 耳针

耳针选胃、肝、下脚端、脑、神门穴,每次取 2～3 穴,捻转强刺激,留针 20～30 分钟,每日或隔日 1 次。

三、推荐针灸处方

●推荐处方1

【治法】 健脾疏肝,和胃止呕。

【主穴】 内关、中脘、足三里、公孙。

【配穴】 脾胃虚弱,加脾俞、胃俞;肝胃不和,加太冲、冲阳。

【操作】 针刺手法宜轻缓。

●推荐处方2

【治法】 健脾和胃,降逆止呕。

【主穴】 内关、膻中、足三里、中脘、胃俞。

【配穴】 肝气犯胃,加太冲、公孙、脾俞;脾胃虚弱,加脾俞、胃俞;痰滞,加足三里、丰隆。

【操作】 针刺手法宜轻缓。

四、针灸疗效及影响因素

妊娠恶阻又称为妊娠剧吐,因恶心呕吐多出现在清晨空腹时,又称为"晨吐",西医没有可靠的治疗方法,而且此时用药对胎儿安全有一定的威胁,因此,它是针灸发挥优势的重要领域。通过独立应用针灸可明显减轻或完全缓解症状或临床治愈。针灸治疗主要针对妊娠恶阻以不

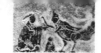

伴有水、电解质紊乱等代谢障碍者,出现代谢紊乱时则应进行输液治疗。

1. 病情

恶阻轻者如能及时针灸治疗,效果好;重者出现脱水、酸中毒、黄疸等,针灸疗效差,应考虑中西医结合治疗。

2. 患者自身因素

患者精神状况、饮食生活习惯与本病有很大的关系。治疗时需配合调整情志,告诫患者保持乐观愉快的情绪,避免精神刺激。宜进食清淡、易消化之品。鼓励进食,但应少吃多餐。食入即吐时,可予白粥水少量多次进食以养胃气。起居有常,劳逸适度,以防损伤脾胃。以上方法对影响针灸疗效有一定意义。

五、针灸治疗的环节和机制

1. 止吐作用

在呕吐活动中所有的活动都是反射性的,传入冲动由迷走神经和交感神经的感觉神经、舌咽神经及其他神经传至延髓内的呕吐中枢,由中枢发出冲动,沿迷走神经、交感神经、膈神经和脊神经等传至胃、小肠、膈和腹壁,产生呕吐。针刺可调节中枢神经系统和自主神经系统,拮抗或减弱呕吐反射,达到止呕的作用。

2. 整体调节

针灸可提高机体免疫和抗病能力,提高机体的耐受和应激能力,调节胃肠功能,增加胃肠消化能力,提高食欲等;针灸还可对中枢神经功能进行协调,改善精神过度紧张、焦急、忧虑等,这些作用都有利于妊娠剧吐的减轻。

六、预 后

妊娠恶阻是妊娠早期最常见的症状,如及时治疗,可以治愈。轻者预后良好,重症者不仅影响孕妇的健康,还可能妨碍胎儿的发育。若治不及时或反复发作,进而导致气阴两亏的严重证候,如身体消瘦、皮肤干燥、目眶下陷、低热脉数等症,甚则尿中可出现酮体。此时宜采取中西医结合治疗。若见体温升高,脉搏加快,尿少,甚或无尿,出现黄疸等现象者,则应考虑终止妊娠。

七、临床研究动态

一项样本量为 150 例的 RCT[6]。针灸组($n=50$):针刺中脘、内关、足三里、阴陵泉,得气后,艾条温和灸 10～15 分钟。中药组($n=50$):口服中药苏叶黄连汤加减。西药组($n=50$):口服鲁米那。呕吐症状组间有显著差异($P<0.05$),针灸组疗效最优。

一项样本量为 120 例的 RCT[7]。治疗组($n=60$ 例):新鲜姜汁调中药贴肚脐,依据辨证分型分别予香砂六君子汤加减、苏叶黄连汤加味,配合静脉输液治疗。对照组($n=60$ 例):香砂六君子汤加减,苏叶黄连汤加味,配合静脉输液。治疗两个疗程后,观察两组患者呕吐次数及尿酮体改善情况。结果:治疗组有效率占 98.3%,对照组有效率占 70.0%,两组治疗前后妊娠呕吐疗效对比,差别有统计学意义($P<0.01$)。

一项样本量为 90 例的 CCT[8]。针刺组($n=30$ 例):针刺治疗,取大杼、上巨虚、内关、公孙等。西药组($n=30$ 例):口服鲁米那 30mg,每日 3 次。中药组($n=30$ 例):依辨证分型,随证加减采用汤药治疗。各组均进行补充水、电解质基础治疗。观察各组患者临床疗效、酮体、二氧化碳结合力($CO_2 - CP$)及电解质紊乱情况。结果:治疗 7 天后,针刺组治疗总有效率为96.7%,优于西药组的 46.7%、中药组的 60.0%(均 $P<0.01$)。针刺组酮体情况较治疗前明显改善($P<0.05$),且优于西药组($P<0.05$);各组患者均随着病情的好转,CO_2-CP、电解质紊乱情况也有好转趋势。

一项样本量为 105 例的 CCT[9]。A 组($n=35$ 例):采用耳穴贴压疗法配合补液法治疗。选取皮质下,贲门,耳中,神门,交感,脾穴,胃穴。将备好的王不留行籽贴附在所选的耳穴上进行按压。5 日为 1 疗程,观察两个疗程。同时,根据患者具体情况进行补液治疗。B 组($n=35$例):单纯耳穴贴压。C 组($n=35$ 例):单纯补液。观察指标:患者治疗前后的临床症状改善情况,尿酮体转阴情况。结果:①A 组与 B 组、C 组的治愈率分别为 74.3%,43.8%,42.4%,A组与 B 组、C 两组比较具有显著差异($P<0.05$),B 与 C 组比较无显著差异($P>0.05$);3 组患者治疗后总有效率分别为 97.1%,87.5%,84.8%,均无显著差异($P>0.05$)。②3 组患者治疗后临床症状均明显改善,较治疗前具有显著差异($P<0.05$)。A 组疗效优于 B 组、C 组,具有显著差异($P<0.05$),B 与 C 两组比较无显著差异($P>0.05$)。③3 组患者治疗后尿酮体好转,A 组转阴率为 74.3%,而 B 与 C 两组转阴率分别为 43.8%,42.4%,A 组与 B 组、C 组比较具有显著差异($P<0.05$),B 与 C 两组比较无显著差异($P>0.05$)。④3 组患者治疗 1 个疗程后有效率比较,A 组与 B 组、C 组比较具有显著差异($P<0.05$),B 与 C 两组比较无显著差异($P>0.05$);治疗两个疗程后有效率比较 3 组均无显著差异($P>0.05$)。

第三节　分娩痛

分娩痛(labor pain)是指正式临产后,由于宫缩和宫颈扩张引致的产痛。临床表现为宫缩时患者感到腹痛,特别是耻骨上区疼痛显著,伴有腰痛、骶尾部疼痛。宫缩间歇期疼痛缓解,子

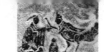

宫下段不应有压痛。

第一产程,疼痛主要由于子宫收缩和宫颈口扩张引起。疼痛的冲动由内脏的传入神经伴随着交感神经传入到脊神经 $T_{10\sim12}$ 和 L_1 神经。分娩时常诉腰背痛是因 $T_{10}\sim L_1$ 分出的后侧链支传到腰、背及骶部。第一产程末和第二产程痛,由于盆底及会阴的扩张以及先露部分继续下降,扩张子宫,两者相叠加所致。疼痛冲动经阴部神经进入 $S_{2\sim4}$ 脊神经轴突。膀胱、腹膜、尿道、直肠等盆腔内器官的压迫或牵引痛经骶神经结传递,压迫腰骶神经丛的神经根,即可表现为下腰痛或股部疼痛,而牵扯会阴的痛觉则由耻神经($S_{2\sim4}$)、股后侧皮神经($S_{2\sim3}$)、生殖股神经($L_{1\sim2}$)以及骶腹股沟神经(L_1)传导。

分娩痛属中医的"痛证"范畴。中医学认为,分娩时气滞血瘀胞宫,不通则痛,或气血虚弱,生产乏力,气虚血瘀,导致异常疼痛。

一、辨病与辨证

1. 辨病

(1)妇女在生产时产生的腹部、阴部、腰部、背部、腿部等的疼痛。

(2)第一产程初产妇大约持续 10～12 小时,经产妇约 6～8 小时,疼痛部位主要在下腹部、腰部,有时髋、骶部也会出现牵拉痛,当宫颈扩张到 7～8cm 时,疼痛最为剧烈。

(3)第二产程初产妇约需 30～40 分钟,经产妇为 20～30 分钟,产妇感觉背部、大腿、小腿疼痛及会阴部胀痛,产妇同时出现强烈而不自主地"排便感"。

(4)第三产程时,子宫容积缩小,宫内压力下降,会阴部牵拉感消失,疼痛也骤然减轻。

2. 辨证

(1)气滞血瘀:分娩时腹部、阴部、腰部、背部或腿部疼痛,小腹胀痛为著,兼见心胸满闷,心烦不安。舌质紫或有瘀斑,脉弦或涩。

(2)气血不足:平素患者体质虚弱,或产程过长,分娩损伤胞宫、胞脉,失血,分娩时腹部、阴部、腰部、背部或腿部疼痛,兼见头晕眼花,少气懒言,面色㿠白。舌淡,脉细弱或弦细。

二、针灸治疗及选穴原则

1. 治疗原则

分娩痛以行气导滞、通调气血、催产止痛为基本治疗原则。要积极引导,鼓励产妇,缓解产妇的紧张情绪。

2. 选穴原则

选穴上根据冲为血海,阳明经多气多血,足三阴经、足阳明经皆行于大腿内侧,环阴部过小

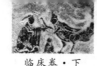

腹等理论选用有关穴位。合谷、足三里为手阳明经、足阳明经合穴,可通调气血,促进子宫规律收缩;内关为心包经络穴,可活血调血,化瘀行滞;三阴交疏通三阴,通利胞宫。因此,合谷、内关、足三里、三阴交穴为基本的选穴。另外,也可选督脉的人中、百会,调神导气止痛。

三、推荐针灸处方

●推荐处方1

【治法】 行气,导滞,止痛。

【主穴】 合谷、三阴交、足三里。

【配穴】 气海、曲骨、归来、天枢。

【操作】 合谷、三阴交强刺激手法,持续行针1～3分钟,使局部产生强烈的针感,必要时合谷、三阴交电针刺激。疼痛剧烈者,可在合谷、三阴交穴上持续行针直到疼痛缓解。

●推荐处方2

【治法】 理气,止痛,催产。

【主穴】 耳穴交感、子宫穴、内关、三阴交、太冲。

【配穴】 滞产,加合谷、独阴;气虚不足,加足三里、太溪;血瘀,加血海、合谷。

【操作】 内关、三阴交强刺激手法,持续行针1～3分钟,使局部产生强烈的针感,必要时电针刺激。交感、子宫穴行捻转平补平泻法,持续行针1～3分钟或用电针。余穴常规操作。疼痛剧烈者,可在三阴交、内关穴上持续行针直到疼痛缓解。

四、针灸疗效及影响因素

分娩痛是一种正常的现象,但对于部分患者严重的分娩痛不仅影响产妇的身心健康,还可激发体内的一系列反应,甚至影响母婴安全。对于轻、中度的分娩痛针灸有很好的疗效,但针灸镇痛也存在镇痛不全的问题,因此,针灸可作为主要的方法防治分娩痛,但必要时要应用镇痛药物辅助治疗。

1.分娩痛的性质

如果孕妇为顺产,分娩痛主要为宫缩所致,针灸疗效较好;如果由胎位不正所致或其他原因所致的难产、滞产,针刺疗效较差。宫缩乏力所致,针灸疗效好。分娩痛在第一产程最为显著,到第二产程只有憋坠胀感,并有排便、屏气用力的感觉和动作,此时宫口已开全,所以针灸在分娩镇痛用于第一产程最为适宜。

2.患者自身因素

患者存在个体针感差异,针刺前机体的机能状态在一定程度上影响着镇痛的效果,或出现镇痛不全的情况。因此,对针刺效果敏感者疗效好。另外,针刺前一定要积极引导,鼓励产妇解除紧张,提高针刺镇痛的效果。

五、针灸治疗的环节和机制

目前国内外分娩镇痛方法分为 3 大类,即精神疗法、针刺镇痛法、药物镇痛法。针刺对于分娩镇痛具有很多优点,对母体的心血管系统功能没有影响,在各方面对胎儿均无影响,能协调和加强宫缩,缩短产程,加速分娩。因此,可作为首选方法。针刺作用的环节及机制包括以下三个方面。

1. 对痛信号传导的抑制

针刺刺激了许多感受器、神经末梢和神经干,神经冲动沿外周神经传至脊髓,再传到大脑,在到达大脑皮层形成感觉的整个过程中,以及在中枢神经系统的许多水平中,与来自分娩的痛觉冲动,彼此以一定的方式相互作用,激活了某些镇痛机制,使之对痛觉信号的传递产生抑制效应,从而产生了镇痛作用。

2. 对中枢神经递质的影响

针刺促进了脑内 5-HT 的合成和利用,激发了 5-HT 神经元的活动,并通过下行(可能还有上行)途径抑制痛觉信号的传递,产生镇痛作用。针刺还可促使脑内乙酰胆碱合成和释放,提高了镇痛效应。近年来的研究还表明,针刺后可引起脑内阿片样物质的含量和代谢发生变化,这种变化与针刺镇痛效果呈平行关系,使机体的痛阈升高,并使大脑皮层产生保护性抑制及调整神经的功能,从而协调宫缩,缩短产程,加快分娩。

3. 镇静作用

针刺可调节自主神经系统的功能,对孕妇的紧张和烦躁情绪起到缓解作用,从而有利于分娩。

六、预　后

应用分娩镇痛不增加产程时间,减少器械助产以及剖宫产率,分娩镇痛处理得当者可取得理想的效果,处理不当时将会产生一系列严重后果。产痛作为一应激源可引起体内肾上腺素、儿茶酚胺分泌增加,使子宫胎盘血流量减少,胎儿缺氧;疼痛使产妇过度紧张,导致换气过度,致呼吸性碱中毒;疼痛使母体血红蛋白释氧量下降,影响胎盘供氧;疼痛使副交感神经反射致产妇大量出汗、恶心、呕吐,使产妇脱水、酸中毒,胎儿酸中毒;疼痛紧张、焦虑综合征使神经介质分泌增多,影响子宫有效收缩,使产程延长。因此,疼痛对产妇和胎儿均有很大影响,应积极处理分娩痛。

七、临床研究动态

一项样本量为 276 例的 RCT[10]。试验组（$n=138$）：西药＋电针。对照组（$n=138$）：西医治疗。对子宫收缩乏力的影响，以及对宫缩持续时间和间歇时间的影响组间有差异。

2006 年完成了一项名为"补充和替代疗法治疗分娩痛"的系统评价[11]。补充和替代疗法主要包括针灸疗法、听觉止痛法、穴位按压、芳香疗法、催眠疗法、按摩、放松疗法。该项评价共纳入 14 项 RCT，其中 3 项试验关于针灸疗法，纳入患者 496 人；2 项试验关于穴位按压，纳入患者 172 人。针灸减轻分娩痛的 $RR=0.70$，$95\%CI(0.49, 1.00)$。作者研究的结论：针灸疗法是一种有益的疗法，可能有助于减轻分娩过程中的疼痛，还需要以后大样本、高质量的试验来加以证明和验证。

一项评价针灸疗法对分娩镇痛疗效的系统评价[12]。共纳入 3 项 RCT 试验，方法学质量较高。有两项试验对照组为常规疗法，结果是针灸疗法可以减少镇痛药哌替啶的使用量和（或）硬膜外止痛量。另一项试验的对照组是安慰针灸疗法，结果显示，通过主观和客观疼痛指标测量，针灸疗法在减轻疼痛方面均有显著的优势。作者最后的结论：针灸作为常规止痛疗法的一种辅助疗法是有效的，但由于纳入临床文献数量太少，疗效还不确定，还需要以后进一步的研究来确定针灸在分娩止痛过程中的作用。

一项样本量为 75 例评价穴位按压法对分娩痛疗效的 RCT[13]。比较穴位按压法（$n=36$，双侧三阴交穴位按压）与安慰性穴位按压法（$n=39$，安慰疗法，双侧三阴交穴上仅轻轻接触法）的效果。以上操作在子宫口开大到 3cm 时开始治疗，随着子宫收缩时进行。疗效评估采用产痛的变化和产程时间，其中产痛采用 VAS 疼痛量表进行评分，分别在治疗前、治疗后即刻、30 分钟、60 分钟进行评分。结果为穴位按压组与安慰对照组比较，在干预后即刻（$P=0.012$）、干预后 30 分钟（$P=0.021$）、干预后 60 分钟（$P=0.012$）的 VAS 评分均有显著性差异，穴位按压组能明显缩短产程（从子宫口开到 3cm 直至分娩结束）。作者研究的最后结论：三阴交穴位按压疗法对减轻分娩疼痛和缩短产程是有效的。

一项样本量为 111 例的单盲 CCT[14]。分别比较了电针法（$n=38$，取右侧三阴交穴管针进针，接电针仪，2～100Hz，疏密波，留针 30 分钟）与安慰电针法（$n=37$，用 2 片医用胶布分置于针身的两侧，包住整个针身；使产妇有"针刺感"，但针尖不直接接触产妇皮肤；接通没有电流的电针仪）及空白对照（$n=36$，自然分娩）在缓解分娩痛中的疗效。疗效评价采用 WHO 疼痛分级标准和 VAS 疼痛量表。医者分别在针刺前、留针 15 分钟、留针 30 分钟、起针 1 小时、2 小时、3 小时、4 小时对孕妇的疼痛程度进行评分。电针组与空白组比较，疼痛程度 $WMD=-11.41$，$95\%CI(-14.82, -8.00)$，$P<0.00001$。

一项样本量为 120 例的评价电针法对产妇分娩镇痛疗效的 CCT[15]。比较电针法（$n=60$，选穴为双侧合谷、内关、三阴交、太冲穴，接 G - 6805 - 2A 电针仪进行穴位刺激，每 30 分钟更换 1 次治疗频率，直到分娩结束）与空白对照（$n=30$，不用任何药物及治疗方法）及催产素（$n=30$）的效果。疗效评价指标为疼痛强度、宫口开全的时间等。电针组与空白组比较，疼痛减轻程度 RR＝10.79，95％CI（3.58,32.53），$P<0.0001$；宫口开全时间 WMD＝ −1.95，95％CI（−3.10，−0.80），$P=0.0009$。

一项样本量为 181 例评价针刺促进第二产程效果的 CCT[16]。比较针刺法（$n=88$，针刺组于宫口开全后针刺双侧合谷穴，行针直至分娩结束）与空白对照（$n=93$，自然分娩，不做任何针对分娩痛的治疗）的疗效。疗效观察指标为第二产程的时间、疼痛程度及产后出血量。镇痛效果依据 WHO 疼痛程度分级标准。治疗后，两组产程时间比较（以＞1.1 小时的人数为计量单位）RR＝0.51，95％CI（0.26,0.97），$P=0.04$；产后出血量（以＞145mL 人数为计量单位）RR＝0.34，95％CI（0.13,0.85），$P=0.02$；疼痛分级为Ⅲ级人数 RR＝0.27，95％CI（0.14,0.55），$P=0.0003$。

一项样本量为 90 例评价针灸缓解分娩痛疗效的 RCT[17]。比较针刺法（$n=46$，穴位选京门、带脉、五枢、维道、列缺、合谷、三阴交、大肠俞、会阳、秩边、承扶、昆仑、太冲、足窍阴、太溪、中极、曲骨，常规针刺治疗）与西药止痛剂（$n=44$，常规止痛药物治疗）的效果。结果显示，与西药止痛剂比较，针刺治疗方法能明显减少硬膜外止痛药的使用量 RR＝0.52，95％CI（0.30,0.92）；针刺组产妇的放松程度明显优于对照组 WMD＝−0.93，95％CI（−1.66，−0.20）。在分娩过程中，尚未发现针灸的副作用。作者最后的结论：针灸疗法是一种优秀的补充和替代疗法，还需要以后大样本的研究来弄清楚针灸在分娩中的主要作用是止痛作用还是放松作用。

一项样本量为 290 例的 RCT[18]。评价针刺减少止痛措施使用的疗效。西药常规治疗组（92 例）：西医常规治疗措施根据产妇需要酌情选用止痛措施，包括第一产程腰背痛时进行无菌水针注射，间歇吸入 N_2O（笑气）减轻子宫的收缩疼痛，哌替啶用于减轻收缩疼痛和分娩时的不安和焦虑，硬膜外止痛用于长时间的子宫收缩疼痛。在此基础上，针刺组（$n=106$）根据症状选择穴位：第一产程持续疼痛取手三里、曲池，子宫收缩剧痛取合谷、三阴交，精神紧张取百会、神门、太冲，分娩早期腰背痛取肾俞、昆仑，分娩后期腰背痛取小肠俞、膀胱俞、次髎，恶心取内关、大陵，宫颈强直取太冲、阳陵泉，耻骨联合疼痛取关元，全身泛痛取足三里。西药常规治疗对照组（92 例）：纳入患者为初产妇，余同西药常规治疗组。分娩结束后，针刺组中未使用哌替啶，与其他两组比较 RR＝1.41，95％CI（1.19,1.67），$P<0.0001$；RR＝1.26，95％CI（1.08,1.46），$P=0.003$。针刺组未使用其他止痛措施，与其他两组比较 RR＝1.84，95％CI（1.11,3.04），$P=0.02$；RR＝1.64，95％CI（1.02,2.66），$P=0.04$。作者最后的结论：针灸疗法能够减少分娩过程中其他止痛药物的使用量，获得较高的患者满意度。

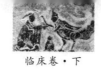

第四节　滞产 难产

难产(dystocia)又称异常分娩,指胎儿不能顺利娩出者。西医学认为,影响分娩的主要因素为产力、产道、胎儿及精神心理因素,这些因素在分娩过程中相互影响。任何 1 个或 1 个以上的因素发生异常以及 4 个因素间相互不能适应,均可使分娩进展受到阻碍,导致异常分娩。因此,难产常见于产力异常(主要是子宫收缩力异常)、产道异常(有骨产道异常及软产道异常,临床上以骨产道狭窄多见)、胎儿异常(胎位异常及胎儿相对过大)等原因。针灸治疗主要对产力异常中宫缩乏力有良好的调节作用,子宫收缩过强常导致严重的后果,如胎儿窒息、子宫破裂等,因此,本节主要讨论宫缩乏力引起的难产。子宫收缩乏力常由头盆不称或胎位异常、子宫局部因素、精神因素、内分泌失调及大量使用镇静剂、镇痛剂、麻醉药所致,临床可分为协调性宫缩乏力和不协调性宫缩乏力。宫缩乏力可导致多种产程曲线异常,如总产程超过 24 小时称为滞产(prolonged labor)。

中医学对难产的病因很早就有较为全面的认识,如《保产要旨》云:"难产之故有八,有因子横、子逆而难产者;有因胞水沥干而难产者;有因女子矮小,或年长遣嫁,交骨不开而难产者;有因体肥脂厚,平素逸而难产者;有因子壮大而难产者;有因气虚不运而难产者"。这些病因认识与现代医学的论述完全一致。总之,本病总因气血虚弱或气血瘀滞而致。气血虚弱者,患者素体虚弱,正气不足,或产时用力过早,耗气伤力;或胞水早破,浆血干枯,以致难产;气血瘀滞者,患者临产恐惧,过度紧张,或感受寒邪,以致气机不利,血运不畅;或妊娠期过度安逸,气血失于畅行,均可导致难产。

一、辨病与辨证

1. 辨病

当孕妇临产时胎儿不能正常顺利娩出,即可诊断为中医的难产。西医诊断难产还应进一步分清导致难产的原因,以下主要介绍产力异常中的宫缩乏力的诊断要点。

(1)协调性宫缩乏力:特点为子宫收缩具有正常的节律性、对称性和极性,但收缩力弱,宫腔内压<15mmHg,收缩持续时间短,间歇时间长且不规则,宫缩<2 次/10 分钟,当子宫收缩达高峰时,宫体隆起不明显,即腹部不隆起、不变硬。产科检查常见中骨盆与骨盆出口平面狭窄,胎先露部下降受阻,持续性枕横位或枕后位等。此种宫缩乏力对胎儿影响不大。

(2)不协调性宫缩乏力:常见于初产妇,特点为子宫收缩的极性倒置,子宫收缩波自下而上扩散,收缩波小而不规律,频率高,节律不协调,宫腔内压达 20mmHg,宫缩间歇期子宫壁也不

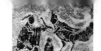

完全松弛；产妇自觉下腹部持续性腹痛、拒按，烦躁不安，呼痛不已，但宫底收缩力不强，属于无效宫缩。产科检查可见下腹有压痛，宫颈扩张早期缓慢或停滞，胎先露部下降缓慢或停滞，潜伏期延长。

2. 辨证

(1)气血虚弱：分娩时阵痛微弱，宫缩时间短，间歇时间长，产程进展缓慢，或下血量多而色淡。面色苍白，精神疲惫，气短懒言。舌质淡，苔薄白，脉大而虚或沉细而弱。

(2)气滞血瘀：分娩时腰腹疼痛剧烈，宫缩虽短，但间歇不匀，产程进展缓慢，或下血暗红、量少。面色紫暗，精神紧张，胸脘胀闷，时欲呕恶。舌质暗红，苔薄腻，脉弦大而至数不匀。

二、针灸治疗及选穴原则

1. 治疗原则

本病以调气和血为基本治疗原则。虚则补气养血，实则理气行滞。要注意解除产妇的思想顾虑，消除紧张情绪，鼓励产妇多进食，劳逸适度。保持充沛的精力，有利于分娩。

2. 选穴原则

在选穴上主要以与下腹及胞宫密切相关的经穴为主，再结合患者具体情况配穴。具体选穴原则如下。

(1)远端选穴：根据"经脉所过，主治所及"的规律从远端选穴。足三阴均入下腹部，故选足太阴经三阴交、足厥阴的太冲、足少阴之表里经足太阳之井穴至阴理气行血，消瘀导滞。

(2)经验选穴：本病治疗目的是催产，故临床催产效穴如独阴、肩井等穴具有催产作用。另外，阳明为多气多血之经，选合谷、足三里可调理气血而催产。

三、推荐针灸处方

●推荐处方1

【治法】　理气活血，行滞催产。

【主穴】　合谷、三阴交、至阴、独阴。

【配穴】　气血虚弱，加足三里、血海；气滞血瘀，加太冲、肩井、内关。

【操作】　先针合谷、三阴交，持续捻转1～3分钟，以局部产生强烈的针感，并嘱孕妇配合做深呼吸、收腹运动。再针至阴、独阴。余穴常规操作。必要时合谷、三阴交一直持续行针，或带电针。

●推荐处方2

【治法】　行气，活血，催产。

【主穴】 合谷、三阴交、巨阙、独阴、照海。

【配穴】 气血不足,加足三里、气海;心悸气短,加内关;寒凝血滞,加关元。

【操作】 先针合谷、三阴交,持续捻转1～3分钟,以局部产生强烈的针感,并嘱孕妇配合做深呼吸、收腹运动。再针其余穴位。巨阙针尖向下斜刺0.5寸,行捻转泻法,使针感向下腹部传导。余穴常规操作。必要时合谷、三阴交一直持续行针,或带电针。

四、针灸疗效及影响因素

滞产、难产发生的原因非常复杂,针灸主要针对产力异常所导致的产程延长或停滞,尤其在第一产程中针灸更具有较好作用,在产力异常时应首选针灸,若不能完全解决问题,则应给予地西泮静脉推注或联合宫缩素静脉滴注,必要时应用前列腺素。针灸可作为主要方法,但不能保证完全解决问题,有配合药物的必要性。21世纪西医高等院校的第5版《妇产科学》教材,已将针刺方法列为产力异常治疗的常规方法之一。

1. 病因

针灸对子宫收缩无力引起的滞产,具有良好的催产作用;如因子宫畸形、骨盆狭窄等引起的难产,应做其他处理,并非针灸所能解决。

2. 患者自身因素

患者对针刺的敏感性是决定针刺催产的主要因素之一,如果患者对针刺敏感性强,针灸催产疗效好,否则疗效差。另外,患者的积极配合也是影响针灸疗效的重要因素。患者产前情绪不宜过度紧张,注意饮食营养,劳逸适度。临产时不宜受凉,不可恐慌,不宜过早用力,排空大小便,以利子宫收缩。对于宫缩不协调,以及临产恐惧、精神过度紧张所致之滞产,针刺强度不宜过大。

五、针灸治疗的环节和机制

针灸用于处理滞产,方法简便有效,对孕妇、胎儿的调整作用缓和,无不良影响,且有良好的镇痛作用,因此,值得推广应用。针灸催产的环节和机制主要是调节宫缩。针刺治疗后可使宫缩加强,阵缩时间延长,阵缩间隔缩短,产程缩短。

研究表明,循经远道取穴者宫缩较慢,但较为持久而正规,可能通过刺激使垂体后叶素分泌增加而致。局部取穴者宫缩较速,但持续较短,且无规律,具有明显的神经反应特征;而远近结合者疗效显著,可能是神经、体液双重作用的结果。此外也有研究表明,针刺能使产妇血液中雌二醇升高、孕酮下降,提示针刺促进宫缩和增加收缩频率,是通过降低孕酮含量,提高子宫肌细胞兴奋性和子宫收缩波的传播速度而起作用的。

六、预　后

分娩时久产不下，母婴危害大，一般处理及时，可以转危为安，预后较好。否则对产妇和胎儿都会造成一定影响，导致母子双亡或产后留下严重后遗症。由于产程延长，产妇可出现乏力、肠胀气、排尿困难等，影响子宫收缩，严重时可引起脱水、酸中毒、低钾血症，甚至形成膀胱阴道瘘或尿道阴道瘘，增加感染机会。产程过长也会增加手术产机会。另外对胎儿影响更大，胎儿在子宫内缺氧，容易发生胎儿窘迫，尤其是导致日后的缺血性脑病、脑瘫等。一般病情危重指标有宫缩无力，胎心慢，产母衰竭征象；产后出血多，甚至休克；软产道撕裂、出血；新生儿窒息和颅内出血等，均应立即综合处理。

七、临床研究动态

一项样本量为 276 例的多中心 RCT[19]。分为电针合谷穴配合催产素组（$n=138$）与催产素组（$n=138$）两组。治疗后两组总有效率 RR$=1.38$，95％CI$(1.23,1.55)$，$P<0.00001$。治疗后 0.5 小时、1 小时、1.5 小时、2 小时宫缩平均持续时间比较，RR 0.5$=1.84$，95％CI$(1.79,1.89)$，$P<0.00001$；RR 1$=2.35$，95％CI$(2.27,2.43)$，$P<0.00001$；RR 1.5$=3.67$，95％CI$(3.64,3.70)$，$P<0.00001$；RR 2$=2.61$，95％CI$(2.59,2.63)$，$P<0.00001$，临床总有效率为97.1％，疗效明显优于药物组。针药组催产素用量明显少于药物组催产素用量。针药组产妇宫缩平均持续时间大于药物组，尤其以治疗 1 小时后效果更为明显。治疗 0.5、1.5 小时针药组产妇的宫缩平均间歇时间小于药物组产妇。

一项样本量为 220 例的 CCT[20]。针刺组（$n=124$）：合谷、足三里、三阴交。药物组（$n=96$）：催产素 2.5 单位＋10％葡萄糖溶液 500mL，静点从每分钟 8 滴开始，逐渐增加滴数至出现有效宫缩为止，但最终不超过每分钟 60 滴。两组治疗有效率比较 RR$=1.0$，95％CI$(0.87,1.14)$，$P=0.98$；两组宫口扩张率的比较 WMD$=-0.20$，95％CI$(-0.48,0.08)$，$P=0.16$；宫缩频率的比较 WMD$=-0.98$，95％CI$(-1.02,-0.94)$，$P<0.00001$；针刺组临床有效率为79.03％，与药物组（79.17％）相当。针刺方法扩张宫口的效应与药物组疗效相当，宫缩频率比较优于药物组。

一项样本量为 400 例的 CCT[21]。耳针组（$n=200$）：内分泌、子宫。对照组（$n=200$）：常规产科处理。两组治疗有效率比较 RR$=2.24$，95％CI$(1.96,2.64)$，$P<0.00001$；两组产后出血量小于 300mL 比较 RR$=1.31$，95％CI$(1.18,1.45)$，$P<0.00001$；耳针组宫口扩张迅速，产程短，产后出血少，新生儿窒息少。耳针组临床总有效率为 96.5％。

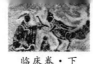

第五节　过期妊娠

过期妊娠(postdates pregnancy)是指月经周期正常(28～30 天)的妇女,从末次月经起妊娠期达到或超过 42 周(≥294 天)。其发生率约占妊娠总数的 5％～12％,围生儿死亡率约为足月分娩者的 3 倍,对母子危害大,并随孕周增加而增加。

过期妊娠在中医称为"过期不产"。中医学认为,过期不产由挟寒冷宿血在胞而有胎,则冷血相搏,令胎不长,产不以时。若其胎在胞,日月虽多,其胎黡小,转动劳羸,是挟于病,必过时而产。因此,其主要病机是气血虚弱,无力送胎下行;或气滞血瘀,阻碍胞胎下行,以致逾期不产。

一、辨病与辨证

1. 辨病

(1)临床表现

①预产期超过 2 周。

②孕妇自觉胎动减少。

③产科检查示子宫符合足月妊娠大小,体重不再增加反而减少。

(2)诊断应包括确定妊娠是否过期和判断胎盘功能

①月经周期 28 天左右者,≥42 周妊娠即可诊断。

②月经周期延长或提前较多者及不规律者,结合临床子宫符合足月妊娠大小,宫颈已成熟,羊水逐渐减少,孕妇体重不再增加或稍减轻,应诊断为过期妊娠。

(3)判断胎盘功能

①胎动计数:凡 12 小时内胎动计数<10 次,或逐日下降>50％而不能恢复,或突然下降 50％,应视为子宫胎盘功能不足,胎儿有缺氧存在。

②24 小时尿液雌三醇(E3)总量测定:如<10mg/24 小时为子宫胎盘功能减退。

③尿雌三醇/肌酐(E/C)比值测定:若<10 或下降超过 50％者为子宫胎盘功能减退。

④无应激试验(NST)及宫缩应力试验(CST):NST 有反应型一般示胎儿无缺氧。

⑤超声生物物理相监测:每周 1～2 次超声观察胎心、胎动、胎儿肌张力、胎儿呼吸运动及羊水量五项是否正常,羊水暗区直径<2cm 者,胎儿危险性增加。

⑥羊膜镜检查:破膜者直接观察羊水性状、颜色、羊水量,以了解胎儿是否缺氧排出胎粪而污染羊水。

2. 辨证

(1)气滞血瘀:妊娠足月,逾期半月未产,胸腹胀满不舒,烦躁易怒,下腹疼痛拒按。舌紫暗或有瘀点,脉弦涩有力。

(2)肝肾不足:妊娠过期,胎儿不下,腰膝酸软,头晕耳花,形体消瘦,纳食不香,两便正常。舌质淡,苔薄,脉沉细。

(3)寒凝脉滞:妊娠过期不产,小腹寒凉,四肢不温,腹胀,大便溏泄,小便清长。舌淡暗,苔薄白,脉沉紧而涩。

(4)气血虚弱:妊娠足月,逾期半月未产,头晕眼花,神疲乏力,气短懒言,心悸怔忡,面色苍白。舌淡嫩,脉细弱无力。

二、针灸治疗及选穴原则

1. 治疗原则

本病以调理气血、促胎娩出为基本治疗原则。如胎盘功能不良或胎儿有危险者,可行剖宫产术。

2. 选穴原则

本病主要根据肾主生殖,肝主疏泄、调畅气机,任主胞胎及阳明经多气多血等理论选取相关穴位。

(1)局部选穴:可选腹部子宫、关元、中极、归来等;腰骶部选次髎、肾俞等。

(2)选用特效穴:合谷、三阴交、至阴、独阴为催产效穴,可选用。

(3)辨证选穴:气滞血瘀,选膻中、期门、内关、合谷、血海、三阴交;肝肾不足,选肝俞、肾俞、三阴交、太溪、悬钟;寒凝脉滞,选神阙、气海、命门、腰阳关、足三里;气血虚弱,选气海、血海、足三里、脾俞、肝俞、胃俞。

三、推荐针灸处方

●推荐处方 1

【治法】　行气活血,促胎娩出。

【主穴】　次髎、子宫、三阴交、合谷。

【配穴】　气滞血瘀,加内关、太冲、血海、归来;肝肾不足,加肝俞、肾俞、太溪;寒凝脉滞,加神阙、命门、腰阳关;气血虚弱,加脾俞、足三里、膈俞、肝俞。

【操作】　针刺前嘱患者排空膀胱,松开裤带。先刺子宫、次髎,再刺三阴交、合谷。要求主穴有强烈的针感,次髎针感向下腹部放射。

●推荐处方2

【治法】 调理冲任,活血下胎。

【主穴】 关元、至阴、合谷、三阴交。

【配穴】 气血亏虚,加足三里、脾俞;气滞,加内关、太冲。

【操作】 针刺前嘱患者排空膀胱,松开裤带,取仰卧位。针刺关元时,先垂直进针 0.3～0.5 寸,然后针尖向下沿皮刺,使针感向阴部传导。余穴常规操作。

四、针灸疗效及影响因素

针灸对于精神因素导致的过期妊娠疗效较好,在一定程度上可促进宫缩和激素的分泌,严密观察孕妇及胎儿状态,必要时应及时终止妊娠。

1.病因

导致过期妊娠的原因很多,有因胎儿过大、胎位异常、胎儿生长迟缓或妊期多卧少动等因素,针刺主要对于因胎儿生长迟缓或妊娠期贪图安逸所致的过期不产有较好的催产效果。

2.患者自身因素

孕妇精神心理因素能够影响机体内部的平衡、适应力。负性心理因素均易导致或增加过期妊娠发生,如孕妇情绪紧张,常处于焦虑、不安和恐惧的精神心理状态,孕妇的这种情绪改变会使机体产生一系列变化,因此,针灸治疗时注意告诫患者保持精神的最佳状态。

五、针灸治疗的环节和机制

多数学者认为过期妊娠可能与妊娠末期孕酮过多、雌激素过少以及遗传等因素有关。针灸治疗过期妊娠的环节和机制包括以下两方面。

1.促进宫缩

针刺可通过神经反射,促进盆腔神经丛的兴奋,改变子宫的生理功能而诱发子宫收缩的功能,从而促进生产。

2.促进激素的释放

针刺可引起神经内分泌的反应,针刺可使孕酮含量显著下降,而雌二醇显著升高,并且雌二醇/孕酮、催产素/孕酮、6-酮-前列腺素 F_{14}/孕酮比值均显著升高,通过促进分娩发动的一些内分泌激素而发挥作用。

六、预　后

过期妊娠危害母儿健康,一旦确诊应及时运用中西医方法终止妊娠,胎盘功能正常的过期

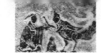

产儿预后良好。若胎盘功能不足,则产儿患病率及死亡率较一般为高。过期妊娠若处理不当会影响母儿健康甚至危及生命,首先加重产妇的疼痛和出血量,不利于产后康复和母乳喂养。其次,因难产、胎儿宫内窘迫或新生儿窒息,容易出现新生儿颅内出血、吸入性肺炎等,增加了新生儿的病残率和死亡率。要使孕妇及家属认识过期妊娠的危害性。定期产前检查,及时发现异常。适时结束分娩,做好新生儿抢救及护理工作,减少并发症。确保孕妇处于最佳的精神状态,避免不良因素的刺激。

七、临床研究动态

一项样本量为 52 例的 RCT[22]。试验组($n=30$):针刺。对照组($n=22$):空白。针刺组与对照组的分娩时间(剖宫产)相比,针刺组的分娩时间明显缩短,反映了针刺治疗过期妊娠的效果是显著的。

一项样本量为 480 例的 CCT[23]。观察组($n=240$ 例):用王不留行籽在合谷穴、三阴交穴按压,其中合谷穴采用向心方向滚动按压,三阴交穴采用远心方向滚动按压,意为补合谷泻三阴交,1 日 3 次,每个穴位每次按压 15～20 分钟。对照组($n=240$ 例):行胎心监护、B 超监测、无病理性引产指征的不采取任何干预措施。结果:观察组自然临产率为 95.00%,对照组自然临产率为 85.83%,两组有显著性差异($P<0.05$)。

一项样本量为 240 例的 CCT[24]。A 组($n=80$ 例):王不留行合谷穴、三阴交穴按压,每日 3 次,每个穴位每次按压 15～20 分钟,其中合谷穴采用向心方向滚动按压,三阴交穴采用远心方向滚动按压,意为补合谷泻三阴交。B 组($n=80$ 例):温湿巾交替按摩双侧乳房,每日 3 次,每次按摩 15～20 分钟。C 组($n=80$ 例):不采取任何干预措施。结果:自然临产率 A 组为 95.00%,B 组为 90.00%,C 组为 85.00%;3 组新生儿情况比较无统计学差异。

一项样本量为 70 例的 CCT[25]。治疗组($n=35$ 例):催产饮口服。对照组($n=35$ 例):对症支持治疗。自妊娠 40[+1] 周起,两组均给予静滴缩宫素诱导宫缩。观察临产时间。结果:治疗组显效 26 例,有效 7 例,无效 2 例;对照组显效 5 例,有效 6 例,无效 24 例。两组效果差异有显著意义($P<0.05$)。

第六节　胎盘滞留

胎盘滞留(mazischesis)是产后大失血的主要原因之一,凡胎儿娩出后半小时,胎盘尚未娩出者,统称为胎盘滞留。根据子宫壁及胎盘的关系可分为胎盘全部剥离滞留、胎盘部分残留、胎盘嵌顿、胎盘粘连和胎盘植入。

本病中医称为"胞衣不下"或"息胞",认为多因气血运行不畅,属任脉、肾经病变。本病主要发生原因是由于产妇体质虚弱,元气受损,或产程过长,耗伤气血,无力推送胞衣所致;或因调摄失宜,复感外邪,气血凝滞所致。

一、辨病与辨证

1. 辨病

(1)诊断标准:经阴道分娩时,胎儿娩出后30分钟胎盘未娩出,即可诊断为胎盘滞留。

(2)病史:各种类型的胎盘滞留均有其致病原因,详细病史可作为诊断参考。

(3)阴道出血:阴道出血量视胎盘滞留的类型不同而异,胎盘全部粘连或植入者无出血或出血不多;部分粘连或植入者出血量多;胎盘嵌顿者出血积于宫腔内;穿透性植入胎盘可造成腹腔内大出血。

(4)检查所见

①胎儿娩出后脐带不下降,宫缩乏力。牵拉脐带,按压子宫,均不见胎盘娩出,伴或不伴一定量阴道出血,提示胎盘尚未剥离。

②子宫底部收缩,脐带可下滑,但胎盘不娩出,表示胎盘已剥离。如腹肌松弛、膀胱充盈,胎盘虽已剥离仍不能娩出,嵌于子宫下部的狭窄环者,阴道检查可触及狭窄环口及部分嵌于口外的胎盘,提示胎盘嵌顿。阴道出血可多可少,狭窄环以上宫腔积血。

③用一般方法如子宫收缩剂、按揉子宫、牵拉脐带等,均未能使胎盘娩出,手入宫腔检查胎盘未剥离,能用手指使其与子宫壁分离者为胎盘粘连,不能分离者为胎盘植入。

④大月份钳刮、引产、剖宫产时钳取或徒手剥离胎盘不成功,或妊娠12周以上,有自发或损伤性子宫穿孔或破裂,伴腹腔内出血者,应高度怀疑胎盘植入。

(5)B超检查:B超检查可明确胎盘位置及植入性胎盘。

(6)病理检查:胎盘附着处组织的病理检查,可确定胎盘粘连、胎盘植入及植入深度。

2. 辨证

(1)气虚:产后胞衣久不下,小腹坠胀,有包块,按之不硬,阴道流血量多、色淡,或有血块,神倦乏力,头晕眼花,心悸气短,面色㿠白。舌淡,苔薄,脉缓弱。

(2)血瘀:产后胞衣久不下,小腹疼痛,有包块,拒按,阴道出血量多,色暗有块,血块下后痛减。舌紫暗或有瘀斑紫点,苔薄,脉弦涩有力。

(3)寒凝:产后胞衣久不下,小腹冷痛,有包块,拒按,得温痛减,阴道流血量少,血色暗红,形寒肢冷,面色青白。舌暗,苔白,脉沉紧。

二、针灸治疗及选穴原则

1. 治疗原则

本病系产科急症,以速排胞衣为基本治疗原则。在施治过程中,应密切观察产妇症状及全身情况,并做有关检查,必要时中西医结合,甚至手术治疗。

2. 选穴原则

选穴上一般主选任脉腧穴及与胞宫相通之穴位。无论何型均可以三阴交、独阴为主穴,再根据具体情况配穴。根据阳明多气多血理论,常选手阳明经合谷。少腹为胞宫所居之处,故常选局部的中极、关元、气穴、气海、天枢以调节局部经气,推动胞衣娩出。肾主胞宫,可选照海、太溪等。

三、推荐针灸处方

● 推荐处方 1

【治法】 活血化瘀,调理冲任。

【主穴】 合谷、三阴交、关元、独阴。

【配穴】 气虚者,加足三里、气海;血瘀者,加中极、肩井、内关。

【操作】 常规操作,可加灸法。

● 推荐处方 2

【治法】 调气通络,疏通胞宫。

【主穴】 中极、照海、次髎、肩井、三阴交。

【配穴】 气虚,加气海、足三里;血瘀,加血海、内关;寒凝,加神阙、气海。

【操作】 常规操作,可加灸法。

四、针灸疗效及影响因素

胎盘滞留是引起产后出血的危险因素,因此必须采取积极措施。针灸作为一种辅助治疗方法有一定的作用。

1. 病因

造成胎盘滞留的原因很多,主要有第三产程处理不当,其他还有宫缩无力、胎盘粘连等,针灸对于宫缩无力者疗效较好。

2. 病情

胎盘滞留最常见的并发症是产后出血,针灸疗法对于本病的轻症、短时间内出血不多者安

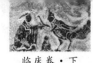

全有效。病情较重、出血偏多者宜采用注射子宫收缩剂或手术剥离胎盘法。若大量出血并见虚脱晕厥者应及时采取中西医结合急救措施。

五、针灸治疗的环节和机制

西医治疗一般予以子宫收缩剂、人工剥离胎盘或做钳刮术。针刺可促进胞衣娩出,其机理主要与刺激神经内分泌作用有关。针刺引起分娩发动的机理可能是神经反射的作用。如三阴交部位在 L_4 皮支分布范围内,而子宫活动是受交感神经控制的,因此,刺激三阴交可能通过 $T_5 \sim L_4$ 节前纤维形成的盆腔丛改变子宫的生理功能而引起宫缩。针刺三阴交、合谷,不仅能加强子宫的收缩力,且能扩大宫口,故可促进胎衣娩出。

六、预　后

虽然胎盘滞留的诊断与处理并不困难,但患者的预后与处理的时间有着密切的关系。胎盘滞留一旦发生,应及时正确处理,以免造成严重后果。处理及时,方法得当者,预后良好;若处理不及时或不当会出现严重的并发症,最常见的是产后出血,危及产妇健康和生命。

七、临床研究动态

一项样本量为48例的病例系列观察[26]。治疗方法:主穴取合谷、三阴交、关元、独阴;气虚型配足三里、神厥;血瘀型配中极、肩井。主穴施平补平泻手法,每次行针 $1 \sim 2$ 分钟,关元用温针灸。配穴足三里用温针灸法,神阙穴隔盐灸 $3 \sim 7$ 壮;中极、肩井穴常规进针行强刺手法 $1 \sim 2$ 分钟,每间隔10分钟行术1次。3次后仍无胎盘娩出时,可终止治疗,行人工剥离胎盘术。治愈:针灸治疗30分钟内胎盘自然娩出完整;无效:针灸治疗30分钟内胎盘无娩出,需人工剥离或行手术治疗。结果:治愈43例,治愈率为89.6%;无效5例,无效率为10.4%。

一项样本量为25例的病例系列观察[27]。治疗方法:气虚患者取关元、三阴交、独阴、隐白、神阙,用重插轻提行补法;血瘀患者取中极、气海、合谷、三阴交、肩井、独阴,用重提轻插行泻法。每5分钟行针1次,留针30分钟。治愈:治疗后胞衣完全娩出,计15例,占60.0%;有效:胞衣部分娩出,计6例,占24.0%;无效:胞衣不能娩出,计4例,占16.0%。总有效率达84.0%。对部分娩出和不能娩出者由产科医生行人工剥离胎盘术或清宫术。

第七节　产后出血

凡在分娩后子宫、阴道的出血统称为产后出血(postpartum hemorrhage)。产后出血是指胎儿娩出后24小时内出血量 $>500mL$。发生于产后2小时内者占80.64%。按出血时间可

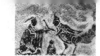

分为早期与晚期两种,产褥早期出血是指产后1周内的出血,产褥晚期出血指产后1~6周内的出血。产后出血对产妇的影响随失血量的多少、流血的速度及出血的原因不同而各异。

产后出血在中医统称为"产后血崩"。本病起于产妇分娩后,突然头晕眼花,不能起坐,或心胸满闷,恶心呕吐,痰涌气急,心烦不安,甚则口噤神昏,不省人事。产后血崩常并发产后血晕或胞衣不下等有关病证。中医认为,本病主要为产后伤气,气失固摄;或产后余血未尽,即行房事,损伤冲任;或感受外邪,侵袭胞脉,以致余血未尽,新血不得归经,气血瘀滞;或素体阳盛,产后外感热邪,或过食辛辣助阳之品,或情绪过激,肝火内炽,致热伤冲任,迫血妄行,而成产后血崩。

一、辨病与辨证

1. 辨病

产后出血的主要临床表现为阴道流血过多及因失血引起休克等的相应症状和体征。胎儿娩出后立即发生阴道流血,应考虑软产道损伤;胎儿娩出数分钟之后出现阴道流血,常与胎盘因素有关;胎盘娩出后的出血多为子宫收缩乏力或胎盘胎膜残留。持续性的阴道流血,无血凝块为凝血功能障碍;阴道流血不多,但产妇失血表现明显,伴阴道疼痛,应考虑隐匿性软产道损伤(如阴道血肿)。

2. 辨证

(1)气不摄血:产后下血如崩,色红或淡红,质稀,面色苍白,腰膝酸软,头晕目眩,精神疲乏,心悸气短,甚或出现冷汗淋漓、四肢厥冷、神志昏迷等症。舌淡,苔薄,脉微或虚大。

(2)气血瘀滞:产后出血不止,量多如崩,色紫暗,夹有血块,小腹胀痛。舌质紫或有瘀斑,脉弦或涩。

(3)血热内扰:产后下血量多,血色鲜红或紫,热急如崩,头胀眩晕,胸胁胀痛,烦躁易怒。舌质偏红,苔黄,脉弦数。

二、针灸治疗及选穴原则

1. 治疗原则

本病以固摄止血为基本治疗原则。根据具体情况可兼活血化瘀、益气固摄、清热凉血等。本病属危急重症,必须及时治疗。如患者出现休克等症时应中西医结合治疗,针灸作为辅助疗法。

2. 选穴原则

在选穴上采用局部选穴和辨证取穴相结合,可根据脾统血,督脉主一身之阳气,阳明经多气多血等理论选穴。具体选穴原则如下。

(1)局部选穴:根据"腧穴所致,主治所在"的规律,在局部主要选下腹部的中极、气海、子宫、气冲、神阙等穴。

(2)循经选穴:根据脾统血理论选脾经的隐白、三阴交健脾统血;根据督脉主一身阳气,选督脉之百会,下病上取,振奋阳气,升提举陷统血。

(3)辨证选穴:气不摄血,选脾俞、气海、足三里;气血瘀滞,选内关、太冲、膈俞等;血热内扰,选曲池、内庭、行间等。

三、推荐针灸处方

●推荐处方1

【治法】 益气,固摄,止血。

【主穴】 合谷、三阴交、百会、足三里、神阙。

【配穴】 气虚,加脾俞、气海;气滞血瘀,加内关、太冲、血海;血热,加曲池、行间。

【操作】 合谷、三阴交用强刺激手法1~3分钟,使局部出现强烈的针感。余穴常规操作。

●推荐处方2

【治法】 调理冲任,益气固摄。

【穴位】 子宫、中极、合谷、三阴交、足三里、隐白。

【操作】 子宫穴向内斜刺1.5寸,中极穴直刺1.5寸,行较强的提插手法,使针感向小腹内放射。余穴常规操作。

四、针灸疗效及影响因素

针灸对于病情较轻、出血量少者有一定的疗效。对于阴道分娩者,需用B超观察无宫内残留组织者,可配合用宫缩剂和抗生素;若有宫内组织残留,应进行妇科手术治疗。

1.病因

对于产后出血,现代医学认为主要原因为子宫收缩乏力、胎盘因素、软产道损伤及凝血功能障碍,针刺主要对于因子宫收缩乏力引起的产后出血疗效较好。

2.病情

如果产后出血量少,患者生命体征平稳,体征好,针灸有较好疗效。产后出血一旦发生危急重症,如患者出现休克者,应中西医结合治疗,补充血容量,纠正失血性休克,防治感染;出血量大者,则应输血,此时,针灸只作为辅助疗法。

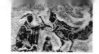

五、针灸治疗的环节和机制

1. 收缩子宫

产后子宫收缩乏力,损伤的部位难以出现子宫的收缩性止血效应,淋漓不断,而针刺可通过刺激盆腔神经丛,诱发子宫平滑肌的收缩,使损伤部位的血管出现类似于压迫性止血,达到止血的作用。另外,针刺对有关激素的调节作用,如促进内源性前列腺素的分泌、促进垂体后叶分泌催产素等均可使子宫收缩。

2. 调节凝血机制

针刺对外因性血小板数量及其凝血因素均有一定的调整作用,针刺可使出血性疾病患者的凝血酶指数升高,凝血时间明显缩短,血中纤维蛋白增多,因此,针灸对凝血、生理性止血有一定的影响,是止血的另一方面机制。

3. 调节血管机能

针刺可通过神经-血管反射,兴奋交感神经,诱发血管收缩,有利于子宫出血的止血。

六、预　后

本病属于危急重证,产后出血一旦发生,产妇可在短时间内因大量失血而陷入休克状态。因此,及早发现、及时诊断、积极处理具有极重要意义。处理时要注意失血量、子宫收缩等局部情况;又必须注意产妇的全身情况,即自觉症状、血压、脉搏、呼吸、表情等。西医治疗原则为制止出血、防治休克、预防感染。出血量较少,病情较轻者,抢救及时,预后良好;发生产后出血尤其是伴有休克的患者,出血近期内可发生贫血、感染、影响子宫复旧及伤口愈合。休克较重持续时间较长者,即使获救,仍有可能发生严重的继发性垂体前叶功能减退(席汉氏综合征后遗症),故应特别重视做好防治工作。

七、临床研究动态

一项样本量为 161 例的 CCT[28]。A 组($n=78$ 例):针刺双侧合谷穴。B 组($n=83$ 例):未作干预,在同样条件下接诊分娩。针刺组不仅能缩短第二产程时间,而且产后出血量也明显减少,经统计学处理,两组有显著差异($P<0.01$),表明针刺对分娩中确保母婴安全具有一定的意义。

一项样本量为 150 例产后出血的 RCT[29]。合谷穴组($n=50$ 例)、三阴交组($n=50$ 例)、常规肌注组($n=50$ 例),分别于胎儿娩出断脐后立即于合谷穴、三阴交穴、臀部注射 20 单位催产素,在不行人为干预的情况下观察胎盘娩出时间,运用称重的方法计量产后 24 小时内产妇出血量,对比产前与产后 24 小时血分析血红蛋白(HGB)、红细胞比容(HCT)、红细胞(RBC)相关指标差别。结果:合谷穴、三阴交穴注射催产素后无论是产后 2 小时还是产后 24 小时出血量均明显少于常规肌注组,产后 24 小时的血 HGB、HCT、RBC 下降幅度亦明显低于常规肌注组,差别均有统计学意义($P<0.05$);而合谷穴组与三阴交组比较,差别无统计学意义($P>0.05$)。说明就降低产后出血发生率、减少产后出血量而言,合谷穴、三阴交穴注射催产素优于常规肌肉注射。

一项样本量为 304 例的 RCT[30]。试验组($n=152$):给予口服米非司酮,每日上午 8 时服 100mg,晚 8 时服 50mg,连服 2 天,第 3 日上午来院服米索前列醇 $600\mu g$,服药后半小时给予针刺治疗,毫针针刺合谷、三阴交、关元、昆仑。对照组($n=152$):第 3 日服米索前列醇后不做其他处理。结果:组间比较有显著差异($P<0.05$)。

第八节 产后缺乳

产后乳汁甚少,或逐渐减少,或全无,不能满足哺乳的需要,称为产后缺乳(insufficient lactation)。产后缺乳多发生在产后数天至半个月内,也可发生在整个哺乳期。临床上以新产后的缺乳最为常见。产后缺乳的发病率约占产妇的 20%～30%,且有上升趋势。西医认为是垂体功能低下或孕期胎盘功能不全,造成促性腺激素、促肾上腺皮质激素、生长激素以及雌孕激素分泌不足,阻碍乳腺的发育,影响产后分泌乳汁。此外,乳汁开始分泌后,如发生营养不良、精神恐惧或抑郁,均可直接影响丘脑下部,致使垂体前叶催乳素分泌减少,因此缺乳。哺乳不当,如哺乳次数太少或乳汁不能排空,造成乳汁郁积,转而抑制乳汁的分泌。

产后缺乳,中医亦称"乳汁不行"、"乳汁不足"等。中医学认为,乳少系因气血不足,不能生乳;或肝郁气滞,乳脉壅塞,导致在哺乳期乳汁甚少或全无。哺乳中期(月经复潮后)乳汁减少,属正常现象。因产妇不按时哺乳或不适当休息而乳汁不足,经纠正其不良习惯,乳汁自然充足者,亦不能作病态论。本病主要与气血虚弱和肝气郁结、经络不畅有关。

一、辨病与辨证

1. 辨病

(1)产后排出的乳汁量少,甚或全无,不够喂养婴儿。

(2)乳房检查松软,不胀不痛,挤压乳汁点滴而出,质稀。或乳房丰满,乳腺成块,挤压乳汁疼痛难出,质稠。

(3)排除因乳头凹陷和乳头皲裂造成的乳汁壅积不通,哺乳困难。

2. 辨证

（1）气血亏虚：产后乳少，甚或全无，乳汁清稀，乳房柔软，无胀感，伴面色少华，神疲食少。舌淡，少苔，脉虚细。

（2）肝气郁滞：产后乳汁甚少或全无，乳汁稠，而乳房胀硬而痛，情志抑郁不乐，胸胁胀痛，食欲减退，或有微热。舌质暗红或边尖红，苔薄黄，脉弦细或弦数。

二、针灸治疗及选穴原则

1. 治疗原则

本病以益气补血、疏肝解郁、通络下乳为基本治疗原则。治疗的同时应多服滋阴生津、富有营养之品等，以增化乳之源。做好产妇思想工作，鼓励让婴儿吸吮乳头，定时哺乳。

2. 选穴原则

在选穴上可根据中医理论、经脉循行和患者具体情况而选穴。乳汁为气血所化，气血来源于脾胃吸收的水谷精微；肝藏血，调节人体各部分血量，肝主疏泄，性喜条达，肝血充足，肝气条达则经脉通畅，载血上行化为乳汁。中医有乳房属胃、乳头属肝的理论，因此，主要以肝胃经选穴为主。具体选穴原则如下。

（1）局部选穴：根据"腧穴所在，主治所在"的规律从局部选穴。胸部取气会穴膻中，近取胃经的乳根、屋翳，用于调气通络而催乳；背部脾俞、心俞等用于调补相关脏腑功能。

（2）经验选穴：根据临床经验，无论何型均以少泽为主穴，因本穴为通乳的经验穴。

（3）辨证选穴：脾胃为气血生化之源，选脾俞、足三里增化源，充乳汁，用于气血亏虚之缺乳；肝经布胸胁，经乳头，肝主疏泄，三焦主气化，心包与三焦相表里，因此对于气滞者常选内关、太冲疏肝解郁，治气滞缺乳。

三、推荐针灸处方

●推荐处方 1

【治法】　疏肝理气，健脾生血，通络下乳。

【主穴】　膻中、乳根、内关、太冲、少泽、足三里。

【配穴】　气滞之胸胁胀满，加期门、肝俞；胃脘痞满，加中脘、太白；气血不足，加膈俞、气海、脾俞。

【操作】　针刺乳根时针尖向上横刺 1 寸，膻中向两侧乳房横刺 0.5～1 寸，使针感扩散到乳房。余穴常规操作。

●推荐处方2

【治法】 调理气血,疏通乳络。

【主穴】 乳根、膻中、少泽。

【配穴】 气血不足,加足三里、脾俞、肝俞;肝气郁结,加太冲、内关。

【操作】 针刺乳根时针尖向上横刺1寸,膻中向两侧乳房横刺0.5~1寸,使乳房有胀感。余穴常规操作。

四、针灸疗效及影响因素

1. 治疗时机

产后缺乳的产妇治疗越早,疗效越好。应积极早期治疗,在乳少发生最迟不超过1周,及时进行针灸治疗可获得良好疗效。

2. 缺乳的类型

如果患者缺乳是由于营养不良、精神因素,直接影响丘脑下部,致使垂体前叶催乳素分泌减少而致;或喂养不当,乳汁郁滞而产生回乳者,针灸可取得良好疗效。如果患者本身乳房、乳腺发育不良,针灸难以取效。

3. 患者的配合

在针灸治疗期间,产妇应按照正确的授乳方法进行哺乳,即定时哺乳,每次授乳要尽量排空乳腺管内的乳汁。还应加强产后营养,尤其是富含蛋白质的食物以及充足的汤水。其次,要保持情志舒畅,保证充足睡眠,切忌抑郁。这些因素都对针灸治疗的疗效具有重要影响。

五、针灸治疗的环节和机制

在胎盘娩出子宫后,孕激素、雌激素水平突然下降,产妇开始泌乳。生乳素是泌乳的基础,同时乳腺的发育,产妇的营养、健康状况及情绪均与泌乳有密切的关系。缺乳最主要的原因是脑垂体泌乳素缺少引起,乳汁分泌受多种激素的调节,主要有催产素、孕激素、催乳素等。西医目前尚无理想的催乳药物。

针灸具有良好的催乳效果,其作用机制主要为通过对下丘脑-垂体轴功能的良性双向调节,使催产素、催乳素分泌增多,从而利于乳汁的分泌。同时,针刺通过调节雌激素及孕激素的分泌,使之相应减少,以减少该激素所产生的抑制乳汁分泌的作用。实验研究表明,针刺对垂体分泌及生殖内分泌功能的影响,主要是通过针刺激活脑内多巴胺系统,调整脑垂体的自身功能,使其适应机体的各种功能状态,来实现催产、泌乳的效用。

六、预　后

产后缺乳宜早期治疗,患者应积极配合,饮食上给予高蛋白流质食物,可多食猪蹄汤、鲫鱼汤等增强营养,同时应掌握正确的哺乳方法;患者应保持精神舒畅,切忌暴怒或忧思,保证睡眠充足、劳逸结合等。民间用木梳背刮运乳房、葱汤洗熨乳房或热敷等均有助于乳少的调治。通过治疗调养,一般都能取得满意的效果,预后良好;但若身体虚弱,虽经治疗,乳汁无明显增加或先天乳腺发育不良者,则预后较差;若乳汁壅滞,经治疗乳汁仍然排出不畅者,可转化为乳腺炎。

七、临床研究动态

一项样本量为 276 例多中心随机对照临床研究[31]。试验组($n=138$ 例):针刺膻中穴。对照组($n=138$ 例):中药。针刺组与中药组均能有效改善缺乳状态、乳房充盈程度、泌乳量及新生儿体重、人工喂养次数、人工喂养容量、婴儿小便次数等指标,两组治疗前后差异均有统计学意义,两组之间差异无显著性意义。针刺组治疗前后泌乳素无改变。结论:针刺膻中穴能有效促进乳汁的分泌,效果与传统中药相当。

一项样本量为 350 例产后缺乳的 CCT[32]。试验组($n=224$ 例):毫针针刺。对照组($n=126$ 例):口服生乳汁。观察治疗前后患者乳房充盈度、泌乳量及血清泌乳素(PRL)、雌激素(E2)的变化。结果:两组治疗后乳房充盈度、泌乳量均比治疗前明显改善($P<0.05$);血清泌乳素明显升高($P<0.05$);雌激素治疗前后差异无显著性($P>0.05$);针刺组治愈率明显优于对照组。

一项样本量为 120 例的 CCT[33]。试验组($n=64$ 例):快速针刺配合推拿。对照组($n=56$ 例):通乳丹和下乳涌泉散加减,对照比较治疗产后缺乳的临床疗效。结果:治疗组痊愈 49 例,有效 13 例,无效 2 例,总有效率为 96.88%;中药对照组痊愈 19 例,有效 19 例,无效 18 例,总有效率为 67.86%。两组比较差异有统计学意义($P<0.05$)。

一项样本量为 160 例的 CCT[34]。试验组($n=80$ 例):耳穴贴压。对照组($n=80$ 例):不给予干预措施。观察指标:于产后 2 小时观察产妇泌乳始动时间、泌乳量、产后 42 天新生儿体重等。结果显示,在促进泌乳始动时间及泌乳量上,二者有统计学意义。试验组的泌乳始动时间在产后 24 小时内的共有 42 例,占 56%;对照组共有 20 例,占 26.7%。在促进泌乳量上,试验组的有效率为 74.6%,对照组为 50.7%。

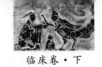

第九节　人工流产综合征

人工流产综合征或称人工流产综合反应,是指少数妇女在施行负压吸引、钳刮人工流产过程中或手术刚结束时出现心跳减慢、血压下降、面色苍白、出冷汗、头晕、恶心、呕吐及胸闷等症状,主要是由于宫颈和子宫遭受机械性刺激引起迷走神经兴奋所致,并与孕妇精神紧张,不能耐受宫颈扩张、牵拉和过高的负压有关。

人工流产综合征属于中医学"脱证"范畴,本病多由患者体质虚弱,器械刺激,精神紧张,致脏腑阴阳失调,气血不能供养全身所致。

一、辨　病

(1)症状:手术局部刺激症状,如腰酸、腹胀、下腹痛,以扩张宫颈和吸宫终末时为最剧烈,术毕 10～30 分钟缓解,但有时症状可持续 50 分钟。由于全身心血管反应,缺血缺氧,可出现面色苍白、出冷汗、恶心呕吐、头晕、胸闷、烦躁不安、抽搐、意识丧失。

(2)体征:盆腔检查无异常所见,也无内出血征。血压下降到10.7/8.0kPa(80/60mmHg),心跳缓慢,每分钟减慢 20 次以上,心律不齐。

(3)其他表现:根据人流术中心率减慢至 60 次/分以下,同时出现上述一系列症状;血压下降至 10.7/8.0kPa(80/60mmHg);心电图检查可发现心动过缓、窦性心律不齐、房室交界性逸搏、房室脱节、室性早搏,也可出现二联律、三联律等可诊断。

二、针灸治疗及选穴原则

1. 治疗原则

本病以醒神开窍、苏厥救逆为基本治疗原则。

2. 选穴原则

在选穴上主要以急救对症选穴为主,根据脑为元神之府,督脉入络脑,心主神明,肾生髓,脑为髓海,脑肾相通,督脉主一身之阳,任脉为阴脉之海、主一身之阴等理论进行选穴。具体选穴原则如下。

(1)督脉和任脉上选穴:选督脉素髎、水沟、百会、神庭、风府等醒脑开窍;选任脉神阙、关元、气海等回阳救逆。

(2)选手厥阴心包经和手少阴心经穴位:选心包经内关、大陵、郄门;心经神门、阴郄、通里等。

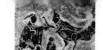

（3）选井穴：常选足少阴肾经井穴涌泉，或可选用其他十一井穴，少商、商阳、关冲、中冲、厉兑、大敦、隐白、少冲、少泽、至阴、足窍阴等。

3. 耳针

耳针可选肾上腺、皮质下、心，毫针刺，强刺激。

三、推荐针灸处方

●推荐处方1

【治法】　醒神开窍，苏厥救逆。

【主穴】　素髎、水沟、内关。

【配穴】　神志昏迷，加中冲、涌泉；肢冷脉微，加关元、神阙、百会。

【操作】　素髎、水沟用雀啄泻法，中冲、涌泉用毫针点刺泻法，关元、神阙、百会用灸法，内关平补平泻。

●推荐处方2

【治法】　镇静安神。

【主穴】　百会、印堂、内关、神门。

【配穴】　体质虚弱，加足三里；手术中下腹痛，加三阴交、合谷。

【操作】　诸穴均用轻柔的平补平泻法。本方适宜于术前或术中，用于预防性治疗。

四、针灸疗效及影响因素

当综合反应发生时，应首选针刺治疗，针刺可完全缓解症状，一般有较好的调节作用。少数出现心率减慢者，针刺不能纠正时，应静脉注射阿托品，但大多数情况下，针刺完全可以治愈。针灸对人工流产后阴道出血及出现的恶心呕吐、人工流产术中诸反应等，具有很好的治疗作用，并能改善和减轻药物流产的各种反应和并发症。针灸在这方面有一定优势，可发挥较好的功能调整作用。

1. 治疗时机

人工流产综合征发生时，应立即停止手术，一般休息片刻后即可恢复正常。针灸治疗人工流产综合征应注意治疗时机，临床研究报道显示，在人工流产术前及术中采用针刺配合治疗，可明显缓解迷走神经兴奋引起的不适症状，很好地预防人工流产综合征的发生。因此，为提高针灸疗效应，可在手术前进行预防性治疗。

2. 患者因素

体质好，对针刺治疗敏感者疗效好；体质差，对针刺反应迟钝者疗效较差。心理因素也起

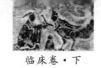

重要作用,因此,要对患者进行心理疏导,提高针灸疗效。

五、针灸治疗的环节和机制

人工流产综合征主要是由于手术对子宫的局部刺激引起迷走神经自身反射,出现迷走神经兴奋的典型症状。迷走神经纤维主要分布在颈、胸、腹部的多种脏器,控制平滑肌、心肌和腺体的活动。在术中或手术后,患者往往发生头晕、恶心、呕吐及出冷汗,甚至晕厥,同时伴有心跳过缓、心律不齐、血压下降等现象。

针灸治疗人工流产综合征的主要机理是对自主神经系统功能的调节作用。针刺可通过从外周到中枢各级水平对自主神经系统机能发挥调整作用。按神经学观点,经穴主要是借助自主神经与其相应的内脏建立相对特异的功能联系,即"体表内脏自主性联系系统"。电生理研究表明,经穴刺激信号及内脏刺激信号不仅可以在大脑皮层发生聚会,而且针刺信号可以有效地抑制内脏刺激信号,因形成这种作用的过程中,同时存在着体液活动因素,所以又具有较长的后效应。在体内众多因素的参与下,针刺可降低迷走神经的兴奋性,从而达到治疗目的。针刺也可明显缓解术中下腹疼痛及酸坠感等临床症状,预防人工流产反应。

六、预　后

本病重在预防,人工流产综合征发生的机理是由于术中对宫颈的牵拉、扩张及对宫壁的负压吸引等机械刺激引起内脏迷走神经反射所致。因此,减轻对宫颈与宫壁的刺激是减少人工流产综合征发生的关键环节。术前应对患者做好解释工作,避免情绪紧张。术中应尽量减少手术创伤,缩短扩宫及吸宫时间。根据孕周选用合适的吸管及负压。术中操作宜轻柔而迅速。术中以减轻受术者的心理负担为主,提高其痛阈值,采用暗示、转移或做一些分散痛觉的动作,尤其是应用针灸疗法可很好地预防人工流产综合征的发生。

七、临床研究动态

一项样本量为 200 例(纳入者均为人工流产而无禁忌证的孕妇)的 RCT[35]。比较了针刺体穴结合耳穴贴压法($n=99$)与空白对照组($n=101$,仅施行药物流产,不进行任何针对性治疗措施)的疗效。试验组选合谷、三阴交、足三里穴,补合谷,泻三阴交,足三里行综合补,针刺施以较强刺激量,留针 10～30 分钟;耳穴贴压法取子宫、神门、耳中、内分泌、肾、肝、交感,用王不留行籽贴压。两组流产效果(完全流产、不全流产)比较 $RR=0.95$,$95\%CI(0.89,1.03)$,$P=0.21$;两组在孕囊排出时间(2.45 ± 1.28,2.28 ± 1.00)、孕囊直径(4.41 ± 2.62,4.25 ± 3.05)及复经天数(29.67 ± 9.42,30.75 ± 9.89)方面,经统计学处理,差异无统计学意义;完全流产者阴道出血持续时间(小于 15 天)比较 $RR=1.75$,$95\%CI(1.24,2.47)$,$P=0.001$,两组总出血量(少于或相似月经量)比较 RR＝1.25,95％CI(1.03,1.52),P＝0.02。

一项样本量为 158 例(纳入者均为要求人工流产而无禁忌证的孕妇)的 CCT[36]。比较了耳穴贴压法(n＝78,用耳穴探诊仪探测早孕妇女的耳郭阳性点,王不留行籽贴压耳郭相应阳性点、子宫、交感、内分泌,以 60 次/分钟的频率,每次按压 2 分钟,使患者感觉酸、胀、痛、热,耳郭变红为度;2 分钟后行负压吸宫术,术后取下胶布)与口服西药(n＝80,米索前列醇 800μg,1次口服,3 小时后行负压吸宫术,服药前后禁食 1 小时)的疗效。两组比较宫颈松弛效果总有效率 RR＝1.03,95％CI(0.95,1.11),P＝0.54;镇痛效果总有效率 RR＝1.04,95％CI(0.92,1.18),P＝0.52;人流综合征发生率 RR＝1.06,95％CI(0.69,1.63),P＝0.78。

一项样本量为 209 例(纳入者均为要求人工流产而无禁忌证的孕妇)的 CCT[37]。比较了耳穴贴压法(n＝122,术前选耳穴的精宫、神门、盆腔,用王不留行籽固定于穴位上,指压造成刺激,以耳郭感到疼痛为度,5～10 分钟后开始进行人工流产手术)与西药局部镇痛法(n＝87,取膀胱截石位,常规消毒后,采用 2％利多卡因在穹窿部宫颈旁 4 点及 10 点处各用 7 号针头刺进约 1cm,回抽无血后注入 2mL,2～3 分钟后扩宫行人工流产术)的效果。经治疗,两组宫颈松弛效果总有效率 RR＝1.19,95％CI(1.07,1.32),P＝0.002。镇痛效果总有效率 RR＝0.92,95％CI(0.85,1.00),P＝0.04。人流综合征发生率 RR＝0.77,95％CI(0.37,1.61),P＝0.49。

一项样本量为 100 例(纳入者均为人工流产而无禁忌证的孕妇)的 CCT[38]。比较了经皮穴位电刺激(TEAS)法联合静脉注射西药(n＝50,术前 20 分钟进行 TEAS,然后予异丙酚 2.0～2.5mg/kg 诱导;TEAS 采用 LH402 韩氏穴位刺激仪,穴位取双侧三阴交、合谷穴,刺激频率为 2Hz 和 100Hz 疏密交替,强度以能够耐受为宜,手术结束即停止 TEAS)与单纯西药(n＝50,直接给予异丙酚 2.0～2.5mg/kg)的效果。结果显示,术中止痛效果经皮穴位电刺激联合西药组明显优于单纯西药对照组(P＜0.01);清醒时及术后 0.5 小时的宫缩痛,采用 VAS 评分,试验组也明显低于对照组(P＜0.01)。

参考文献

[1]　杨运宽,茅敏,胡幼平,等.艾灸至阴穴矫治胎位不正的多中心随机对照临床研究[J].中医杂志,2007,48(12):1097-1098.

[2]　Coyle M E, Smith C A, Peat B. Cephalic version by moxibustion for breech presentation[J]. Cochrane Database of Systematic Reviews, 2005, 18(2):CD003928.

[3]　牛向馨,牛乾. 艾灸至阴穴治疗难产的疗效观察[J]. 上海针灸杂志,2006,25(6):29.

[4]　杨凤琴.膝胸卧位配合艾灸至阴穴与单纯膝胸卧位纠正臀位的比较［J］.四川中医,
　　　2006,24(5):106－107.

[5]　李赟.悬灸三阴交治疗胎位不正临床观察［J］.上海针灸杂志,2006,25(12):11－12.

[6]　张红花.针灸治疗妊娠剧吐的疗效观察［J］.中国针灸,2005,25(7):469－470.

[7]　刘俊华.中药及穴位贴敷配合西药治疗妊娠恶阻60例［J］.中医研究,2011,24(11):48
　　　－49.

[8]　毛忠南,梁春娥.针刺治疗妊娠剧吐疗效观察［J］.中国针灸,2009,29(12):973－976.

[9]　朱磊.耳穴贴压法配合补液法治疗妊娠恶阻的临床观察［D］.哈尔滨:黑龙江中医药大
　　　学,2011.

[10]　王兵,刘家瑛,韩颖,等.电针合谷对子宫收缩乏力产妇宫缩时间的影响［J］.中国针灸,
　　　2006,26(12):843－846.

[11]　Smith C A, Collins C T, Cyna A M, et al. Complementary and alternative therapies
　　　for pain management in labour［J］. Cochrane Database of Systematic Reviews, 2006
　　　(4): CD003521.

[12]　Lee H, Ernst E. Acupuncture for labor pain management: A systematic review［J］.
　　　American Journal of Obstetrics & Gynecology, 2004, 191(5):573－579.

[13]　Chao A S, Chao A, Wang T H, et al. Pain relief by applying transcutaneous electri-
　　　cal nerve stimulation (TENS) on acupuncture points during the first stage of labor: a
　　　randomized double-blind placebo-controlled trial［J］. Pain, 2007, 127(3):214－220.

[14]　Lee M K, Chang S B, Kang D H. Effects of SP6 acupressure on labor pain and length
　　　of delivery time in women during labor［J］. Altern Complement Med, 2004, 10(6):
　　　959－965.

[15]　Skilnand E, Fossen D, Heiberg E. Acupuncture in the management of pain in labor
　　　［J］. Acta Obstetricia et Gynecologica Scandinavica, 2002,81(10):943－948.

[16]　Hantoushzadeh S, Alhusseini N, Lebaschi A H. The effects of acupuncture during
　　　labour on nulliparous women: a randomised controlled trial［J］. Aust N Z J Obstet
　　　Gynaecol, 2007,47(1):26－30.

[17]　Ramner A, Hanson U, Kihlgren M. Acupuncture treatment during labour—a ran-
　　　domised controlled trial［J］. An International Journal of Obstetrics & Gynaecology,
　　　2002, 109(6):281－288.

[18]　Nesheim B I, Kinge R, Berg B, et al. Acupuncture during labor can reduce the use of

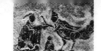

meperidine：a controlled clinical study[J]．The Clinical Journal of Pain，2003，19(3)：187－191．

[19]　王兵，刘家瑛，韩颖，等．电针合谷对子宫收缩乏力产妇宫缩时间的影响[J]．中国针灸，2006，26(12)：843－846．

[20]　芦冬梅．针刺与静滴催产素治疗产妇继发性宫缩乏力疗效对照观察[J]．针灸临床杂志，1993，9(4)：24－25．

[21]　石淑贤，白丽敏，高永珍，等．耳针用于妊娠晚期引产疗效观察[J]．中国针灸，2001，21(1)：27－28．

[22]　李妍芹，李妍涵．针刺对过期妊娠的催产效应[J]．甘肃中医，1990，12(4)：46．

[23]　师永学，张杰，陈秀梅．王不留行合谷穴、三阴交穴按压预防过期妊娠的临床观察[J]．医学研究与教育，2011，28(1)：58－60．

[24]　师永学，张杰．王不留行合谷穴、三阴交穴按压预防过期妊娠80例[J]．传统医学，2011，20(8)：73．

[25]　杜亚丽．加用自拟催产饮预防过期妊娠效果观察[J]．广西中医药，2012，35(2)：35．

[26]　赵爱君，林宪军．针灸并施治疗胎盘滞留48例[J]．针灸临床杂志，1997，13(10)：13－14．

[27]　钟礼勇．针刺治疗胞衣不下25例[J]．中国针灸，2008，28(10)：748．

[28]　尚莲芳，刘君艳，李爱霞．针刺合谷穴加速第二产程减少产后出血[J]．中华护理杂志，1995，30(9)：537－538．

[29]　林顺舞．合谷、三阴交穴注射催产素对产后出血影响的临床观察[D]．广州：广州中医药大学，2011．

[30]　张素丽，丁敏，高秀领，等．益气清宫针法治疗药物流产后出血152例[J]．陕西中医，2007，28(5)：589－590．

[31]　何军琴，陈宝英，黄涛，等．针刺膻中穴治疗产后缺乳：多中心随机对照研究[J]．中国针灸，2008，28(5)：317－320．

[32]　赵彦，李青，丁秋蕾，等．针刺治疗产后缺乳224例[J]．陕西中医，2008，29(3)：338－339．

[33]　伏秀霞．快速针刺配合推拿治疗产后缺乳疗效观察[J]．中华全科医学，2011，9(6)：923．

[34]　潘茜．耳穴贴压促进产后泌乳的临床疗效研究[D]．广州：广州中医药大学，2009．

[35]　张永兴，陶昱枫．针灸防治药物流产出血的临床疗效观察[J]．中国针灸，2001，21(4)：

195－197.

[36] 陆耘,赵冬梅,栾红兵,等.耳穴贴压法在人工流产中的应用——附78例效果观察[J].安徽中医临床杂志,2000,12(3):198－199.

[37] 叶里红,李红,麦念斯.耳穴贴压法在人工流产术中的应用[J].中国针灸,1998,18(10):591－592.

[38] 黄修鸿,金瑛.经皮穴位电刺激复合异丙酚静脉麻醉在人流术中的应用[J].浙江临床医学,2007,9(11):1548－1549.

针灸治疗内分泌、营养和代谢病

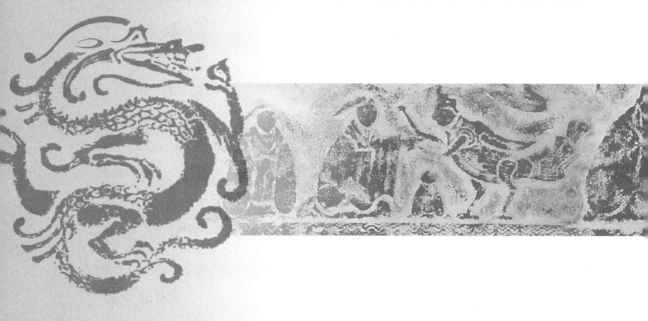

内分泌、营养和代谢病（endocrine，nutritional and metabolic diseases）实质上包括了内分泌疾病、营养性疾病和代谢性疾病三部分，这三部分疾病的联系非常紧密，因此，世界卫生组织就将其归在一起。机体内有些腺体或器官能分泌激素，不通过导管，由血液带到全身，从而调节有机体的生长、发育和生理功能，这种分泌叫做内分泌。内分泌系统由内分泌器官和内分泌组织两部分构成，各种因素导致的内分泌功能异常所产生的疾病统称为内分泌疾病。营养性疾病是指由于体内各种营养素过多、过少或不平衡引起的疾病，也包括以营养因素为主要病因，营养疗法为主要治疗手段的疾病。代谢性疾病是指因各种原因导致的代谢紊乱性疾病。

现代研究证实，针刺对内分泌系统有良好的调节作用，针刺可激活脑垂体前叶释放促肾上腺皮质激素，加强肾上腺皮质系统的功能，表现在针刺可使血液中的加氢皮质素和组织胺的含量升高，还可使肾上腺的类脂质、胆固醇和抗坏血酸的含量明显减少，核糖核酸、碱性磷酸酶含量增多，以及使血中酸性粒细胞的数量显著降低。针灸对交感神经-肾上腺髓质系统的调节，表现在针刺能使肾上腺髓质中的肾上腺素细胞和去甲肾上腺素细胞的数目增加、胞体增大、胞质反应加深等，针刺使机体释放肾上腺素的效应是通过整个神经反射弧而实现的。针刺对脑垂体-甲状腺系统有调节作用，临床上观察到针刺合谷、天突等穴可促进甲状腺的功能活动，故针刺治疗对单纯性甲状腺肿有效。另外，针灸对脑垂体-性腺系统也有良好的调节作用。

针灸对物质代谢有一定调节作用,艾灸命门穴可纠正羟基脲所致"阳虚"状态。艾灸对氢化可的松所致的核酸和蛋白质代谢紊乱有改善作用。灸法对微量元素的代谢也有影响,有研究认为,艾灸可使由羟基脲造成的"阳虚"小鼠的肝脾 DNA 所含的锌由低转向正常,铜的含量降低;艾灸可使老年女性头发中的锌含量升高,铜含量降低。另外,研究还发现针灸对胰岛素的分泌有促进作用,对糖代谢、脂代谢等有一定的调节作用。这些作用可能是针灸治疗内分泌、营养和代谢病的科学基础。但需要指出的是,针灸主要对于内分泌系统功能轻度失调出现的一些病症有良好的调节作用,而对于内分泌自身出现的疾病,针灸的作用非常有限,这也是针灸自身效能有限性的具体表现。

针灸病谱研究显示,针灸治疗的内分泌、营养和代谢病有 9 种,包括肥胖症、糖尿病及并发症、甲状腺功能亢进症、痛风、高脂血症、甲状腺肿、高催乳素血症、甲状腺炎、多囊卵巢综合征(致不孕)。本章主要介绍临床常见的 5 种病症的针灸治疗方法。

第一节　肥胖症

肥胖症(obesity)是一种常见的代谢性疾病,当人体进食热量多于消耗热量时,多余热量以脂肪形式储存于体内,体重超过标准体重的 20％以上时即称为肥胖症。随年龄增长,体脂所占比例相应增加,肥胖症的实质是体内脂肪绝对量增加。肥胖症分为单纯性和继发性两类,前者不伴有明显神经或内分泌系统功能变化,临床上最为常见;后者常继发于神经、内分泌和代谢疾病,或与遗传、药物有关。目前认为肥胖的发生与遗传易感性和环境因素两方面作用有关,肥胖症患者患其他疾病如脑血管疾病、高血压病等的危险性比常人大大增加。

中医古籍中的"肥贵人"、"肌肤甚"等记载可能与肥胖症有关。中医学认为,脾胃俱旺,过食而少作;或脾胃气虚,劳倦伤气,饮食不节,脾胃受损,湿聚成疾,痰湿流注肌肤;或先天禀赋不足,真气虚弱,不能使物质气化为功能而消耗等,均可导致肥胖。

一、辨病与辨证

1.辨病

(1)肥胖症可见于任何年龄,女性较多见。多有进食过多及(或)运动不足的病史。常有肥胖家族史。

(2)轻度肥胖多无症状,中、重度肥胖症可引起气急、关节痛、肌肉酸痛、体力活动减少以及焦虑、忧郁等。

(3)临床上肥胖、血脂异常、高血压、冠心病、糖耐量异常或糖尿病等疾病常同时发生,并伴有高胰岛素血症,认为均与胰岛素抵抗有关,称为代谢综合征。肥胖症还可伴随或并发睡眠呼吸暂停、胆囊疾病、高尿酸、痛风、骨关节炎、生殖功能下降以及某些癌肿(乳腺癌、子宫内膜癌、结肠癌等)发病率增高等。

(4)可通过测量身体的肥胖程度和体内脂肪分布来诊断。

①体重指数(body mass index,BMI):测量身体的肥胖程度。

$$BMI(kg/m^2)=体重(kg)/[身长(m)]^2$$

②理想体重(ideal body weight,IBW):测量身体的肥胖程度。

$$IBW=身高(cm)-105$$

$$或=[身高(cm)-100]×0.9(男性)或0.85(女性)$$

③腰围或腰/臀比(waist/hip ratio,W/H):反映体内脂肪分布。患者取直立体位,腰围在腰部肋下缘与髂骨上缘间中点水平测量,臀围于耻骨联合水平测量臀部最大周径。

④CT 或 MRI:估计或计算皮下脂肪厚度或内脏脂肪量,是评估体内脂肪分布最准确的方法,但不作为常规检查项目。

⑤其他:如身体密度测量法、生物电阻抗测量法、双能 X 线(DEXA)吸收法测定体脂总量等。

附:中国及亚太地区的肥胖判定标准

中国肥胖问题工作组于 2002 年对我国成人超重和肥胖的界限建议:我国成人 BMI 在18.5～23.9 为正常范围,<18.5 为体重过低,≥24 为超重,≥28 为肥胖;男性腰围≥85cm,女性腰围≥80cm 为腹部脂肪积聚。WTO 于 1999 年制定了《亚太地区肥胖及意义的重新定义》,详见下表。

WTO 制定《亚太地区肥胖及意义的重新定义》

分类	BMI(kg/m²)	发病危险
体重过低	<18.5	高(非肥胖相关疾病)
正常范围	18.5～22.9	平均水平
超重	≥23	
肥胖前期	23～24.9	增加
Ⅰ期肥胖	25～29.9	中等
Ⅱ期肥胖	≥30	严重

2. 辨证

(1)胃火旺盛:多食,消谷善饥,形体肥胖,面色红润,心烦头昏,口干口苦,胃脘灼痛,嘈杂,得食则缓。舌红,苔黄腻,脉弦滑。

(2)痰湿内盛:形盛体胖,身体重浊,肢体困倦,胸膈痞满,痰涎壅盛,头晕目眩,口干而不欲饮,嗜食肥甘醇酒,神疲嗜卧。苔白腻或白滑,脉滑。

(3)脾虚不运:肥胖臃肿,神疲乏力,身体困重,胸闷脘胀,四肢轻度浮肿,晨轻暮重,劳累后明显,饮食如常或偏少,既往多有暴饮暴食史,小便不利,便溏或便秘。舌淡胖、边有齿痕,苔薄白或白腻,脉濡细。

(4)脾肾阳虚:形体肥胖,颜面虚浮,神疲嗜卧,气短乏力,腹胀便溏,自汗气喘,动则更甚,畏寒肢冷,下肢浮肿,尿昼少夜频。舌淡胖,苔薄白,脉沉细。

二、针灸治疗及选穴原则

1. 治疗原则

本病以除湿化痰为基本治疗原则。胃热者兼泄火伐胃;脾虚者兼益气健脾;脾肾阳虚者兼温肾壮阳。患者应注意控制饮食,尤其是碳水化合物及脂肪的摄入,积极参加体育锻炼。

2. 选穴原则

在选穴上主要根据脾主运化,胃主受纳理论,以脾、胃两经穴为主,再结合辨证结果配穴。具体选穴原则如下。

(1)局部选穴:肥胖患者主要以腹部脂肪堆积为主,因此常选腹部的滑肉门、天枢、外陵、大巨、水道、归来、大横、腹结、中脘、下脘、气海、中极等。

(2)辨证选穴:胃火旺盛,选胃俞、内庭、曲池、二间等;痰湿内盛,选足三里、支沟、丰隆、阴陵泉等;脾虚不运,选脾俞、足三里、太白等;脾肾阳虚,选脾俞、肾俞、命门、关元等。

3. 耳针

可选耳穴,如选胃、脾、内分泌、神门、口等,或在耳区选取最明显的几个反映点,针刺、埋针或压丸。嘱患者有饥饿感时或饭前自行按压埋针处数十秒钟。

三、推荐针灸处方

●推荐处方1

【治法】 调理胃肠,除湿化痰。

【主穴】 天枢、中脘、大横、曲池、支沟、内庭、丰隆、上巨虚、阴陵泉。

【配穴】 胃肠腑热,加胃俞、大肠俞、合谷;脾胃虚弱,加脾俞、胃俞、足三里;脾肾阳虚,加脾俞、肾俞、关元;嗜睡,加百会、照海、申脉。

【操作】 腹部穴位直刺0.5～1寸,用捻转泻法,要求局部有较强的针感,可带电针。余穴常规操作。

●**推荐处方2**

【**治法**】　调神利气,健脾化湿。

【**主穴**】　百会、印堂、神门、天枢、水道、腹结、足三里、三阴交。

【**配穴**】　胃肠热盛,加内庭、曲池;脾胃虚弱,加脾俞、胃俞;便秘,加支沟、丰隆;脾肾阳虚,加脾俞、肾俞、神阙。

【**操作**】　主穴头部诸穴平补平泻,腹部诸穴针用泻法,要求有较强针感,并带电针。余穴常规操作。

四、针灸疗效及影响因素

肥胖症的发病机制目前并不十分清楚,但总的来说,若能量摄入超过人体的消耗,即会引起肥胖。单纯性肥胖是指并非由于其他疾病或医疗的原因,仅仅是由于能量摄入超过能量消耗而引起的肥胖。它是独立于继发性肥胖之外的一种特殊疾病。当然,许多现在认为是单纯性肥胖者实际上还是存在某种疾病或者是功能紊乱,只不过现在还缺乏诊断的手段或者诊断的依据而已。目前西医主张的治疗原则是以行为、饮食治疗为主的综合治疗,使患者长期坚持,不应依赖药物,避免发生副作用。因此,针灸治疗肥胖症有很大的优越性。近年来大量的文献报道了针灸减肥的疗效,但作为治疗肥胖症的方案,针灸只起到了主要作用,结合饮食治疗、行为治疗、加强体育锻炼是必不可少的。

1. 病因和类型

针灸治疗过食性的肥胖效果好,内分泌功能紊乱或产后肥胖者针刺亦有效。针灸减肥以治疗单纯性肥胖为主,因此,应与水潴留性肥胖症、继发性肥胖症、下丘脑性肥胖、皮质醇增多症和多囊卵巢综合征等鉴别。继发性肥胖是由多种神经内分泌疾病、某些药物以及激素等引起,针灸治疗难以取得良好疗效。

2. 病情

轻、中度肥胖针灸治疗比较有效;重度肥胖及伴肺泡低换气综合征、心血管系统综合征、内分泌代谢紊乱、消化系统综合征等,出现并发症时针灸治疗效果不理想。

3. 病程

针灸治疗要坚持多个疗程,长时间治疗,疗效比较稳定。针灸减肥一定要分阶段进行,如目前体重欲减 10kg 以上的,即以先减 5kg 为最初目标,经过治疗达到目标,然后让其稳定在这个体重 1～2 个月,再进行第二阶段减肥,达到目标后,再让其稳定 3～6 个月,这样逐步使体重下降,疗效才能巩固,否则体重很容易回升。

4. 患者配合

针灸减肥期间,患者应控制饮食,尤其是碳水化合物及脂肪的摄入,配合体育锻炼,增加活动量,可提高疗效。

五、针灸治疗的环节和机制

关于针刺减肥的机制,目前已有许多研究,其作用机制主要包括以下三个方面。

1. 刺激饱中枢

通过动物实验发现,针刺减肥主要是通过位于下丘脑腹内侧核(VMH)的饱中枢与下丘脑外侧区(LHA)摄食中枢的调节作用实现的。耳针的刺激作用不是减少食欲,而多半与饱感觉的形成与存储有关。

2. 调节神经-内分泌

单纯性肥胖患者有交感-肾上腺系统和下丘脑-垂体-肾上腺系统功能低下,针刺可调节和增强这两个系统的功能。另外,针刺还可通过神经-体液调节,改善肥胖患者的水盐代谢。

3. 调节脂肪代谢

研究发现,针刺有一定的促进脂肪代谢的作用,可降低胆固醇等,这将有利于肥胖患者堆积脂肪的消除。

六、预　后

肥胖症已成为威胁人体健康的重要因素,大部分患者经过控制饮食,加强锻炼,可获得良好的预后,尤其是单纯性肥胖。对于继发性肥胖应积极治疗原发病。减肥要在不损害身体健康的条件下达到长期的减肥效果,因此,治疗肥胖提倡以控制饮食和增加体力活动为主。西医药物治疗主要是食物抑制剂、脂肪吸收阻滞剂、代谢刺激剂,副作用大,易于反弹。预防肥胖较治疗易奏效且重要。肥胖症不仅给人们带来生活不便,还会大大增加心脑血管疾病、胆囊炎、胆石症、胰腺炎及多种癌症的发生率,患者最终往往因伴发疾病致死、致残。

七、临床研究动态

一项样本量为 50 例单纯性肥胖的 RCT[1]。针刺组($n=25$):体针、电针配合耳穴贴压的方法。对照组($n=25$):口服西药西布曲明,每次 10mg,每日 1 次。参照 1998 年全国中西医结合肥胖病研究学术会议制订的单纯性肥胖病疗效评定标准。两组总有效率无显著差异;针刺组患者血清瘦素含量的改善优于对照组,两组有显著差异。

一项样本量为 80 例单纯性肥胖的单盲 RCT[2]。针刺组($n=40$):体针、电针配合耳穴贴

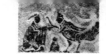

压的方法,体穴取天枢、关元、三阴交等,取两组主穴接通电针治疗仪,选择疏密波波型,频率为 50/100Hz,强度以患者能耐受为度;耳穴取神门、内分泌、脾等。药物组($n=40$):口服西药西布曲明,每次 10mg,每日 1 次,早晨空腹服药或与食物同服。针刺组与药物组的疗效比较 RR$=1.06$,95%CI$(0.88,1.28)$,$P>0.05$。治疗后针刺组的体重、BMI、腰围、臀围、腰臀围比值比较,体重为 WMD$=2.35$,95%CI$(1.66,3.04)$,$P<0.00001$;BMI 为 WMD$=0.48$,95%CI$(0.28,0.68)$,$P<0.00001$;腰围为 WMD$=2.91$,95%CI$(2.04,3.78)$,$P<0.00001$;臀围为 WMD$=-0.40$,95%CI$(-0.61,-0.19)$,$P<0.05$;腰臀比为 WMD$=0.06$,95%CI$(0.06,0.06)$,$P<0.00001$。结论:针刺与西布曲明减肥疗效相似,但针刺能有效地改善单纯性肥胖患者的体重、体重指数、腰围、臀围及腰臀围比值。

一项样本量为 96 例单纯性肥胖的 RCT[3]。穴位埋线组($n=48$):上巨虚、丰隆、三阴交、公孙、梁丘、天枢、脾俞、胃俞、大肠俞,埋植羊肠线。针刺治疗组($n=48$):选穴相同,常规针刺。1 个疗程后,穴位埋线治疗组与针刺治疗组的疗效比较 RR$=1.14$,95%CI$(0.84,1.53)$,$P>0.05$;3 个疗程后 RR$=1.12$,95%CI$(1.00,1.25)$,$P=0.05$。结论:穴位埋线与常规针刺疗效相当,但长期疗效略优于常规针刺组。

一项样本量为 60 例单纯性肥胖的 RCT[4]。腰腹部群针组($n=30$):采用腰腹部群针法进行治疗,天枢、中脘、下脘、气海、关元、阿是穴(带脉上腋中线与大横穴之间,1 寸 1 穴,双侧取穴)、腹结、滑肉门、外陵、大巨、水道、石关、中注、四满。耳穴压豆组($n=30$):采用耳穴压豆法进行治疗。治疗后,腰腹部群针组与耳穴压豆组的体重疗效比较 RR$=1.07$,95%CI$(0.94,1.23)$,$P>0.05$;腰围疗效比较 RR$=5.80$,95%CI$(2.60,12.95)$,$P<0.05$;腰臀比疗效 RR$=4.14$,95%CI$(2.16,7.95)$,$P<0.001$。结论:腰腹部群针法与耳穴压豆法均可有效减轻体重;但腰腹部群针法可明显减小腰围,优于耳穴压豆法;肥胖患者治疗后腰臀比的减小更明显。

一项样本量为 12 例继发性肥胖的双盲 RCT[5]。腹部穴位组($n=6$):中脘、下脘、天枢、肓俞、水分、气海等,天枢加电,配合耳压及刮痧。背部穴位组($n=6$):大肠俞、心俞、肾俞、脾俞、肝俞等,大肠俞加电,配合耳压及刮痧。腹部穴位组与背部穴位组的症状比较 WMD$=1.41$,95%CI$(0.14,2.68)$;两组腰围、臀围及皮脂含量的比较 WMD$=-0.50$,95%CI$(-2.40,1.40)$;Kupperman 及 SAS 积分的比较 WMD$=-0.67$,95%CI$(-2.44,1.10)$,$P>0.05$。结论:两种不同针灸穴组治疗围绝经期肥胖均可降低患者各项肥胖指标、Kupperman 指数、SAS 指数,但统计学显示采用两种不同针灸穴组治疗无明显差异。说明治疗采用两种不同针灸穴组治疗均有效,且无特异性。

一项样本量为 60 例继发性肥胖的 CCT[6]。治疗组($n=30$):针刺,得气后加用光电治仪。对照组($n=30$):患者常规入院系统治疗,口服降脂药物美百乐镇 10mg,每日 3 次。治疗后皮

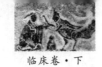

下脂肪(FAT)、内脏脂肪(VFA)的下降,治疗组临床疗效明显高于对照组,针刺和药物对调脂疗效的影响无显著性差异。

一项样本量为101例药源性肥胖的CCT[7]。治疗组(n=51):电针治疗,穴取曲池、足三里、丰隆、上巨虚、下巨虚。对照组(n=50):空白对照。两组临床有效率有显著差异,治疗组优于对照组,治疗组降低体重有效率为54.9%,明显优于对照组的10%;治疗组简明精神病量表(BPRS)减分率为24.92%,对照组为28.62%,说明电针治疗精神药物所致肥胖症疗效好,能在降低体重的同时提高患者对精神药物的依从性。

第二节　糖尿病

糖尿病(diabetes mellitus,DM)是与遗传、自身免疫及环境因素相关,以慢性高血糖为特征的代谢紊乱性临床综合症候群。临床表现复杂,轻症可无任何症状,仅有血糖升高;部分患者可仅有皮肤瘙痒、视力模糊、易感染、肢端感觉异常等并发症或伴发其他病;中、重症可出现典型的"三多一少",即多饮、多尿、多食和体重减轻的症状。根据病因、发病机制和临床表现可分为1型糖尿病、2型糖尿病、其他特殊类型糖尿病以及妊娠期糖尿病四大类型。1型糖尿病多因易感者体内胰腺β细胞发生自身免疫反应性损伤而引起,有酮症倾向,占糖尿病患者5%左右。2型糖尿病常因胰岛素抵抗和(或)胰岛素分泌缺陷所致,与遗传、环境因素相关,患者往往伴有肥胖或腹部、内脏脂肪分布增加,很少发生酮症酸中毒,多见于成年人,占糖尿病90%以上。糖尿病严重的并发症可遍及全身各系统,主要有血管、神经障碍、代谢障碍和血液成分改变。

糖尿病属中医"消渴"范畴。中医学认为,本病以阴虚为本,燥热为标。燥热在肺,肺燥伤津,则口渴多饮;热郁于胃,消灼胃液,则消谷善饥;虚火在肾,肾虚精亏,封藏失职,则尿多稠浑。燥热盛则阴愈虚,阴愈虚则燥热更甚,形成恶性循环。如病久不愈,阴损及阳,则可见气阴两伤、阴阳俱虚之候。本病日久,又可表现为多脏器病变,特别是肾虚为本,往往涉及其他脏腑病证,产生变证,如肾阴不足影响及肝阴不足,使精血不能上承于目,可并发白内障,甚至失明;燥热内结,营阴被灼,络脉瘀阻,变生中风偏瘫;或可见脾肾两虚,阳虚水泛,发为水肿;病变后期阴液极度耗损,导致阴竭阳亡,阴阳离决而见四肢厥冷、神志昏迷、脉微欲绝等危候。

一、辨病与辨证

1. 辨病

(1)1型糖尿病通常起病急,有明显的多饮、多尿、多食、消瘦及乏力(三多一少)症状。可伴有视力模糊、皮肤感觉异常和麻木,女性患者可伴有外阴瘙痒。

(2)2型糖尿病一部分亦可出现典型的"三多一少"症状,在体重减轻前常先有肥胖史。发病早期或糖尿病前期,可出现午餐或晚餐前低血糖症状。但不少患者可长期无明显症状,仅于体检或因其他疾病检查时发现血糖升高,或因并发症就诊才诊断为糖尿病。

(3)实验室检查:随时血糖≥11.1mmol/L(200mg/dL);或空腹血糖≥7.0mmol/L(140mg/dL);或口服75g葡萄糖耐量试验(OGTT)2小时血糖值≥11.1mmol/L。各条诊断标准均应另日重新核实。

注:随时血糖指一日之中任何时间采血,不考虑与前餐的时间关系;空腹指进食8小时以上;OGTT 2小时血糖7.8~11.1mmol/L为糖耐量减低,小于7.8mmol/L为正常。

2. 辨证

(1)燥热伤肺:烦渴多饮,口干咽燥,多食易饥,小便量多,大便干结。舌质红,苔薄黄,脉数。

(2)胃燥津伤:消谷善饥,大便秘结,口干欲饮,形体消瘦。舌红,苔黄,脉滑有力。

(3)肾阴亏虚:尿频量多,混如脂膏,头晕目眩,耳鸣,视物模糊,口干唇燥,失眠心烦。舌红,无苔,脉细弦数。

(4)阴阳两虚:尿频,饮一溲一,色混如膏,面色黧黑,耳轮枯焦,腰膝酸软,消瘦显著,阳痿或月经不调,畏寒面浮。舌淡,苔白,脉沉细无力。

(5)阴虚阳浮:尿频量多,烦渴面红,头痛恶心,口有异味,形瘦骨立,唇红口干,呼吸深快,或神昏迷蒙,四肢厥冷。舌质红绛,苔灰或焦黑,脉微数疾。

二、针灸治疗及选穴原则

1. 治疗原则

本病以滋阴降火为基本治疗原则。可根据具体情况治疗,如上消清热润肺,生津止渴;中消清胃泻火,和中养阴;下消滋阴益肾,培元固本;阴阳两虚益肾固肾,阴阳双补。

2. 选穴原则

在选穴上主要以肺、胃、肾相关经穴和背俞穴为主,并结合辨证和症状配穴。

(1)选取背部腧穴:常选的背部穴位有肺俞、胃俞、脾俞、肝俞、肾俞、膈俞、胰俞、命门等,尤其是胰俞为治疗糖尿病的经验穴。

(2)相关经脉上选穴:肺经常选太渊、尺泽;肾经选太溪、照海、水泉;脾经选三阴交、太白、阴陵泉。阳明经多气多血,因此常选手阳明经合谷、曲池,足阳明经内庭、足三里。

(3)随症配穴:可根据具体症状选穴。如口渴,选金津、玉液、承浆、上廉泉;合并视物模糊,选光明、头维、攒竹;头晕,加上星、风池;上肢疼痛或麻木,选肩髃、曲池、合谷;下肢疼痛或麻木,选风市、阴市、阳陵泉、解溪;皮肤瘙痒,选风池、大椎、曲池、血海、三阴交等。

3. 耳针

耳针可选胰、胆、内分泌、肾、三焦、神门、心、肝、肺、胃、膀胱等。

三、推荐针灸处方

●推荐处方 1

【治法】 清热润肺,益肾健脾。

【主穴】 肺俞、肾俞、胰俞、膈俞、脾俞、足三里、三阴交、尺泽、内庭。

【配穴】 上消,加太渊、少府;中消,加胃俞、曲池;下消,加肝俞、太冲。多食善饥,加合谷、上巨虚、丰隆、中脘;便秘,加天枢、腹结、支沟;多尿,盗汗,加复溜、关元;阴阳两虚,加关元、命门。

【操作】 胰俞为经外奇穴,是治疗糖尿病的效穴,治疗时为重点穴宜先刺,斜向脊柱针刺0.5～0.8寸,行捻转泻法1～3分钟,以局部出现强烈的酸胀感为度,留针期间间歇行针。阳虚时可应用灸法。余穴均常规操作。

●推荐处方 2

【治法】 清泻肺胃,滋补肝肾。

【主穴】 胰俞、肺俞、胃俞、肝俞、肾俞、足三里、三阴交、太溪。

【配穴】 上消,加太渊、劳宫;中消,加中脘、内庭;下消,加太冲、照海;阴阳两虚,加水泉、命门。心悸,加内关、心俞;不寐,加神门、百会;视物模糊,加太冲、光明;肌肤瘙痒,加风市、血海、蠡沟;手足麻木,加八邪、八风。

【操作】 背部不可直刺、深刺,应向脊柱方向斜刺0.5～0.8寸,以免伤及内脏;胰俞为治疗时重点穴先刺,斜向脊柱针刺0.5～0.8寸,行捻转泻法1～3分钟,以局部出现强烈的酸胀感为度,留针期间间歇行针。因糖尿病患者抵抗力较弱,皮肤容易化脓感染,选穴要控制到最低限度,艾灸时尽量用小艾炷,不可灼伤皮肤。针刺时必须注意严格消毒。

四、针灸疗效及影响因素

糖尿病分1型、2型,治疗方法上有一定区别,但不论哪种类型的糖尿病均以恢复血糖水平为最终的目标。针灸在降糖方面有一定效果,但存在效果不稳定、效能有限的缺点,因此,目前糖尿病的治疗以药物治疗为主,针灸作为辅助疗法有一定意义。

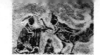

1. 病因

针灸治疗糖尿病是一种辅助疗法,应配合西药治疗,其意义在于整体的调节作用或与药物的协同作用,减轻药物的副作用,尤其是对糖尿病并发的神经炎有一定的防治作用。针灸治疗糖尿病主要针对 2 型糖尿病及其并发症,对胰岛素依赖型患者则效果差。针灸对于预防与治疗糖尿病的神经、血管并发症有一定作用,以治疗并发膀胱病变和神经病变效果较好,对并发的视网膜病变、心血管病变、肾病、高脂血、湿疹、皮癣等也有一定效果。

2. 病情

针刺的降糖效应在各类糖尿病患者中,以非胰岛素依赖型糖尿病之轻、中型患者较为显著。

3. 患者的配合

针灸治疗期间,患者要控制饮食,限制糖的摄入量,多食粗粮和蔬菜,节制肥甘厚味和面食,适当参加体育锻炼,这些都可提高针灸的疗效。

五、针灸治疗的环节和机制

西医治疗本病主要包括饮食与运动、口服降糖药及胰岛素治疗。降糖药可分为促胰岛素分泌剂、胰岛素增敏剂和 α-糖苷酶抑制剂三大类。针灸作为辅助疗法有一定作用,其治疗的机制可能包括以下三个方面。

1. 调节神经内分泌

针灸可使糖尿病患者自主神经的紧张度下降,因而对糖尿病内分泌失调和代谢紊乱有良好的调整作用,有利于本病的康复。

2. 改善微循环

针灸可通过神经反射等途径,对糖尿病患者的微循环障碍起到调节作用,可改善末梢循环,防治并发症。

3. 刺激胰岛素分泌

针灸可刺激胰岛素 β 细胞受体对葡萄糖的敏感性增强,促进胰岛素分泌,加快对葡萄糖的利用和转化,从而达到降低血糖的作用。

六、预　后

本病系全身性、慢性、进展性疾病,其预后与有无急慢性并发症密切相关,其并发症多,危害严重。本病需终生治疗,早期开始有效治疗预后良好,死亡原因主要为心血管、脑和肾并发

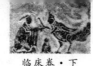

症。60岁以后发现的患者预后较差。在急性并发症中,以高渗性非酮症糖尿病昏迷死亡率最高,酮症酸中毒次之。伴有慢性并发症,尤其以肾功能不全、心肌梗死、脑血管意外、肢体坏疽、严重性自主神经病变者,预后不良。

七、临床研究动态

一项样本量为38例2型糖尿病的RCT[8]。试验组($n=20$):针刺,自拟方(黄芪、山药、地龙、血竭、五味子、天花粉等)制成胶囊。对照组($n=18$):仅服自拟的中药。治疗1个疗程后通过两组患者糖尿病临床疗效比较,两组的总有效率有非常显著性差异($P<0.01$),试验组优于对照组。

一项样本量为88例糖尿病周围神经病变的RCT[9]。试验组($n=46$):针刺,口服弥可保0.5mg/天,每日3次,3个月为1个疗程。对照组($n=42$):仅服用弥可保。两组总有效率有显著差异,试验组优于对照组。试验组运动传导速度(MNCV)、感觉传导速度(SMCV)明显高于对照组,组间比较差异有统计学意义。

一项样本量为63例糖尿病周围神经病变的RCT[10]。针刺组($n=34$):在基础治疗的同时采用针刺治疗,选穴为阴陵泉透阳陵泉,内关透外关,以及足三里、三阴交、膈俞、肾俞等。甲钴胺组($n=29$):口服甲钴胺片0.5mg/片,每次0.5mg,每日3次。12天后统计疗效,针刺组改善运动神经及感觉神经的传导速度比较,正中神经运动为WMD=0.53,95%CI(0.06,1.00),$P<0.05$;感觉为WMD=0.05,95%CI(-0.42,0.52),$P>0.05$;腓总神经感觉为WMD=1.99,95%CI(1.36,2.62),$P<0.00001$。结论:针刺透穴法对于糖尿病周围神经病变患者下肢神经传导速度的改善明显优于口服甲钴胺,针灸疗法对于正中神经运动传导速度及腓总神经感觉传导速度疗效明显优于口服甲钴胺。

一项样本量为54例的糖尿病周围神经病变RCT[11]。基础治疗加针刺组($n=16$),基础治疗加穴位注射弥可保组($n=17$),基础治疗加梅花针叩刺组($n=21$)。2个疗程后统计疗效,基础治疗加梅花针组与基础治疗加穴位注射弥可保组疗效比较RR=1.12,95%CI(0.82,1.54),$P<0.05$;基础治疗加穴位注射弥可保组与基础治疗加针刺组疗效比较RR=1.36,95%CI(0.82,2.26),$P<0.05$。3组患者神经传导速度(NCV)比较,基础治疗加梅花针叩刺组差异性最大。与另外两种方法相比,梅花针叩刺对糖尿病周围神经病变疗效较好,梅花针叩刺疗法的痊愈率(麻木、疼痛感消失,无肌肉萎缩,运动神经传导速度及感觉神经传导速度正常,局部无感染、溃疡或其他病变)为38.09%,总有效率为85.71%,疗效最好;其次为穴位注射疗法76.47%;再次为针刺疗法56.25%。

一项样本量为60例的糖尿病并发急性脑梗死的RCT[12]。观察了针刺对下丘脑激素促肾上腺皮质释放激素(CRH)及促甲状腺激素释放激素(TRH)水平影响的RCT。试验组($n=$

30）：针刺、常规药物。对照组（$n=30$）：常规药物。结果显示,治疗前后两组 CRH 及 TRH 降低水平有统计学意义,针刺组优于对照组。提示针刺治疗能明显降低 CRH、TRH 水平,改善下丘脑-垂体-肾上腺（Hypothalamus-pituitary-adrenal axis,HPA）轴及下丘脑-垂体-甲状腺（Hypothala-mus-pituitary-thyrotic axis,HPT）轴分泌异常。

2006 年发表的一项研究电针对糖尿病性认知功能障碍患者学习记忆影响的 CCT[13]。电针组（$n=25$）：电针以四神聪、百会、风池、本神、内关为主穴。对照组（$n=20$）：口服尼莫通。对两组治疗前后进行长谷川痴呆修改量表评分及韦氏记忆量表（WMS）评定。结果:两组疗效的差异具有显著性意义,电针组疗效优于对照组;治疗前两组 WMS（总记忆商）无显著差异,治疗后电针组 WMS 评分明显上升,而对照组虽然也有上升,但不显著。电针组治疗后 WMS 在顺数、联想、触摸方面有显著上升;而对照组 WMS 在累加、触摸方面有显著上升;其余各项两组均表现为治疗前后差异不显著。结论:电针能改善糖尿病性认知功能障碍患者的认知功能和学习记忆能力。

第三节　痛　风

痛风（gout）是体内嘌呤代谢紊乱引起的疾病。尿酸生成增加及（或）尿酸排泄障碍,可导致高尿酸血症（hyperuricemia）。血液及体液中尿酸浓度过高时,尿酸钠就会在组织中沉积,引起急性炎症性痛风性关节炎、痛风石与慢性沙砾性痛风性关节炎、尿酸性肾病、尿石症。原发性痛风病因未明者占绝大多数,但常伴有肥胖、血脂质异常、2 型糖尿病、动脉硬化症、冠心病等代谢综合征,极少数为遗传性酶及代谢缺陷。继发性痛风多由于肾脏病、血液病和应用影响肾脏排泄尿酸的药物所致。

痛风属中医学"痹证"、"历节"等范畴,尤其与中医的"热痹"相似。中医认为,本病系由湿浊瘀阻,留滞关节经络,气血不畅,不通则痛所致。但从病因上来说,又不同于一般的痹证,痛风主要因机体内在的机能失调,湿热痰瘀之邪由内而生。另外,肥甘饮酒、风寒湿邪、疲劳紧张等诱因可导致本病的发作和加重。

一、辨病与辨证

1. 辨病

（1）多单个趾指关节卒然红肿疼痛,逐渐痛剧如虎咬,昼轻夜甚,反复发作。可伴发热、头痛等症。

（2）多见于中老年男子,可有痛风家族史。常因劳累,暴饮暴食,吃高嘌呤食物,饮酒及外

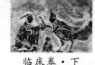

感风寒等诱发。

（3）初起可单关节发病，以第一跖趾关节为多见。继则足踝、跟、手指和其他小关节出现红肿热痛，甚则关节腔可渗液。反复发作后，可伴有关节周围、耳郭、耳轮及趾、指骨间出现"块瘰"（痛风石）。

（4）血尿酸、尿尿酸增高。发作期白细胞总数可增高。

（5）必要时做肾B超探测、尿常规、肾功能等检查，以了解痛风后肾病变情况。X线摄片检查可示软骨缘邻近关节的骨质有不整齐的穿凿样圆形缺损。

2. 辨证

（1）湿热蕴结：下肢小关节卒然红肿热痛、拒按，触之局部灼热，得凉则舒，伴发热口渴，心烦不安，溲黄。舌红，苔黄腻，脉滑数。

（2）瘀热阻滞：关节红肿刺痛，局部肿胀变形，屈伸不利，肌肤色紫暗，按之稍硬，病灶周围或有块瘰硬结，肌肤干燥，皮色暗黧。舌质紫暗或有瘀斑，苔薄黄，脉细涩或沉弦。

（3）痰浊阻滞：关节肿胀，甚则关节周围漫肿，局部酸麻疼痛，或见块瘰硬结不红，伴有目眩，面浮足肿，胸脘痞闷。舌胖质暗，苔白腻，脉缓或弦滑。

（4）肝肾阴虚：病久屡发，关节痛如被杖，局部关节变形，昼轻夜重，肌肤麻木不仁，步履艰难，筋脉拘急，屈伸不利，头晕耳鸣，颧红口干。舌红少苔，脉弦细或细数。

二、针灸治疗及选穴原则

1. 治疗原则

本病以通络止痛、清热消肿为基本治疗原则。同时患者应避免高蛋白、高嘌呤饮食的摄入，应禁用或少用从肾脏排泄尿酸的药物。

2. 选穴原则

在选穴上主要应用局部阿是穴和五输穴，五输穴分布在四肢肘膝以下，与痛风病变部位吻合。

三、推荐针灸处方

●推荐处方

【治法】 通络止痛，清热消肿。

【主穴】 ①肘部：阿是穴、曲池、天井、尺泽、少海、小海。

②腕部：阿是穴、阳池、外关、阳溪、腕骨。

③手指：阿是穴、八邪、合谷、后溪、中渚。

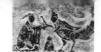

④踝部：阿是穴、申脉、照海、昆仑、仆参、丘墟。

⑤足趾：阿是穴、行间、八风、大都、太白。

【配穴】　湿热蕴结，加阴陵泉、内庭；瘀热阻滞，加内关、血海；痰浊阻滞，加丰隆、足三里；肝肾阴虚，加太溪、三阴交。

【操作】　阿是穴选择病变部位瘀肿疼痛处或其周围的腧穴，如肿胀的囊部，关节局部高度肿胀、充盈、青紫、怒张的络脉上，病变附近相关腧穴，如足趾部行间、太冲、太白、陷谷、阿是穴等，均用三棱针点刺出血，一般出血 5mL。

四、针灸疗效及影响因素

痛风分为原发性和继发性，其首发症状为急性关节炎，目前西药治疗是对症处理，秋水仙碱对止痛、控制炎症有特效，但副作用极大。文献报道和临床研究表明，当痛风急性发作出现急性关节炎时，针刺可发挥很好的止痛效果，因此可作为一种主要治疗方法，解决主要症状，但难以完整的治疗痛风。

1. 病因

原发性痛风者有不到 1‰ 为酶缺陷所致，而大多数病因不明；继发性者可由肾脏病、血液病及药物等多种原因引起。不论原发性还是继发性，除由于药物引起者可停药外，大多缺乏病因治疗，因此不能根治。针刺对于原发性和继发性痛风症状都有较好的改善，相对而言，原发性的针灸疗效要优于继发性，但针灸亦不能根治。

2. 病情

高尿酸血症是导致痛风发作的根本原因，高尿酸血症的结果可导致痛风性关节炎、痛风石及痛风性肾病。针灸对痛风性关节炎急性期有很好的止痛效果，但对于有关节破坏、肾损害者疗效差。针刺治疗痛风急性期效果显著，但间歇期及慢性期效果则不明显。

3. 刺法

本病的治疗首选在病灶局部刺络出血，而且需出血量足够。有研究发现，刺络出血量的大小与血尿酸的排泄速度有密切关系，因此，刺血量不应少于 5mL。否则，针灸疗效将受到影响。

五、针灸治疗的环节和机制

1. 止痛作用

针刺治疗痛风的主要环节在于止痛作用，在局部采用针刺，尤其是应用刺血法可使局部堆积的尿酸排泄和消散，驱除致痛物质而达到止痛作用。另外，针刺还可促进人体释放内源性镇痛物质,局部刺激提高痛阈,以及针刺改善微循环,促进血尿酸的消散和排泄,也是止痛的环节之一。

2.调节血尿酸的代谢

针刺具有抑制血尿酸的生成、促进尿酸排泄的作用。研究表明,针刺有助于血尿酸的溶解,使溶解的尿酸从肾脏排出,加速局部症状的改善。

六、预 后

目前痛风尚无根治办法,且本病容易复发,现行治疗的目的是及时控制痛风关节炎急性发作并降低血尿酸水平,以预防尿酸盐沉积、关节破坏及肾脏损害。痛风是一种终身性疾病,无肾功能损害及关节畸形者,经有效的治疗可维持正常的生活和工作。急性关节炎的发作可引起较大的痛苦,有关节畸形者生活质量会受到一定影响,肾功能损害者预后差。本病与过度劳累、过食高蛋白、高嘌呤饮食有关,多饮酒和局部损伤常为诱因,因此,患者必须注意诱发因素的预防,及时治疗。此外,应禁用或少用从肾脏排泄尿酸的药物。

七、临床研究动态

一项样本量为 60 例的单盲 RCT[14]。针刺组($n=30$):行间、商丘、复溜、三阴交、阳陵泉,平补平泻法,留针 30 分钟,每 10 分钟运针 1 次,每穴运针半分钟。针灸组($n=30$):在针刺组基础上加直接灸脾俞、肾俞、三焦俞,每穴灸 5 壮,灸至皮肤红晕。治疗后,针刺组与针灸组疗效比较 RR$=1.04$,95％CI($0.92,1.16$),$P>0.05$;针刺组与针灸组治疗前后 Maryland 足部疼痛评分:3 周后 WMD$=0.97$,95％CI($0.84,1.10$),$P<0.00001$,3 个月后 WMD$=1.87$, 95％CI($1.55, 2.19$),$P<0.00001$,6 个月后 WMD$=1.74$,95％CI($1.26,2.22$),$P<0.00001$;两组治疗前后尿酸值比较:3 周后 WMD$=5.64$,95％CI($0.39,10.89$),$P<0.05$,3 个月后 WMD$=16.66$, 95％CI($12.85,20.47$),$P<0.00001$,6 个月后 WMD$=14.34$, 95％CI($9.87,18.81$),$P<0.00001$。结论:针刺与针刺加艾灸对缓解痛风性关节炎疼痛和降低血尿酸值均具有临床疗效,其中,针刺加艾灸的干预在治疗 3 个月后及 6 个月后缓解痛风性关节炎疼痛更明显。

一项样本量为 90 例的 RCT[15]。A 组($n=30$):行间、太冲、太白、陷谷,点刺穴位放血 5mL。B 组($n=30$):点刺穴位放血 10mL。C 组($n=30$):内服西药消炎痛及别嘌呤醇。治疗后,B 组与 A 组、C 组比较分别为 RR$=1.11$,95％CI($0.97,1.27$);RR$=1.07$,95％CI($0.96,1.20$),$P<0.05$。在缓解疼痛的评分:B 组与 A 组比较 WMD$=1.63$,95％CI($1.55,1.71$),$P<0.00001$;B 组与 C 组比较 WMD$=0.00$,95％CI($-0.13,0.13$),$P>0.05$。在改变血尿酸水平的比较:B 组与 A 组比较 WMD$=40.27$,95％CI($17.91,62.63$),$P<0.05$;B 组与 C 组比较,WMD$=-7.43$,95％CI($-41.27,26.41$),$P>0.05$。尿酸水平比较:B 组与 A 组比较,

WMD＝0.42,95％CI(−0.34,1.18),$P<0.05$;B组与C组比较,WMD＝0.79,95％CI(0.01, 1.57),$P=0.05$。可见,点刺放血10mL疗效优于5mL及内服西药。

一项样本量为60例的RCT[16]。治疗组(n＝21):电针治疗,主穴取足三里、三阴交、三焦俞,配穴指关节疼痛取前谷、后溪、二间、三间、八邪,腕关节疼痛取外关、阳池、阳溪、合谷,肘关节疼痛取曲池、天井、手三里,趾关节疼痛取申脉、足临泣、公孙、八风,踝关节疼痛取悬钟、昆仑、解溪、丘墟,膝关节疼痛取梁丘、阴市、内外膝。对照1组(n＝19):中药治疗。对照2组(n＝20):毫针治疗。3组疼痛积分比较:治疗组与对照1组WMD＝2.39,95％CI(2.00, 2.78),$P<0.00001$;与对照2组WMD＝0.43,95％CI(0.02,0.84),$P<0.05$。肿胀度比较:治疗组与对照1组WMD＝0.34,95％CI(0.23,0.45),$P<0.00001$;与对照2组WMD＝0.31,95％CI(0.20,0.42),$P<0.00001$。活动度积分比较:治疗组与对照1组WMD＝−0.18,95％CI(−0.47,0.11),$P<0.05$;与对照2组WMD＝0.23,95％CI(−0.10,0.56),$P<0.05$。3组血尿酸对比:治疗组与对照1组WMD＝39.18,95％CI(11.93,66.43),$P<0.05$;与对照2组WMD＝90.91,95％CI(43.46,138.36),$P<0.05$;治疗组与对照组疗效比较:与对照1组RR＝1.48,95％CI(0.97,2.26),$P>0.05$;与对照2组RR＝1.43,95％CI(0.96,2.13),$P>0.05$,结论:电针治疗急性痛风性关节炎疗效与中药及毫针疗效相当,但其在缓解疼痛、肿胀度及降低血尿酸水平方面优于中药及毫针治疗。

一项样本量为60例的RCT[17]。围刺组(n＝30):采用局部多针浅刺法为主,同时配4～5个远端腧穴,每日1次。西药组(n＝30):口服吲哚美辛及别嘌呤醇。治疗后围刺组与西药组对照疗效比较:RR＝1.17,95％CI(0.95,1.43),$P>0.05$。血清尿酸变化比较:WMD＝47.08,95％CI(31.71,62.45),$P<0.00001$。结论:围刺法治疗急性痛风性关节炎疗效与口服西药疗效相当,但围刺组对急性痛风性关节炎高尿酸血症的纠正作用优于西药组。

一项样本量为40例的RCT[18]。治疗组(n＝20):温针灸,主穴取曲池、合谷、梁丘、阴陵泉、足三里、三阴交、太溪、阿是穴,配穴为第1环趾关节肿痛者加隐白、太冲,踝关节肿痛者加绝骨、昆仑、商丘,膝关节肿痛者加血海、犊鼻、阳陵泉,肘关节肿痛者加少海、尺泽、手三里,腕关节肿痛者加阳池、外关、阳溪。对照组(n＝20):口服消炎痛、别嘌呤醇。治疗后治疗组与对照组疗效比较:RR＝1.27,95％CI(0.96,1.66),$P>0.05$;血尿酸变化比较:WMD＝47.65,95％CI(11.60,83.70),$P<0.05$;症状积分变化比较:WMD＝0.79,95％CI(0.29,1.29),$P<0.05$。结论:温针灸疗法与口服西药消炎痛及别嘌呤醇疗效相当,但其在降低血尿酸及改善症状方面疗效显著。

一项样本量为90例的RCT[19]。100Hz电针组(n＝30):电针足三里、三阴交、阿是穴。2Hz电针组(n＝30):电针足三里、三阴交、阿是穴。西药组(n＝30):口服消炎痛、别嘌呤醇。

治疗后观察结果,记录患者全身及局部的症状、体征,采用目测类比定级法测定疼痛程度,观察镇痛起效时间及首次治疗后维持时间,1个疗程后用磷钨酸法检测血清尿酸、尿尿酸。结果:2Hz电针组临床疗效最佳,疼痛评分分别与100 Hz电针组、西药组比较,差异均有非常显著性意义($P<0.01$);而100 Hz电针组与西药组两组比较,差异亦有显著性意义($P<0.05$)。提示2 Hz电针组止痛效果最好,100 Hz电针组比西药组好;电针组与西药组比较,电针组镇痛起效时间短,维持时间长;而不同频率电针比较,低频率2 Hz效果更优,且降血尿酸、尿尿酸效果好。

第四节　甲状腺功能亢进症

甲状腺功能亢进症(hyperthyroidism),简称甲亢,系指由多种病因导致血循环中甲状腺激素(TH)过多所致的临床综合征,是甲状腺呈现高功能状态的一种疾病,其共同特征为甲状腺激素分泌增加而导致的高代谢和基础代谢增加,以及交感神经系统的兴奋性增加。病因不同者各有其不同的临床表现,甲状腺功能亢进患者多伴有不同程度的弥漫性甲状腺肿。

本病属于中医学"气瘿"、"心悸"等范畴。中医学认为,本病与情志、内伤及遗传等因素有关。若长期情志不畅,肝郁气滞,津液凝聚成痰,痰气郁结日久,气滞血瘀,痰瘀交阻于颈,遂致瘿肿;肝郁化火,肝火犯胃,出现胃热消谷而善饥;肝旺犯脾,脾失健运,出现便溏;肝火扰心,心神不宁,出现心悸、多汗及烦躁不安;肝肾不足,水不涵木,肝阳化风,出现两手颤抖等。总之,本病的临床症状、体征复杂,与多个脏腑及经络有关,脏腑功能失调及局部的经络气滞痰瘀是其总的发病机理。

一、辨病与辨证

1. 辨病

(1)高代谢与高交感神经兴奋症候群:畏热、多汗、多食易饥、体重减轻、乏力、心悸、便次增加。并发甲状腺功能亢进性心脏病时出现心房颤动等心律失常,甚至心脏扩大和心力衰竭等。

(2)甲状腺体征:常呈弥漫型,对称性肿大,质地呈轻度或中度硬,有时可触及震颤,可闻及血管杂音。少数患者甲状腺肿大不明显。

(3)眼症:毒性弥漫性甲状腺肿(Graves)病可伴浸润性或非浸润性突眼,浸润性者可见畏光、流泪、复视、眼球明显突出、眼睑和球结膜充血、水肿、眼球活动障碍、角膜溃疡、失明等;非浸润性突眼者仅有交感神经兴奋所致的上眼睑挛缩、眼裂增宽、瞬目减少、惊恐眼神等。

(4)实验室检查:血清促甲状腺激素(TSH)降低,血清总甲状腺素(TT4)、总三碘甲状腺

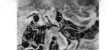

原氨酸(TT3)、血清游离三碘甲状腺原氨酸(FT3)和血清游离甲状腺素(FT4)均可增高，Graves病的诊断即可成立。甲状腺刺激抗体(TS－Ab)阳性或TSH受体抗体(TRAb)阳性，可进一步证实本病为自身免疫性甲状腺亢进症。因Graves病是自身免疫性甲状腺病的一种，所以也可同时出现甲状腺过氧化物酶抗体(TPO－Ab)阳性、甲状腺球蛋白抗体(TG－Ab)阳性。

少数患者TSH降低，FT4正常，但是FT3增高，可以诊断为T3型甲亢。TT4和TT3由于受到甲状腺激素结合球蛋白水平的影响，在诊断甲亢中的意义次于FT4和FT3。

^{131}I摄取率:24小时摄取率增加，摄取高峰提前。

2. 辨证

(1)肝经火旺:颈前肿大，按之震颤，急躁易怒，烦热多汗，多言手颤，消谷善饥，身体消瘦，口干口苦。舌红，苔黄，脉弦数。

(2)心肝阴虚:颈前略肿，质地柔软，起病较缓慢，心悸不宁，烦躁少寐，畏热易汗，双手颤抖，眼干目眩。舌红，少苔，脉细数。

(3)心肾阴虚:颈前肿大，双眼突出明显，双手颤抖，心悸耳鸣，失眠多梦，消瘦，消谷善饥，体倦，腰膝酸软。舌红，少苔，脉细数。

(4)阴虚阳亢:颈前肿大，双眼突出，双手颤抖，头晕眼花，耳鸣，消瘦，消谷善饥，面赤，烦躁易怒，腰膝酸软。舌红，少苔，脉细数。

二、针灸治疗及选穴原则

1. 治疗原则

本病以疏肝理气、滋阴降火、通络化痰为基本治疗原则。

2. 选穴原则

在选穴上以颈部和肝经、脾经、胃经、心经穴为主，结合辨证配穴。具体选穴原则如下。

(1)局部选穴:颈部主要选水突、扶突、天突、天鼎、天容、阿是穴等。头部可选风池、翳风、天柱等。

(2)辨证选穴:肝经火旺，选肝俞、胆俞、太冲、行间、侠溪;心肝阴虚，选心俞、肝俞、肾俞、太溪、三阴交、内关、神门等;心肾阴虚，选心俞、肾俞、太溪、三阴交、照海、水泉;阴虚阳亢，选风池、太溪、太冲、三阴交等。

3. 耳针

耳针可取神门、内分泌、皮质下、交感、颈。每次选2～3穴，毫针浅刺，留针30分钟;也可埋针或用王不留行籽贴压。

三、推荐针灸处方

●推荐处方

【治法】 疏肝理气,通络散结。

【主穴】 水突、扶突、阿是穴、平瘿穴、臑会、足三里、三阴交、内关、太冲。

【配穴】 汗出较多,加合谷(补法)、复溜(泻法);心悸,加神门;阴虚甚者,加太溪。

【操作】 水突穴针刺避开血管,刺入 0.5 寸;平瘿穴位于颈 3~5 夹脊正中线旁开 0.5 寸处,针刺 0.8~1 寸,要求针感达前颈喉结下;阿是穴刺肿块局部,选取 1~2 个穴位,针从外侧斜刺入肿块内至基底部,做小幅度的捻转提插。余穴常规操作。

四、针灸疗效及影响因素

甲亢的情况比较复杂,病因和临床类型较多。从文献报道和临床实际看,目前治疗甲亢主要以西药治疗、放射性碘治疗和手术治疗为基本治疗方法,疗效比较肯定。针灸治疗甲亢,主要起到一种辅助治疗作用,必须以药物治疗为基础。针灸的意义在于改善甲亢所出现的神经和精神系统、心血管系统、肌肉骨骼系统、生殖系统等出现的并发症状,或对抗甲状腺药物有一定的协同作用。有不少研究认为,在甲亢的治疗中配合针刺疗法的确能起到提高疗效、减轻副反应、减少复发率等作用。

1. 病因

西医学认为,本病的发生主要集中在三个方面,即情志刺激、免疫异常、遗传因素。对于情志所致者疗效良好,免疫异常者疗效次之,前两者的针刺疗效较好。而遗传因素所致者针灸疗效差。

2. 病情

对于甲亢初期,病情轻者,针灸疗效好;甲状腺轻度肿大者,针刺效果较好;甲亢如伴有突眼者,针刺疗效差,突眼者难以恢复。

3. 刺法

针刺治疗甲亢,局部取穴必须注意针刺自肿块边缘进针斜入肿块 2/3,并结合局部"傍针刺"、"齐刺"和"合谷刺"等刺法,才能使局部肿块逐渐缩小,并有利于提高治疗甲亢的临床疗效。

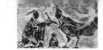

五、针灸治疗的环节和机制

1.调节甲状腺功能

针刺对甲亢患者的垂体-甲状腺-性腺轴有调节作用。有研究对甲亢患者针刺前后血清 TBH(结合抑制免疫球蛋白)的活性测定及血清中 T3、T4 含量的变化,结果表明,针刺通过消除或降低 TBH 活性,去除其对甲状腺细胞的病理性刺激,从而达到降低血清甲状腺激素含量、促使甲状腺功能恢复正常的作用。

2.改善循环

研究发现,针刺对甲亢患者的心血管功能紊乱有良好的作用,可改善心功能,稳定心率,减轻心悸等症状。针刺对甲状腺功能亢进性突眼症的改善作用,主要与通过改善眼眶区血液循环有关,针刺以后患者血管波幅和灌流指数较针刺前有非常显著的改善,提示眶区微血管变得通畅,血液灌流量和排放量均有明显增加,静脉回流加快。

六、预　后

甲亢目前尚无针对病因和发病机制的根治方案,对症治疗主要是控制高代谢症状,促进器官特异性自身免疫的消退,通过治疗可明显改善症状,但其复发可能性大。针灸治疗甲亢有一定的疗效,它不仅可以用于初发病者,对因应用抗甲亢药物有不良反应或停药后复发者也可起到一定的治疗效果。本病的复发程度可能与以下因素有关:年龄越小,复发可能性越大;甲状腺Ⅱ度以上者复发率明显增高;FT3/FT4 比值>1/3 复发的可能性增大;有家族史的患者,复发的可能性增大;TSH 受体抗体滴度高易复发。甲亢可对人体多系统造成影响,常累及神经、心血管、消化、血液和造血、运动、生殖、内分泌系统等,因此,应及时控制。甲亢如出现甲状腺危象、甲状腺肿大明显且压迫气管者常危及患者生命。

七、临床研究动态

一项研究挑治法改善 Graves 病的症状体征的 CCT[20]。试验组(n=30):针挑甲状腺高点。对照组(n=30):服用他巴唑。采用邝安堃等的甲亢疗效积分计合法进行疗效评判。结果:治疗组和对照组总有效率比较有明显差异。在改善心悸心慌、甲状腺体积上两组比较有明显的差异,挑刺组优于药物组;在畏热多汗、激动易怒、消瘦乏力上,两组比较没有显著性差异。结论:针挑疗法治疗 Graves 病有确定的疗效。

一项样本量为 124 例的 CCT[21]。针灸治疗组(n=62):阴虚火旺取臑会、气舍、间使、太冲、太溪;眼突加天柱、风池;失眠加胆俞、心俞;潮热加大椎、劳宫;盗汗加阴郄、后溪;易饥、消瘦加三阴交、足三里。气阴两伤取合谷、天突、天鼎、关元、照海;心悸加内关、神门;便溏加天枢、公孙、脾俞。每天针刺 1 次,每次留针 20～30 分钟,10 次为 1 个疗程,间隔 3 天再行下一个疗程,间隔时可选取双侧耳穴神门、皮质下、内分泌、心、脾、脑点,用王不留行籽贴压于各穴,每隔 2 小时自行按压各穴 1 次,有胀痛感即可。药物治疗组($n=62$):口服他巴唑,每日 10mg,维生素 B,每日 120mg;安定,每日 10mg;心得安,每日 20mg。并与针灸治疗组进行疗效比较。采用针灸治疗的 62 例,痊愈(临床症状完全消失,T3,T4 指标正常)36 例,占 58.07%;显效(临床症状明显改善,T3,T4 指标明显降低)24 例,占 38.7%;好转(临床症状改善,T3,T4 指标降低)2 例,占 3.23%;无无效病例。

一项样本量为 52 例的 RCT[22]。针药组($n=27$ 例):给予针刺结合口服西药甲巯咪唑和优甲乐治疗,针刺穴取睛明、承泣、丝竹空等。西药组($n=25$ 例):仅予口服甲巯咪唑和优甲乐。比较两组患者治疗前后的客观眼症评分差值、不良反应和不良事件。对改善客观眼症评分,针药组改善上睑痉挛后缩和眼睑闭合不全治疗前后评分差值针药组均优于西药组($P<0.01$)。治疗期间西药组共发生白细胞减少 4 例,皮疹 3 例,突眼加重 3 例;针药组未出现 1 例不良反应。针药组治疗期间,发生针刺后出血和血肿不良事件各 8 例。结论:针药结合用于甲亢性突眼症不仅可提高疗效,更可减少不良反应。

一项样本量为 53 例的 CCT[23]。观察组($n=23$):以针刺治疗为主,配合口服他巴唑每次5mg,每日 1 次,甲状腺片每次 20mg,每日 2 次。针刺取穴:上天柱、风池、内关、太冲。上睑收缩,眼睑闭合不全者,加攒竹、阳白、丝竹空 3 穴向鱼腰穴透刺;眼结膜充血者,加太阳、蠡沟;畏光流泪者,加睛明、三阴交;上睑下垂,眼睑肥厚者,加足三里;复视者,加睛明、太溪。隔 2～3日在颈部拔火罐 3～5 个。每次留针 30 分钟,每隔 10 分钟行针 1 次,每日或隔日针刺 1 次,30次为 1 个疗程,疗程间休息 3～5 天,观察 3 个疗程。对照组($n=30$):单予小剂量他巴唑、甲状腺片,剂量与服法同观察组,30 天为 1 个疗程,观察 3 个疗程。治疗前及治疗 3 个疗程后,观察组突眼度治疗前为 20.40±0.25,治疗后为 18.50±0.23,治疗后突眼度较治疗前明显下降($P<0.01$);对照组突眼度治疗前为 20.24±0.29,治疗后为 20.04±0.31,治疗后突眼度无明显变化($P>0.05$);观察组与对照组治疗后突眼度比较有显著性差异($P<0.01$)。两组疗效比较:观察组 23 例(37 只眼),临床治愈 8 只,显效 14 只,有效 10 只,无效 5 只,总有效率为86.5%;对照组 30 例(48 只眼),临床治愈 3 只,显效 9 只,有效 15 只,无效 21 只,总有效率为56.3%,两组比较有显著差异($P<0.05$),说明观察组疗效明显优于对照组。

第五节　单纯性甲状腺肿

单纯性甲状腺肿(simple goiter)是一种常见的甲状腺疾病,其基本特征是非炎症性和非

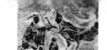

肿瘤性甲状腺肿大,不伴甲状腺功能减退和亢进的表现。引起单纯性甲状腺肿的原因很多,因缺碘或高碘所致者,常呈地方性分布,称为地方性甲状腺肿;因甲状腺激素合成障碍或致甲状腺肿物质引起者,多为散发分布,称为散发性甲状腺肿。

本病属中医"瘿"、"瘿气"、"瘿瘤"等范畴,认为主要与情志内伤、饮食及水土失宜有关,但也与人体素质关系密切。各种因素导致气滞痰凝,壅结颈前,日久引起血脉瘀阻,以气、痰、瘀合而为病。

一、辨病与辨证

1. 辨病

(1)地方性甲状腺肿多发生在远离海洋、地势较高的山区,呈地方性分布,任何年龄均可发病。散发性甲状腺肿可发生在非缺碘地区或高碘的沿海地区,女性多见,常在青春期、妊娠期或哺乳期发病或使病情加重。

(2)甲状腺轻至中度肿大,早期呈弥漫性肿大,表面光滑,质地柔软。随病情进展,甲状腺肿大更显著,后期可形成结节性增生,质地变硬,可伴有局部压迫症状。

(3)血清甲状腺激素和 TSH 水平正常。

(4)甲状腺摄^{131}I 率正常或偏高,无高峰前移,且 T3 抑制试验正常。

(5)甲状腺放射性核素扫描早期呈均质分布,晚期放射性分布不均匀。结节囊性变时为"冷"结节,功能自主性结节时为"热"结节。

(6)TG－Ab 和 TPO－Ab 的阳性率与正常人相仿。

(7)甲状腺超声波检查能准确反映甲状腺的大小,确定甲状腺结节的大小、数目和囊肿形成。

2. 辨证

(1)痰气郁结:颈前弥漫性对称肿大,边缘不清,皮色如常,质地柔软,无压痛,随吞咽上下移动,或有呼吸困难,吞咽不适,随喜怒消长,终不溃脓。舌淡红,苔白,脉弦滑。

(2)痰瘀互结:颈前节结性肿块,皮色如常,质地柔软,或有压痛,随吞咽上下移动,吞咽不适,喉中有痰。舌淡紫或有斑点,脉弦。

二、针灸治疗及选穴原则

1. 治疗原则

本病以疏肝理气、化痰散结为基本治疗原则。患者宜多食海带、新鲜蔬菜。

2.选穴原则

在选穴上以局部选穴和辨证选穴相结合,以颈部和任脉、足阳明经穴为主。具体选穴原则如下。

(1)局部选穴:可选颈部的阿是穴、天突、水突、扶突、廉泉等穴位,临近也可选头项部的风池、颈夹脊、大椎、百会、胸部的膻中等穴。

(2)辨证选穴:痰气郁结,可选丰隆、阴陵泉、足三里、膻中、期门、肝俞、太冲、阳陵泉等;痰瘀互结,可选膈俞、血海、曲池、丰隆、中脘、阴陵泉、内关、合谷等。

三、推荐针灸处方

●推荐处方 1

【治法】 疏肝理气,化痰散结。

【主穴】 阿是穴、天突、膻中、合谷、足三里、三阴交、丰隆。

【配穴】 痰气郁结,加期门、太冲、阴陵泉;痰瘀互结,加阴陵泉、血海、内关;声音嘶哑,加扶突、廉泉。

【操作】 天突穴先直刺 0.2～0.3 寸,然后将针柄竖起,针尖向下,沿胸骨后缘刺入 1～1.5 寸左右,针用泻法;瘿肿局部根据肿块大小施行围刺法,用 4 根 1 寸毫针分别以 45°角刺入囊肿周围,再用 1 根针从囊肿顶部刺入,直达囊肿基底部,小幅度捻转提插泻法,注意勿伤及颈总动脉及喉返神经。余穴常规操作。

●推荐处方 2

【治法】 行气散结。

【主穴】 水突、人迎、阿是穴、颈 3～5 夹脊、风池、风府、大椎、合谷。

【配穴】 痰气郁结,加膻中、太冲、丰隆;痰瘀互结,加丰隆、血海、内关;声音嘶哑,加扶突、廉泉。

【操作】 采用人迎透水突(毫针针体通过肿大的腺体),阿是穴采用围刺法或速刺法。对于局部弥散肿胀无结者,自肿胀腺体边缘刺入其中心 3～5 针,不留针;对于有明显结节者,从结节边缘刺入其基底,采用围刺法 3～5 针。可以轻微提插数次加强刺激。要避开血管、气管、喉头,出针后可按压针眼片刻,以防止出血或形成血肿。余穴常规操作。

四、针灸疗效及影响因素

单纯性甲状腺肿的病因很多,主要可归为碘缺乏、甲状腺激素合成或分泌障碍及机体对甲状腺激素的需求量增加。不管哪种类型,应针对病因治疗,碘缺乏者应补充碘,其余大多数应

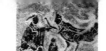

以甲状腺素口服制剂为主。因此,针灸只能起到辅助的治疗作用。

1. 病因

缺碘是地方性甲状腺肿的主要原因。正常人每日需碘量为 $60\sim80\mu g$,若摄入碘量绝对不足及相对性不足,均可加重或诱发甲状腺肿,因此,针刺的同时,应配合碘治疗地方性甲状腺肿,即可取得良好的效果。对于先天性代谢缺陷、激素合成障碍、甲状腺滤泡细胞缺乏合成和释放甲状腺激素所需的某些酶(过氧化酶、脱碘酶等)所导致的甲状腺肿,针灸疗效不佳。

2. 病情

针灸对轻、中度甲状腺肿有较好的疗效;重度甲状腺肿有明显压迫症状或伴有结节形成和疑有恶变者,则应选择手术治疗,针灸治疗无效。

3. 类型

针灸治疗甲状腺肿大,其疗效对于单发性、囊性结节者较多发性、实性结节者为好;肿块越小,疗效越好。因此,早期治疗针灸疗效好。

五、针灸治疗的环节和机制

针灸对单纯性甲状腺肿有一定疗效,其主要机制为针刺能调节垂体-甲状腺轴的功能,对甲状腺功能有双向调节作用,可抑制内源性 TSH 过多分泌,缓解增生,使之回缩。另外,针刺对甲状腺局部血液循环的改善,可促进其新陈代谢,促进人体对碘的吸收,有利于甲状腺肿大的缓解和回缩。

六、预　后

青春期甲状腺肿常属正常,不需特殊治疗,预后良好;单纯性甲状腺肿或伴有结节形成,经中西药治疗后甲状腺肿可缩小或消失,症状和体征达到改善或缓解,预后较好;结节性甲状腺肿有恶变者,手术的彻底与否将严重地影响预后。术后甲状腺激素及其他辅助治疗的适当应用,有助于降低复发率,提高生存率。缺碘是地方性甲状腺肿的主要原因,在本病流行地区,除改善饮用水源外,应以食用碘化食盐作为集体性预防,最好用至青春期以后。平时应多食海带、紫菜等含碘食物。发育期的青少年、妊娠期和哺乳期的妇女更应注意补碘。

七、临床研究动态

一项研究挑治法治疗毒性弥漫性甲状腺肿疗效的 CCT[24]。治疗组($n=30$):挑刺甲状腺高点。对照组($n=30$):口服他巴唑。1 个疗程后观察 TT3、TT4、FT3、FT4、TRAb、超敏促甲状腺素(S-TSH)变化。结果:治疗组和对照组比较,总有效率,血清 TT3,TT4,FT3,FT4,

S-TSH改变非常显著($P<0.05$);治疗组 TRAb 改变有非常显著的意义($P<0.01$),但对照组无显著性意义;两组间在降低 TT3、FT3、TRAb 上有显著差异,但在降低 TT4 和 FT4 及升高 S-TSH 上没有明显差异。结论:针挑疗法治疗毒性弥漫性甲状腺肿有确定的疗效,通过调节甲状腺功能可达到治疗目的。

一项样本量为 67 例的CCT[25]。治疗组($n=46$):取穴风池、阳白、攒竹、丝竹空、足三里、三阴交、关元、内关、神门,每天治疗 1 次,留针 30 分钟,10 天为 1 个疗程,每个疗程之间休息 2 天,观察 10 个疗程后,进行统计。西药对照组($n=21$):他巴唑 10mg,每日 3 次,口服;5 周后改为每次 10mg,每日 1 次,口服,10 周后进行统计。针刺治疗后患者血清总甲状腺素、三碘甲状腺原氨酸含量高于正常,而促甲状腺素含量偏低,均达到或趋向正常;环磷腺苷与环磷腺苷/环磷鸟苷比值明显下降,环磷鸟苷含量显著增高;治疗 10 个疗程后,治疗组突眼度为 20.20±0.34mm,治疗后较治疗前下降了 1.28±0.075mm,$P<0.001$,治疗前后眼球突出度有明显差异;10 个疗程后治疗组球后间隙为 15.20±0.29mm,治疗后较治疗前缩短了 3.64±0.32mm,$P<0.001$,治疗前后球后间隙有显著差异。针刺疗法治疗突眼性甲状腺肿对缓解和消除眼征、症状有良好的效果。

一项样本量为 75 例的纳入甲状腺肿大在Ⅳ度以上的CCT[26]。两组均每天食用加碘盐 5~20g。对照组($n=33$):单纯食用加碘盐。治疗组($n=42$):给予耳针治疗,取耳穴颈、内分泌、皮质下、脾、胃、肝、肾,采用毫针针刺。观察两组治疗前后甲状腺、血清三碘甲状腺原氨酸(T3)、甲状腺素(T4)、TSH 的变化。治疗后,治疗组总有效率 90.48%,优于对照组的 63.64%($P<0.05$)。两组各项指标均有改善。治疗组血清 T3 升高,TSH 下降,两组间比较有显著差异($P<0.05$)。

参考文献

[1] 康锁彬,高秀领,王少锦,等.针刺治疗单纯性肥胖症及其对患者血清瘦素的影响[J].中国针灸,2005,25(4):243-245.

[2] 何立,高秀领,邓慧霞,等.针刺对单纯性肥胖症体重指数及腰臀围比的影响[J].中国针灸,2008,28(2):95-97.

[3] 蒙珊,陈文.穴位埋线减肥临床疗效观察[J].四川中医,2005,23(8):107-108.

[4] 宋鹏.针灸治疗单纯性肥胖(中心型)的临床疗效对比观察[D].北京:北京中医药大学,2010.

[5] 白特玛喀.不同针灸穴组治疗围绝经期肥胖的临床疗效观察[D].北京:北京中医药大

学,2009.

[6] 艾炳蔚,古丽海巴,王桂英.电针结合激光照射治疗肥胖伴高脂血症 30 例临床观察[J].
江苏中医药,2006,27(9):54-55.

[7] 余国汉,丁国安,陈国中,等.电针治疗精神药物所致肥胖症疗效观察[J].中国针灸,
2005,25(8):529-530.

[8] 张宗明.针药结合治疗 2 型糖尿病的临床观察[J].湖北中医杂志,2007,29(3):35.

[9] 闫继红.针刺联合弥可保治疗糖尿病周围神经病变 46 例疗效观察[J].上海针灸杂志,
2007,26(9):14-15.

[10] 陈跃来,马雪梅,侯文光,等.针刺透穴法对糖尿病周围神经病变神经传导速度的影响:
随机对照试验[J].中西医结合学报,2009,7(3):273-275.

[11] 孙远征,刘婷婷.针灸治疗糖尿病周围神经病变的疗效对比观察[J].中国针灸,2005,25
(8):539-541.

[12] 谌剑飞.针刺对糖尿病并发急性脑梗死下丘脑激素 CRH 及 TRH 水平的影响[J].中国
针灸,2001,21(6):363-365.

[13] 许云祥,张家维.电针对糖尿病性认知功能障碍患者学习记忆的影响[J].针刺研究,
2006,31(4):232-234.

[14] 钟艳.针刺结合艾灸治疗痛风性关节炎疗效的临床研究[D].广州:广州中医药大
学,2009.

[15] 李兆文,林石明,林俊山,等.刺血疗法治疗急性痛风性关节炎 90 例对照研究[J].中国
针灸,2004,24(5):311-313.

[16] 张倩.电针对急性痛风性关节炎患者镇痛及抗炎疗效的临床观察[D].哈尔滨:黑龙江
中医药大学,2009.

[17] 谢新群,曹耀兴,李丰,等.围刺法治疗急性痛风性关节炎疗效对比观察[J].中国针灸,
2009,29(5):375-377.

[18] 宗静杰,高宇,王淑颖,等.温针灸治疗急性痛风性关节炎 20 例[J].四川中医,2011,29
(3):115-117.

[19] 邹燃,张红星,张唐法,等.不同频率电针与药物治疗急性痛风性关节炎的比较[J].中国
临床康复,2006,10(43):188-189.

[20] 李桂玲,周志贤,李建美,等.挑治法改善 Graves 病的症状体征的临床研究[J].按摩与
导引,2006,22(8):8-9.

[21] 王悦新.针灸治疗甲状腺机能亢进症的疗效研究[J].中国地方病防治杂志,2007,22

(2):159 - 160.

[22] 夏勇,舒适,李艺,等. 针药结合治疗甲亢性突眼症疗效和副反应分析[J]. 中国针灸,2010,30(10):806 - 809.

[23] 沐榕,陈美爱,邱登科. 针刺为主治疗甲状腺机能亢进稳定期浸润性突眼症的临床观察[J]. 中国中西医结合杂志,2000,20(3):227 - 228.

[24] 李桂玲,周志贤,李建美. 挑治法治疗毒性弥漫性甲状腺肿疗效观察[J]. 中国针灸,2006,26(11):769 - 771.

[25] 王晓燕. 针刺治疗突眼性甲状腺肿临床疗效观察[J]. 中国针灸,2002,22(1):13 - 16.

[26] 刘智艳,姚小红. 耳针配合加碘盐治疗青少年地方性甲状腺肿及其对甲状腺激素的影响[J]. 中国针灸,2005,25(10):702 - 704.

针灸治疗传染性病症

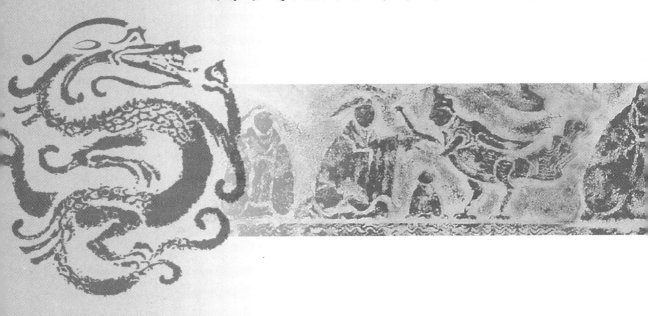

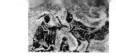

传染病和寄生虫病(infectious and parasitic diseases)是指人体感染病原微生物或寄生虫所引起的疾病,常见的致病微生物包括病毒、细菌、支原体、衣原体等,寄生虫最常见的有蛔虫、血吸虫等。传染病和寄生虫病在世界卫生组织制定的《疾病和有关键康问题的国际统计分类》(ICD10)中被归入第一章,分类编号为 A00 – B99。

　　针灸治疗传染病和寄生虫病,在大多数情况下起到辅助治疗作用。现代研究证实,针灸可调节人体免疫功能,尤其是细胞免疫功能,针灸并不是直接杀灭微生物,而是通过提高人体自身免疫间接起到抑制微生物的作用。如有研究证实,针刺可增强白细胞的吞噬活动,使其对痢疾杆菌的杀灭能力明显增强,对特异性抗体滴度逐渐增加,具有增强机体免疫功能的作用。对于虫症,针灸主要在止痛解痉方面发挥作用。针灸具有抑制炎症反应的作用。针刺可刺激肾上腺髓质释放儿茶酚胺,从而抑制血管的通透性,达到抑制炎症渗出的目的。另外,针刺能调动下丘脑-垂体-肾上腺皮质系统的活动,使其释放肾上腺皮质激素,抑制炎症灶的血管壁通透性、白细胞的游出和肉芽组织增生等炎症反应。针灸可以改善炎症局部微循环和淋巴循环,以减少血液和淋巴的淤滞,循环的改善可促进炎性渗出物的吸收,减轻或消除炎性水肿。针刺可促进单核吞噬细胞系统的吞噬功能,进而激发机体的体液免疫和细胞免疫反应,有利于感染性疾病的恢复。另外,针灸还具有解热镇痛的作用。这些作用可能是针灸治疗感染性疾病和寄生虫病的科学基础。

针灸病谱研究表明,针灸可治疗传染病和寄生虫病 29 种,包括带状疱疹、病毒性疣(包括寻常疣、扁平疣、跖疣和未特指疣)、流行性腮腺炎、病毒性肝炎(包括慢性乙型肝炎、甲型肝炎、丙型肝炎、急性黄疸型病毒性肝炎及未特指肝炎)、蛔虫症、细菌性痢疾、脊髓灰质炎后遗症(小儿麻痹后遗症)、癣(包括头癣、足癣、甲癣、花斑癣及未特指皮癣)、颈淋巴结结核(包括未特指淋巴结结核)、乙型脑炎后遗症与并发症、病毒性脑炎及后遗症、艾滋病、百日咳、肺结核、疟疾、尖锐湿疣、风疹、破伤风(新生儿)、丹毒、流行性出血热、传染性软疣、病毒性心肌炎、鹅口疮、骨结核、钩虫病、霍乱、流行性脑脊髓膜炎、淋菌性关节炎、单纯疱疹。本章主要介绍临床常见的 13 种传染性病症。

第一节　带状疱疹

带状疱疹(herpes zoster)俗称"缠腰龙"、"缠腰火丹",多由水痘-带状疱疹病毒引起,初次感染表现为水痘或急性感染,以后侵及周围神经、脊髓后根。此病毒首次感染常发生在儿童,临床表现为水痘或无症状,或为隐性感染。病毒潜伏于脊髓后根节内,当身体疲劳、患其他感染性疾病(如感冒),或长期使用激素、免疫抑制剂等,导致机体抵抗力降低时,病毒可使神经发生炎症,并侵至皮肤而发生节段性疱疹。临床表现为成簇疱疹沿身体一侧呈带状分布排列,且疼痛剧烈。

本病中医学称"蛇串疮",认为因肝脾内蕴湿热,兼感邪毒所致。情志内伤,肝经郁火,复感火热时毒,客于少阳、厥阴经络,熏灼肌肤、脉络而发为疱疹;饮食不节,损伤脾胃,致脾经湿热内蕴,复感火热时邪,客于阳明、太阴经络,浸淫肌肤、脉络发为疱疹。病久则皮损表面火热湿毒得以外泄,疱疹消退,但余邪滞留经络,久久不除,以致气虚血瘀,经络阻滞不通,多见于年老体弱者,相当于西医的带状疱疹后遗神经痛。

一、辨病与辨证

1. 辨病

(1)先有低热、全身不适、皮肤灼热、神经痛,以后该区皮肤出现潮红,继而出现粟粒至绿豆大小的疱疹。好发于一侧胸背、腹部或面部,不超过中线。

(2)皮肤疱疹呈集簇状,沿皮神经走向呈带状分布。疱疹透明,内容物澄清,疱壁紧张发亮,高出皮面。数日后水疱变浑、干燥、结痂。发病过程中伴有神经痛,常有局部淋巴结肿大。

(3)疱疹结痂脱落后可留有暂时性淡红色斑或轻度色素沉着。有的患者疱疹后发生继发感染、化脓。有少数患者疱疹愈后残留神经痛,短者半个月,长者达数月之久。

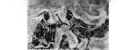

2. 辨证

(1)肝经郁热:皮损鲜红,疱壁紧张,灼热刺痛,口苦咽干,烦躁易怒,大便干或小便黄。舌质红,舌苔薄黄或黄厚,脉弦滑数。

(2)脾经湿蕴:颜色较淡,疱壁松弛,口不渴,食少腹胀,大便时溏。舌质淡,舌苔白或白腻,脉沉缓或滑。

(3)气滞血瘀:皮疹消退后局部疼痛不止。舌质暗,苔白,脉弦细。

二、针灸治疗及选穴原则

1. 治疗原则

一般以清热除湿、活血解毒、通络止痛为基本治疗原则。

2. 选穴原则

在选穴上以局部选穴为主,可根据具体证型进行配穴。选穴的基本原则如下。

(1)局部选穴:在疱疹局部选取阿是穴及相关的经穴。根据《内经》"治病者,先刺其病所生者也"的理论,本病是疱疹病毒侵害神经根所致,选相应的夹脊穴,直针毒邪所留之处,可泻火解毒,通络止痛。也可根据疱疹部位的不同选穴,如颜面部可选风池、太阳、攒竹、四白、下关、颊车;胸胁部可选膻中、期门等;腰腹部选中脘、大肠俞等。

(2)辨经选穴:疱疹皮损在腰以上者多循阳明经及三焦分布,可选大肠经合谷、曲池,三焦经的外关、支沟等;皮损在腰以下者多循肝、胆、胃经分布,可选胆经侠溪、阳陵泉,胃经足三里,肝经太冲、行间等;皮损在背部可选足太阳经昆仑、通谷、委中等。

(3)病因选穴:在治疗上可根据病因病机进行辨证选穴。如肝经郁热,可选肝俞、太冲、行间、胆俞、侠溪、足临泣等;脾经湿蕴,可选脾、胃经的经穴,如三阴交、阴陵泉、足三里、内庭、陷谷、冲阳等。亦可根据"肺主皮毛"及"诸痛痒疮,皆属于心"的理论取肺俞和心俞。心烦加神门,便秘加支沟。

三、推荐针灸处方

●推荐处方1

【治法】 泻火解毒,清热利湿。

【主穴】 阿是穴、夹脊穴。

【配穴】 肝经郁热,加行间、阳陵泉、大敦;脾经湿蕴,加血海、内庭、隐白;气滞血瘀,加膻中、内关、支沟。

【操作】 疱疹局部阿是穴用围针法,在疱疹带的头、尾各刺一针,两旁则根据疱疹带的大小选取1～3点,向疱疹带中央沿皮平刺。或用三棱针点刺疱疹及周围,拔火罐,令每罐出血3～5mL。夹脊穴向脊柱方向斜刺1.5寸,行捻转泻法,另针感向病变部位放射。

●推荐处方2

【治法】 泻火解毒,活血通络。

【主穴】 皮损局部阿是穴、夹脊穴、支沟、阴陵泉、行间。

【配穴】 肝经郁热,加太冲、侠溪、阳陵泉;脾经湿蕴,加大都、三阴交、血海;瘀血阻络,根据皮疹部位不同加相应的穴位,颜面部加阳白、太阳、颧髎,胸胁部加期门、大包,腰腹部加章门、带脉。

【操作】 局部阿是穴围刺,可刺络拔罐,可灸。用灸法,可用艾条灸或将药棉撕成薄薄的一块,面积同疱疹大小,置于疱疹之上,覆盖疱疹,从一边点燃,称为敷棉灸,注意棉花片要足够薄,不要灼伤局部皮肤。余穴常规操作。

●推荐处方3

【治法】 清热泻火,通络止痛。

【主穴】 阿是穴、曲池、外关、太冲、血海。

【配穴】 肝胆郁火,加行间、侠溪;脾胃湿热,加阴陵泉、内庭;头面部疱疹,加合谷、风池;胁肋部,加支沟、期门。

【操作】 阿是穴围刺或刺络拔罐。余穴常规操作。

四、针灸疗效及影响因素

1.病情和部位

皮损常发生于人身体的一侧,沿某一周围神经分布区排列,一般不超过中线。发病以胸段(肋间神经)最为多见,约占57%,其他为腰段、颈段及三叉神经分布区。一般而言,发生于躯干部的带状疱疹针灸疗效优于头面部,尤其是有一部分Ramsay-Hunt综合征患者或因病程较长,或因病情较重,或因神经受损,或素患糖尿病等因素,以致不能完全恢复,留下不同程度的后遗症,时间长,缠绵难愈,遗留面瘫,针灸疗效较差。

2.年龄

机体的免疫力下降是造成或诱发带状疱疹病毒感染的主要因素。60岁以上的老年带状疱疹患者中50%～75%会发生带状疱疹后遗神经痛,老年人的免疫力低下,神经组织修复过程较慢,因此疼痛也较持久,有的可持续数月甚至数年,严重影响患者的生活质量。因此,一般而言,针灸治疗年轻者疗效优于年龄大者。

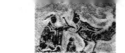

3. 刺法

本病的治疗应首选刺络拔罐法,这已被针灸临床所证实,因此,刺法的合理选择对影响本病的针灸疗效具有重要意义。

五、针灸治疗的环节和机制

水痘-带状疱疹病毒属 DNA 病毒,有亲神经和皮肤的特性。原发感染后大约 70% 的人在临床上表现为水痘,约 30% 的人为隐性感染。病毒进入皮肤的感觉神经末梢,沿神经纤维向中心移动,可长期潜伏于脊髓神经后根或脑神经节的神经元内(带病毒者)。一旦机体的抵抗力下降或细胞免疫功能减弱,病毒可被再次激活,使受侵犯的神经节发炎、肿胀、坏死,产生神经痛。同时病毒沿其周围神经转移到支配区域的皮肤发为群集性丘疹、水疱。因此,针灸治疗的环节和机制主要包括以下四个方面。

1. 抑制炎症反应

针刺兴奋局部感受器,神经冲动沿传入神经纤维经脊神经背根进入中枢神经系统,经整合后的神经冲动通过交感神经节后纤维到达肾上腺髓质刺激组织释放儿茶酚胺,从而抑制血管的通透性,达到抑制炎症渗出的目的。另外,针刺能调动下丘脑-垂体-肾上腺皮质系统的活动,释放肾上腺皮质激素,抑制炎症灶的血管壁通透性、白细胞的游出和肉芽组织增生等炎症反应。

2. 促进炎症的吸收

针灸可以改善炎症局部微循环和淋巴循环,以减少血液和淋巴的淤滞,循环的改善可促进炎性渗出物的吸收,减轻或消除炎性水肿。

3. 止痛作用

现代神经解剖已证实,夹脊穴附近均有脊神经后支分布,其深层有交感神经干,交感神经椎旁节及其与脊神经相联系的灰、白交通支分布。针刺疱疹相应神经节段分布区域之夹脊穴,可刺激以上结构及其周围组织,使神经中的痛觉纤维传导阻滞,同时针刺还能提高机体痛阈,增强机体对疼痛的耐受。针刺过程中,针刺信号可以到达许多脑区,激发多种中枢递质的释放,这些递质中的 5-HT、吗啡类物质、乙酰胆碱等能够发挥镇痛作用。针刺刺激激活了机体自身的阿片系统,阿片样物质可能在中枢和外周均参与发挥镇痛效应。

4. 免疫调节

针灸可提高机体的免疫力,增强人体抗御病邪和自我修复能力,这对于本病的康复具有重要意义。由于免疫力低下,许多患者可能发生痛苦的后遗神经痛,因此,针灸提高机体免疫力,无疑对于促进疾病尽早康复和减少后遗神经痛的发生率具有重要意义。

六、预　后

带状疱疹有自限性,该病一般在发病初期常伴有全身不适、发热,3～5天后,在神经痛部位出现疱疹,一般经过7～10天即停止发作,3～6周而愈。大部分患者预后良好,愈后一般不再复发,但部分患者尤其是老年人机体抵抗力较低,可留下顽固的后遗神经痛,持续数月甚至更长的时间。头面部的三叉神经受累时,以眼支最为常见,占三叉神经受累的半数以上,尤多见于老年人,症状较严重,疼痛剧烈,可合并角膜炎、结膜炎,甚至可损害眼球各部分而引起全眼球炎,以致失明。上颌支被累及时,悬雍垂和扁桃体区可产生水疱;下颌支被累及时,舌前部、颊黏膜等处可出现水疱。如累及膝状神经节(面神经的运动及感觉纤维通过该神经节)可产生外耳道疱疹、耳痛、面瘫、眩晕等Ramsey-Hunt综合征,一般会遗留后遗症。因此,一般而言,头面部带状疱疹预后要比躯体部差,后果严重。部分患者病毒感染可涉及前角运动神经元,引起肌无力或相应部位的皮肤发生麻痹,可持续数周至数月,大部分皆可恢复。治疗期间患者要注意休息,恢复体力,避免局部感染,不宜食辛辣食品和鱼虾蟹等发物(即引起过敏的食品)。

七、临床研究动态

一项2007年发表的研究国内针刺治疗带状疱疹疗效的系统评价[1]。纳入10项RCT,共816例患者。研究质量均偏低。Meta分析结果显示,治疗组在临床痊愈率方面较西药(包括阿昔洛韦、维生素类、聚肌胞、病毒唑、甲氰咪胍、无环鸟苷)有差异,OR＝－4.27,95％CI(2.90,6.29),$P<0.00001$;止痛时间上有差异,OR＝－7.64,95％CI($-8.12,-7.15$),$P<0.00001$。研究者认为,针灸对照西药能提高痊愈率、缩短疼痛持续时间。

一项2007年发表的研究针灸治疗带状疱疹的系统评价[2]。纳入7项国内RCT,共479例患者。研究质量不高。Meta分析的结果显示,针刺配合拔罐对照西药在临床治愈率方面有差异,OR＝4.52,95％CI＝(2.37,12.89),$P<0.0001$。研究者认为,针灸治疗带状疱疹与药物比较有一定治疗优势,但由于试验方法学质量尚不高,文献数量少,需要更多高质量的试验进一步证实。

一项样本量为70例的RCT[3]。治疗组($n=37$):予电针治疗,并于皮疹局部予叩刺拔罐治疗,每天1次。对照组($n=33$):予盐酸伐昔洛韦(300mg/次,2次/日)及维生素B_1(10mg,3次/日)口服。10天为1个疗程,两组均治疗1个疗程。治疗第7天,两组比较疼痛改善情况差异有统计学意义,WMD＝7.17,95％CI(6.36,7.98),$P<0.00001$。随访第90天,两组比较疼痛完全消失时间,差异有统计学意义,WMD＝－11.77,95％CI($-14.95,-8.59$),$P<$

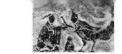

0.00001。两组比较疼痛完全消失人数差异有统计学意义，RR＝2.58,95％CI(1.36,4.90)，P＝0.004。两组在止疱时间、结痂时间及脱痂时间上无明显差异(P＞0.05)，电针加叩刺拔罐疗法与西药治疗相当。两组比较减少急性期带状疱疹的皮损面积上有显著差异，WMD＝14.06,95％CI(-1.59,29.71)，P＝0.008。

一项样本量为 110 例的RCT[4]。治疗组(n＝60):铺棉灸为主，阿是穴、病变皮损处、支沟、后溪与皮损相应神经节段及其上下各一节段的患侧夹脊穴。棉片铺在阿是穴上，点燃令其迅速燃尽，如法施灸 3 遍为 1 次，每日 1 次;铺棉灸后，在距皮损边缘 0.2cm 处，用 1～2 寸毫针沿皮下向皮损中心围刺，针距约为 1～2cm。每簇针数与皮损范围成正比，若皮损直径在 3cm以下，则按周围神经走向，前后各刺 1 针;若皮损直径 3～5cm,可刺 6～8 针;若皮损直径 5cm以上，则刺 10～16 针为宜。留针 30 分钟，每日 1 次。在双侧支沟、后溪及皮损相应神经节段及其上下各一节段的患侧夹脊穴处，接电针仪，疏密波，频率为 2/100Hz,2～5mA,强度以患者耐受为度，每日 1 次。10 日为 1 个疗程，共计 1 个疗程。对照组(n＝50):常规西药治疗。治疗组总有效率91.7％,治疗前后综合疗效评分有显著改善，但组间比较差别无统计学意义，RR＝0.98,95％CI(0.88, 1.08)，P＝0.63。第 30 天随访后遗神经痛发生率，治疗组低于对照组，差异有统计学意义，RR＝0.06,95％CI(0.01, 0.44)，P＝0.006。

一项样本量为 60 例的RCT[5]。治疗组(n＝30):围刺皮损局部，电针夹脊穴、支沟、后溪。对照组(n＝30):盐酸伐昔洛韦 300mg/次，维生素 B_1 10mg,每天 1 次。10 次为 1 个疗程，共计1 个疗程。两组比较疼痛开始缓解时间、疼痛持续时间及疼痛强度改变上均有显著差异，WMD＝4.20,95％CI(2.39, 6.01)，P＜0.00001;WMD＝12.70,95％CI(9.82, 15.58)，P＜0.00001;WMD＝11.83,95％CI(0.51, 23.15)，P＝0.04。

一项多中心的RCT[6]。治疗组(n＝55):采用火针治疗，取最早出现皮疹部位即发疹的始端"蛇头"，后发疱疹的中间部"蛇腰"与尾端"蛇尾"，先刺"蛇头"，再刺"蛇腰"与"蛇尾"。若面积大，疱疹多，可分批治疗。以每簇中疱疹数量的 1/3～1/2 为宜。火针烧针，使火焰靠近患者皮损部位并距先前选定的针刺部位约 10～15cm。火针点刺:烧针后以疱疹簇为单位呈"品"字形点刺，直入直出。水疱、丘疹或红斑区采用中、粗火针点刺，进针深度以针尖刺破疱疹，达到其基底部为度。对于较大的脓疱或血疱即直径 0.5cm 以上者，用粗火针点刺，刺后用消毒脱脂棉球挤净疱液。受针局部拔火罐，留罐时间 5～10 分钟，以局部皮肤轻度瘀血为度。若起罐后局部出现血疱，可再用火针点刺。对照组(n＝54):口服伐昔洛韦片治疗，0.3g。治疗组痊愈率为 90.9％,总有效率为 100％,优于药物治疗。且在疼痛、疱疹皮损积分疗效、疼痛缓解时间、神经痛消除时间、皮损结痂时间、脱痂时间指标疗效、后遗神经痛发生率、直接费用分析、患者对治疗满意度分析等方面，相对于药物治疗，具有疗效优势。

一项样本量为30例带状疱疹后遗神经痛的RCT[7]。针刺组($n=15$):疼痛局部、夹脊穴电针,每日30分钟,10天为1个疗程。西药组($n=15$):卡马西平,每日100mg,10天为1个疗程。两组比较总有效率未见显著差异。两组比较VAS评分、McGill疼痛积分和抑郁自评量表(SDS)评分,WMD=3.40,95%CI(1.66,5.14),$P=0.0001$;WMD=5.93,95%CI(2.88,8.98),$P=0.0001$;WMD=6.53,95%CI(3.15,9.91),$P=0.0001$,差异均有统计学意义。

第二节　寻常疣

寻常疣(verruca vulgaris)是人体感染人类乳头瘤病毒HPV-1、HPV-2或HPV-4等型而引起的皮肤赘生物,好发于手、足、头皮,大如黄豆或豌豆,粗糙而坚硬,表面呈刺状。

本病中医称"疣目",认为多由风邪搏于肌肤,腠理不密,气血失和,感受毒邪,致使气血凝滞,瘀聚而变生。或肝虚血燥,筋气不荣所致。

一、辨病与辨证

1. 辨病

(1)皮损为豌豆大,呈圆形或多角形,表面粗糙,高出皮面,触之硬固,呈灰黄、污黄或污褐色,最后呈乳头样增殖。

(2)多见于青少年,好发于手指、手背、足缘等处。

(3)病程呈慢性,碰撞摩擦易出血,常有压痛。

(4)组织病理检查,表面明显角化和棘层肥厚,表皮上部空泡,形成网状乳头瘤样增生。

2. 辨证

(1)风热血燥:结节如豆,坚硬粗糙,色黄或红。舌红,苔薄,脉弦数。

(2)湿热血瘀:结节疏松,色灰或褐。舌暗红,苔薄白,脉细。

二、针灸治疗及选穴原则

1. 治疗原则

本病以清热祛湿、化瘀散结、养血活血为基本治疗原则。

2. 选穴原则

在选穴上以局部穴位为主,可根据肝藏血,脾统血,肺主皮毛等理论进行选用。

三、推荐针灸处方

●推荐处方

【治法】 清热解毒,活血软坚。

【主穴】 疣体或母疣体局部、肺俞、曲池、血海。

【配穴】 风热血燥,加风池、膈俞、三阴交、合谷;湿热血瘀,加阴陵泉、丰隆、内关、合谷。

【操作】 疣体处常规消毒后,沿疣基底部平行进针,然后捻转针柄,使针从疣对侧基底部穿出,见针尖冒出为止。用同样方法再穿刺一针,使两针呈"十"字交叉状。约5分钟捻转一次,每次快速捻转约30次,留针30分钟。余穴常规操作。或用火针,局部清洁消毒,对敏感者用2%的利多卡因局麻。然后将火针加热,待针体变成赤红色,将针体以90°角垂直刺入疣体中心直至根部,至针体有空感或冒出少许白色分泌物,立即出针,如火针退火不能针透,可将火针再次加热进行第二次。术毕创面涂少许红霉素软膏,无需包扎,每周治疗1次。余穴常规操作。

四、针灸疗效及影响因素

寻常疣是人类乳头状瘤病毒引起的皮肤赘生物,目前以局部应用冷冻、激光、电灼法治疗为主,全身性治疗方法很多,但疗效不明,本病易于复发,难以根治。应用火针治疗,一般1周后疣体可自行枯萎脱落。

影响针灸疗效的因素主要为刺法。本病的治疗以局部针刺刺激疣体为主要方法,针刺时以损伤疣体基部的血管为主,使疣体缺血坏死直至脱离,否则,针灸难以取效。当疣体数目较多时,可选择部分病程较长、疣体较大的"母疣"治疗。母疣消退后,子疣有可能自行消退。

五、针灸治疗的环节和机制

疣是人类乳头瘤病毒(HPV)感染所引起的皮肤疾病。人为HPV的唯一宿主,主要通过直接接触传播,外伤常为重要因素。疣的发生与机体免疫状态有重要关系,细胞免疫防御机制起主要作用。根据以上寻常疣的发生机理,针刺治疗本病的环节和机制可概括为以下两点。

1. 局部机理

针刺破坏了疣体基底部的血管,阻断了疣体血液供应,使疣体逐渐干涸、萎缩、消退。

2. 整体机理

针刺可提高人体的免疫力,另外通过针刺,疣细胞坏死释放出的病毒性抗原暴露于血液中的单核吞噬细胞系统,经吞噬、处理,进而激发机体的体液免疫和细胞免疫反应,有利于本病的恢复。《灵枢·经脉》云"虚则生疣",针刺本身能提高机体的细胞及体液免疫功能,从根本上促进本病的痊愈。

六、预　后

本病有自限性,可自行消退,但自愈时间不能预计,一般预后较好。本病对人体健康不会造成威胁,只是影响容貌。针刺治疗可以缩短病程,使疣体干涸脱落,自然吸收消退,不留瘢痕,且痛苦小,治愈后不易复发。寻常疣应避免摩擦和撞击,以防出血。人类乳头瘤病毒感染多为直接接触,病毒可通过皮肤上暴露的小的擦伤或划痕处侵入,这种感染多发生于公共场所。自身传播是另一种传播方式。例如,有啃咬自己甲周皮肤习惯的人常患甲周疣。因此,养成良好个人卫生习惯对预防寻常疣的感染非常必要。

七、临床研究动态

一项样本量为 225 例的 CCT[8]。试验组($n=120$):火针针刺疣体。对照组($n=105$):液氮直接涂抹。1 周治疗 1 次,观察 1 个月。参照《中医病症诊断疗效标准》判定疗效。试验组与对照组在临床总有效率方面有显著差异($P<0.05$)。

一项样本量为 546 例的 CCT[9]。火针组($n=300$):采用火针治疗。微波组($n=126$):采用微波治疗。平阳霉素组($n=120$):采用平阳霉素治疗。火针组总有效率为 96.67%,微波组总有效率为 100%,平阳霉素组总有效率为 84.17%。火针组与平阳霉素组比较,差异有显著性意义($P<0.05$);火针组与微波组比较,差异有显著性意义($P<0.05$);微波组与平阳霉素组比较,差异有非常显著意义($P<0.01$)。

一项样本量为 78 例的 CCT[10]。治疗组($n=38$):先取母疣或最大的一个疣,用 75% 的酒精消毒,持中号或大号火针烧红并迅速从疣之顶部刺达基底,并敏捷出针;可视疣之大小,连刺数针,还可对着基底部斜刺几针,3 天治疗 1 次,6 次为 1 个疗程。对照组($n=40$):选母疣或最大的一个疣。配穴取主穴所在经脉邻近穴,疣在腰以上者,加大椎、合谷;在腰以下者,加血海、丰隆,主穴刺出血 2～5 滴,针达基底部,余穴用泻法;每次留针 15 分钟,隔天治疗 1 次,6 次为 1 个疗程。以上两组均治疗 2 个疗程后统计疗效。治疗组在治愈率方面优于对照组($P<0.05$)。

第三节　扁平疣

扁平疣(verruca plana)是一种由人类乳头瘤病毒引起的常见皮肤病,是发生于皮肤浅表

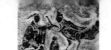

部位,尤其多发生于颜面或手背的米粒大小、扁平、稍高出皮面的小赘生物,以青春期前后女性为多发人群。

本病中医称"扁瘊",多因皮肤腠理不密,风热毒邪搏结于肌肤,或内有肝郁气血凝滞,或脾湿痰瘀阻于经络、郁于肌肤所致。

一、辨病与辨证

1. 辨病

(1)皮损特点为针帽至绿豆大扁平丘疹,表面光滑,圆形或略带不规则形,质硬,正常肤色或浅褐色,数目较多,散在分布或沿抓痕排列成条状。

(2)好发于面、手背及前臂等处。

(3)青少年及儿童易患。

(4)病程呈慢性,可持续数年不愈,但亦可不医自愈。

(5)泛发性疣,除面和手背的皮疹类似扁平疣外,躯干及四肢可出现较多的类似寻常疣的损害,原称疣状表皮结构发育不良。

(6)组织病理检查,表皮棘层肥厚,乳头瘤样增生和角化过度,伴角化不全。棘层上部和颗粒层有空泡化细胞,核深染,嗜碱性。

2. 辨证

(1)风热蕴结:皮疹淡红,数目较多,或微痒,病程短,伴口干不欲饮。舌红,苔薄白或薄黄,脉浮数或弦。

(2)瘀热互结:病程较长,皮疹较硬,大小不一,其色黄褐或暗红,不痒不痛。舌红或暗红,苔薄白,脉沉弦。

二、针灸治疗及选穴原则

1. 治疗原则

一般以疏风散热、活血散结为基本治疗原则。

2. 选穴原则

在选穴上可根据肺主皮毛,脾主运化水湿等理论进行选用。选穴的基本原则如下。

(1)局部选穴:在扁平疣的局部选取阿是穴或局部经穴,针刺疣体以通行气血、祛瘀除疣。

(2)辨证选穴:风热蕴结,可选风池、大椎、曲池、合谷等;瘀热互结,可选血海、膈俞、合谷、曲池、太冲、三阴交。另外,根据肺主皮毛理论,可选肺俞等。

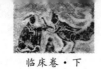

3. 耳针

耳针可选肺、肾、脑(皮质下)、屏间(内分泌)、面、额等相应部位。

三、推荐针灸处方

● 推荐处方 1

【治法】 疏风清热,活血通络。

【主穴】 疣体局部阿是穴、合谷、曲池、太冲、三阴交。

【配穴】 风热蕴结,加风池、尺泽、内庭;瘀热互结,加内关、血海、二间;脾湿痰瘀,加商丘、阴陵泉。

【操作】 疣体局部严格消毒后用短粗毫针平刺其基底部,并从中央直刺一针,留针 20 分钟,出针后挤出少量血液。余穴常规操作。

● 推荐处方 2

【治法】 活血软坚。

【主穴】 母疣正中。

【配穴】 风池、曲池、合谷、鱼际、丘墟、血海。

【操作】 疣体局部刺法同上或用火针,用火针烧刺疣根部四周,再在疣中心加刺 1 针,一般 1 周后原发母疣可自行枯萎脱落,后起的疣群也逐渐消失。一般针刺 1 次即可治愈(面部禁用)。余穴常规操作。

四、针灸疗效及影响因素

扁平疣目前以局部外涂药物治疗为主,全身性治疗方法很多,但疗效不明,本病易于复发,难以根治。面部应用火针要非常注意,应用平头火针,表面点刺,不可深刺。

1. 病情

扁平疣较轻,分布局限,有明显的母疣者,针灸疗效较好;如果扁平疣面积大,散在性分布,针灸疗效不及前者。

2. 刺法

毫针治疗时,要注意针刺的角度和深度,外周刺者要刺达疣的基底部,破坏其血液供应,可提高针灸疗效。另外,火针操作时宜浅点刺,将针烧至通红,速入疾出,轻浅点刺,既达到祛除毒邪的目的,又免破坏周围正常组织,否则可能留下瘢痕。

五、针灸治疗的环节和机制

1. 局部作用

本病组织病理为表皮角化过度,角质层出现空泡而疏松,颗粒层及棘层肥厚,表皮突轻度伸长。针刺治疗可破坏其增生肥厚及空泡化的角质细胞,切断其血液供给,使其枯萎、脱落。火针可直接破坏病变组织。

2. 免疫调节

针刺能激活人体的免疫系统,明显增加 $CD4^+$。研究表明,$CD4^+$ 亚群有提高免疫功能而发挥抗病毒的作用。火针或针刺可激发自身对坏死组织吸收,增强机体的细胞与体液免疫功能,促进代谢与细胞修复。

六、预 后

扁平疣可自行消退,预后大多良好,因此不可过度应用伤害或刺激皮肤的外用药,以防留下永久疤痕,如液氯可遗留色素沉着应慎重选择。它多发于人体的暴露部位(如面部、手背、前臂等),病程过长也易留色素沉着,青少年多见,有损容貌。预防扁平疣的感染,最重要是避免使用公共的卫生用品,如毛巾、手帕等。如已患扁平疣,应避免搔抓以免扩大传染范围。

七、临床研究动态

一项样本量为 120 例的 RCT[11]。试验组($n=63$):火针针刺疣体,配合背俞穴刺络拔罐。对照组($n=57$):外擦 0.025% 迪维霜,肌注斯奇康。参照《中医病症诊断疗效标准》判定疗效。试验组与对照组在临床总有效率方面有显著差异($P<0.05$),且复发率低。

一项样本量为 100 例的 RCT[12]。治疗组($n=50$):给予耳背静脉针刀割刺治疗。取耳后静脉 3 条为经外奇穴,左右针 6 穴,取耳背近耳轮处浅表小静脉血管。对照组($n=50$):单纯给予 0.05% 维 A 酸酯点涂,每日 1~2 次。两组均治疗 12 周后观察疗效。治疗组疗效明显优于对照组,治疗组总有效率为 92%,对照组总有效率为 52%。

一项样本量为 70 例的 CCT[13]。治疗组($n=35$):毫针直刺背俞穴(肺俞、心俞、脾俞、肝俞、肾俞)0.8~1.2 寸,提插泻法,得气为度,每日 1 次,10 次为 1 个疗程,每 5 次针刺治疗后配合 1 次背俞穴走罐治疗,以背部皮肤出现潮红或红紫为度。对照组($n=35$):聚肌胞注射液 4mL,肌注,隔日 1 次,2 周为 1 个疗程,4 个疗程后统计疗效。治疗组痊愈率为 65.72%,总有效率为 97.14%;对照组痊愈率为 31.43%,总有效率为 64.28%,两组疗效比较,差异有统计学意义($P<0.05$)。

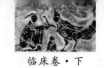

第四节　传染性软疣

传染性软疣(molluscum contagiosum)是由痘疹病毒中的传染性软疣病毒所引起,可以通过直接接触或间接接触而传染。本病的潜伏期是2～3周,接触传染性软疣的患者,经过一定的潜伏期后即可发病。以性传播者发病初起多局限于会阴、小腹、肛门、腹股沟、乳房等处,然后全身播散。损害数目多少不等,散在不融合处。皮损为米粒至豌豆大小的半球形丘疹,中心微凹,表面有蜡样光泽,呈淡红、灰白、珍珠色或正常皮色。在软疣顶端中央挑破后可挤出白色乳酪样物质,此称为"软疣小体",这是本病的特征性损害。少数患者其损害偶尔可角化,而像小的皮角,此称为"角化性传染性软疣"。损害有时可长大到10～15mm,此种巨大的损害多为单发,常常继发细菌感染发生炎症反应。

本病中医称"鼠乳",多生在躯干、四肢,呈绿豆至黄豆大小,半球形隆起,疹中央有脐窝,形如鼠乳。气血失和,腠理不密,风热夹湿毒蕴积肌肤所致或接触传染而得。

一、辨病与辨证

1.辨病

(1)多见于儿童和青少年。

(2)潜伏期2～3周,皮疹初起为米粒大的半球状丘疹,渐增至豌豆大,表面有蜡样光泽,呈灰色或珍珠色,中心微凹,形似脐窝。

(3)顶端挑破后,可挤出白色乳酪样物质,称为软疣小体,此为重要的临床特征。

(4)数目不等,散在或簇集分布,不互相融合,微痒。

(5)好发于躯干、四肢,但全身任何部位如外阴、肛周均可发病,偶有口唇或舌黏膜受累。

(6)极少数患者皮疹可见异常巨大或角化,类似小的皮角,称为巨大性或角化型性软疣。

(7)继发细菌感染者,皮疹出现红肿、痒痛明显;有时搔抓后,皮疹周围出现湿疹样斑片。眼睑或眶周受累者,可引起慢性结膜炎。

2.辨证

(1)风热蕴肤:丘疹光亮,微痒,抓破疼痛,四周稍红。舌红,苔薄,脉细。

(2)湿热蕴结:丘疹瘙抓流汁,或有抓痕,破后可挤出粉状白色小体。舌红,苔薄腻,脉濡。

二、针灸治疗及选穴原则

1. 治疗原则

本病以清热化湿、活血散结为基本治疗原则。

2. 选穴原则

在选穴上多以局部阿是穴或经穴为主,可根据具体情况进行配穴。如风热蕴肤,选风池、肺俞、曲池、合谷;湿热蕴结,选阴陵泉、曲池、丰隆、内庭等。

三、推荐针灸处方

●推荐处方

【治法】　活血散结。

【主穴】　疣局部阿是穴、曲池、合谷。

【配穴】　风热蕴肤,选风池、肺俞,用泻法;湿热蕴结,选阴陵泉、内庭,用泻法。

【操作】　局部常规消毒,将火针烧至针尖通红白亮,疾速垂直点刺疣体中心部位。余穴常规操作。

四、针灸疗效及影响因素

针灸治疗本病疗效较好,在进行针刺治疗前,针具要进行严格消毒,治疗时尽可能将内容物完全挤出并消毒。如合并细菌感染者可外用抗生素,待感染去除后再用上述方法治疗。

影响针灸疗效的因素主要为刺法,传染性软疣的传染途径主要是直接接触传染,也可自体接种,因此,在进行针刺治疗时,尽可能将高出皮肤的疣体一次性治疗完全并消毒,防止交叉传染,影响疗效。火针为本病之首选刺法,必须烧针至白亮,否则不易刺入,不易拔出,刺入速度宜快,以防针体温度降低。定位要准确,深度适中,针向确切,是火针治疗取效的关键。

五、针灸治疗的环节和机制

1. 局部作用

火针可破坏病变组织,并破坏局部的微血管,阻断血液供应,使疣体缩小坏死。另一方面可促进病灶周围的血液循环,加速局部的组织代谢,激发自身对坏死组织的吸收并改善局部皮肤的营养,从而使变性的组织恢复正常。

2. 免疫调节

火针携高温可将针体周围微小范围内组织灼至炭化,起到高温杀毒和促使局部病灶的废物、毒素加速排出的作用。针刺可提高白细胞和网状细胞的吞噬能力,增强免疫功能和抗病毒能力。

六、预 后

传染性软疣是一种良性的、广泛分布的自限性皮肤病毒感染疾病,可通过直接接触或间接接触传染,也可自体接种,并可通过性传播,易于泛发。应及早发现,及早治疗,治疗要彻底,防止反复发作。一般经过6~9个月即可消退,但也可持续3~4年,甚至个别皮损可持续5年以上。病程与数目无关,愈后不留疤痕,预后较好。西医除抗病毒治疗外,对已形成软疣小体者则以除去软疣小体、破坏兜囊为原则,消毒后用注射针头将疣顶端中央挑破,挤出白色乳酪样的软疣小体,再涂以2%碘酒。而火针可完全代替这种方法,强烈破坏疣体,且不易感染。为防止本病的传染,洁具不混用,病后衣服要煮沸消毒。禁止搔抓,以免抓破感染和传染;禁食辛辣等刺激性食物。

七、临床研究动态

一项样本量为248例的病例系列观察[14]。患者取坐位,暴露软疣,局部常规消毒,医者右手持三棱针,左手拇、食指将疣体周围的皮肤捏起,将三棱针刺入疣体,将疣体挑破,然后将疣体内乳酪样物拨净,局部涂以2%碘酊即可。嘱患者7日内忌沐浴。治疗结果均1次治愈,有效率为100%。

一项样本量为986的病例系列观察[15]。采用暗疮针,一端是尖,另一端是环形。术者左手将皮损处皮肤绷紧,右手持针,将环形一端按压住疣体左侧与皮肤成35°角,突然向右水平方向使力,疣体即被刮除,然后涂上2%碘酊即可;刮除后在创口每日涂擦碘酊2次,连续3天,986例患者一次性治愈951例,有35例又经第2次治疗后痊愈。

第五节　手足癣

手癣是发生于掌面的浅部真菌病,可以是原发,但多数是从足癣自身传染而来。病原菌与足癣相同,临床表现也和足癣差不多。由于手是露出部位,通风性比足要好得多,故临床无指间糜烂型呈现,而仅见水疱型和鳞屑角化型。临床偶见糜烂出现,但往往是念珠菌感染所致,而并非皮肤癣菌引起的。

足癣系致病真菌感染足部所引起的最常见的浅部真菌病,本病主要病原菌是红色毛癣菌、絮状表皮癣菌、石膏样毛癣菌和玫瑰色毛癣菌等。此外,由白色念珠菌引起者也屡见报告。本

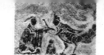

病菌好发于趾间,尤其是第三、四趾缝。这同上述部位皮肤密切接触、潮湿、不通气、汗蒸发较差有关。

中医的"鹅掌风",相当于手癣,是一种发生在手掌部的皮肤病,一般为外感湿热邪毒,或相互接触毒邪感染,或由脚癣传染而来,病久局部气血亏虚不能濡润肌肤,则致脱屑或皮厚燥裂,以皮肤粗糙、变厚、干裂为特征。

"脚湿气"相当于足癣,是发生在足部的皮肤病,或因久居湿地,水浆浸渍,感染湿毒;或脾胃湿热下注而成;或公用物品相互传染而致。病久局部气血亏虚不能濡润肌肤,则致脱屑或皮厚燥裂。以足丫白斑湿烂或足跖、趾间起水疱为特征。

一、辨病与辨证

1. 辨病

(1)手癣(鹅掌风)

①手掌局部有境界明显的红斑脱屑,皮肤干裂,甚或整个手掌皮肤肥厚、粗糙、皲裂、脱屑,亦可出现水疱或糜烂。自觉瘙痒或瘙痒不明显。

②多始于一侧手指尖或鱼际部。常继发于脚湿气。

③真菌培养或镜检多为阳性,常以表皮癣菌属及毛癣菌属为致病菌。

(2)足癣

①趾间浸渍,覆以白皮,常伴恶臭。或足跖、足缘群集水疱,干燥脱屑。或足跟、足缘甚至整个足跖皮肤肥厚、干燥、皲裂。自觉剧痒,夏季尤甚。

②足部多汗者易患本病。

③真菌培养和镜检多为阳性。

2. 辨证

(1)鹅掌风

①风湿蕴肤:手掌或指间水疱如晶,涸干脱屑,境界明显,渐次扩大。或指间潮红,湿烂。舌红,苔白或腻,脉滑。

②血虚风燥:手掌皮肤肥厚粗糙、干燥、龟裂。或水疱不显,干涸落屑。舌淡红,苔薄,脉细。

(2)脚湿气

①湿热下注:密集水疱,糜烂流水,浸淫成片,瘙痒疼痛或有发热。舌苔薄黄,脉滑。

②血虚风燥:皮肤增厚,粗糙干裂,瘙痒不流水。舌红,苔薄,脉细。

二、针灸治疗及选穴原则

1. 治疗原则

本病初期以清热除湿、祛风止痒为主,病久入血则养血润燥、活络止痒为基本治疗原则。

2. 选穴原则

选穴以局部穴位为主,初期配以脾经以健脾除湿,三焦经穴位疏调气机、通调水道而祛湿;病久则血虚风燥,宜选多气多血之经,以养血活血,润燥止痒。选穴的基本原则如下。

(1)局部选穴:在手足癣发生的局部适当选取经穴及阿是穴,以直接疏通局部气血,祛风除邪。

(2)辨证选穴:风湿蕴肤,可选合谷、阴陵泉、外关、三阴交、丰隆;血虚风燥,可选血海、曲池、足三里、三阴交、太溪等。

三、推荐针灸处方

● 推荐处方

【治法】 清热除湿,活血通络。

【主穴】 ①手癣:合谷透后溪、八邪、劳宫、少府。

②足癣:解溪、丘墟、太冲、八风、大椎、膈俞。

【配穴】 风湿蕴肤,加血海、阴陵泉、外关;血虚风燥,加三阴交、足三里。

【操作】 大椎微向下斜刺0.5～1.0寸,针用捻转泻法,局部酸胀感向颈项部扩散,或用三棱针点刺出血,加拔罐法;膈俞用三棱针点刺出血,加拔罐法。余穴常规操作。

四、针灸疗效及影响因素

急慢性手足癣的治疗主要是外用药物为主,针灸治疗可以起到一定的辅助作用。

1. 手足癣的类型

糜烂型和水疱型针灸疗效较好,病程较短,病情较轻,治疗疗程较短;脱屑型则针灸治疗疗程较长。

2. 个人卫生

手足癣患者在治疗的同时应注意个人卫生,勤洗脚,勤换袜子,因为22℃～28℃是真菌生长最适宜的温度,且潮湿的环境有利于真菌的生长,故保持局部干燥对手足癣患者很重要。可在鞋底撒适量爽身粉,以起到干燥作用;在集体生活中,不与他人共用毛巾、浴巾、拖鞋等,以免交叉感染,这些对于预防本病的复发、巩固和提高针灸疗效具有重要意义。

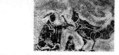

五、针灸治疗的环节和机制

手足癣为真菌所致,真菌的致病源于真菌的黏附(关节分生孢子的发芽和菌丝的延长)和侵入(依赖于各种蛋白酶),以及宿主的抵抗力和免疫反应,从而引起皮肤病变。根据以上手足癣的发生机理,针刺治疗本病的环节和机制可概括为以下两点。

1. 局部治疗机理

通过针刺手足癣局部的穴位,可以促进局部血液循环,利于新陈代谢和局部组织损伤的修复。

2. 整体治疗机理

由于手足癣与机体的抵抗力密切相关,针灸对人体免疫功能和自身修复功能的提高也有助于本病的恢复。

六、预　后

目前治疗手足癣,通常以外用药治疗为主,然真菌是非常顽固的菌种,且真菌感染在皮肤深层,单用外用药物往往难以根治,原因是用外洗药只能一时性控制症状,而真菌并未杀死,因此,本病极易复发。应注意讲究个人卫生,避免交叉感染,切断感染源,可有效防止复发。本病应及早诊治,以免蔓延扩大引起并发症,如癣菌疹、淋巴管炎、丹毒、慢性丹毒、蜂窝组织炎等。因本病具有传染性,避免挤捏、搔抓等刺激;少吃刺激性食物,控制高脂和糖类饮食。

七、临床研究动态

一项样本量为 144 例的足癣患者的 RCT[16]。药艾条组、清艾条组和达克宁组,各 48 例。药艾条组及清艾条组采用局部熏灸治疗,达克宁组采用硝酸咪康唑乳膏(达克宁霜)局部涂擦,均治疗 21 天,于治疗前后记录足癣症状体征评分,评价疗效。药艾条组总有效率为89.59%,与清艾条组的 81.25% 相比差异无统计学意义($P>0.05$),但优于达克宁组的 70.84%($P<0.05$);药艾条组在改善瘙痒、丘疹、水疱及浸渍糜烂症状方面优于清艾条组和达克宁组(均 $P<0.05$)。

一项样本量为 121 例的 CCT[17]。治疗组和对照组手部皮损区均外搽复方苯甲酸软膏,每日 3 次。治疗组加用穴位注射,选用曲池、外关穴各注射药液 2mL(三磷酸腺苷 5mg,扑尔敏 2.5mg,2% 利多卡因加至 2mL),双手皮损者两侧穴位同时注射,每周注射 2 次。两组连续治疗 3 周后观察疗效。治疗组总有效率(治愈＋显效)为 98.6%,与对照组总有效率(54.7%)相比,差异有显著性意义($P<0.05$)。对两组治愈者进行 3 个月的随访,治疗组复发 4 例

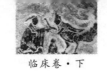

(8.2%),对照组复发 10 例(41.7%)。

第六节　单纯疱疹

单纯疱疹(herpes simplex)是一种由人类单纯疱疹病毒感染所引起的病毒性皮肤病。由于抗原的差异分为两种类型,1 型主要是头面部的感染,2 型是腰以下的感染,如外生殖器、肛门、臀部等。有时两型感染有交差或重叠。病毒通过口、呼吸道及破损的皮肤黏膜入侵人体。原发感染后,病毒潜伏于感觉神经节;复发感染时,病毒复制并沿神经纤维移行至皮肤黏膜。在原发感染发病后的几个月,病毒也能潜伏于口腔、鼻腔和生殖器黏膜,可通过分泌物的散布或被污染食具的接触而感染其他人。感染后体内产生特异的体液免疫力和细胞免疫力反应,这些免疫力能阻止病毒在体内的扩散侵害,但不能清除细胞内潜伏的病毒。免疫功能正常者感染 HSV,大多局限于皮肤黏膜表层;新生儿、免疫功能低下者可出现病毒的血行播散。正常人的疱疹复发与细胞免疫暂时性的减少相关。

本病中医称"热疮",多因疲劳、病后,机体正气不足,外感风温热毒,阻于肺胃二经,蕴蒸皮肤而生;或由肝经湿热下注,阻于阴部而成疮;或因反复发作,热邪伤津,阴虚内热所致,以皮肤黏膜交界处发生成群水疱、痒痛相兼为特征。

一、辨病与辨证

1. 辨病

(1)多发于发热后或热病过程中,多见于儿童、青年。

(2)好发于口唇、鼻、眼周围、口腔黏膜、外阴等皮肤与黏膜交界处。

(3)突然发病,局部有灼热感或轻微的瘙痒,数小时后出现红斑,很快红斑上出现针头至绿豆大小的一簇小水疱,可以 1 簇,也可以 2～3 簇。起初疱疹透明,逐渐混浊成稀薄脓液,然后结痂、脱落,一般不留痕迹。

(4)病程为 1～2 周,有自愈性。

(5)容易反复发作。

2. 辨证

(1)肺胃热盛:群集小疱,灼热刺痒,轻度周身不适,心烦郁闷,大便干,小便黄。舌质红,苔黄,脉弦数。

(2)湿热下注:疱疹发于阴部,灼热痛痒,水疱易破糜烂,可伴有发热、尿赤、尿频、尿痛。苔黄,脉数。

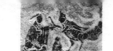

（3）阴虚内热：间歇发作，口干唇燥，午后微热。舌红，苔薄，脉细数。

二、针灸治疗及选穴原则

1. 治疗原则

本病以清热利湿为基本治疗原则。

2. 选穴原则

在选穴上可在疱疹局部选穴，并根据肺主皮毛，脾主运化水湿，肝经绕阴器等理论选取相关穴位。具体选穴原则如下。

（1）局部选穴：可在疱疹局部和临近部位选取穴位，如口唇部疱疹，选地仓、承浆、人中等；鼻部疱疹，选迎香等；阴部疱疹，选曲骨、气冲、长强等。

（2）辨证选穴：肺胃热盛，选肺俞、鱼际、内庭等；湿热下注，选阴陵泉、行间、丰隆、三阴交等；阴虚内热，选三阴交、太溪、曲池、合谷等。

三、推荐针灸处方

● 推荐处方

【治法】　清热泻火。

【主穴】　阿是穴、曲池、内庭、合谷。

【配穴】　肺胃热盛，加尺泽、陷谷；湿热下注，加阴陵泉、行间；阴虚内热，加三阴交、太溪；面部疱疹，加迎香、印堂、地仓、承浆；阴部疱疹，加曲骨、行间、三阴交；体质虚弱，加足三里、太渊。

【操作】　疱疹用毫针点刺，放出积液。余穴常规操作。

四、针灸疗效及影响因素

针灸治疗本病有一定的疗效，可缓解局部炎症症状，缩短疗程趋势，或配合外用抗病毒药物。对症状严重的病例如播散性单纯疱疹或有中枢神经系统感染的病例，则以药物治疗为主。

影响针灸疗效的因素主要为病变部位，一般而言，针灸治疗头面部疱疹的疗效优于阴部。另外，针灸治疗的对象多为复发性单纯疱疹，这与机体的抵抗力密切相关。因此，在针灸治疗中要注意扶助正气，坚持治疗一段时间；如果不能坚持，短期中断治疗，处于潜伏感染状态的HSV遇到诱发因素又会复发，所以，坚持治疗是提高针灸预防本病的关键。

五、针灸治疗的环节和机制

人是单纯疱疹病毒唯一的自然宿主，正常人中约有半数以上为该病毒的携带者，由于人体对其不能产生永久免疫力,所以每当机体抵抗力减退时,该病毒便活跃而发病。

针灸治疗的环节和机制为针刺通过对局部刺激,使血液循环加速,从而促进炎症吸收和组织再生修复。单纯疱疹的复发与细胞免疫功能有很大关系,针灸能提高机体免疫力,从而增加机体抗病能力,预防复发。

六、预 后

本病病程较短,如果没有继发感染,即使不予以治疗也会在1周以后痊愈。但疱疹多发于颜面部,影响容貌。本病易复发,根本原因是HSV具有嗜感觉神经节而形成潜伏感染状态的特性。HSV感染颜面、口唇部位皮肤黏膜后,常潜伏在三叉神经节及颈上神经节;感染生殖器皮肤黏膜后,则常潜伏在骶神经根。因HSV具有传染性,急性期患者应避免与其他人亲密接触,直至皮损愈合。孕妇的生殖器疱疹在生产时会传染给婴儿,如果患者有任何的活动性生殖器疱疹感染的症状或体征,均应注意,及时治疗。

七、临床研究动态

一项关于耳穴贴压加艾灸治疗复发性单纯疱疹临床观察的CCT[18]。纳入复发性单纯疱疹患者96例。治疗组($n=54$):耳穴贴压加艾灸足三里、丰隆、局部水疱处。对照组($n=42$):口服、外擦无环鸟苷。结果:耳穴贴压加艾灸治疗明显优于对照组。

一项样本量为60例的CCT[19]。治疗组($n=40$):实施艾灸时多选用病变皮损之局部阿是穴。施灸时以患者无疼痛而有温热感为度,每日只灸1次,每次30分钟,7天为1个疗程。对照组($n=20$):予以3%阿昔洛韦(无环鸟苷)软膏适量涂擦患处,每天2次,7天为1个疗程。治疗组痊愈32例(80%),好转7例(17.5%),无效1例(2.5%),总有效率为97.5%;对照组痊愈4例(20%),好转8例(40%),无效8例(40%),总有效率为60%。两组经统计学处理具有显著差异($P<0.05$)。

一项样本量为73例的CCT[20]。治疗组($n=40$):给予阿昔洛韦片0.2g/次,口服,每日5次。同时选双侧三阴交、足三里穴,隔日注射1次,每个穴位缓慢注射卡舒宁注射液0.5mL,总量2mL。对照组($n=33$):只给予阿昔洛韦片0.2g/次,口服,每日5次。两组治疗时间均为10天。治疗组总有效率优于对照组,差异具有统计学意义($P<0.05$)。

第七节 风 疹

风疹(rubella)是由风疹病毒引起的急性呼吸道传染病,以发热、全身皮疹为特征,常伴有

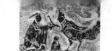

耳后、枕部淋巴结肿大,全身症状一般较轻,病程短。传染期在发病前 5～7 天和发病后 3～5 天,起病当天和前一天传染性最强。患者口、鼻、咽部分泌物以及血液、大小便等中均可分离出病毒。一般多见于 5～9 岁的儿童,流行期成人和老年人发病也不少见。风疹较多见于冬、春季,患者起病时先有 1～2 天的低热或中等度发热、食欲不振、疲劳以及打喷嚏、轻咳、咽部痛等上呼吸道症状,这些症状在年长儿童可延长至 5～6 天。发热后 1～2 天即出现皮疹,初见于面颈部,1 天后迅速蔓延到躯干及四肢,多呈细点状,淡红色,指压褪色,大小约 2～3mm,面部、四肢的疹子较疏,身上及背部较密;耳后、枕部、颈后及全身淋巴结明显肿大,脾脏轻度肿大。疹子 2～3 日(也有短至 1 日者)即自行消退,退疹后全身症状随之消失,淋巴结及脾脏亦缩小。由于风疹的疹子来得快,散的也快,如一阵风,"风疹"也因此得名。

　　风疹属于中医"风痧"的范畴。中医认为,本病是感受风热毒邪,由口鼻而入,郁于肺卫,蕴于肌腠,与气血相搏,发于皮肤所致。

一、辨病与辨证

1. 辨病

(1)疑似病例:发热,出现红色斑丘疹,耳后、枕后或颈部淋巴结肿大,或伴关节痛。

(2)确诊条件

①在 14～21 日内与风疹患者有明显接触史。

②在 8 年内已接受过麻疹活疫苗接种。

③末梢血白细胞计数减少,淋巴细胞增多。

④咽拭子标本或尿、脏器活检标本中分离到风疹病毒。

⑤血清中风疹 IgM 抗体阳性。

⑥恢复期血清风疹 IgG 抗体滴度较急性期有 4 倍以上升高,或恢复期抗体阳转。

(3)临床诊断:疑似病例具备确诊条件①,或①②,或①③。

(4)实验诊断:疑似病例具备确诊条件④,或⑤,或⑥。

2. 辨证

(1)邪郁肺卫:初起咳嗽流涕,发热恶风,1～2 天后全身出现疹点,始见于头面,继则躯干、四肢,皮疹于 1 天内遍及全身,唯手足心无皮疹,疹色淡红,分布均匀,稀疏细小,可有痒感,耳后及枕部淋巴结肿大。舌红,苔薄黄,脉浮数,指纹鲜红。

(2)邪热炽盛:周身散在斑丘疹,疹色鲜红或暗紫,壮热口渴,烦躁易惊,小便短赤,唇干便秘。舌红,苔黄厚,脉数,指纹紫。

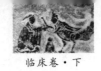
二、针灸治疗及选穴原则

1. 治疗原则

本病以祛风清热、凉血解毒为基本治疗原则。

2. 选穴原则

在选穴上根据肺主气属卫，主一身之表，外合皮毛，开窍于鼻，疹出太阴，疹为太阴风热，肺与大肠相表里，督脉主一身之阳等理论进行选用。一般主要选肺俞、合谷、列缺、风池、大椎、曲池、血海等穴。

3. 耳针

耳针可选神门、肺、枕、屏间、下屏尖，毫针强刺激。

三、推荐针灸处方

●**推荐处方**

【治法】 疏风清热，透疹解表。

【主穴】 风池、肺俞、大椎、列缺、曲池、合谷。

【配穴】 邪郁肺卫，加尺泽、中府，少商用三棱针刺血法；邪热炽盛，加商阳、二间、内庭；瘙痒甚者，加神门、血海。

【操作】 肺俞、大椎刺络拔罐；井穴、荥穴可点刺出血。余穴常规操作。

四、针灸疗效及影响因素

本病有传染性，要注意隔离。针灸对风疹具有很好的治疗作用，可减轻临床症状，缩短病程，达到治愈的目的。但本病少数可出现并发症如脑炎，非针灸所能解决。

影响针灸疗效的因素主要为病情的轻重。风疹前驱期病情较轻浅，症状亦较轻微，是针灸治疗的最佳时机，如针灸治疗及时，可控制病情发展，促进恢复。如果病情较重，耳后、枕部、颈后及全身淋巴结明显肿大，脾脏轻度肿大，应结合药物治疗。

五、针灸治疗的环节和机制

1. 促进循环

针刺可降低交感神经的紧张度，提高皮肤血液循环流量，加速代谢水平，促使有毒物质代谢出体外，有利于皮疹的消退。

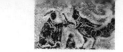

2. 调节免疫

针刺能增加外周血内点状颗粒型 T 淋巴细胞的含量,点状颗粒型 T 淋巴细胞是 T 辅助细胞,可促使免疫细胞发挥免疫作用,增强机体的抵抗力,有利于疾病的康复。

六、预　后

风疹潜伏期为 10～23 天,通常 24 小时全身疹子出齐,2～3 天疹退,症状多轻,一次发病后获得终生免疫,恢复快,预后良好。西医目前还没有特效的药物治疗风疹,临床上主要是对症治疗,防止并发症产生。妊娠初期 3 个月,正是胎儿各种器官的形成期,如孕妇在妊娠期感染风疹,胎儿可感染先天性风疹,患风疹发生先天性畸形者可达 40% 以上,预后严重,故必须重视孕妇的预防措施,妊娠 4 个月以内若患风疹应建议终止妊娠。未患病者宜接种风疹疫苗,对儿童及婚前女子进行接种,具有预防风疹的效果。本病一般可不必采取隔离措施,但在易感人群聚集的地方,须适当隔离,应隔离至出疹后 5 天。

七、临床研究动态

一项样本量为 90 例的病例系列观察[21]。风邪外袭型:针刺曲池、合谷、血海、膈俞等穴。胃肠积热型:针刺曲池、足三里、脾俞、三阴交等穴。针刺用泻法,每次 20 分钟,每日 1 次,10 天为 1 个疗程。慢性风疹:选用大肠俞、肺俞、曲池、足三里等穴。疗程在 15 天经内的患者疗效好。一般 1 个疗程即可治愈;病程 2 个月以上者,常反复发作,故治疗时间较长。1 个疗程症状消失者 78 例,占 86.7%;2 个疗程或 2 个疗程以上者治愈 10 例,占 11.1%;无效 2 例,占 2.2%。

第八节　急性网状淋巴管炎

急性网状淋巴管炎(acute reticular lymphangitis)为细菌感染所引起,又称"丹毒",好发部位在面部及小腿。如果反复发作会导致下肢淋巴水肿,甚至发展为"象皮腿"。此类疾病是细菌从损伤的皮肤、黏膜或从疖、痈、脚癣等处入侵引起,预防的关键是注意皮肤清洁,防止皮肤损伤或及时处理皮肤伤口,治疗疖、痈、脚癣和其他皮肤病。

本病中医称"丹毒",多先有皮肤、黏膜破损,再外受火毒与血热搏结,蕴阻肌肤,不得外泄,致患部鲜红灼热,有如涂丹为特征的急性感染疾病。生于下肢者称"流火";生于头面的称"抱头火丹";新生儿多生于臀部,称"赤游丹"。

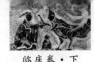

一、辨病与辨证

1. 辨病

(1)多数发生于下肢,其次为头面部。新生儿丹毒常为游走性。

(2)局部红赤灼热,如涂丹之状,肿胀疼痛,红斑边缘微翘起,与正常皮肤有明显分界,红斑上有时可出现水疱、紫斑,偶有化脓或皮肤坏死。病变附近有瘰核肿痛。

(3)开始即有恶寒、发热、头痛、周身不适等症状。

(4)可有皮肤、黏膜破损或脚癣等病史。

(5)血白细胞总数及中性粒细胞明显增高。

2. 辨证

(1)风热毒蕴:发于头面部。恶寒发热,皮肤焮红灼热,肿胀疼痛,甚则发生水疱,眼胞肿胀难睁。舌质红,苔薄黄,脉浮数。

(2)湿热毒蕴:发于下肢。除发热等症状外,局部以红赤肿胀、灼热疼痛为主,亦可发生水疱、紫斑,甚至结毒化脓或皮肤坏死。苔黄腻,脉洪数。反复发作,可形成大脚疯(橡皮腿)。

(3)胎火蕴毒:发于新生儿。多见于臀部,局部红肿灼热,可呈游走性,并有壮热烦躁。

二、针灸治疗及选穴原则

1. 治疗原则

本病以泻火解毒、凉血化瘀为基本治疗原则。

2. 选穴原则

在选穴上以皮损局部和相关经穴为主。发于头面部的丹毒,主要选手阳明经穴,如取手阳明经合谷、曲池等。风热毒蕴,选风池、风门、委中、合谷、大椎;热毒扰心致烦,可取心包经之络穴内关;湿热毒蕴,选曲池、足三里、阴陵泉、内庭、委中。

三、推荐针灸处方

●推荐处方1

【治法】 泻火解毒,凉血化瘀。

【主穴】 阿是穴、合谷、曲池、委中、血海。

【配穴】 风热上扰,加大椎、风门;湿热蕴结,加阴陵泉、内庭、丰隆;胎火蕴毒,加中冲、大椎、水沟;胸闷心烦,加膻中、内关;呕吐,加内关、中脘。

【操作】 委中、阿是穴用三棱针点刺出血,并可在刺络的基础上加拔火罐(面部禁用)。余穴常规操作。

●推荐处方2

【治法】 疏风清热,凉血化瘀。

【穴位】 阿是穴、风门、曲池、解溪、委中。

【操作】 阿是穴局部常规消毒后,用三棱针于红斑中心点刺4~5点后拔罐,5~8分钟后起罐,令其出血3~5mL。根据红斑的大小可拔4~5罐不等。余穴常规操作。

四、针灸疗效及影响因素

针灸治疗本病疗效较好,刺络拔罐为首选方法,但全身症状严重或年老体弱者,应加强支持疗法,同时积极治疗原发病。

1. 部位与病情

一般而言,丹毒针灸治疗的疗效,肢体部位要优于头面,这主要与头面部刺络拔罐难以实施有关。如果患者机体免疫力低下,如体弱抵抗力低下者、营养不良、丙种球蛋白缺陷以及肾性水肿者,针灸治疗效果较差。

2. 年龄

老年人随着年龄的增加,血液循环功能下降,炎症渗出不容易吸收,治疗起效慢,长时间积聚,容易复发,因此,相对而言,针灸治疗年轻患者的疗效要优于老年人。

3. 刺法

本病为火毒热邪阻于皮肤所致,使用三棱针或拔罐放血时,须拔出血或渗液,才能达到泻热祛毒的作用,因此,刺络拔罐是必须选用的针法,否则疗效较差。

五、针灸治疗的环节和机制

针灸治疗本病主要是通过局部的点刺出血,放出局部淋巴管腔内细菌、凝固的淋巴液和脱落的细胞,达到清除毒素、解毒的作用,这是针灸治疗本病最主要和最直接的环节和机制。

另外,针灸也可通过整体的免疫调节,对细菌感染起到一定的抑制作用。针灸能使血中白细胞数和吞噬细胞的吞噬能力明显提高,抑制炎症发展并促进炎性吸收。针灸能提高淋巴细胞的转化率,提高外周血 T 细胞及其亚群的百分率,增强细胞免疫功能。针灸还能促进局部血液循环和新陈代谢,加快周围皮损的修复。

六、预 后

本病起病急,易复发,复发时症状往往较轻,但复发性丹毒也可引起慢性淋巴水肿,下肢反复发作可导致象皮肿。针灸治疗丹毒有效，一般多应用于下肢丹毒。头面部丹毒病情一般较重，应采用中西医结合疗法配合针灸疗法，以防出现败血症或脓毒血症。治疗中被污染的针具、火罐、棉花应注意严格消毒，防止交叉感染。改正不良卫生习惯，保持皮肤的清洁、完好无损。

七、临床研究动态

一项样本量为 57 例的 CCT[22]。治疗组（$n=31$）：于患部用酒精棉球消毒后，持七星针在皮肤发红的部位叩刺约 3 分钟。放出少量血液，刺后予局部拔罐，并留罐 5 分钟，每日 1 次。对照组（$n=26$）：肌注或静滴青霉素（青霉素过敏者口服磺胺类药物），外敷玉露膏。结果：治疗 1 周后，治疗组痊愈率为 83.88%，对照组为 46.15%，$P<0.005$，两组差异显著。治疗 2 周以后，治疗组痊愈率为 96.77%，对照组痊愈率为 61.54%，$P<0.005$，两组差异显著。结论：刺络拔罐法治疗下肢丹毒疗效确切。

一项样本量为 122 例的 CCT[23]。治疗组（$n=70$）：采用刺血疗法，选穴阿是穴、委中，并配合中药口服。对照组（$n=52$）：青霉素肌肉注射；灭滴灵 0.2g，1 天 3 次，口服。5 天为 1 个疗程。结果：治疗组治愈率为 88.6%，对照组治愈率为 65%。经统计学处理，$P<0.01$。提示：本方法对本病有抗菌解毒、提高免疫的功效。

一项样本量为 35 例的 CCT[24]。治疗组（$n=20$）：采用三棱针针刺放血联合金黄散加鱼石脂调成糊状外敷于下肢患处。对照组（$n=15$）：采用静脉抗炎治疗，以 7 天为 1 个疗程，观察两组治疗效果。治疗组总有效率为 95%（19/20），对照组总有效率为 80%（12/15），两组差异有统计学意义（$P<0.01$）。

第九节　细菌性痢疾

细菌性痢疾（简称菌痢）是由志贺菌属引起的急性肠道传染病。临床上是以全身中毒症状、腹痛、腹泻、里急后重及黏液脓血便为特征。本病以儿童及青壮年为多见，在环境卫生及卫生习惯不良的情况下易造成流行。粪便培养检测出痢疾杆菌，仍为目前确诊为菌痢的可靠依据。

本病在祖国医学属"肠辟"、"滞下"、"下痢"，病位在肠，主要是湿热或疫毒内侵，郁蒸肠胃，导致大肠传导失司，气血阻滞，热毒壅盛，相互搏结，化为脓血，以剧烈腹痛、腹泻、痢下赤白脓血、里急后重为主要特征。本病分为赤痢、白痢、疫毒痢、噤口痢、休息痢等类型。

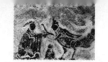

一、辨病与辨证

1. 辨病

本病以腹痛、下痢脓血黏液、里急后重为主要表现。急性病例白细胞总数及中性粒细胞中等度升高,粪便培养可检出致病菌。临床分为急性、迁延性和慢性。

(1)急性菌痢:按临床表现分为四型。

①普通型:急性起病,体温达39℃～40℃,伴有恶心呕吐、腹痛腹泻。每日大便10～20次,初为稀便或呈水泻,继呈脓血便,左下腹压痛伴肠鸣音亢进,里急后重明显。如能及时治疗,可于数日内痊愈。

②轻型:较普通型全身毒血症状和肠道症状表现轻,里急后重等症状不明显,易误诊为肠炎或结肠炎。

③重型:高热、呕吐、腹痛、里急后重明显,排脓血便,每日达数十次,严重者出现脱水和酸中毒症状。

④中毒型:多见于3～7岁儿童。起病急剧,体温迅速升至40℃～41℃,伴有头痛、畏寒、惊厥或循环障碍等症状。常无上呼吸道感染症状,胃肠症状也不严重,且多在出现惊厥后6～12小时才发生;多表现为以周围循环衰竭为主的休克型,以脑水肿与颅内压增加等脑部症状为主的脑型,以呼吸与循环衰竭同时存在为主的混合型。

(2)迁延性菌痢:病程在2周～2个月,系急性菌痢迁延不愈所致。患者常无高热、腹痛或中毒症状,只表现为腹部不适、食欲不佳、大便次数多,有时脓血便和黏液便交替出现。便培养阳性率低于急性期。

(3)慢性菌痢:病程在2个月以上。由于急性期治疗不及时,或因患儿体质弱、营养不良、佝偻病、寄生虫、贫血等合并症所致,也可因耐药菌株引起。除腹泻外,其他症状不典型。病程久者可出现消瘦、乏力、轻度贫血等现象。

2. 辨证

(1)寒湿痢:下痢赤白黏冻,白多赤少或纯为白冻,脘腹胀满,头身困重。苔白腻,脉濡缓。

(2)湿热痢:下痢赤白脓血,赤多白少,肛门灼热疼痛,小便短赤。苔黄腻,脉滑数。

(3)疫毒痢:发病急骤,腹痛剧烈,痢下鲜紫脓血,壮热口渴,头痛,甚至神昏谵语,惊厥,躁动不安。舌质红绛,苔黄燥,脉滑数。

(4)噤口痢:下痢赤白脓血,恶心呕吐,不能进食。苔腻,脉滑。

(5)休息痢:下痢时发时止,日久不愈,常因饮食不慎、受凉、劳累而发,发则大便次数增多,便中带有赤白黏冻,或伴有脱肛。舌淡,苔腻,脉细。

二、针灸治疗及选穴原则

1. 治疗原则

本病以清热化湿、凉血止痢为基本治疗原则。初起多属实证、热证,针灸治疗一般治宜清热化湿解毒,调气活血;久病多为虚,为寒,宜补虚治中;虚实夹杂,寒热错杂,宜攻补兼施,温清并用。

2. 选穴原则

在选穴上根据病位在肠,大、小肠皆属于胃等理论,结合病因病机进行选穴。具体选穴原则如下。

(1)局部选穴:在腹部局部选穴可直接疏调肠腑气血,可选中脘、天枢、关元、归来、气海等穴。

(2)阳明经特定穴选穴:以《内经》"合治内腑"的原则,按照痢疾所属大肠疾患,常选用其下合穴上巨虚、胃经下合穴足三里、大肠募穴天枢、手阳明大肠经原穴合谷和合穴曲池作为治疗本病的主穴。

(3)辨证选穴:痢疾病位在肠,多以合谷、天枢、上巨虚等为治痢基本方,再根据病因病机配穴。湿热蕴结,加曲池、内庭以泻阳明之热;寒湿困脾,加中脘、阴陵泉、气海,针后加灸,可温经散寒祛湿;脾阳亏虚,加灸脾俞、胃俞、气海以温补脾阳;热毒炽盛,加大椎、十宣放血,以泄热解毒;正虚邪恋,加脾俞、胃俞、肾俞、关元以扶正祛邪。

三、推荐针灸处方

●推荐处方1

【治法】 清热化湿,通调肠腑。

【主穴】 天枢、上巨虚、曲池。

【配穴】 湿热痢,加大横、隐白;疫毒痢,加十宣、大椎;噤口痢,加中脘、内关;寒湿痢,加阴陵泉、气海;休息痢,加脾俞、命门。

【操作】 上巨虚直刺1.5寸,行捻转泻法1~3分钟,使针感向下肢传导。天枢直刺1.5寸,行提插泻法,使腹部产生酸胀感。余穴常规操作。

●推荐处方2

【治法】 清热化湿,通肠导滞。

【主穴】 天枢、下脘、关元、上巨虚、合谷。

【配穴】 湿热痢,加曲池、内庭;寒湿痢,加中脘、气海;疫毒痢,加大椎、太冲、十宣;噤口

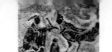

痢,加内关、中脘;休息痢,加脾俞、肾俞;久痢脱肛,加百会、长强。

【操作】　上巨虚直刺 1.5 寸,行捻转泻法 1～3 分钟,使针感向下肢传导。天枢直刺 1.5 寸,行提插泻法,使腹部产生酸胀感。余穴常规操作。

●推荐处方 3

【治法】　清热化湿,通调肠腑。

【主穴】　天枢、合谷、上巨虚、阴陵泉。

【配穴】　寒湿痢,加关元、三阴交;湿热痢,加曲池、内庭;疫毒痢,加大椎、中冲、水沟;噤口痢,加内关、中脘;休息痢,加脾俞、神阙、足三里;久痢脱肛,加气海、百会。

【操作】　寒湿痢、休息痢腹部穴位可行温和灸、温针灸、隔姜灸或隔附子饼灸。余穴常规操作。急性痢疾每日治疗 2 次,慢性痢疾每日治疗 1 次。

●推荐处方 4

【治法】　通调腑气,化湿导滞。

【穴位】　神阙、关元、气海、天枢、足三里、阴陵泉、脾俞、肾俞、大肠俞。

【操作】　神阙用隔盐灸或隔姜灸,其余穴位隔姜灸或艾条温灸,每日施灸 1～2 次,每穴 20～30 分钟。

四、针灸疗效及影响因素

一般普通型菌痢患者大多数发病后 1～2 周可自愈。大量的临床报道认为,对于普通型菌痢和慢性细菌性痢疾患者,可单独使用针灸治疗便可取得疗效,甚至达到痊愈。研究还认为,针灸对于痢疾杆菌有一定的抑制作用;但是合理针对病原进行治疗,不仅可加快恢复过程,并可消灭结肠黏膜组织内的病原菌,避免恢复期带菌或演变为慢性菌痢。因此,针对急性普通型和慢性细菌性痢疾,可以针灸为主要治疗方法,迅速缓解腹部症状,但合理应用抗生素是必要的。对于中毒性菌痢,需以药物治疗为主,及时补充液体和维生素等以补充营养,此时针灸作为辅助治疗可缓解症状。

1. 年龄

急性及中毒性痢疾多见于青壮年和体质较好的儿童,急骤发病,临床表现多危重,然配合针灸治疗可迅速提高机体抗病能力,起效快,疗效明显。年老体衰者,临床表现不明显,易于延误病情而变为慢性菌痢,其疗程长,针灸疗效也较差。

2. 病情

对于轻症患者可单独使用针灸即可显效,达到痊愈。但对于中毒性菌痢危重者,需以药物治疗为主,增强免疫力及抗毒、抗休克的能力,此时配以针灸可提高抢救的存活率。

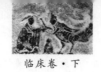

五、针灸治疗的环节和机制

1. 对胃肠功能的调整

针刺可减慢痢疾患者的肠蠕动,扩张血管,增加肠血流量,针刺治疗后,临床查体可听到肠鸣音减少,从而起到抑制胃肠功能亢进的作用,以减轻临床症状。

2. 提高机体自身的杀菌力

针刺相应穴位可增强白细胞的吞噬活动,对痢疾杆菌的杀灭能力明显增强,对特异性抗体滴度针后逐渐增加,具有增强机体免疫机能的作用。

3. 调整物质代谢和恢复机能

细菌性痢疾临床表现为腹痛腹泻,并有黏液脓血及里急后重等症状,多伴有代谢紊乱。针灸治疗本病可提高全血胆碱酯酶的活力,使淋巴细胞转化率显著提高,平衡患者机体的物质代谢,恢复正常的胃肠功能。

六、预　后

本病急慢性菌痢一般预后良好,轻型单独针灸即可治愈,重症和中毒型则需针灸与药物配合,治疗及时可迅速控制症状,促使机体恢复。急性菌痢是内科常见急症之一,若不积极救治,则有进展为中毒型菌痢及中毒性休克的可能,如病情急骤,全身中毒症状明显,而又得不到及时救治,有时极少数患者会因呼吸、循环衰竭而死亡,多发生在医疗条件差的偏远地区。因此,本病要及时治疗。一旦发现菌痢患者,除积极治疗之外,发病期应进行床边隔离,将其排泄物进行灭菌处理,防止传染,同时应注意饮食卫生。另外,由于妇女妊娠期的特殊性,使得抗疟药物的使用受到限制,某些药物甚至可以致使胚胎异常,此时针刺不失为一种效果较好而又无副作用的方法。

七、临床研究动态

一项样本量为64例的CCT[25]。治疗组($n=31$):采取隔姜灸配合超短波治疗,取穴神阙、关元、足三里,置以约2.5cm×3cm、厚约0.3cm鲜生姜片,在姜片上放置底面直径为1cm的圆锥形艾炷(约为1.5克),连灸3壮至局部皮肤潮红为度。然后嘱患者到高频室行超短波治疗。将一电极板置于患者下腹部,另一电极板放置于腰背部与前一电极板相对应处,每日1次,每次20分钟,使超短波达90~100mV。对照组($n=33$):患者内服泻痢停,每次0.1~0.3g,每日3次,3天为1个疗程。治疗组总体疗效优于对照组,差异具有统计学意义($P<0.05$)。

一项样本量为50例的CCT[26]。治疗组($n=25$):在对照组治疗基础上配合温针灸治疗。

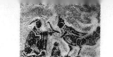

温针灸以温脾益肾、调气化滞为治法,主要取阳明经和脾经腧穴,腹部和背部各取一组穴位,两组可交替使用。腹部主要取穴天枢(双侧)、上巨虚(双侧)、关元;后背部主要取穴双侧的脾俞、胃俞、肾俞。辨证为虚寒痢,加下巨虚(双侧)、中脘;辨证为休息痢,加双侧足三里和三阴交;辨证为阴虚痢,加大肠俞。对照组($n=25$):采用中药辨证治疗,虚寒痢选用附子理中汤或槐花汤合真人养脏汤加减,休息痢选用连理汤加减,阴虚痢选用驻车丸加减。经过 3 个疗程后,治疗组总有效率为 88%,对照组总有效率为 60%。两组总有效率比较,有显著性差异($P<$ 0.05)。1 年后随访,治疗组中临床治愈 12 例,随访 11 例,复发 1 例;对照组中临床治愈 8 例,复发 4 例。两组复发率有显著性差异($P<0.05$),对于两组复发的病例均按温针灸再次治疗,均取得明显效果。

一项样本量为 63 例的 CCT[27]。治疗组($n=32$):医者予患者双上巨虚用毫针行透天凉手法,反复施术,5 分钟后出针,1 日 2 次,6 次为 1 个疗程。对照组($n=31$):医者于患者双上巨虚用毫针行平补平泻手法,反复施术,5 分钟后出针,1 日 2 次,6 次为 1 个疗程。治疗组治愈率为 81.3%,总有效率为 96.9%;对照组治愈率为 54.8%,总有效率为 77.4%。治疗组与对照组的治疗效果比较,经统计学检验,差异有显著意义($P<0.05$)。

第十节　流行性腮腺炎

流行性腮腺炎是儿童和青少年中常见的呼吸道传染病,由腮腺炎病毒所引起。腮腺的非化脓性肿胀疼痛为突出的病症,病毒可侵犯各种腺组织或神经系统及肝、肾、心、关节等几乎所有的器官。因此,常可引起脑膜脑炎、睾丸炎、胰腺炎、乳腺炎、卵巢炎等症状。

本病中医称"痄腮",俗称"蛤蟆瘟",是由时行风温邪毒引起,蕴结少阳、阳明之络,邪毒痰火壅滞颊腮气而致;亦有胃素有湿热,或肝胆郁热复感风温邪毒而致者,以发热、耳下腮部肿痛为主症的急性传染病。若蕴毒炽盛,可伴见壮热、神昏、惊厥。因足少阳胆经与足厥阴肝经互为表里,厥阴经脉环阴器,少阳移热于厥阴时,则睾丸肿痛。

一、辨病与辨证

1. 辨病

(1)流行病学史:发病前 2～3 周有与流行性腮腺炎患者接触史,或当地有本病流行。

(2)症状体征

①腮腺或其他唾液腺非化脓性肿胀。食酸性食物胀痛加剧。

②剧烈头痛、嗜睡、呕吐、脑膜刺激征阳性。脑脊液呈非化脓性改变(与其他病毒性脑炎相似)。

③恶心呕吐伴中上腹部疼痛与压痛,局部肌紧张。

④睾丸肿痛(常为单侧)。

2. 辨证

(1)温毒袭表:发热轻,一侧或两侧耳下腮部肿大,压之疼痛有弹性感。舌尖红,苔薄白,脉浮数。

(2)热毒蕴结:壮热,头痛,烦躁,腮部漫肿,疼痛拒按。舌红,苔黄,脉数有力。

(3)毒陷心肝:腮部肿胀,高热不退,嗜睡,颈强,呕吐,甚则昏迷,抽风。舌质红绛,苔黄糙,脉洪数。

(4)邪窜肝经:腮部肿胀,发热,男性睾丸肿痛,女性少腹痛。舌质偏红,苔黄,脉弦数。

二、针灸治疗及选穴原则

1. 治疗原则

一般以疏风通络、清热解毒、消肿止痛为基本治疗原则。临证应审证求因,忌食刺激性食物。

2. 选穴原则

在选穴上根据病因病机和经络辨证,取手少阳、阳明经穴位为主。基本选穴原则如下。

(1)局部选穴:针对颊腮部肿痛,可选局部阿是穴及经穴如颊车、翳风等,以疏通局部壅滞的气血,消肿止痛。临近可选角孙、耳尖等。

(2)辨证对症选穴:温毒袭表,可选合谷、外关、少商、大椎、风池等;热毒蕴结,可选商阳、曲池、大椎、委中、内庭、行间、侠溪等;毒陷心肝,选心俞、肝俞、大椎、曲池、血海、人中等;邪窜肝经,可选曲泉、太冲、行间、三阴交等。根据疾病过程中出现的症状可在相应的经脉上选穴,如壮热,则选大椎、曲池;神昏、惊厥,取少商、商阳点刺放血;如见睾丸肿痛,常选曲泉、行间以疏泄厥阴热。

3. 耳针

耳针可选腮腺、面颊、皮质下、相应区域压痛点。毫针强刺激,也可埋针、王不留行压籽。

三、推荐针灸处方

●推荐处方1

【治法】 泻火解毒,消肿止痛。

【主穴】 翳风、颊车、合谷、外关、内庭、足临泣。

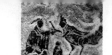

【配穴】　热毒袭表,加中渚、关冲;火毒蕴结,加大椎、曲池;热毒攻心,加百会、水沟;毒邪下注,加太冲、归来、大敦。

【操作】　常规针刺。

●推荐处方2

【治法】　清热解毒,消肿止痛。

【穴位】　阿是穴、颊车、翳风、曲池、合谷、商阳、外关、少商。

【操作】　阿是穴进针时,针尖稍向口角方向倾斜15°～30°,以达肿胀之腮腺中点处为宜。采用快速进针,刺后捻转2～3分钟即可出针。余穴常规操作。

●推荐处方3

【治法】　清热解毒,消肿散结。

【穴位】　角孙、翳风、合谷、曲池、足三里、丘墟。

【操作】　角孙、翳风穴采用灯草灸(取灯心草1段,蘸食油点燃后,对准穴位迅速灼灸,当灼及皮肤时可听到"啪"的一声)3～5次。余穴常规操作。每日针灸2次,均针灸患侧(双侧肿大者针灸双侧)。

四、针灸疗效及影响因素

针灸治疗腮腺炎有大量报道,一般而言,针灸主要适宜于本病初发时,此时主要表现为腮腺的非化脓性肿胀,全身症状较轻,无并发症出现,应用针灸可较快见效,迅速改善症状,达到临床治愈。

1. 患者的敏感性

本病多见于儿童与青少年,其机体对针灸的感觉敏感,针灸起效快,疗效好。相对而言,成人的敏感性要稍差,针灸疗程稍长。

2. 病程和病情

一般而言,针灸在本病的初期疗效最好,如果患者局部重度肿大,全身症状严重,应结合药物治疗。

3. 心理因素

因为患者年龄偏小,其接受针灸的心理素质较差,医者要尽量态度和蔼可亲,使其减少及克服恐惧心理,接受针灸治疗。进针的疼痛首先是由于刺激皮肤表面的疼痛神经末梢引起的,要尽量减少进针时的疼痛感,使患者易于接受针刺治疗,并坚持治疗。这就要求医者加强自身指力的提高,以加快进针速度减轻疼痛,同时利用押手或循按等刺激手法以转移患者的注意力。

4.刺灸法

针刺深度和角度因穴因人往往不同。针对本病而言,针刺颊腮局部肿胀处时,其针刺角度和深度要以针至病所为准,即肿胀之腮腺中点处,以达消肿止痛之目的。灯草灸被认为是治疗本病的有效方法。

五、针灸治疗的环节和机制

1.止痛作用

通过针刺相应穴位,深刺达到肌肉层,当针刺激发的感受器以肌梭为主时,经粗纤维传入的针刺信号可以在脊髓后角部位就开始抑制以细纤维传入的疼痛信号,来抑制痛觉冲动的传递。针刺具有对局部敏感性和痛阈的调节,直接刺激肿胀局部穴位或阿是穴,可使敏感性立即下降,而有效缓解颊腮部的红肿热痛。另外,针刺促进人体释放内源性镇痛物质也是镇痛的环节之一。

2.免疫调节

针灸对人体内环境的整体改善,通过针刺治疗可以提高人体免疫功能和自身修复功能,有利于局部炎症的缓解和消除。

六、预　后

流行性腮腺炎为常见的传染病,全年皆可发生,但以冬、春季节多见,通过飞沫经呼吸道感染,人群对本病有普遍易感性,又因其隐性感染病例多,且早期无明显症状,故易被忽略而不予隔离,具有流行性和传染性。因此,对于患者,早发现并隔离直至腮腺肿完全消退为止。感染腮腺病毒后,无论发病与否都能产生一定的特异性抗体,一次得病后可有持久免疫力,再发病者极少见。因此,本病预后较好,但应重视的是本病可出现严重的并发症,如重型脑膜脑炎及心肌炎、肾炎,尤其是睾丸炎,必须慎重处理,及时治疗。

七、临床研究动态

一项样本量为45例的RCT[28]。试验组($n=25$):三棱针耳尖、少商放血。对照组($n=20$):口服普济消毒饮。根据体温及腮腺肿大恢复程度判定疗效。治疗组与对照组在临床治愈率方面有显著差异($P<0.05$)。

一项样本量为78例的CCT[29]。治疗组($n=40$):用梅花针均匀叩刺大椎穴数下,以血液渗出表皮为度,快速拔罐,留罐5分钟,拔出3～5滴鲜血为度。每日治疗1次。对照组($n=$

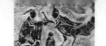

38)：参照《中西医结合儿科学》中医辨证分型论治(除外变证)，根据温毒在表与热毒蕴结两个常见证型分别给予柴胡葛根汤或普济消毒饮加减(方中药物用量依据患者年龄大小适当增减)，每日 1 剂。2 组均以 5 天为 1 个疗程，1 个疗程结束后统计疗效。根据体温及腮腺肿大恢复程度判定疗效。治疗组与对照组在临床总有效率方面有显著差异($P<0.05$)。

一项样本量为 105 例的 CCT[30]。对照组($n=55$)：口服利巴韦林冲剂，$10\sim15mg/(kg \cdot d)$，最大量$\leqslant300mg/$天，连服 5 天。治疗组($n=50$)：取翳风、颊车、合谷、外关、角孙、足三里以及耳针中肾上腺(耳屏游离缘下部尖端，即耳屏 2 区后缘处)，三棱针对准翳风、角孙穴位点刺，挤压针孔周围，出血 $3\sim5$ 滴，压迫止血。毫针针刺颊车、合谷、外关、足三里、耳针及局部腮腺肿胀处，时间为 $15\sim25$ 分钟，采用捻转手法，以泻为主，每日 1 次，5 天后判断疗效。治疗组有效率为 98.0%，对照组有效率为 89.1%，两组总有效率比较差异有统计学意义($P<0.05$)。

第十一节　脊髓灰质炎后遗症(小儿麻痹症)

脊髓灰质炎是由脊髓灰质病毒所引起的急性传染病，好发于儿童，通过粪便和咽部分泌物传播。感染后绝大多数无症状，有症状者大部分表现为发热、上呼吸道炎、肢体疼痛、头痛等症状，随之出现肢体瘫痪。故又称"小儿麻痹症"。

脊髓灰质炎后遗症，属中医学"痿证"范围，系感受温热毒邪，邪热伤津，或气阴不足，令"肺热叶焦"不能布送津液以润泽五脏，随致肢体筋脉失养，以肢体软弱无力，经脉弛缓，甚则肌肉萎缩或瘫痪为主要表现的肢体病症。

一、辨病与辨证

1. 辨病

（1）表现特征

①肌肉弛缓性瘫痪，符合外周神经瘫痪的特征。

②瘫痪一般不对称、不规则，可累计任何肌群。

③感觉神经功能和感知、认知功能一般无异常。

④由于大多数患者在儿童期发病，因此常合并骨骼和关节发育异常，导致躯体畸形、挛缩和肢体长度不等。

⑤由于脊髓病变多见于腰段和颈段，尤以腰段多见，所以瘫痪多见于四肢，下肢多于上肢。

⑥四肢大肌肉瘫痪多于手足小肌肉，下肢伸肌瘫痪多于屈肌。

⑦颈部和胸部病变可导致呼吸困难。

（2）功能障碍特征：功能障碍包括原发性和继发性。原发性功能障碍主要表现为肌肉弛缓性瘫痪和运动障碍，严重者可有吞咽障碍和呼吸障碍，从而严重影响患者的身体活动和生活能力。继发性功能障碍则由于肌肉瘫痪导致身体活动障碍，患者往往在发育期间由于重力作用、肌肉和骨骼发育等因素，导致骨关节畸形，影响步行和身体发育，加重残疾。

①肢体畸形：患者常见瘫痪肢体的关节畸形、脊柱畸形、胸廓畸形等。

②身体耐力减退：少数重症患者由于胸廓畸形和呼吸肌麻痹，导致肺膨胀不良或压迫，肺通气功能降低，产生呼吸困难。由于瘫痪而导致体力活动缺乏，使心肺功能逐步降低，发生失健，从而损坏心肺功能和耐力性运动能力。

③疼痛：由于肌肉萎缩和肌力下降，肌力失衡，关节承重面或脊柱重力线异常，常导致肌肉、肌腱、韧带损伤、骨性关节病、蹠筋膜炎等，缺乏活动也可导致肌肉营养不良、肌纤维织炎或颈背筋膜炎等。

④心理障碍：患者由于功能障碍，在生活、教育和就业等方面困难很多，从而产生焦虑、自卑和压抑，导致心理障碍。

2. 辨证

（1）脾胃虚弱：病后渐见下肢痿软无力，甚则肌肉萎缩，兼见神倦，气短自汗，食少便溏，面色少华。舌淡，苔白，脉细缓。

（2）瘀阻脉络：病后肢体痿软，麻木不仁，肌肤甲错，时有拘挛疼痛感。舌质紫暗，苔薄白，脉细涩。

（3）肝肾亏虚：病后肢体痿软不用，肌肉萎缩，形瘦骨立，腰膝酸软，头晕耳鸣，或二便失禁。舌红绛，少苔，脉细数。

二、针灸治疗及选穴原则

1. 治疗原则

本病以疏通经络、濡养经筋为基本治疗原则。

2. 选穴原则

在选穴上主要根据"治痿独取阳明"等理论，多取手足阳明经穴位；另外，根据脑为元神之府，也常选督脉穴位；还可根据临床症状辨证选穴。其具体选穴原则如下。

（1）循经选穴：根据《内经》"治痿独取阳明"之说，可选足阳明胃经上的髀关、伏兔、犊鼻、足三里、上巨虚、下巨虚、解溪等穴；可在下肢的足阳明胃经上行排刺之法，即在该经上每隔1寸针刺1针。也可选手阳明经合谷、曲池等。

（2）选取华佗夹脊穴：由于夹脊穴可旁纳督脉和足太阳之气，因此，可调理脏腑气血，强脊壮腰。

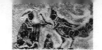

（3）辨证选穴：脾胃虚弱，选脾俞、胃俞、足三里、气海等；肝肾亏虚，选关元、太溪、肾俞、三阴交；瘀阻脉络应活血化瘀，选肝俞、血海、三阴交、委中等。手指拘缩选后溪透劳宫，足外翻选申脉、昆仑或丘墟透照海。

三、推荐针灸处方

●推荐处方

【治法】　疏调经络，濡养经筋。

【主穴】　①下肢瘫痪：腰夹脊、髀关、伏兔、足三里、丰隆、风市、阳陵泉、三阴交。

　　　　　②上肢瘫痪：肩髃、曲池、手三里、合谷、外关、颈夹背、胸夹脊。

【配穴】　脾胃虚弱，加脾俞、胃俞、章门、中脘；肝肾亏虚，加肝俞、肾俞、太冲、太溪。

【操作】　初期浅针多刺，不留针或少留针。恢复期可加大刺激量，留针。

四、针灸疗效及影响因素

脊髓灰质炎以 5 岁以下小儿发病占绝大多数，故又称小儿麻痹症。一般发热 2～5 天后出现肌肉迟缓性瘫痪，发病 2 周内属于急性期。从全身症状消失到肌肉瘫痪不再恢复约 2 年，这一时期称为恢复期，此期瘫痪的肌肉可有不同程度的恢复；在 3～6 个月时恢复比较迅速，以后进步很缓慢，如果在 2 年内无恢复迹象，则以后恢复的可能性很小。后遗症期指发病 2 年后，此期瘫痪的肌肉不会再自然恢复，部分患者已出现畸形。本病发生后，如果脊髓神经细胞已遭毁坏，很难恢复；如果病变是由于充血、水肿挤压所致，缓解后瘫痪可有不同程度的恢复，甚至完全恢复。根据本病的发展过程，急性期以药物治疗为主，可及早介入针灸治疗，显然急性期针灸只是辅助治疗。恢复期是针灸发挥作用的最好时期，针刺对于肢体功能的恢复具有很好的作用，优于其他疗法，针刺治疗应及早进行，一般在热退后即可开始，早期治疗不仅可控制瘫痪症状的发展，促进麻痹肢体的恢复，也可减少后遗症的发生。因此，针灸可作为主要治疗方法，但配合功能锻炼、理疗等综合疗法也是非常重要的。《外科学》中认为，恢复期要积极鼓励患儿进行功能锻炼，锻炼以主动活动为主，一般可配合应用理疗，还可适当配合推拿、按摩和针刺，进行综合治疗。其目的是增进衰弱或瘫痪肌肉的血液循环，尽量维持肌肉的功能和加速肌肉的复原，防治关节挛缩和畸形。这说明西医学也认识到了针刺的重要意义。而后遗症期的治疗以功能锻炼和手术治疗为主，针灸可作为一种辅助治疗方法。

1. 时机

脊髓灰质炎以 1～5 岁儿童发病率最高，个别亦有 5～9 岁者多，亦偶见成年人患病。起病可缓可急,一般 3～4 天后出现麻痹现象。小儿在生理、病理上有其自己的特点,患病后变化迅速,但一有转机,又易趋康复,故针刺治疗时机的把握尤显重要。麻痹后 1 周内开始针灸效果较好,治愈率较高:如肢体麻痹超过 1 年者,针灸可相应缓解症状,部分功能可恢复,治愈率低;2～3 年后才开始针灸者,则几乎无痊愈的希望,恢复肢体功能较少,故针灸治疗介入越早越好。

2. 选穴

临床针灸治疗本病多选用手足阳明及少阳经穴位,患儿病久常见上肢内收无力,下肢多表现足外翻,此时单纯阳经穴位效果不明显时,应配合阴经穴位以平衡内外的肌张力,达到协调作用。

3. 刺激强度

本病多见于儿童,初针时,一般先针患肢,采用轻刺激,宜多针速刺不留针,以患儿耐受为度。病久者,则适当增加刺激强度,加刺健侧,加刺具有调节全身功能的强壮穴,并尽量留针,亦可加灸。

4. 功能锻炼

一旦肢体恢复功能,在针灸的同时,配以康复锻炼可提高和巩固针灸的远期疗效。

五、针灸治疗的环节和机制

1. 促使神经恢复

针刺改善了神经根和神经细胞的内部环境,促进了炎症的吸收、消退,使尚未坏死的神经细胞恢复功能。另外,通过刺激穴位所在的周围神经可使其来代偿失去了功能的那一部分神经,使肌力获得增强。

2. 改善循环

针刺治疗过程中,有 5-HT 系统的参与,由于这种作用使血管运动系统功能增强,改善了肌肉和组织的血液循环和营养,提高了神经肌肉的兴奋性,促进了新陈代谢,尤其是改善了患肢肌群的血液供应,提高了肌力,故有利于神经肌肉功能的康复。

六、预　后

本病的预后主要在于急性期的治疗,因此,要及时控制病情,尽可能的保护脊髓前角运动神经元。另外,年龄是影响病死率的重要因素,4 岁以下的病死率为 4.8%,4 岁以上为30.1%。如果出现休克、水肿和并发感染都是预后不良的因素。针灸治疗本病有较好疗效,但

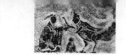

疗程长。针刺治疗应及早进行，一般在热退后即可开始，早期治疗不仅可控制瘫痪症状的发展，促进麻痹肢体的恢复，也可减少后遗症的发生。应坚持长期治疗，尤其对于瘫痪严重的患儿更应采取各种疗法，坚持较长时间的治疗，才能见到明显的效果。平时应加强患儿主动或被动的功能锻炼，对有严重骨骼畸形、肌腱挛缩的患儿，必要时需进行手术矫形。总之，脊髓灰质炎瘫痪针刺恢复能力很强，早期和长期针刺对促进瘫痪恢复、减少或减轻致残具有重要意义。

七、临床研究动态

一项样本量为 41 例的病例系列观察[31]。治疗取肩髃、臂臑、曲池、手三里、合谷、环跳、风市、四强、阳陵泉、足三里、绝骨、髀关。备用穴：肝俞、脾俞、肾俞、天宗、秩边。四强穴位置：髌骨上缘中点直上 4.5 寸。治疗方法包括针刺、穴位注射、穴位埋线、电兴奋等法，据不同症情综合治疗。以 12 天为 1 个疗程，间隔 5 天进行下一个疗程。治疗前，多数患者肌电图运动单位电位未引出或明显减少，但电压增高或减低、时限宽，少数有纤颤电位、正锐波。3 个疗程后，肌电图的纤颤电位减少或消失；运动单位电位数量增加，电压及时限均有一定恢复；出现多相电位等。肌电图好转者 32 例，有效率为 78％，且肌电图变化与临床疗效和肌力变化一致。

一项样本量 367 例的病例系列观察[32]。针灸治疗，腰部取肾俞、华佗夹脊、腰阳关、次髎、肾脊穴；下肢取环跳、风市、足三里、绝骨穴；下肢内侧取迈步、伏兔、阴陵泉、三阴交穴；下肢后侧取肾脊、明门、承山等穴。配合穴位注射、高压氧等综合治疗。经 3 个疗程治愈 136 例，总有效率为 37％；经 4 个疗程治愈 154 例，总有效率为 42％；经 5 个疗程治疗明显好转 71 例，总有效率 20％；经 5～8 个疗程治疗无效 6 例，无效率占 1％。

一项样本量 20 例的病例系列观察[33]。针灸治疗取曲池、外关、风市、环跳、足三里、绝骨、阳陵泉、昆仑、合谷、中脘、气海、膀胱俞、百会等。在临床上，根据患者的实际症状辨证施治，配合推拿疗法。在瘫痪肌局部和关节周围，用滚、按、搓、拿、揉等手法进行按摩推拿，每一部位 4～10 分钟，隔日 1 次，1 个月为 1 个疗程。20 例经针灸治疗后双下肢全部等长。经 1～2 年功能锻炼，28 条腿畸形完全消失 8 条，畸形缓解不影响关节功能者 17 条，痊愈率为 89.3％；3 条腿畸形好转尚影响功能，好转率为 10.7％，无效为 0。14 支胳膊中痊愈 3 支，痊愈率为 21.4％；好转 10 支，好转率为 71.4％；无效 1 支，无效率为 7.2％。

第十二节　流行性乙型脑炎后遗症

流行性乙型脑炎是由乙脑病毒引起的自然疫源性疾病，经蚊媒传播，流行于夏秋季。本病主要侵犯儿童，特别是学龄前儿童，乙脑不仅病死率高，而且后遗症严重，约 30％的患者病后

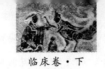

残留不同程度的后遗症,是严重威胁人体健康的一种急性传染病。临床上急起发热,出现不同程度的中枢神经系统症状,重症者病后常留有后遗症,主要有意识障碍、痴呆、失语及肢体瘫痪。乙型脑炎发病与否主要取决于人体的免疫力及其他防御功能,如血脑屏障是否健全等。机体免疫力强,可表现为隐性感染和轻型病例,但可获得终身免疫力;如受感染者免疫力低,感染的病毒数量大及毒力强,则病毒可通过血循环进入血脑屏障,侵入中枢神经系统,利用神经细胞中的营养物质和酶在神经细胞内繁殖,引起脑实质变化。

本病属中医学"痿证"范畴,主要由于感受热毒等病邪,损伤脑络,后期耗气伤阴,脑髓及四肢百骸、筋肉失养,遂成痿证。脑为元神之府,脑髓不充,神失其聪,导致智力低下、反应迟钝、语言不清、咀嚼无力、时流涎水、四肢无力、手软不能握持、足软不能站立等诸症。

一、辨病与辨证

1. 辨病

(1)疑似病例:在疾病流行地区的蚊虫叮咬季节,出现发热、头痛、恶心、呕吐、嗜睡、颈抵抗、抽搐等中枢神经系统症状。

(2)确诊病例

①曾在疫区有蚊虫叮咬史。

②高热、昏迷、肢体痉挛性瘫痪、脑膜刺激症状及大脑椎体束受损(肌张力增强、巴宾斯基征阳性)。

③高热、昏迷、抽搐、狂躁,进而呼吸衰竭、循环衰竭而死亡。

④从脑组织、脑脊液或血清中分离乙脑病毒。

⑤脑脊液或血液中特异性 IgM 抗体阳性。

⑥恢复期血清中特异性 IgG 抗体滴度比急性期有 4 倍以上升高者,或急性期抗体阴性、恢复期血清抗体阳性。

(3)临床诊断:疑似病例加①和②,或①+②+③,并除外细菌性脑膜脑炎。

(4)实验确诊:疑似病例加④,或⑤,或⑥。

2. 辨证

(1)脾胃虚弱:起病缓慢,渐见下肢痿软无力,时好时差,甚则肌肉萎缩,神倦,气短自汗,食少便溏,面色少华。舌淡,苔白,脉细缓。

(2)瘀阻脉络:四肢痿软,麻木不仁,肌肤甲错,时有拘挛疼痛感。舌质紫暗,苔薄白,脉细涩。

(3)肝肾亏虚:病久肢体痿软不用,肌肉萎缩,形瘦骨立,腰膝酸软,头晕耳鸣,或二便失禁。

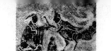

舌红绛,少苔,脉细数。

二、针灸治疗及选穴原则

1. 治疗原则

一般针灸治疗以醒脑开窍、疏通经络兼活血化瘀为主,整体调理,重视局部症状缓解。

2. 选穴原则

在选穴上,临床根据本病病位在脑,其后遗症表现以智力低下、肢体痿废不用为主,兼有全身症状的特点,根据脑为元神之府,督脉入络脑等理论,以督脉及足少阳、足阳明经穴及夹脊穴为主。具体选穴原则如下。

(1)选择督脉穴和夹脊穴:本病急性期可见高热、神昏等症,临床选用大椎、人中等穴泻热以醒神,风府以祛风止痉。在恢复期督脉穴依然必须选择,如选人中、百会、神庭、风府、哑门等;夹脊穴具有重要的意义,可强脊壮腰,调理脏腑气血。

(2)循经选穴:上肢痿痪,可选肩髃、曲池、合谷、极泉、颈臂、尺泽;下肢痿痪,选肾俞、大肠俞、环跳、秩边、委中、足三里、三阴交、解溪等。肢体肌肉萎缩明显者,阳明经排刺。

(3)辨证选穴:脾胃虚弱,选脾俞、胃俞、足三里等;瘀阻脉络,选内关、合谷、血海、膈俞等;肝肾亏虚,选肝俞、肾俞、三阴交、太溪等。如吞咽困难,选天突、廉泉等穴;面瘫,选地仓、颊车等穴;呕吐,选内关、中脘等穴。

3. 头针

可选头针,痿痪选对侧运动区、感觉区、足运感区。失语选言语二区、言语三区。失聪选晕听区、肝胆区。失明选视区。

三、推荐针灸处方

●推荐处方1

【治法】　健脑益聪,化瘀通络。

【主穴】　百会、四神聪、悬钟、足三里、合谷、夹脊。

【配穴】　肝肾不足,加肝俞、肾俞;心脾两虚,加心俞、脾俞;痰瘀阻络,加膈俞、血海、丰隆;语言障碍,加通里、廉泉、金津、玉液;颈软,加天柱;上肢瘫,加肩髃、曲池;下肢瘫,加环跳、阳陵泉;腰部痿软,加腰阳关;肢体萎缩明显者,可沿阳明经排刺。

【操作】　穴位均常规操作。

●推荐处方2

【治法】　醒脑开窍,疏通濡筋。

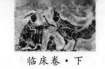

【穴位】　内关、人中、风府、风池、天柱、夹脊、三阴交。

【操作】　内关直刺 1 寸,行捻转提插泻法;人中进针 3 分,雀啄泻法;风府直刺 2.5 寸,提插泻法,以电击感为度,不留针;风池针向喉结,进针 2.5 寸,施捻转补法;天柱进针 1.5 寸,捻转补法;三阴交沿胫骨后缘 45°角取穴,提插补法,以下肢抽动 3 次为度;华佗夹脊穴刺向脊柱,斜刺 1 寸,平补平泻。

●推荐处方 3

【治法】　醒脑开窍,疏调经筋。

【主穴】　人中、上星、百会、哑门、神道。

【配穴】　曲池、合谷、阳陵泉、太冲、涌泉。

【操作】　斜刺人中、上星、百会,深度 0.5～0.8 寸,快速轻捻每穴持续 1～2 分钟;哑门穴直刺 0.8～1 寸深,轻捻不提插,持续 30 秒钟。神道穴以 45°角向上斜刺 0.8～1 寸。余穴常规操作。

四、针灸疗效及影响因素

1. 脑损伤的程度

针灸治疗本病的疗效首先取决于脑细胞损伤的程度,如果脑损伤较轻,意识、肢体运动等功能障碍较轻,针灸疗效较好;如果脑损伤严重,智力严重低下,肢体肌力甚至 0 级,针灸治疗效果较差。

2. 治疗时机

本病初起发病急骤,传变迅速,如属重型患者必须以药物抢救,一旦脱离危险,应尽早进行针灸治疗。针灸治疗既可促使机体恢复,又能减少或减轻后遗症。后遗症期的患者 3 个月内针灸介入治疗,近、远期疗效好,病程超过 1 年的患者疗效差。

3. 功能锻炼

本病患儿的后遗症期常伴有神志障碍及各系统的功能异常,因其缺乏自主性,故在针灸治疗的同时,家属应耐心与其交流,协助进行智力、语言、行为、肢体功能的康复锻炼,这对于提高和巩固针灸疗效具有重要意义。

五、针灸治疗的环节和机制

1. 促进脑细胞的代谢

针灸可对脑细胞的功能产生调节作用,使功能低下者兴奋,代谢活跃,激发其功能;通过针

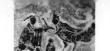

刺刺激可兴奋脑细胞,改善存活下来的脑细胞功能的低下状态,并促进其发挥代偿和学习功能,激发其潜能,有利于症状、体征的康复和改善。

2. 综合调节

针刺治疗可对内脏、神经、内分泌等全身各个生理系统发挥调节作用,不仅对机体整体功能,而且对组织器官功能的代谢过程起到调整作用。另外,针灸对免疫性功能也有调节作用,可促进体内干扰素和特异抗体的产生,从而增强机体抗病力,这些都有利于本病的康复。

六、预 后

乙型脑炎急重型患者及婴幼儿和老年重症患者病死率极高,存活者易发生后遗症。一般流行早期重症较多,病死率高,晚期重症较少,病死率较低。早期治疗病死率低,有严重后遗症者病死率高,15岁以上发病率低,但病死率高,老年患者病死率亦高。针灸主要对本病所出现的后遗症进行治疗,对肢体及其他功能障碍的恢复有很大帮助,尤其对肢体运动功能、神志、语言等方面的功能障碍有一定的疗效。若患儿在生命体征稳定后能及早针灸治疗和康复锻炼,可取到较满意的疗效。

七、临床研究动态

一项样本量为28例的CCT[34]。试验组($n=15$):针刺配合物理疗法。对照组($n=13$):物理疗法。治疗结束时肢体功能恢复,语言障碍以言语可懂度、说话速度、说话自然度和静态功能情况4个指标为标准,评定组间有显著差异($P<0.05$)。

一项样本量为135例的CCT[35]。治疗组取四神聪为主,加肩髃、曲池、外关、大椎、八骨、环跳、委中、承山、足三里、悬钟、太冲等。对照组取肩髃、曲池、外关、大椎、八骨、环跳、委中、承山、足三里、悬钟。配穴:两组患者配穴相同。失语加廉泉,耳聋加听宫、翳风。经统计学检验,治疗组疗效优于对照组,且病程越短,疗效越好,显效率比较有显著差异($P<0.05$)。

第十三节 疟 疾

疟疾是由人体感染疟原虫后所致的以寒战壮热、汗后热退、休作有时为主症的传染病。疟疾患者或疟原虫携带者是疟疾的传染源,多发病在夏秋季。西医学将本病分为间日疟、三日疟、卵形疟、恶性疟,认为是疟原虫寄生于人体引起的疾病,由蚊虫叮咬或输入带疟原虫血液而感染,导致在肝细胞和红细胞内寄生增殖,红细胞周期性大破坏而发病。

疟疾俗称"打摆子"、"冷热病"。中医学认为,本病是感受"疟邪"所致,可兼受风寒、暑湿等

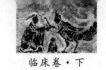

邪气。邪伏于少阳半表半里,出入于营卫之间,邪正交争而发病。少阳为枢,疟邪入于阴,与之相争则寒,邪出于阳,与之相争则热,疟邪伏藏则寒热休止,故可见寒热交作,起伏有时。由于发病的诱因和体质的差异,临床症状亦有不同。若感受暑邪或素体阴虚者,发作时热多寒少或但热不寒;若感受风寒或平素阳虚者,发作时则寒多热少或但寒不热。若感受的疟邪深重,正不敌邪,或内陷心包,引动肝风,则出现神昏、谵语、痉厥等危重证候。若久疟不愈,则可耗伤气血,邪阻气机,津液凝聚成痰,瘀结少阳之络,形成胁下痞块,发为疟母。中医据休作时间分每日疟、间日疟、三日疟;据证候分温疟、瘅疟、牝疟、疫疟等。疟邪客于半表半里之间,发作时邪正交争,阴阳相移是其主要病机。

一、辨病与辨证

1. 辨病

(1)曾于疟疾传播季节在疟疾流行区住宿,或有输血史。

(2)间歇性定时发作,每天、隔天或隔2天发作1次。发作时有发冷、发热、出汗等临床症状。发作多次可出现脾肿大和贫血。重症病例可出现昏迷等症状。

(3)用抗疟药做假定性治疗,3天内症状得到控制者。

(4)间接荧光抗体试验或酶联免疫吸附试验抗体阳性。

(5)血涂片查见疟原虫。其种类有间日疟原虫、恶性疟原虫、三日疟原虫和卵形疟原虫。

疑似病例具备(1)与(2)。临床诊断为疑似病例加(3)或(4)。确诊病例为疑似病例加(5)。按查见的疟原虫种类,分为间日疟、恶性疟、三日疟和卵形疟。

2. 辨证

(1)正疟:先有呵欠乏力,寒战鼓颔,肢体酸楚,寒去则内外皆热,头痛面赤,烦渴引饮;继则汗出热退,身凉。苔白腻或黄腻,脉弦。

(2)温疟:热多寒少,汗出不畅,口渴欲饮,大便干结,小便短赤。舌质红,苔黄腻,脉弦滑。

(3)寒疟:寒多热少,口不干渴,胸胁痞闷,时有呕恶,神疲乏力,面色少华。舌质淡,苔薄白,脉弦迟。

(4)久疟:每逢劳累或饮食不当而作,寒热不甚,自汗,面色萎黄,倦怠乏力,饮食减少,大便或干或溏。舌质淡,苔薄,脉细弱。

(5)疟母:左胁下有痞块,隐隐作痛,或寒热时作,肌肉瘦削,神疲倦怠,甚则唇甲色白。舌质淡,脉多弦细。

(6)疟疾危候:如感受疟邪深重,正不胜邪,内陷心包,引动肝风者,可见神昏谵语、痉厥等危候。

二、针灸治疗及选穴原则

1. 治疗原则

本病以和解少阳、祛邪截疟为基本治疗原则。

2. 选穴原则

在选穴上可根据督脉主一身之阳,膀胱为巨阳,少阳主半表半里等理论在督脉、膀胱和少阳经选穴,也可根据辨证选穴和选取经验特效穴。具体选穴原则如下。

(1)循经选穴:在督脉和少阳经上选穴,常选督脉大椎、陶道、至阳等振奋阳气,为截疟要穴和经验特效穴;因疟邪客居少阳,常选中渚、支沟等穴和解少阳。另外,由于后溪通督脉,常选后溪。

(2)辨证选穴:邪郁少阳,选间使、中渚、支沟、足临泣、足窍阴、侠溪、后溪等;暑热内郁,选曲池、委中、二间、尺泽、少商、商阳等;暑湿内蕴,选阴陵泉、足三里、丰隆、曲池、间使等;疫毒侵袭,选水沟、劳宫、中冲、气海、关元、足三里等;正虚邪恋,选脾俞、章门、痞根、足三里等。

三、推荐针灸处方

● 推荐处方1

【治法】 和解少阳,祛邪截疟。

【主穴】 大椎、后溪、间使。

【配穴】 温疟,加曲池、外关、陶道、商阳;寒疟,加至阳、期门;疟母,加章门、痞根、太冲。呕吐,加内关、公孙;高热,加十宣、委中;汗出不畅,加合谷;腹痛腹泻,加天枢、气海、足三里;神昏谵语,加人中、劳宫、涌泉、中冲;烦热盗汗,加太溪、复溜;倦怠自汗,加关元、气海;唇甲色白,加膈俞、脾俞、三阴交。

【操作】 针刺在疟疾发作2小时之前施行。商阳、十宣、委中、中冲等用三棱针点刺出血。余穴常规操作。

● 推荐处方2

【治法】 疏导督脉,和解少阳,驱邪截疟。

【主穴】 ①大椎、T$_{3\sim12}$夹脊、曲池、间使、后溪、阴陵泉。
②陶道、T$_{3\sim12}$夹脊、内关、血海、三阴交、复溜。

【配穴】 正疟,加液门、疟门;温疟,加陶道、委中;寒疟,加复溜;疟母,加章门、痞根、肝俞、肾俞。热甚,加井穴;脾肿大,加章门、痞根、太冲、丰隆;头重痛,加风池、太阳;痉厥,加内关、水沟。

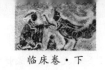

【操作】 发作时间用①组穴位,间歇期用②组穴位,一般在发作前 2 小时针刺,强刺激,不留针,或留针 15～30 分钟,间歇运针,连续 3～6 天。发作前可在大椎和陶道穴刺络拔罐。疟门穴(位于中指与无名指歧骨间的凹陷部,即第 4、5 掌指关节前陷中)刺 8 分深,徐徐刺入,捻转有强烈酸胀时,留针 20～30 分钟,留针期每隔 5 分钟捻针 1 次,以持续保持酸胀感。余穴常规操作。

四、针灸疗效及影响因素

据文献报道,针灸治疗疟疾有很好的疗效,在选穴上主要以督脉、手太阳经、手少阳经穴为主。

1. 时机

掌握针灸时机对治疗疟疾表现得更为明显。一般针灸治疟要在症状发作前两小时给予施针最为有效,因为此时疟原虫将要开始活跃,机体的阴阳动态平衡将受侵扰,这时针灸可使机体免遭疟原虫的致病刺激,所以不但临床的冷热发作被制止了,血中的疟原虫也会很快被扑灭掉。

2. 病程与类型

病程越短,症状越轻,针刺疗效往往越好。疟疾分多种类型,研究表明,单纯针刺治疗疟疾宜以轻型和发作型为适应证,不仅可以有效控制症状,而且能够使疟原虫转阴,尤其是对间日疟疗效较好。对于重型疟疾应以药物治疗为主,针灸治疗为辅助方法。

五、针灸治疗的环节和机制

1. 促进体内疟原虫的消灭

针刺可反射性地调动机体各种生理功能,刺激机体,促使免疫防卫系统功能旺盛,提高机体抗病和适应能力,增强机体的保护性抑制作用,从而增强机体免疫力和吞噬细胞对病原体的吞噬能力。

2. 整体调整作用

目前认为条件反射建立过程中的暂时联系不是简单地发生在大脑皮层两个兴奋灶之间,而是与脑内各级中枢的活动有关,甚至在没有大脑皮层的低等动物,也可建立暂时性联系的条件反射。针灸是一种非特异性的疗法,故针灸治疟与治疗其他疾病的机制具有共性,是以针灸的刺激通过穴位综合感受器去激发机体多方面、多环节、多水平、多途径的综合调节作用,发挥整体的治疗作用。

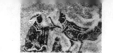

六、预后

疟疾一般大部分患者预后良好。患者如属疟疾轻型,体内感染疟原虫数量少,在机体免疫力强的情况下,可自然而愈,但自愈的病程需 2 个月以上,针刺治疗后,可缩短病程,1~2 周即可治愈,且无任何副作用。恶性疟疾病情危重者,非单纯针刺所能控制,应采取综合治疗措施。

七、临床研究动态

一项样本量为 72 例的 RCT[36]。对照组($n=34$):用二硫酸喹啉(600mg/2mL,MADE IN R. P. C)24 小时未用过抗疟药者剂量用 20mg/kg,用过者减半;加入 5％葡萄糖注射液(10~15mL/kg)中 4 小时滴完,12 小时后改为 10mg/kg,每 12 小时 1 次。至病儿能口服喹啉口服液(10mg/kg)每 8 小时 1 次,疗程 7 天。同时口服琥珀酸亚铁片 9~18mg/(kg·d),分 3 次服用;其他则对症处理。治疗组($n=38$):在对照组西药治疗基础上,该组患儿从入院起即同时进行针灸治疗,取穴大椎、间使、三阴交、足三里、太溪、合谷。3 岁以下患儿不留针,3 岁以上患儿留针 15 分钟;感冒型配风池、曲池;非典型型配阿是穴及局部取穴;胃肠型配中脘、天枢;脑型配人中、内关;属气血双亏型者针刺后加艾卷雀啄灸,至皮肤微红;如高热不退,可选十宣穴放血治疗。所有穴位除单侧外,均取双侧,1 日 1 次,7 天为 1 个疗程。治疗组发热、感冒型、非典型和肝脾肿大两组间有显著差异($P<0.05$),天数均较对照组明显缩短。说明佐以针灸治疗可以明显改善以上临床表现。而脑型和脾肿大两组间尚无差异($P>0.05$)。厚血涂片疟原虫的密度(GE)同组治疗前后比较均有显著差异($P<0.05$);两组治疗后比较无显著性差异($P>0.05$)。说明两组对降低疟原虫的疗效相同。改善血红蛋白方面治疗组对提升红细胞数上优于对照组。改善血红蛋白(Hb)方面两组治疗前后 Hb 恢复都有效果;但治疗组对提升 Hb 水平优于对照组。

一项样本量 137 例纳入疟疾后遗神经痛的 CCT[37]。治疗组:主穴取大椎、后溪、合谷、足三里、太溪、三阴交、阳陵泉、悬钟、太冲、夹脊穴。配穴为病变局部穴位和辨证远端取穴。每穴进针后产生针感守气 1 分钟,留针 45 分钟,每 10 分钟行针 1 次,不宜深刺,起针针孔勿出血(除特殊情况外),每疗程 10 次,一般每日针刺 1 次。治疗 2 个疗程。对照组:肌注维生素 B_1 100mg,维生素 B_{12} 500μg,每日 1 次,口服双氯灭痛片 25mg,每日 3 次。治疗 20 天,即 2 个疗程。治疗组总有效率为 72％,对照组总有效率为 65％,治疗组疗效优于对照组,差异具有统计学意义。

一项样本量为 220 例的 CCT[38]。试验组($n=120$):温针灸,选穴大椎、陶道、曲池(双)、足三里(双)、间使(双)。对照组($n=100$):西医常规治疗。结果:两组有效率和复发率均有显著差异($P<0.05$)。

一项样本量为 133 例的 CCT[39]。治疗组（$n=80$）：取穴四缝穴，用 28 号毫针点刺约 1 分深后出针，挤出少许淡黄色透明液体或血液。隔日点刺 1 次，针 3 次评定疗效。两组药物均用磷酸氯喹片，按每次 12.5mg/kg 剂量，第 1 天 2 次，第 2 天和第 3 天各服 1 次的 3 日疗法服用。四缝穴点刺加药物组：治愈 66 例，占 82.5％；好转 11 例，占 13.75％；无效 3 例，占 3.75％。单纯药物组：治愈 30 例，占 56.6％；好转 17 例，占 30.2％；无效 6 例，占 11.3％。两组治愈率比较（$P<0.01$），有显著差异。

一项样本量为 154 例的 CCT[40]。治疗组（$n=74$）：针刺大椎、后溪、间使。配穴为合谷、足三里。施以重提针体，提插捻转手法，似有邪气从针孔抽出及有强烈酸胀感后留针 30 分钟。每日治疗 1 次，同时口服青蒿琥酯片首日 4 片，次日 1 片，1 天 2 次。对照组（$n=80$）：单用青蒿琥酯片首日 4 片，次日 1 片，1 天 2 次。临床治愈率治疗组（100％）优于对照组（96％），经统计学处理，两组间无显著性差异。两组平均退热时间有显著差异，治疗组明显低于对照组，体温退至正常时间为 24 小时内 35 例，72 小时内 32 例，72～120 小时内 7 例，平均退热时间为 23.1±18.7 小时，且差异具有统计学意义。

参考文献

[1] 虞先敏,朱国苗,陈跃来,等.针刺治疗带状疱疹的国内文献系统评价[J].中国针灸, 2007,27(7):536-540.

[2] 赵婷,王映辉.针灸治疗带状疱疹随机对照试验的系统评价[J].上海针灸杂志,2007,26 (6):30-33.

[3] 杨运宽,路永红,沈晓聪,等.急性带状疱疹疱疹期分阶段针灸治疗体会[J].四川中医, 2009,27(9):113-114.

[4] 杨运宽,路永红,黄蜀,等.铺棉灸为主治疗带状疱疹[C]//中国针灸学会 2009 学术年会论文集.杭州:中国针灸学会,2009.

[5] 林国华,李丽霞,刘悦,等.电针对带状疱疹患者疱疹情况的影响[C]//广东省针灸学会第十一次学术研讨会论文汇编.广州:广东省针灸学会,2010.

[6] 王映辉,黄石玺,刘保延,等.火针赞刺法治疗带状疱疹的临床疗效评价研究[J].中国中医基础医学杂志,2009,15(10):774-777.

[7] 马劲云.针刺治疗带状疱疹后遗神经痛的临床研究[D].哈尔滨:黑龙江中医药大学,2007.

[8] 肖红丽,查旭山,林少健,等.火针治疗寻常疣 120 例[J].中医外治杂志,2007,16(4):52

－53.

[9]　肖红丽,李东海,孙乐栋,等.火针治疗寻常疣300例临床观察[J].新中医,2010,42(8): 110－111.

[10]　温进之.火针治疗寻常疣38例小结[J].湖南中医杂志,1998,12(2):26.

[11]　陈纯涛,黄蜀,张颜,等.火针配合刺络拔罐治疗扁平疣临床观察[J].四川中医,2005,23 (5):85－86.

[12]　王海俊,吴晓永,宋勋,等.耳背静脉针刀割刺法治疗扁平疣临床疗效和质量控制探讨 [J].中国民间疗法,2011,19(8):20－22.

[13]　李坚将,刘辉,李东,等.针刺背俞穴加走罐治疗面部扁平疣及对血清T淋巴细胞亚群 的影响[J].湖南中医药大学学报,2009,29(6):60－61.

[14]　张连生.三棱针挑治传染性软疣248例[J].上海针灸杂志,1997,16(1):10.

[15]　周书祥,徐学益.暗疮针治疗传染性软疣986例[J].皮肤病与性病,2002,24(4):23 －24.

[16]　田元生,陈磊,任中万,等.药艾条灸治疗足癣疗效观察[J].中国针灸,2009,29(7):537 －540.

[17]　童永良.穴位注射配合局部用药治疗鳞屑角化型手癣[J].中国皮肤性病学杂志,1997, 11(5):51－52.

[18]　余蕾,李月梅,曹雪梅,等.耳穴贴压加艾灸治疗复发性单纯疱疹临床观察[J].中国针 灸,2005,25(4):255－256.

[19]　杨光升,司桂芬.艾条灸治单纯疱疹40例疗效观察[J].中国社区医师(综合版),2004, 6(18):55－56.

[20]　窦海忠,郭健,王冬梅,等.中西医结合治疗复发性生殖器疱疹的临床观察[J].现代中 西医结合杂志,2007,16(12):1654.

[21]　赵佳辉.针灸治疗风疹90例临床分析[J].黑龙江医学,2001,25(11):831.

[22]　张毅明,盘莹,徐源泰.刺络拔罐法治疗丹毒疗效分析[J].上海针灸杂志,1999,18(2): 14－15.

[23]　王全权,陈海林.刺血疗法结合中药治疗下肢丹毒70例[J].陕西中医,2003,24(12): 1119－1120.

[24]　庞江虎,靳四海,孙立哲.刺血法联合中药外敷治疗下肢丹毒疗效分析[J].河南外科学 杂志,2011,17(1):75－76.

[25]　洛桑曲珍,谢挺杉.隔姜灸加超短波治疗急性细菌性痢疾31例临床观察[J].西藏科技,

2002,12(1):58-59.

[26] 戴文宏.中药配合温针灸治疗慢性细菌性痢疾25例[J].中医外治杂志,2009,18(5):14-15.

[27] 孙云廷,王淑玲.透天凉手法治疗急性痢疾32例[J].新中医,1997,20(7):34.

[28] 金孟梓.耳尖少商放血治疗流行性腮腺炎疗效观察[J].江西中医药,2006,37(12):60.

[29] 秦亮,王晓刚,郭建云.大椎穴叩刺加拔罐治疗流行性腮腺炎40例临床观察[J].江苏中医药,2011,43(10):68-69.

[30] 孙子梅.针法治疗单纯性流行性腮腺炎105例临床分析[J].中国当代医药,2011,18(16):105-106.

[31] 张体云.针灸治疗脊髓灰质炎后遗症的肌电图观察[J].中国民康医学,2008,20(14):1574.

[32] 张昆荣.针药高压氧治疗小儿麻痹367例临床观察[J].实用医技杂志,2002,9(4):274-275.

[33] 牛勇,卢延旭,刘媛.小儿麻痹后遗症的针灸治疗[J].针灸临床杂志,2002,18(10):24-25.

[34] 于湛,李兆欣,孙婷.针刺配合物理疗法治疗恢复期流行性乙型脑炎15例[J].山东医药,2005,45(26):51.

[35] 龚秀杭.四神聪穴治疗小儿乙脑后遗症[J].针灸临床杂志,1998,14(4):32-33.

[36] 林桂君,李杜非,鲁正荣,等.针灸佐治非洲儿童疟疾的临床疗效观察[J].辽宁中医杂志,2007,34(10):1457-1458.

[37] 口锁堂.针刺治疗疟疾后遗神经痛临床研究[J].甘肃中医,2009,22(6):44.

[38] 卢超.针灸治疗疟疾120例[J].中国民间疗法,1999,19(9):7.

[39] 龚秀杭.点刺四缝穴配合药物治疗小儿疟疾[J].针灸临床杂志,1998,14(11):41-42.

[40] 高英起.针刺透天凉治疗疟疾高热154例疗效观察[J].浙江创伤外科,2003,8(6):392-393.

针灸治疗损伤、中毒和外因的某些后果病症

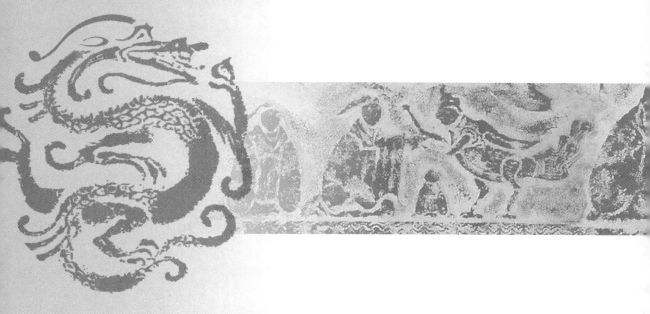

损伤、中毒和外因的某些后果（injury，poisoning and certain other consequences of external causes）是指因各种跌仆、扭伤、撞击、外因（如烧伤、冻伤、紫外线、核辐射、手术）等损伤及食物、药物中毒等引起的病症。

现代研究证实，针灸对本系统的病症有很好的疗效，可通过中枢镇痛、体液镇痛起到止痛作用；可缓解肌肉痉挛，促进血液循环，加速局部血肿和炎性产物的吸收；调节脑循环，改善脑功能；对神经损伤可调节神经功能，促进外周神经损伤的修复和新生；对骨折可起到促进血液循环，骨痂形成的作用；对中暑具有醒脑开窍、调节体温的作用。另外，针灸还可通过提高人体免疫功能和自身修复功能，实现疾病的良性转归。

针灸病谱研究显示，针灸治疗损伤、中毒和外因的某些后果的病症共18种，包括急性腰扭伤、踝关节扭伤、脑损伤及并发症、骨折及并发症、一氧化碳中毒迟发性脑病及后遗症、有机磷农药和慢性酒精中毒迟发性周围神经病、脊髓损伤、周围神经损伤（单神经）、关节脱位、关节错缝、冻疮、中暑、输液过敏反应、晕动病、软组织损伤，输液、输血和治疗性注射后并发症、髌骨劳损、宫内避孕器所致子宫出血。本章主要介绍临床上常见的7种病症的针灸治疗方法。

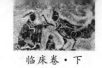

第一节　急性腰扭伤

急性腰扭伤(acute lumbar sprain)为腰部的肌肉、韧带、筋膜、关节囊等软组织在活动时因用力不当、姿势不正或突然扭转伸腰,而导致的撕裂、损伤(少量出血、水肿和渗出)以及保护性腰背肌痉挛,可伴椎间小关节的错位及其关节囊嵌顿致使腰部疼痛并活动受限,多发生在腰骶部或骶髂部。若治疗不当或拖延治疗,易造成慢性腰痛。该病多发生在中年,以女性多见,约为男性的 3 倍。

本病中医学称"闪腰"、"腰部伤筋",认为"腰者,一身之要,仰俯转侧无不由之。"剧烈运动或负重、持重时姿势不当,或不慎跌仆、牵拉和过度扭转等原因,引起腰部的筋肉络脉受损,气血瘀滞,经气受阻,经络不通,筋脉拘挛,不痛则通,而成本病。

一、辨病与辨经

1. 辨病

腰部发生扭伤后,立即出现持续性剧痛难忍,呈撕裂痛、刀割样痛、锐痛,丝毫不敢活动,咳嗽、喷嚏疼痛骤然增重;疼痛范围主要在腰背部,也可向臀、腿和(或)腹股沟放散。患者处于避免剧痛的特殊体位,惧怕改变其体位,轻微活动使疼痛加剧,表情非常痛苦,需用上肢协助活动,腰部活动明显受限。检查可见损伤部位的肌肉等软组织有明显压痛,出现肌肉痉挛或僵硬即肌紧张,局部也可肿胀、瘀斑。根据腰部受损软组织的部位及压痛点不同分为急性腰肌扭伤、急性韧带扭伤和急性腰关节扭伤等。

(1)急性腰肌扭伤:腰部撕裂感,剧烈疼痛,腰僵直,疼痛拒按,甚则强迫体位或不能坐立、行走,咳嗽或打喷嚏加重。查体示常在 $L_{3\sim4}$ 横突、腰骶关节、髂后上棘等处有明显压痛点。X线无明显异常。棘突旁或肌肉压痛表明筋膜损伤。

(2)急性腰韧带扭伤:常有负重前屈或扭转的外伤史,屈伸和旋转脊柱时腰痛加重。查体示腰肌紧张,棘突或棘间压痛;屈膝屈髋试验阳性。

(3)急性腰关节扭伤:外伤后腰部剧痛,强迫体位。查体示腰肌僵板,无神经根刺激症状,棘突两侧深在压痛。椎间关节损伤,重复向扭伤方向活动时可使疼痛加重;腰骶关节扭伤,局部显著的深部叩击痛,腰骶关节试验阳性。X线示后关节排列方向不对称,有腰椎后突和侧弯,椎间隙左右宽窄不一。

2. 辨经

疼痛部位或压痛点以腰骶椎旁侧（棘突旁）及腰肌或骶髂关节部位为著，为足太阳经证；疼痛部位或压痛点以腰骶椎正中线（棘间或棘突上）为著，为督脉经证。

二、针灸治疗及选穴原则

1. 治疗原则

本病以通经活络、活血止痛为基本治疗原则。

2. 选穴原则

在选穴上可根据疼痛部位经脉循行进行局部、远端配合应用，可在局部选用阿是穴，也可根据筋会阳陵泉、肝主筋等理论选穴。选穴的基本原则如下。

（1）局部选穴：根据"在筋治筋"的原则在病变局部选穴，如阿是穴，足太阳经肾俞、大肠俞，督脉的腰阳关等，疏调局部气血以活血止痛。

（2）辨经远端选穴：腰部乃足太阳膀胱经及督脉所过之处，故根据疼痛部位所属经脉取太阳经的攒竹、天柱、委中、承山，督脉的人中、龈交等穴疏调膀胱经和督脉气血。另外，可经验选穴，如养老、手三里、手背腰痛点等，针刺时配合缓慢运动腰部，以疏调经气，移神止痛。可根据筋会阳陵泉选该穴，疏调经筋。

3. 耳针

耳针可选腰椎、骶椎、敏感点、肾、皮质下、神门等。取患侧耳穴，一般先选敏感点，强刺激，留针 20 分钟，每隔 5 分钟行针 1 次，留针期间嘱患者活动腰部。

三、推荐针灸处方

●推荐处方 1

【治法】　通经活络，活血止痛。

【穴位】　肾俞、腰阳关、腰眼、委中。

【操作】　可先取委中，行提插泻法，同时让患者缓慢活动腰部。余穴常规操作。

●推荐处方 2

【治法】　疏调太阳，移神止痛。

【穴位】　养老、后溪。

【操作】　养老用毫针向上斜刺，捻转进针 0.5 寸；后溪直刺 0.5 寸，行较强的捻转泻法 1

～3分钟,行针期间令患者缓慢活动腰部。

●推荐处方3

【治法】 通调督脉,疏通足太阳膀胱经经气。

【主穴】 肾俞、腰阳关、大肠俞、手背腰痛穴。

【配穴】 扭伤后疼痛较剧,加水沟,用泻法;委中部络脉瘀胀者,加委中,三棱针放血。

【操作】 对扭伤不能转侧者,先选手背腰痛穴,进针后施以中、强刺激,留针30分钟,每隔5分钟行针1次。留针期间,嘱患者起身走动并缓慢活动腰部。扭伤后疼痛较重者可刺水沟,予以强刺激。肾俞、大肠俞进针1.5寸;腰阳关自脊椎间进针,令局部产生强烈胀感,注意勿刺及脊髓。委中络脉瘀胀者,可用三棱针点刺放血,每日1次。

●推荐处方4

【治法】 通调气机,通络止痛。

【穴位】 内关、外关。

【操作】 患者取坐位或伸卧位,掌心向上,双手半握拳状。取双侧内关穴与外关穴,由内关向外关进针至针尖微出外关为度。左、右各1针,行提插捻转泻法,强刺激使针感向胸胁部传导。当患者腰痛减轻时,嘱其逐步活动腰部并做起蹲动作,留针20～30分钟,每5～10分钟行针1次。

四、针灸疗效及影响因素

急性腰扭伤患者应用针灸独立治疗,大部分可获得痊愈,但需要指出的是,急性腰扭伤不包括腰部肌肉、肌腱的完全断裂,腰背肌膜破裂产生的肌疝,此种情况应手术修补。另外,椎间小关节滑膜嵌顿也应以旋转推拿法为主,这些情况下针灸作为辅助治疗手段。针灸治疗急性腰扭伤的临床文献报道较多,都肯定了其疗效。

1. 扭伤的程度

急性腰扭伤如果只是部分软组织损伤,针灸疗效好;如果出现韧带完全撕脱或骨折,应由骨科进行石膏固定。

2. 刺灸法

因急性腰扭伤后脉络受损,气血不畅,局部取穴难达调气行血之目的,且因伤处疼痛,肌肉痉挛,再刺激局部,往往增加患者的痛苦。故本病针灸治疗应先远道选穴,边运针边令患者缓慢活动腰部,以通调经脉,行气止痛,又可转移注意力,而达到移神止痛的目的。

3. 治疗时机

一般情况下,24 小时之内就诊者疗效较好,而在 48 小时之后就诊者,其瞬时疗效则不如 24 小时之内者,往往需要持续治疗。其原因可能是早期人体痛阈处于敏感期,针刺可进一步增强由损伤刺激激发的内源性阿片肽能系统的作用,从而起到良好的止痛作用。远道选穴运动疗法和局部刺络放血配合治疗,既可缓解局部肌肉的痉挛,又可促进局部炎性物质及代谢产物的消散吸收,因此可取得较好的治疗作用。后期随着炎性物质及代谢产物不断聚集,则会影响疗效。因此,急性腰扭伤患者针灸治疗应该及时进行。

五、针灸治疗的环节和机制

1. 中枢镇痛

针刺可激活脊髓上位中枢,发放下行冲动,中枢神经在各级水平(包括脊髓、大脑皮质、丘脑、尾状核和脑干网状结构等)发生某种整合作用,使痛觉冲动受到抑制,从而产生疼痛的持续缓解。

2. 体液镇痛

针刺可使血液中促肾上腺皮质激素和糖皮质激素增加,这两种激素都具有抗痛的功能,并且可使脑内镇痛物质代谢发生改变,内啡肽释放增加,消耗相对减少,从而使内啡肽含量增加,疼痛减轻。

3. 解痉作用

腰部急性扭伤引起的疼痛性痉挛,主要是由于肌肉痉挛所致。当针刺时,针感即可通过脊髓闸门的作用解除或降低疼痛部位的痉挛,从而缓解躯体的疼痛。

4. 改善局部微循环

针刺有利于炎症引起的致痛物质及代谢产物的消除,并可以加强交感神经调节作用,使血管舒缩运动增强,从而改善局部微循环。

六、预　后

急性腰扭伤一般经过及时治疗,大部分可获得痊愈,预后良好。针灸治疗急性腰扭伤,其疗效亦被肯定,只要治疗及时,可达到痊愈。临床报道治疗本病也可应用复位手法、指针疗法和热敷熏蒸等方法配合治疗,都能获得良好疗效。治疗期间,患者应卧硬板床,痛减后可适当活动,锻炼腰背肌,以促进血循环,加速炎症物质的吸收,促进康复。

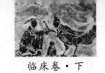

七、临床研究动态

一项发表于 2009 年的系统评价,评价针刺治疗急性腰扭伤不同取穴方法的临床疗效比较[1]。检索 PubMed、Cohrance 图书馆、CBM 数据库、CNKI 数据库收集针刺治疗急性腰扭伤的随机对照试验,选择符合纳入标准的临床试验,结果 5 篇文献符合纳入标准,共 1076 例患者。Meta 分析显示,针刺远端穴位对照局部常规取穴其 1 次治愈率合并 $RR=1.81$, 95% CI $(1.49, 2.19)$。结论:针刺远端腧穴治疗急性腰扭伤的疗效可能优于局部常规取穴,且起效快,但纳入的文献质量较低且数量有限,尚需进一步验证。

一项采用单盲、平行对照方法进行观察的样本量为 300 例的 RCT[2]。试验组($n=200$):按压仆参、申脉及局部压痛点。对照组($n=100$):口服腰痛片。通过把腰痛、压痛、活动障碍、叩击痛、放射痛及仆参、申脉穴压痛(阳性)症状体征量化,结果是治疗组的治愈率和总有效率明显高于对照组($P<0.05$)。治疗组用穴少,疗效优势明显。

一项样本量为 72 例的 RCT[3]。试验组($n=36$):毫针针刺患侧腰痛点、阿是穴。对照组($n=36$):口服芬必得治疗。观察腰部疼痛情况及腰椎活动。结果:治疗组的疗效明显优于对照组($P<0.05$)。结论:针刺经外奇穴法治疗急性腰扭伤的临床疗效可靠,疗程短,且简便易行,值得推广运用。

一项样本量为 300 例的 RCT[4]。试验组($n=150$):电针后溪。对照组($n=150$):口服莫比可。结合症状、体征等结果进行综合评估。结果:近期疗效比较,二者疗效差异有非常显著意义($P<0.01$);而远期疗效比较,二者疗效差异有非常显著意义($P<0.01$)。结论:电针后溪穴治疗急性腰扭伤,近期疗效和远期疗效均优于药物组。

第二节　踝关节扭伤

踝关节扭伤是在不平的路面走、跑、跳等运动情况下,使踝关节部位软组织(主要为韧带)受到强大的张力所致的急性损伤。在人体诸关节的扭伤中,踝关节扭伤的发病率较高,踝部骨与骨之间有韧带相连,其中最重要的有内、外侧韧带和前后韧带。踝关节是人体承受负荷最大的关节,在受到极度跖屈、背伸及内外翻应力和旋转应力的作用下容易造成损伤。由于解剖学上的特点,患部外侧韧带损伤最常见。

本病属中医学"伤筋"范畴,认为常因扭伤致踝关节部筋肉损伤,导致气滞血瘀,经络气血闭阻不通,筋脉挛急而发病,出现局部肿胀、疼痛、活动受限等临床表现。

一、辨病与辨经

1. 辨病

(1)外伤史：多数急性损伤病例有明确外伤史。

(2)症状：外侧韧带损伤时外踝关节肿胀、疼痛。内侧韧带损伤时出现内踝下区疼痛、肿胀，内踝后方也可以有肿胀和瘀血。下胫腓韧带损伤可表现为踝关节前方肿胀。

(3)体征：外侧韧带损伤时，外踝部皮下片状瘀斑、压痛；关节活动受限；合并撕脱骨折或关节脱位时，踝部不能跖屈与内翻，足被动内翻使疼痛加重。内侧韧带损伤时，出现内踝下区皮下瘀血、压痛，足被动外翻时疼痛加重。

(4)影像学检查：内翻应力下摄踝部正位 X 线片，测量距骨倾斜角(胫骨下关节面和距骨顶平行线之间的夹角)，若显示此角大于健侧 1 倍，表示腓距前韧带断裂；大于 2～3 倍，则表示腓距前韧带和腓跟韧带断裂；大于 5 倍，表示外踝韧带完全断裂，也可显示有无撕脱性骨折。

2. 辨经

(1)足少阳经筋及阳跷脉证：足外踝周围肿胀疼痛或压痛明显(踝关节外侧副韧带损伤)，足内翻疼痛加剧。

(2)足太阴经筋及阴跷脉证：足内踝周围肿胀疼痛或压痛明显(踝关节内侧副韧带损伤)，足外翻疼痛加剧。

二、针灸治疗及选穴原则

1. 治疗原则

一般以舒筋缓急、通经活络为基本治疗原则。因踝关节为全身负重关节，并以屈伸运动为主，故除针灸治疗外，还应配合绷带固定，以避免或减轻对患处的不良刺激。这样不仅可较快恢复其负重功能的稳定性，亦可恢复其运动功能的协调性。

2. 选穴原则

在选穴上以局部穴位为主，适当配合远端穴位。具体选穴原则如下。

(1)局部选穴：在踝关节局部选取解溪、昆仑、申脉、照海、丘墟、阿是穴等。根据扭伤部位，如内踝扭伤则选用足少阴经等穴位，外踝扭伤则选用足太阳经等穴位进行治疗。

(2)远端选穴：根据踝部扭伤的部位，来选取上肢对应的同名经穴位，如内侧肿痛则多选用手少阴经的神门、灵道等经穴，外侧肿痛则多选用手太阳经的前谷、后溪、腕骨、阳谷经穴。根据全息理论，选针刺第 2 掌骨桡侧敏感点，配合活动患肢。

3. 耳针

耳针可选踝点、神门等穴,针刺或王不留行压籽,边刺激边活动患肢,促其局部气血宣散而消肿止痛。

三、推荐针灸处方

●推荐处方1

【治法】 通经活络,消肿止痛。

【穴位】 解溪、昆仑、申脉、照海、丘墟。

【操作】 均用泻法,常规操作。急性期配合局部冷敷;恢复期可用灸法、电针法、点刺出血法等,配合局部热敷。

●推荐处方2

【治法】 调气活血,移神止痛。

【穴位】 第2掌骨桡侧足穴。

【操作】 医者与患者对坐,用一手托着患者伤踝同侧手。患者手如握鸡蛋状,肌肉放松,虎口朝上,食指尖与拇指尖稍分开。医者用另一手拇指尖或拿一支火柴棒在患者第2掌骨基底部桡侧缘前面凹陷处按压,寻找敏感的穴点(即足穴),用捻转泻法强刺激,使之产生较强的胀、重、酸、麻感。受伤(24~48小时)后的患者,在留针期间,适当地活动伤肢。先是缓慢地屈伸踝关节,随着疼痛减轻,逐渐采用缓慢的半蹲起到深蹲起活动,继而缓慢地行走,可反复进行。从伤后第3天起,采用针刺疗法后用热水袋或热毛巾敷伤部。本方主要用于踝关节急性扭伤后即刻治疗以缓解疼痛。

●推荐处方3

【治法】 疏调经气,活血化瘀。

【穴位】 阿是穴、申脉、照海、后溪。

【操作】 患者取坐位或卧位,取申脉、照海,得气后以提插平补平泻。阿是穴用提插泻法,根据损伤部位面积大小,在阿是穴的上、下、左、右各浅刺1针。以上各穴留针15~20分钟。出针后,取后溪穴进针,然后快速提插捻转数次用泻法,同时以另一手拇指点按申脉,嘱患者主动活动踝关节数次后即可出针。

●推荐处方4

【治法】 疏调气血,通经止痛。

【穴位】 阿是穴、昆仑、申脉、足三里、绝骨。

【操作】 上述穴位均用泻法,穴位直刺得气后(出现酸、麻、胀感觉)留针 15 分钟。针刺后患足使用胶布条 8 字绷带于外翻位固定制动。

四、针灸疗效及影响因素

踝关节扭伤属轻度者,仅有韧带的部分损伤,急性期先用冷敷,减少血肿,然后应用针刺治疗,一般可迅速消肿、止痛,10 天后基本痊愈。但是韧带损伤较重者,尤其是韧带完全断裂或关节半脱位者,需要手术、手法复位和石膏固定,非针灸所能解决。

1. 损伤程度和类型

若韧带部分撕裂,损伤程度较轻,针灸疗效好;如果韧带完全撕脱或出现踝尖部撕脱骨折,应由骨科进行石膏固定 4～6 周,此时非针灸所能治疗。当石膏拆除后,针灸可促进软组织损伤的修复,结合练习活动,效果更好。相对而言,针灸对急性踝关节扭伤针刺治疗时间短、次数少、疗效好;对陈旧性踝关节扭伤疗效不及前者,同时针灸治疗时间需延长,治疗时需配以痛点刺络放血,以宣散局部瘀血,活血止痛。如果陈旧性韧带断裂或再发性踝关节脱位,可导致踝部韧带松弛,关节不稳定,反复引起踝关节扭伤,严重影响行走功能者,针灸疗效差,可考虑用腓骨短肌腱做韧带重建术。

2. 刺灸法

针刺治疗本病,无论远端取穴还是局部选穴,要求在患者耐受情况下,针刺刺激强度要大,同时配合运动疗法,加速局部气血的宣散,促进瘀血的吸收。但治疗后应固定患肢,适当限制扭伤局部的运动。

3. 治疗时机

应在扭伤 24 小时内进行针刺治疗最好,24 小时后局部气血瘀滞,则瞬时疗效较差,需延长治疗时间才可获得较好疗效。

五、针灸治疗的环节和机制

1. 局部治疗

针刺远端与局部穴位相结合,同时配合运动疗法,既可使局部痛阈提高,又可调节局部肌肉的收缩和舒张功能,使肌肉间不协调的力学平衡关系得到改善或恢复,组织间压力得到改善,促进损伤组织周围的血液循环。

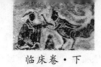

2. 整体治疗

针刺可调动中枢和体液镇痛机制,即可使脑内镇痛物质代谢发生改变,内啡肽释放增加,消耗相对减少,从而使内啡肽含量增加,提高痛阈;针刺还可使痛觉冲动受到抑制,血液中促肾上腺皮质激素和糖皮质激素增加,从而增加抗痛的功能,使疼痛减轻。

六、预 后

针灸治疗踝关节扭伤效果良好,受伤后应适当限制扭伤局部的活动,避免加重损伤。扭伤早期,一般24小时内应配合冷敷止血,24小时后可予以热敷,以助消散。病程较长者要注意局部护理,注意保暖,运动要适度,避免再度扭伤。

七、临床研究动态

一项样本量为46例的单盲法RCT[5]。试验组($n=23$):循经取穴足三里、绝骨、昆仑;对应取穴在同侧腕部手少阳经循行路线上最显著压痛点,同时口服活血止痛胶囊。对照组($n=23$):口服活血止痛胶囊。症状体征及症状积分作为评定标准,两组比较有显著差异($P<0.05$)。

一项样本量为120例的CCT[6]。分别比较了针刺法($n=30$,取患侧足三里、悬钟、太溪、昆仑穴,留针5~10分钟,每日1次)与西医常规措施($n=30$,冰敷患处5~10分钟,待局部麻木时作主动或被动内外旋转3分钟,幅度不宜太大,然后用绷带加压包扎)及针刺结合中药冷敷组($n=30$,将1号新伤药自拟中药,黄柏30g,延胡索12g,羌活9g,白芷9g,木通12g,独活9g,木香9g,血竭3g,冷敷患处)、综合治疗组($n=30$,针刺、中药冷敷及绷带加压包扎)的疗效。各组均每天治疗1次,7天为1个疗程。结果显示,综合治疗组分别与3种方法进行对照,其疗效均有显著差异(均$P<0.05$),且无明显副作用。

一项样本量为66例的单盲RCT[7]。比较了针刺局部结合体穴($n=32$,远端取足三里、昆仑、绝骨、申脉,局部取压痛点;得气后行龙虎交战手法0.5分钟,留针15分钟,每日1次,6次为1个疗程,患足固定制动)与单纯体穴针刺法($n=32$,只选远端穴足三里、昆仑、绝骨、申脉,不刺激局部,患足固定制动,疗程、手法、留针时间、针具同治疗组)的疗效。两组比较,临床缓解率$RR=1.41$,$95\%CI(1.03,1.96)$,$P=0.03$;治疗1次后疼痛视觉指数(VAS)的$WMD=-0.94$,$95\%CI(-1.79,-0.09)$,$P=0.03$;治疗后关节疼痛度$WMD=-0.26$,$95\%CI(-0.50,-0.02)$,$P=0.04$;关节肿胀度$WMD=-0.36$,$95\%CI(-0.66,-0.06)$,$P=0.02$;关节红热$WMD=-0.94$,$95\%CI(-1.18,-0.70)$,$P<0.00001$;关节障碍指数$WMD=-0.85$,$95\%CI(-1.58,-0.12)$,$P=0.02$;VAS的$WMD=-0.54$,$95\%CI(-1.00,-0.08)$,$P=0.02$。结果显示,针刺局部结合体穴的疗效优于单用体穴的方法。

第三节　脊髓损伤

脊髓损伤是由于外伤、疾病和先天性因素,导致神经损伤平面以下的感觉和运动功能部分或全部障碍,并伴有膀胱、直肠功能障碍,使患者丧失部分或全部工作能力、生活能力和生活自理能力,是康复治疗的主要对象之一。

中医按症状表现,把脊髓损伤归属为"痿证"、"癃闭"范围。中医学认为,本病主要损伤肾、督、带三脉,伤必致瘀,经脉瘀阻,气血运行不畅,筋骨失于濡养,则肢体瘫痪不仁。气血不畅,则膀胱气化无权,小便或癃闭,或为小便自溢。

一、辨病与辨证

1. 辨病

(1)症状:主要为肌肉运动控制障碍和行动困难、大小便控制障碍、感觉障碍。部分患者有异常疼痛和幻觉痛。高位脊髓损伤患者可伴呼吸困难,有骨折、脱位、压疮等并发症的患者,可出现相应的症状。

(2)体征:主要表现为肌力减弱或消失、肌肉张力异常(低张力、高张力、痉挛)、腱反射异常(无反射、弱反射、反射亢进)、病理反射(Hoffman 征和 Babinski 征)、皮肤感觉异常(无感觉、感觉减退、感觉过敏)、皮肤破损或压疮等,高位脊髓损伤可出现呼吸运动障碍和自主神经反射现象。

2. 辨证

(1)经脉瘀阻:损伤肢体肌肉松弛或痉挛,痿废不用,麻木不仁,二便不通。舌苔黄腻,脉弦细涩。

(2)肝肾亏虚:损伤肢体肌肉萎缩,拘挛僵硬,麻木不仁,头晕耳鸣,腰膝酸软,二便失禁。舌红,少苔,脉象弦细。

二、针灸治疗及选穴原则

1. 治疗原则

本病以疏通督脉、通利二便为基本治疗原则。

2. 选穴原则

在选穴上可根据肾主骨生髓,督脉总督一身之阳,以及损伤部位的具体情况进行选穴。选穴的基本原则如下。

(1)局部选穴:通常在损伤平面的上、下椎体各选穴位,并结合局部的夹脊穴、督脉穴和膀胱经穴。

(2)辨经选穴:根据损伤部位循行所过选取相应经脉的穴位,因脊髓损伤与督脉和膀胱经密切相关,故首选督脉、膀胱经或夹脊穴。

(3)随症选穴:根据瘫痪四肢的神经和肌肉的受损表现选穴,如腋神经,加极泉等;桡神经,加曲池、手三里等;正中神经,加曲泽、臂中、内关等;坐骨神经,加环跳等;腓总神经,加委阳等;外侧肌群瘫痪,取阳经穴位;内侧肌群瘫痪,取阴经穴位。小便失司,选用次髎、秩边、水道、中极等穴;大便失司,选用长强、天枢、归来等穴。

三、推荐针灸处方

● 推荐处方1

【治法】 疏通督脉,调和气血。

【主穴】 损伤脊柱上、下1~2个棘突的督脉穴及其夹脊穴、环跳、阳陵泉、悬钟、足三里、委中、三阴交。

【配穴】 经脉瘀阻,加合谷、太冲、膈俞;肝肾亏虚,加肝俞、肾俞、关元;上肢瘫痪,加肩髃、曲池、手三里、合谷、外关;下肢瘫痪,加秩边、风市、丰隆、太冲;大便失禁,加长强、大肠俞;小便失禁,加中极、关元、肾俞、膀胱俞;小便不通,加气海、阴陵泉、关元。

【操作】 督脉穴用2寸毫针,向上斜刺1.5寸左右,用平补平泻手法,如进针有阻力突然消失的感觉或出现触电样感向二阴及下肢放射,当终止进针,以免造成脊髓的新损伤;夹脊穴可刺向椎间孔,使针感向脊柱两侧或相应肢体放射,或相应部位的体腔出现紧束感;环跳、阳陵泉、委中用泻法;悬钟、足三里、三阴交用平补平泻;关元、中极再排小便后针刺,使针感向外生殖器放射,若尿潴留则应注意针刺深度。

● 推荐处方2

【治法】 通调督脉,温补肾阳。

【穴位】 在损伤平面上、下各取一督脉穴位。

【操作】 沿棘突方向将针刺入达硬膜外,接直流脉冲电针仪,频率为1~5Hz,刺激强度以损伤平面以上感觉到电刺激为度,不宜过强。

四、针灸疗效及影响因素

脊髓损伤根据程度的不同可分为4种类型:①脊髓震荡又称脊髓休克,是脊髓受到强烈震荡后出现的暂时性功能抑制,发生传导障碍,立即出现迟缓性瘫痪,损伤平面以下的感觉、运动、反射及括约肌功能丧失,可为不完全性,即使表现为完全性也常可在数小时至数日后大部分恢复,最后完全恢复。②脊髓损伤包括脊髓受压和实质性破坏。③脊髓和神经根损伤。④马尾损伤。脊髓震荡是最轻的一型,可独立采用针灸完全治愈,属于针灸的Ⅰ级病谱。②③④种情况应立即进行手术或手法复位,针灸可作为主要治疗手段,但必须配合功能训练。在西医院校统编教材《外科学》中说:"电针和推拿、按摩能促进神经恢复功能,又能使瘫肢肌肉被动收缩,促进血液和淋巴循环,对避免肌肉萎缩、肢体水肿和关节僵硬、畸形有所帮助。在受伤后即可进行此种治疗。每日电针 2 次,每次 15～30 分钟"。说明针灸治疗脊髓损伤很早就已被西医列为治疗本病的重要方法。

1. 病情

不同程度的脊髓损伤会对疗效有影响。病情较轻,为不完全性脊髓损伤者,针灸疗效好,恢复较快,后遗症较少;完全性脊髓损伤截瘫患者,针灸治疗可缓解症状,疗程长,疗效较差,可恢复其部分功能,往往留有严重后遗症。坚持治疗并结合功能锻炼,可延缓其肌肉萎缩,起到巩固疗效的作用。

2. 刺灸法

本病多属虚证,针刺手法宜轻,多用补法,慎用泻法。电针治疗本病刺激量要适度,以患者耐受的同时,宜选择低频小幅度刺激,以免耗伤患者正气。

3. 患者的机体状态

素体强壮,有较强毅力和恢复欲望,在针灸治疗同时并能坚持功能锻炼者,疗效较好;反之,素体虚弱,缺乏毅力和信心者,往往不能坚持治疗,且功能锻炼积极性较差,疗效较差。

4. 治疗时机

针刺能明显减轻和延缓早期病理损害,减少不可逆性变化的发生,促进受损脊髓神经的修复。故而针灸治疗介入时间越早越有利于病情恢复,显效较快,并能减少并发症,减轻后遗症;病程较长,介入治疗时机较晚者,往往不能速效,且疗程也要延长。

五、针灸治疗的环节和机制

脊髓损伤是伤科常见的严重疾患,脊髓损伤后血管和神经生化机制是脊髓继发性损伤的两大机制,两者同时存在,相互影响,最终造成脊髓的微循环紊乱,以及脊髓神经组织的液化坏死。根据以上发生机理,临床治疗本病多采用电针治疗,其环节和机制可概括为以下四点。

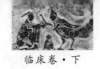

1. 神经细胞保护作用

研究表明,急性脊髓损伤早期采用电针治疗,可通过下调半胱氨酸以及半胱氨酸、天冬氨酸蛋白酶表达,对脊髓损伤早期的细胞凋亡抑制、神经细胞保护起到重要作用。

2. 促进受损神经组织再生

电针能够在脊髓内产生较强的电场,通过产生拮抗内生性损伤电流而阻止 Ca^{2+} 内流,稳定膜结构,增加线粒体酶活性,阻断脊髓继发性病变,保护脊髓神经轴突的退变,从而促进神经轴突再生。也有研究表明,电针可能通过促进受损伤脊髓组织细胞的代谢过程,引起细胞膜的腺苷酸环化酶活性升高,使 ATP 生成 cAMP 增加,在增强细胞代谢的同时,启动神经营养因子和细胞生长因子等蛋白质的合成和分泌过程,从而促进脊髓内移植的神经干细胞存活和分化,以及促进受损伤神经元的存活及其轴突再生,重建神经通路,恢复脊髓功能。

3. 改善脊髓微循环

通过电针刺激督脉或夹脊穴,可调节脊髓自主神经,改善局部组织血循环和营养代谢状况,促进脑脊液的流动,减轻脊髓损伤部位粘连水肿和血肿的压迫,刺激病灶上下的脊髓节段通过掩盖效应、中枢干扰效应镇痛,释放脑啡肽,减少疤痕达到镇痛的作用。

4. 调节膀胱机能

脊髓损伤后常常伴有小便功能异常,从尿动力学分类看,病因为逼尿肌无反射、尿道外括约肌痉挛、逼尿肌反射性亢进或并发内外括约肌协同失调痉挛等。在保留导尿排空膀胱的前提下,针灸可有效地改善膀胱逼尿肌功能,缓解尿道外括约肌痉挛,使内外括约肌功能协同,从而逐步达到自主排尿。

六、预　后

脊髓损伤平面与功能预后密切相关。一般情况下,损伤平面越高,其功能恢复就越差,其生活依赖性也越强,脊髓受损一旦生命体征稳定后,就可以开始恢复期的针灸和康复治疗,如患者无自理能力时,则护士要保证每 2 小时为患者翻身一次,并做好全身的清洁工作,大小便及会阴护理要注意避免局部潮湿,避免泌尿感染,并防止压疮。加强全身关节的被动和主动运动,进行相应的康复训练,并鼓励患者建立信心,积极进行主动康复运动。

七、临床研究动态

一项样本量为 72 例脊髓损伤的 CCT[8]。试验组($n=37$):常规治疗基础上加电针必选穴位,上肢选极泉、尺泽、曲泽、少海;下肢选冲门、殷门或环跳、委中。另加腓总神经刺激点(腓骨小头后下方凹陷处）。对照组（$n=35$）：常规治疗。分别于电针治疗 3 个、6 个疗程后，对患者感觉、功能的独立性（按 FIM 测定）进行评价。结果：电针组感觉、功能的独立性优于常规组（$P<0.05$）。说明电针治疗对外伤性脊髓损伤的修复有促进作用。

一项样本量为 138 例脊髓损伤后致截瘫的 CCT[9]。试验组（$n=76$）：推拿治疗加针刺大杼、身柱、膈俞、肾俞、命门、腰阳关、腰俞、悬钟、损伤平面及上一椎体的华佗夹脊等穴。对照组（$n=62$）：药物支持治疗。试验组疗效明显优于对照组（$P<0.01$）。表明针刺和推拿疗法具有兴奋脊髓、疏通经络、强壮筋骨的作用，可促进神经功能恢复，是脊髓损伤的有效治疗方法。

一项样本量为 84 例脊髓损伤后致大便困难的 CCT[10]。试验组（$n=50$）：针刺水沟、委中、中脘、天枢、足三里、上巨虚、下巨虚、合谷、大肠俞，配合口服中药通腹逐瘀汤。对照组（$n=34$）：口服果导片。试验组总有效率为 80.0%，对照组总有效率为 70.6%，两组比较 $P<0.05$，两组间差异显著。结论：试验组方法在促进肠蠕动、解除脊椎外伤后伴发的腹部胀痛及大便不畅、减轻患者痛苦方面优于对照组，提高了患者的生活质量。

一项样本量为 24 例脊髓损伤后致膀胱功能障碍的 CCT[11]。试验组（$n=12$）：八髎穴药物注射配合膀胱功能训练。对照组（$n=12$）：膀胱功能训练。24 例患者均进入结果分析。治疗组显效 5 例，有效 5 例，无效 2 例。对照组显效 2 例，有效 2 例，无效 8 例。治疗组总有效率显著高于对照组（$P<0.05$）。八髎穴药物注射后，发挥了穴位和药物的综合治疗作用，能有效地改善脊髓损伤后的膀胱功能。

一项样本量为 67 例脊髓损伤后致肢体肌痉挛的 CCT[12]。试验组（$n=32$）：常规治疗基础上加督脉电针疗法，督脉电针疗法是在受损伤的脊髓节段上方和下方各取督脉一穴（椎间隙处），所取二穴尽量靠近损伤脊髓节段。对照组（$n=35$）：常规治疗。治疗组与对照组疗效经统计学处理有显著差异（$P<0.05$），提示治疗组疗效明显优于对照组。

第四节　一氧化碳中毒迟发性脑病

一氧化碳中毒迟发性脑病是指急性一氧化碳中毒患者于昏迷苏醒、意识恢复正常后，约经 2～60 天的"假愈期"，又出现一系列神经精神症状，症状广泛，包括从神经心理测试才能检测出的认知障碍、个性改变、记忆力下降、反应迟钝、无动性缄默、尿失禁、偏瘫、步态不稳、行为紊乱，甚至昏迷，偶有神经炎、舞蹈症等。

本病症状各异，中医很难归属一病一证，但病因病机相同，均为毒邪内攻，肺气闭塞，上焦之气不得宣发，浊气不出，清气难入，气机升降失常，以致浊气上犯脑窍，心神受蒙，神无所主，

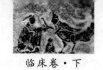

神气不使,拒阳于外而发诸症。

一、辨病与辨证

1. 辨病

急性一氧化碳中毒意识障碍恢复后,约经 2~60 天的"假愈期",又出现下列临床表现之一者。

(1)精神及意识障碍呈痴呆状态、谵妄状态或去大脑强直状态。

(2)锥体外系神经障碍出现帕金森氏综合征的表现。

(3)锥体系神经损害(如偏瘫、病理反射阳性或小便失禁等)。

(4)大脑皮层局灶性功能障碍,如失语、失明等,或出现继发性癫痫。

(5)头部 CT 检查可发现脑部有病理性密度减低区,脑电图检查可发现中度及高度异常。

2. 辨证

(1)肝阳上亢:舌强语謇,眩晕头痛,面红目赤,心烦易怒,口苦咽干,便秘尿黄,神志意识障碍,肢体抽动。舌红或绛,苔黄或燥,脉弦有力。

(2)风痰阻络:舌强语謇,肢体麻木,或手足拘急,或肢体抽搐,头晕目眩。舌苔白腻或黄腻,脉弦滑。

(3)气虚血瘀:反应迟钝或痴呆,肢体软弱,偏身麻木,舌歪语謇,手足肿胀,面色淡白,气短乏力,心悸自汗。舌质暗淡,苔薄白或白腻,脉细缓或细涩。

(4)肝肾不足:肢体麻木,心烦失眠,眩晕耳鸣,手足拘挛或蠕动。舌红或暗淡,苔少或光剥,脉细弦或数。

二、针灸治疗及选穴原则

1. 治疗原则

本病以醒神开窍、通利机关为基本治疗原则。本病发生后,应立即将患者搬离中毒场所,吸入新鲜空气或氧气,并注意保暖,再施以针灸治疗。

2. 选穴原则

在选穴上可根据心主神志,脑为髓海,督脉总领一身之阳气,其循行自"风府"而入脑等理论进行选用,多选用任督二脉、手足厥阴经、足少阳经、足阳明经等经脉的穴位,选穴的基本原则如下。

(1)对症选穴:本病临床症状广泛,伴自主神经功能紊乱者,表现为头痛、出汗、血压波动、眩晕等症,选用百会、四神聪、风池等穴调理脑窍;伴锥体外系症状者,表现为震颤麻痹、舞蹈样运动、瘫痪、共济失调,上肢加极泉、尺泽,下肢加委中、阳陵泉等穴疏通经络,协调阴阳;大脑皮层局灶性功能障碍者,如失语加廉泉、金津、玉液等通利舌窍。

(2)辨证选穴:肝阳上亢,加风池、太冲、侠溪、太溪;风痰阻络,加风池、丰隆、内关、合谷;气虚血瘀,加气海、血海、关元、内关、膈俞;肝肾不足,加肝俞、肾俞、三阴交、太溪。

3. 头针

本病病位在脑,故局部可选取头皮针治疗,随症加减,如震颤、僵硬加舞蹈震颤区;两便失禁取头针额旁Ⅲ线;偏瘫取头针运动区;步态不稳取头针平衡区;偏侧肢体麻木或疼痛等感觉异常,则取头针感觉区。

4. 高压氧

高压氧是目前治疗一氧化碳中毒的最重要手段之一。其治疗作用是加快一氧化碳的清除率,削弱一氧化碳诱导的缺血再灌注损伤,并能促进新的线粒体氧化酶生成以替代失活的线粒体氧化酶,使线粒体功能恢复,改善病情。临床常配合此法治疗本病。

三、推荐针灸处方

●推荐处方1

【治法】　醒神开窍,通利机关。

【主穴】　人中、风府、百会、四神聪、风池、完骨、天柱、内关、合谷、太冲。

【配穴】　伴震颤麻痹舞蹈样运动、瘫痪、共济失调者,上肢加极泉、尺泽,下肢加委中、阳陵泉,失语加廉泉、金津、玉液。

【操作】　风府直刺1寸,小幅度轻捻转平补平泻;人中雀啄泻法;风池、完骨、天柱进针1寸,小幅度捻转补法;极泉、尺泽、委中提插泻法不留针,令肢体抽动。余穴常规操作。

●推荐处方2

【治法】　醒神开窍,活血通络。

【主穴】　人中、百会、四神聪、风池、内关、丰隆。

【辅穴】　肾俞、足三里、三阴交。

【配穴】　震颤、僵硬,加舞蹈震颤区;语言障碍,加廉泉;两便失禁,加头针额旁Ⅲ线;偏瘫,加头针运动区;肢体运动障碍,上肢加肩髃、曲池、外关、合谷,下肢加环跳、阳陵泉、绝骨、昆仑;步态不稳,加头针平衡区;偏侧肢体麻木或疼痛等感觉异常,加头针感觉区。

【操作】　人中雀啄泻法,以眼球湿润或流泪为度。余穴常规操作。

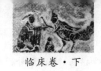

四、针灸疗效及影响因素

一氧化碳中毒后迟发性脑病又称迟发缺氧后脑病，是指急性期经抢救恢复后，经数日或数周表现正常或接近正常的"假愈期"后再次出现急性痴呆为主的一组精神症状。以针灸治疗为主，对脑功能的恢复具有很好的疗效，并对多系统的并发症有较好的疗效，临床实践表明，结合高压氧治疗和促进脑细胞代谢药物治疗也有十分重要的意义，因此，以针灸为主的综合疗法是必须的。

1. 病情

影像学改变轻或无改变，脑电图异常程度轻，血碳氧血红蛋白含量低，症状表现较轻者，针灸显效快，疗程较短，远期效果好。反之，针灸显效较慢，疗程长，可不同程度改善临床症状，但往往留有后遗症。

2. 年龄与免疫力

患者正当青壮年，或素体健壮，体质好，免疫力强，针灸可调动自身的免疫力，扶助正气抵抗外邪，疗效较快；如患者年龄偏小或偏大，或素体虚弱，免疫力差，针灸疗效则相对较慢。

3. 治疗时机

结合影像学改变及脑电图表现，可选择最佳治疗时机，在一氧化碳中毒恢复后通过以上检查，如仍存异常，即使临床症状消失，也应继续治疗。首先预防迟发性脑病的发生，而一旦发生，针灸治疗介入越早，越有利于病情恢复，可有效减少和避免后遗症。

五、针灸治疗的环节和机制

一氧化碳经呼吸道进入人体，与血红蛋白结合成碳氧血红蛋白，因为一氧化碳与血红蛋白的亲和力比氧与血红蛋白的亲和力大 300 倍，而碳氧血红蛋白一经形成，不易分解，易造成低氧血症，而导致组织缺氧。一氧化碳浓度较高时，还与细胞色素氧化酶的铁结合，抑制组织的呼吸过程，导致线粒体电子传递链功能障碍，大量自由基产生，各种自由基的大量生成可促使内皮细胞和血小板释放一氧化氮，进一步使线粒体酶失活导致脑组织发生脂质过氧化，继而髓鞘基本蛋白的极性或三维结构发生改变。由于免疫特性改变，导致相应的抗体产生。在接触一氧化碳几天后，脑组织出现降解的髓鞘基本蛋白，伴有巨噬细胞和 CD4 淋巴细胞的聚集，随之脑内出现大量小胶质细胞生成，从而诱导神经细胞死亡或凋亡等病理改变，致使一氧化碳中毒迟发性脑病的发生。根据以上发生机理，针刺治疗本病的环节和机制可概括为以下四点。

1. 保护脑组织

针刺可提高血超氧化物歧化酶水平，清除有害的自由基，使过氧化脂质明显下降，从而起到保护脑组织细胞的功能。

2. 恢复脑功能

大量试验表明,针灸治疗可以明显提高大脑皮层的兴奋性,使患者的微循环血流加速,降低血液黏度,血流状态得到改善,使组织灌流量增加,提高脑组织的供氧能力,有利于脑组织的康复,提高学习记忆能力和空间分辨能力。

3. 改善脑循环

大量头部穴位及头皮针的使用,可增加脑皮质的血流量,促进侧支循环的建立和毛细血管的新生,重建功能活动的神经通路,有效改善脑循环。

4. 提高人体免疫力

针刺不仅可使外周血 T 细胞增加,也可使其活性提高,对年轻人更加明显;并且有研究表明,针刺可使活性和非活性玫瑰花环形成细胞产生质和量的变化,并对淋巴细胞有调节和提高作用,从而使人体免疫力增强,提高抗病能力,有利于本病的预防和恢复。

六、预　后

一般来说,一氧化碳中毒迟发性脑病具有一定程度的自限性,部分患者预后较好。其中迟发性运动障碍的预后一般较好,出现的帕金森综合征多在 6 个月左右自行恢复,但仍有部分患者终身存在记忆障碍、精神异常等症状。目前本病尚无特效的治疗药物,临床常配合高压氧治疗。患者预后与其免疫力、年龄及昏迷时间有明显关系。年龄越大,免疫力越弱,昏迷时间越长,预后越差。影像学改变轻或无改变,脑电图异常程度轻者,则临床症状表现较轻,预后较好。部分精神障碍呈可逆性,而病变广泛、精神障碍明显者则不易完全治愈,可能与重度缺氧造成不可逆的损害有关。但无论病情轻重,只要治疗及时,坚持针灸以及其他相关治疗,对改善患者的临床症状如头痛、眩晕、表情淡漠、反应迟钝、痴呆、行走困难、偏瘫、大小便失禁、语言障碍以及震颤等症疗效显著。本病重在预防,生活中要注意用煤安全,防止煤气中毒;生产中随时掌握劳动环境空气中的一氧化碳浓度,防止中毒是根本举措。

七、临床研究动态

一项样本量为 118 例的 CCT[13]。试验组($n=61$):高压氧(HBO)配合针刺,穴位取风府、内关、人中、合谷、太冲、风池、百会、四神聪、丰隆等。对照组($n=57$):高压氧舱。两组于入院治疗前及治疗 3 个疗程后分别检测脑血流图进行观察。经统计学处理,两组组内比较均有差异($P<0.05$, $P<0.01$);组间比较治疗 3 个疗程后,HBO 针刺组脑血流量明显高于 HBO 组,

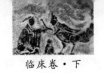

$P<0.05$。针刺配合高压氧舱二者相辅相成，相互协调，相互为用，具有提高疗效及叠加的作用，使全身气血更加融会贯通，改善微循环，使缺血缺氧的脑组织机能得以康复，从而可促进患者意识和肢体功能恢复，减少后遗症发生。

一项样本量为 70 例的 CCT[14]。对照组（$n=34$）：高压氧，西药药物为治疗扩血管药物，即盐酸丁咯地尔和胞二磷胆碱。试验组（$n=36$）：高压氧，西药药物治疗为扩血管药物，即盐酸丁咯地尔和胞二磷胆碱，中药治疗，针刺人中、合谷、劳宫、风府、中冲、太冲、风池、内关、百合、丰隆、四神聪。入院治疗 3～6 个疗程后，观察患者的症状、体征及脑电图。两组结果经统计学处理，总有效率有显著性差异（$P<0.05$）；平均住院时间，中西医结合治疗组平均住院39.7天，单纯西医治疗组 49.6 天，两组比较有显著差异（$P<0.05$）。结论：中西医结合治疗一氧化碳中毒迟发性脑病痴呆状态疗效优于单纯西药组。

一项纳入 148 例急性一氧化碳中毒迟发性脑病患者的 CCT[15]。西医治疗组（74 例）：高压氧治疗采用 0.1～0.15 MPA（2.0～2.5 ATA），每日 1 次，10 天为 1 个疗程，连续应用 2 个疗程；甲基维生素 B_{12} 1000μg 肌内注射，每日 1 次，10 天为 1 个疗程，连续应用 2 个疗程；静滴脑蛋白水解物、胞二磷胆碱、维生素 C、维生素 E 等。中西医治疗组（74 例）：在西医治疗基础上采取针灸和中药应用。针灸主穴：风府、内关、人中、合谷、太冲、风池、百会、四神聪、丰隆；配穴：伴震颤麻痹、舞蹈样运动、瘫痪、共济失调者，上肢加极泉、尺泽，下肢加委中、阳陵泉；失语加廉泉、金津、玉液；步态不稳取头针平衡区。中药治疗：第 1 周内采用开窍汤以醒神开窍，方用石菖蒲、郁金、栀子、黄芩、玄参、大黄、天麻、半夏、茯苓、黄连、远志、甘草。后期服用益智汤，方用益智仁、杜仲、川芎、川断、桑葚子、黄芪、葛根、熟地、当归、丹参、地龙、当归、甘草。中西医治疗组总有效率为 93.24％，西医治疗组为 75.67％，两组总有效率比较，$P<0.05$，差异有统计学意义。

第五节　冻　疮

冻疮是由于低温引起受冻部位小动脉收缩造成局部组织缺氧，细胞受伤所致的人体损伤，冬季最为常见，气候转暖后可自愈，再值冬季又可复发，好发于手、足、耳、鼻及面部等暴露部位。冻伤概念较广，包括了全身和局部的损伤，而冻疮仅限于耳郭、手足等局限部位的Ⅰ～Ⅱ度冻伤，常因痒痛而搔破，形成溃疡，不易愈合。

中医学认为，冻疮外因是寒湿之邪侵袭所致，而元气虚弱不耐寒是其内因，由于体虚受寒，兼挟湿邪，使气血瘀滞不行，致使皮腠受损而成，临床可见冻伤皮肤紫红麻木刺痛，或局部肌肤坏死。

一、辨病与辨证

1. 辨病

(1)病史:有低温环境下停留较长时间的病史。

(2)症状:多发于手、足、鼻尖、耳郭和面颊等末梢部位和暴露部位,有明显的冻伤创面或后遗症。

(3)严重程度

①轻症:初起受冻部位皮肤先呈苍白,继则红肿,或有硬结、斑块、边缘红,中央青紫,冷痛,或感麻木,暖热时自觉灼热、瘙痒、胀痛。

②重症:有大小不等的水疱或肿块,皮肤呈灰白或暗红,或转紫色,疼痛剧烈或局部感觉消失。水疱破后出现糜烂或溃疡,甚则肌肉筋骨坏死。

附:冻伤程度分级标准

(1)Ⅰ度冻伤(红斑级):皮肤红紫、肿胀、发痒,数日后脱皮自愈。

(2)Ⅱ度冻伤(水泡级):皮肤出现水泡、流水。有剧痛,无感染者2~3周后自愈。

(3)Ⅲ度冻伤:皮肤及皮下均冻伤坏死,痂皮脱落形成溃疡。

(4)Ⅳ度冻伤:伴有不同程度肌肉和骨骼坏死。

2. 辨证

(1)阳虚寒凝:平素形寒肢冷,患处局部疼痛喜暖。舌淡而暗,苔白,脉沉细。

(2)气血两虚:头晕目眩,少气懒言,四肢倦怠,面色苍白或萎黄,疮口不敛。舌质淡,苔白,脉细弱或虚大无力。

(3)瘀滞化热:发热口干,患处暗红微肿,疼痛喜冷,或患处红肿灼热,溃烂腐臭,脓水淋漓,筋骨暴露。舌暗红,苔黄,脉数。

二、针灸治疗及选穴原则

1. 治疗原则

一般针灸治疗以祛寒除湿、温经通络为主要原则。冻疮表面皮肤较薄弱,禁忌直接摩擦,以避免造成表皮的损伤,如部位在关节处,应主动活动此关节,预防关节病变。

2. 选穴原则

在选穴上多选用阳明经,多气多血之经可调气行血,并配合灸法疗效较好。选穴的基本原则如下。

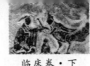

（1）局部选穴：根据冻疮部位选取相应穴位，面部选阿是穴、四白、下关等；手部选阿是穴、合谷、中渚等；足部选阿是穴、解溪、侠溪等。

（2）辨经选穴：本病多因寒湿阻滞局部气血而发病，阳明经多气多血之经，针灸并用可温通气血，气血充盈方能行血祛瘀，故首选手足阳明经穴位，如合谷、曲池、足三里等。

（3）辨证选穴：阳虚受寒者宜温灸肾俞；气血虚弱者宜补膈俞、脾俞；寒湿重用阴陵泉；瘀久化热可用局部刺血疗法。

三、推荐针灸处方

●推荐处方 1

【治法】　和营祛寒，温经通络。

【穴位】　①面部：阿是穴、四白、颧髎、下关、颊车。

②手部：阿是穴、阳池、合谷、外关、中渚。

③足部：阿是穴、解溪、通谷、侠溪、陷谷。

【操作】　局部阿是穴用艾条灸法，每次 20 分钟。对于局部肿胀部位可用三棱针点刺出血。余穴常规操作，并可用电针。

●推荐处方 2

【治法】　温通血脉，散寒止痛。

【穴位】　阿是穴、八邪、合谷、后溪、行间、八风。

【操作】　将皮肤针及皮肤消毒后，针尖对准阿是穴，使用较重手腕之力，将针尖垂直叩打在病灶局部皮肤上，较重刺激强度，局部皮肤可见隐隐出血，患者有疼痛感觉。然后用 75% 酒精棉球拭去血液或渗液，加灸法。余穴常规操作。

●推荐处方 3

【治法】　温经散寒，活血消肿。

【穴位】　阿是穴。

【操作】　冻疮局部边缘上、下、左、右及中心各取 1 穴，局部常规消毒。左手将冻疮中心固定，右手持针快速直刺入皮下，直达冻疮诸节根部，然后在冻疮边缘四周上、下、左、右各斜向冻疮中心横透刺入 1 针，有针感为佳，最后在直刺的 1 针上加温灸。

四、针灸疗效及影响因素

1.病情

冻疮的病程及程度直接影响针灸疗效。病程短,局限在手、足、面、耳、鼻的轻型患者,能很快显效;如冻疮时间过长或程度较重,面积较广泛,属全身性冻疮,则需配合全身辨证选穴治疗,疗程则会较长,但临床较少见。

2.刺灸法

因本病属受寒湿之邪或素体气血虚弱不耐寒湿而感,故针刺的同时,可配合灸法以加强温经散寒的作用,同时可扶助正气以抗邪,提高疗效。

3.治疗时机

针灸治疗本病也宜及早治疗,较快控制创面的破损,促使愈合,恢复正常的皮肤组织。

五、针灸治疗的环节和机制

寒冷刺激使受冻部位皮下小动脉收缩,持续过久则血管麻痹扩张,静脉淤血,局部血液循环不良,导致一系列皮肤组织的病理变化而发病。另外,人体自身免疫力低下、肢端血液循环障碍、营养不良、贫血、鞋袜过紧、缺乏运动等均易助长冻疮的发生。

1.改善循环

针灸具有调节血管舒缩的能力,加强局部的血液和淋巴循环,改善血供,增强组织的新陈代谢,促进冻疮局部受损组织的新生和修复,使疮面尽早愈合。

2.整体调节

针灸对人体整体机能有一定的调节作用,如对免疫功能和自身修复功能的提高,有助于炎症的减轻和本病的恢复。

六、预　后

针灸治疗未溃破的冻疮疗效最好,预后也最好;溃破后要注意局部保持卫生和干燥,以防感染,针灸治疗后预后也较好;对于全身性冻疮则应根据临床表现,进行必要处理和其他物理疗法,控制瘢痕过度增生和关节挛缩,并积极活动各关节,冻疮局部应避免摩擦,防止表皮损伤,以预防后遗的畸形。另外,预防冻疮重点在于局部的防寒保暖和增强体质,提高对寒冷的耐受力。有冻疮史者要在入冬前提前防范,一旦患有冻疮,受冻部位不宜立即烘烤或热水浸泡,以防溃烂。

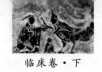

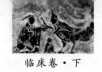

七、临床研究动态

一项样本量为 62 例的 CCT[16]。治疗组（$n=31$）：采用背俞穴针罐法联合热敏灸治疗。①针刺取穴：所有病例均选取五脏俞和膈俞。针刺后，在针上加拔火罐，留针罐 20 分钟后起罐拔针，每日 1 次，1 周后隔日 1 次，连续治疗 4 周。②热敏灸治疗：在热敏点（上肢热敏点在腕背横纹至肘横纹部阳面探寻，下肢热敏点在外踝尖至腓骨小头间探寻，双耳部在耳后探寻）施以回旋灸，继之雀啄灸加强灸量，激发经气，再以温和灸温通经络。分别在每个热敏穴上实施温和灸，直至透热、扩热甚至感传现象消失。隔日 1 次，连续治疗 1 周后可休息 2 天再继续治疗，第 2～4 周每周两次治疗。对照组（$n=31$）：采用冻疮膏外用，每日 4 次。两组病例治疗均以 4 周为 1 个疗程，要求所有病例连续治疗 3 个疗程。治疗组总有效率为 90.32%，对照组总有效率为 61.29%，随访截止时治疗组复发 5 例，对照组 6 例。两组病例疗效比较，经统计学处理差异有统计学意义。

一项样本量为 264 例的 CCT[17]。试验组（$n=136$）：根据患者冻疮发生部位取不同的腧穴，以"回阳九针穴"为主，即哑门、劳宫、三阴交、涌泉、太溪、中脘、环跳、足三里、合谷 9 个腧穴。其他穴位为十宣、内关、人迎、迎香、翳风、角孙、承浆、水沟、素髎、八风。对照组（$n=128$）：未溃烂成疮者，单纯用冻疮膏；已溃烂成疮者用冻疮膏与绿药膏合用。观察患处的青紫、红肿、疼痛等情况，比较两组总有效率，差异有非常显著性意义（$P<0.01$），针刺组疗效明显优于药物组。

一项样本量 80 例的纳入为手部冻疮患者的 CCT[18]。治疗组（$n=40$）：进行针刺患手合谷、外关、后溪及阿是穴，留针期间加上特定电磁波局部照射 30 分钟。对照组（$n=40$）：单纯用特定电磁波在患手上局部照射 30 分钟。治疗组 40 例中治愈率为 80%，总有效率为 97.5%。对照组 40 例中治愈率为 50.0%，总有效率为 75.0%。两组比较，治疗组的治愈率和总有效率均优于对照组（$P<0.05$）。

第六节 中 暑

中暑是在烈日之下或高热、高辐射的环境长时间停留或工作，体温调节功能失常，机体不能维持体热平衡而热量蓄积所导致的急性病变，以高热、汗出、心慌、头晕、烦躁，甚则神昏、抽搐等为主症，多有夏季暴晒或高温环境下体力劳动、长途行走、田间作业史。年老、产妇、慢性体弱者可在通风不良及过度疲劳、过量饮酒等情况下发生。

本病古称"中热"，俗称"发痧"，多因年老体弱，或睡眠不足、劳倦过度等正气亏虚之时，复感暑热或暑湿秽浊之气，邪热郁蒸，湿浊留于中焦而发，轻者郁于肌表，阻遏气机；甚者则清窍被蒙，经络之气厥逆不通而出现神昏痉厥，如津气耗散过度，往往气阴两虚而致虚脱。根据不同的临床症状，有不同的命名，如见头晕、头痛、呕恶者称为"伤暑"；猝然昏倒者称为"暑厥"；抽搐者称为"暑风"、"暑痫"。

一、辨病与辨证

1. 辨病

在高温环境中，生活和劳动时突然出现体温升高、肌肉痉挛和（或）晕厥，伴恶心呕吐，并排除其他疾病后即可诊断为中暑。临床根据病情轻重可分为先兆中暑、轻度中暑和重度中暑。

（1）先兆中暑：在高温环境下，有全身疲乏无力、头昏、耳鸣、胸闷、恶心、心悸、口渴、大量汗出等症状。体温正常或略升高，但一般不超过 38℃。

（2）轻度中暑：有先兆中暑症状，体温在 38.5℃以上，并伴有面色潮红或苍白、皮肤灼热、恶心呕吐、大汗淋漓、皮肤湿冷、血压下降和脉搏细数等。

（3）重度中暑：多数患者突然剧烈头痛、眩晕，以至谵妄或出现昏厥，抽搐，皮肤干燥，灼热无汗，体温在 40℃以上，呼吸急促，脉率增快，血压下降。

2. 辨证

（1）中暑阳证（阳暑）：以气分暑热之表现为主，发热或兼见恶寒，汗出，烦躁，口渴多饮，溲赤。舌质红而少津，脉洪大。

（2）中暑阴证（阴暑）：由中暑阳证转化而来，由于暑热伤气耗液，最初表现症状气阴两虚而以气虚为突出，如身热汗出，精神衰惫，四肢困倦，胸满气短，不思饮食，大便溏泄，脉象洪缓等；若暑热大汗不止或呕吐腹泻不止，耗气伤阴，则往往出现四肢厥逆，冷汗自出，面色苍白，烦躁不安，呼吸浅促，脉微欲绝，甚则昏迷，不省人事，气阴两脱。

（3）暑热蒙心（暑厥）：高热烦躁，汗出胸闷，猝然晕倒神昏，不省人事。舌质红绛，脉象洪数。

（4）暑热生风（暑风）：在暑热入营神昏的情况下，可以肝风内动而见抽搐痉挛。

二、针灸治疗及选穴原则

1. 治疗原则

本病以解表清暑、和中化湿为基本治疗原则。一定要将中暑患者及时搬离高温环境，转移

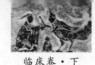

到阴凉通风之处,再行针刺急救或其他急救方法。

2. 选穴原则

在选穴上可根据暑邪乃火热之气所化,耗气伤津,可直传心包;又多挟湿,易阻于中焦等特性选取相应穴位,多选用督脉、脾、胃、心包经穴组合而成。其选穴的基本原则如下。

(1)病机选穴:督脉总督一身之阳,为阳脉之海,故可选大椎、陶道泻热,百会宁心安志,水沟醒脑开窍。暑湿之邪侵犯肺卫,选用手太阴肺经或相表里的手阳明大肠经的穴位,如少商、鱼际、尺泽、曲池、合谷、商阳等;若挟湿阻于中焦,则选用足阳明胃经、足太阴脾经穴,如足三里、丰隆、阴陵泉等。肝主筋,抽搐者加太冲、阳陵泉。

(2)对症选穴:头痛头晕,加太阳、头维等;恶心呕吐,加中脘、内关、足三里穴;身热,汗出不畅,加曲池、风池等;昏迷,抽搐,加阳陵泉、太冲等;汗出肢冷,脉微欲绝,加关元、太渊等穴。

3. 耳针

耳针可选神门、皮质下、交感、心、肾上腺、枕、耳尖等。毫针强刺激,捻转 5 分钟后,留针30 分钟,耳尖针刺放血。

三、推荐针灸处方

●推荐处方1

【治法】 解表清暑,和中化湿。

【主穴】 百会、大椎、合谷、内关、曲泽。

【配穴】 头痛头晕,加太阳、印堂、头维;呕吐,加中脘、公孙;中暑阴证,加足三里、关元、气海;中暑阳证,加内庭、陷谷;中暑重症,加曲池、委中;神志昏迷,加水沟、十宣;手足抽搐,加阳陵泉、太冲;汗出肢冷,脉微欲绝,加关元、气海、太渊。

【操作】 大椎、太阳、印堂、十宣、委中可用三棱针刺络出血;余穴用泻法。中暑阴证足三里、关元、气海、百会用灸法或用温针灸。

●推荐处方2

【治法】 清泻暑热。

【穴位】 ①轻症:少商、商阳、中冲、太阳、攒竹、合谷、委中、曲泽。

②重症:百会、劳宫、涌泉、人中、十宣。

【操作】 人中用雀啄泻法,合谷用泻法重刺激留针,井穴、十宣均用三棱针点刺出血,每穴放出紫黑色血液 0.5～1mL。余穴常规操作。

四、针灸疗效及影响因素

中暑有轻重之分,轻者表现为全身乏力、头昏肢倦、胸闷恶心、口渴多汗等症,为先兆中暑;轻症中暑,临床表现为头昏、头痛、面色潮红、口渴、大量出汗、全身疲乏、心悸、脉搏快速、注意力不集中、动作不协调等症状,体温升高至 38.5℃ 以上;重症中暑包括热射病、热痉挛和热衰竭三种类型,也可出现混合型。热痉挛主要表现为明显的肌痉挛,伴有收缩痛,时而发作,时而缓解。患者意识清醒,体温一般正常。对于轻症中暑和重症的热痉挛者,针灸可迅速起效,常常针刺后即可好转,必要时补充糖盐水,即可恢复。热衰竭和热射病阶段病情严重,变化迅速,危及生命而后果较重,应立即采用中西医综合治疗,针灸只能作为辅助治疗。

1. 病情

中暑先兆及中暑轻症者针灸可起速效,常常针刺后即可好转,稍事休息即可恢复;对于中暑重症患者多采用中西医综合治疗,针灸只作为辅助治疗。

2. 刺灸法

本病急性发作期无论体质强弱,针刺首先要用泻法或刺络放血法,急则治其标,以祛邪为主;恢复期则要根据患者体质及病情发展,选择补法或灸法,以扶正祛邪。

3. 患者的机体状态

体质强壮者,针灸可迅速提高其自身的正气奋起抗邪,恢复较快;体质虚弱者,无力抗邪,感邪亦较深、较重,针灸可逐步改善其体质,起效较慢,恢复期较长。年老或年幼者体质较弱,恢复较慢;年轻者体质较好,恢复较快。

五、针灸治疗的环节和机制

1. 调节体温

针灸可通过对外周感受器、大脑皮质及自主神经系统的刺激,而产生退热作用,促进体温恢复正常。

2. 促进机体修复机能

针刺可促进白细胞和单核巨噬细胞的吞噬能力,从而提高人体免疫功能和自身修复功能,提高机体的抗病能力,有利于中暑的恢复。

六、预　　后

中暑发病急骤,变化快,需及时救治,一般中暑急症如能及时诊治,处理适当,均可恢复正

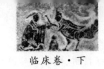

常,针灸治疗本病疗效肯定,方法简便,可作为急救的首要措施。对于危重患者应采取中西医综合治疗,严格观察生命体征及病情变化,一般预后较好。但中暑高热,尤其是昏迷时间较长(超过 3 小时)或年老体弱,伴有慢性基础性疾病者,预后较差。有深度黄疸、充血性心力衰竭、弥散性血管内凝血或急性肾衰竭者,预后更差。另外,本病应未病先防,夏暑季节,要注意防暑降温,备用清凉饮料,保持室内通风,注意劳逸结合。

七、临床研究动态

一项样本量 88 例的 CCT[19]。治疗组($n=45$):采用针刺合并拔罐疗法。先取大椎、曲池、合谷、足三里、内关(以上各穴以男左女右取单侧输穴原则)针刺泻法,留针 20 分钟后取大椎、肺俞(双)、脾俞(双)、胃俞(双)拔罐,留罐 5～10 分钟。治疗 1 次,24 小时后观察疗效。对照组($n=43$):采用口服藿香正气水,每次 10mL,隔 2 小时再服用 10mL,治疗 1 次,24 小时后观察疗效。治疗后两组疗效比较经统计学处理,治愈率和有效率有差异 $P<0.01$,有显著性意义。其中,治疗组治愈者头痛、乏力、胸闷、恶心等症状消失最短 40 分钟,最长 2 小时,平均 50 分钟。对照组治愈者头痛、乏力、胸闷、恶心等症状消失最短 50 分钟,最长 3.5 小时,平均 2 小时。

一项样本量为 125 例的 CCT[20]。试验组($n=65$):采用四步针罐疗法。取穴为风池、大椎、曲池、足三里、极泉、委中、足膀胱经背部双侧循行线。对照组($n=60$):西医常规治疗。观察患者的临床症状,比较两组总有效率差异无显著意义($P<0.05$),针刺组与西医常规治疗组疗效相当。

第七节　晕动病

晕动病是指乘车、船、飞机时,由于交通工具的加、减速或颠簸震动,刺激前庭迷路而出现的综合征。临床表现可见头晕、头痛、恶心、呕吐,甚至虚脱、休克等症状,伴有面色苍白、出冷汗、心动过速或过缓、血压下降以及眼球震颤、平衡失调等。本病主要发生于乘车、船、飞机途中或其后,可因情绪抑郁、精神紧张、过度饥饿、过度疲劳及嗅吸异常气味而诱发。

中医古籍对晕动病没有直接记载,后世多将其归为眩晕类,眩晕在古医籍中称为"掉眩"、"头眩"、"眩冒"等症,其病因病机有"诸风掉眩,皆属于肝","无虚不作眩","无痰不作眩","无瘀不作眩"及"髓海不足,则脑转耳鸣"之说。结合晕动病的症状特点,归纳其病因病机以肝风内动、肾精不足、气血亏虚及痰瘀内阻等为内因,旋转、摇摆、颠簸等为外因,内、外因交互作用,而致气机逆乱,清阳不升,浊阴不降;虚者则脑髓失养;实者则痰浊上逆而发病,以头晕目眩、视物运转、如坐舟船、恶心呕吐为主要表现。

一、辨病与辨证

1. 辨病

(1)症状:与个体易感性和加速度作用的大小有关,精神情绪不稳定或自主神经功能紊乱可增加个体敏感性。

(2)分型

①轻型:头晕,头痛,咽部不适,唾液增多,恶心,倦怠思睡,面色苍白。

②中型:头晕头痛较重,恶心,呕吐,面色苍白,出冷汗。

③重型:上述症状加重,呕吐不止,心慌,胸闷,面色苍白,四肢冰冷,表情淡漠,衰竭无力,有脱水现象。

(3)检查:利用转椅刺激半规管,或升降机、四柱秋千刺激耳内器官,都能引起运动病。

(4)前庭功能检查:旋转试验可诱发眼震。

2. 辨证

(1)肝阳上亢:运动中出现眩晕,恶心或呕吐,兼见耳鸣,头痛且胀,心烦易怒,口苦。舌红,苔黄,脉弦数。

(2)痰浊中阻:运动中出现眩晕、头痛,视物旋转,头重如蒙,心悸胸闷。苔白腻或滑,脉弦滑。

(3)气血亏虚:运动中出现眩晕,倦怠思睡,面色苍白,唇甲少华,语声低弱。舌淡,脉细弱。

二、针灸治疗及选穴原则

1. 治疗原则

本病以和胃降逆、安神止呕为基本治疗原则。在运动前可进行针刺或耳针等方法进行预防性治疗。在运动中,一旦患者出现头晕、恶心、乏力等症,则应立即引起注意,运动速度最好能适当减慢,力争平稳前进,同时要保持环境的空气流通、新鲜。如果条件允许应仰卧,心情放松,用湿毛巾放到前额可适当缓解症状,如症状加重,应立即停止运动,及时治疗。

2. 选穴原则

选穴上主要以和胃降逆、安神等穴位为主,可根据证型、症状选穴。其基本原则如下。

(1)辨证选穴:不论何种证型,晕动病均可选内关、扶突、神门、百会等为基本穴位。肝阳上

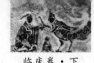

穴,加行间、太冲、太溪滋水涵木,平肝潜阳;痰浊中阻,加中脘、丰隆健脾和中,除湿化痰;气血不足,加气海、血海、足三里补益气血,调理脾胃。

(2)随症选穴:头晕头痛者,取百会、四神聪等;咽部不适者,取天突等;恶心呕吐者,取中脘、阴陵泉等;倦怠思睡者,取足三里、丰隆等;面色苍白,四肢冰冷者,取神阙、关元,用灸法;心慌胸闷者,加内关等穴。

3.耳穴

耳穴可选胃、脑点(枕)、神门、交感。可用耳针进行预防性治疗,于乘舟、车前半小时应用,两耳同时取穴,75%酒精消毒耳郭皮肤后,将贴有100 Gs定向磁粒的0.5cm×0.5cm的方形胶布对准穴位,适当用力按压,以加强刺激,并嘱其在旅途中经常按压耳穴,每次按压1～2分钟,以耳部感觉疼、胀、热为度。

三、推荐针灸处方

●推荐处方1

【治法】 和胃降逆,安神止呕。

【主穴】 百会、风池、太阳、内关、神门。

【配穴】 肝阳上亢,加太冲、太溪;痰浊中阻,加中脘、丰隆;气血不足,加气海、足三里。

【操作】 内关行捻转泻法,持续行针1～3分钟。余穴常规操作。

●推荐处方2

【治法】 和胃降逆,安神定眩。

【主穴】 内关、足三里、神门。

【配穴】 面色苍白,四肢冰冷,加水沟、关元;心慌烦闷,加少海。

【操作】 先刺内关,捻转泻法,持续行针1～3分钟。余穴常规操作。

四、针灸疗效及影响因素

晕动病是晕船、晕车、晕机和由于摇摆、旋转、加速度运动引起的一种急性发作性疾病。目前西医没有可靠的治疗方法,仅进行对症处理,如应用抗组胺药、抗胆碱能药,呕吐严重者肌注胃复安等。针灸在缓解主要症状上有一定疗效,目前针灸作为一种有疗效、无毒副作用的疗法可作为首选方法,而本病要从根本上治疗,还在于患者的适应性训练。因此,针灸只能作为一种主要治疗方法,缓解主要症状。

1.体质状态

患者如体质较虚弱,或因疲劳、饥饿导致的晕动病的发生,治疗前应先休息或稍进食水后,

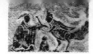

进行针灸治疗,疗效较好。

2. 体位

如有条件,针刺时尽量让患者仰卧位,深呼吸,平稳心情,此时针灸起效快,可迅速缓解症状;相对比而言,坐位针刺时患者如坐舟车感较强,且此时患者体质往往处于虚脱状态,伴有紧张情绪,容易晕针,针刺后仍可诱发其恶心欲呕等症,不易起效。针刺时,使患者尽量处于静止状态;如无法停止运动,也应使运动处于相对平稳状态,此时针刺疗效较好。

3. 治疗时机

本病可未病先防,预防在先,出行前根据其体质特点,进行相应的针灸治疗,可有效预防或缓解即将因为运动而导致的一系列症状。

五、针灸治疗的环节和机制

一般认为晕动病与中枢神经系统密切相关,前庭系统、脑干网状结构、小脑及呕吐中枢等结构均参与本病的发生。其中,前庭系统占有重要地位,而乙酰胆碱为前庭传入神经与前庭外侧核之间以及前庭系统与网状结构之间的神经传递介质,前庭系统的兴奋活动可通过网状结构内乙酰胆碱能神经元作用于呕吐中枢,前庭受刺激后,还可影响脑干网状结构,引起胆碱能兴奋,引起血压下降与呕吐。本病由多种因素综合引起,而加速运动刺激前庭器是一个重要因素。根据以上晕动病的发生机理,针刺治疗本病的环节和机制可概括为以下三点。

1. 中枢作用

针刺可直接改善前庭通路等神经系统功能障碍,提高前庭器官的调节功能,抑制乙酰胆碱的兴奋,并改善椎底动脉供血,从而增加脑组织微循环功能,抑制交通工具运行后大脑皮层因功能紊乱所致的亢进状态,有效防治临床症状。

2. 止吐作用

针刺可作用于胃肠组织,改善胃肠道在加速运动后因颠簸、摇摆、旋转等导致的功能失调状态,舒张上消化道平滑肌,抑制胃蠕动,从而起到止呕、控制唾液分泌的作用。

3. 整体调节作用

本病本质上是机体一种失衡状态的体现,通过针灸治疗可激发机体的调节系统,当机体原有功能状态亢进时产生抑制,功能低下则产生兴奋,这种整体调节作用可防治运动病,促使机体向正常状态转化。

六、预　　后

晕动病患者在生理上并无缺陷,在运动过程中发生症状较轻时,如能立即停止运动,平躺

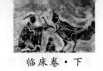

静休片刻,可以很快恢复正常。如无法停止运动,以致症状较重时,可通过通风、转移注意力,必要时药物治疗,以防症状继续加重。晕动病是可以预防与矫治的,最好的方法是经常进行体育锻炼和旅行锻炼,以提高平衡器官和神经系统对不规则运动的适应能力。对于有晕动病史的患者,每次出行前应多做运动训练或适应性锻炼,并且充分休息,保持情绪稳定,提前配合针灸对症治疗,可在旅行中有效缓解症状。另外,旅行中尽量选择乘坐较平稳的车、船,选择较平稳的座位,尽可能缩短旅行时间,当同行人患有此病时,应彼此远离,以免相互影响,并及时清除呕吐物,减少不良刺激,防止加重病情。如出现重症脱水现象,应及时对症治疗。

七、临床研究动态

一项样本量为 60 例的 CCT[21]。治疗组($n=30$):取四神针(距百会穴前后左右各旁开1.5寸,在足太阳膀胱经上,相当于通天穴和络却穴之间)、印堂、太阳。刺激方法:四神针四支针均向四周平刺,刺印堂穴时,向下沿皮平刺达鼻根部,以有酸胀感为度,太阳穴直刺 0.8～1 寸,针感向眼内或目上放射者为佳,留针 30 分钟,每 5 分钟行针 1 次,约 1 分钟。西药组($n=30$):氢溴酸东莨菪碱,每次口服 0.3～0.6mg,每日 3 次。或茶苯海明(晕海宁、乘晕宁),每次口服 25～50mg,每日 3 次。甲氧氯普胺(胃复安)、地西泮(安定)等止吐剂和镇静剂酌情使用。所有患者每次乘坐交通工具前治疗 7 天为 1 个疗程,休息 3 天,继续下一个疗程,治疗 4 个疗程后进行交通工具乘坐试验,观察疗效并进行临床疗效评估;然后停止治疗,于 2 个月后再进行一次交通工具乘坐试验,观察预防能力并进行评估。治疗组总有效率为 97%,西药组总有效率为 70%,治疗组在治疗、预防晕动病的临床疗效优于西药组。

一项样本量为 125 例的 CCT[22]。治疗组($n=63$):出发前 30 分钟～1 小时,在双侧内关穴严格消毒后行皮内针埋穴并用创可贴固定;在神阙穴、双侧翳风穴敷贴晕车贴。对照组($n=62$):出发前 30 分钟口服茶苯海明片 25mg。治疗组总有效率为 92.06%,对照组总有效率为 80.65%,两组比较有显著差异($P<0.05$)。

一项采用样本量为 18 例(54 例次实验)的内关穴体表电刺激与电针预防旋转诱发的晕动病对比研究[23]。受试者均为禁食 3 小时以上,休息 10 分钟后进入旋转装置中。开始记录胃电图 10 分钟。接着试验组 1($n=18$ 人次):内关穴表面电刺激 12 分钟。试验组 2($n=18$ 人次):针刺内关穴 12 分钟。对照组($n=18$ 人次):不采取措施。实验结束,3 组间症状评分与胃电频谱差异比较:体表电刺激与电针内关穴能明显减轻晕动病症状,与空白对照组对比有非常显著性差异($P<0.01$),内关穴体表电刺激与电针内关穴两组之间无统计学差异($P>0.05$);体表电刺激与电针内关穴能明显减轻胃节律紊乱程度,与空白对照组相比有非常显著性差异($P<0.01$),而内关穴体表电刺激与电针内关穴两组之间无显著性差异($P<0.05$)。

参考文献

[1] 刘倩,黎波,杜元灏,等.针刺远近端腧穴治疗急性腰扭伤疗效比较评价[J].辽宁中医杂志,2009,36(8):1392-1394.

[2] 符明进.按揉腧穴治疗急性腰肌扭伤200例[J].四川中医,2004,22(11):82-83.

[3] 高汉媛,魏崇莉.针刺经外奇穴治疗急性腰扭伤36例[J].甘肃中医学院学报,2006,23(2):49-50.

[4] 吴耀持,张必萌,汪崇淼,等.电针后溪穴治疗急性腰扭伤的临床观察[J].中国针灸,2007,27(1):3-5.

[5] 李骁.针刺治疗踝关节扭伤疗效观察[J].中国临床医生,2002,30(7):46.

[6] 喻坚,袁玥.新伤药冷敷针灸综合治疗踝关节扭伤疗效观察[J].海南大学学报自然科学版,1996,14(1):62-63.

[7] 李以松,何淑琴,田从豁.局部、远端取穴治疗急性踝关节扭伤的临床观察[J].针灸临床杂志,2001,17(11):19-21.

[8] 崔秀梅,盘雪梅,张雪梅,等.电针治疗对外伤性脊髓损伤患者康复的作用[J].广东医学院学报,2004,22(2):170-171.

[9] 单连美,吴锡进,杨春梅.针刺配合推拿治疗外伤性脊髓截瘫疗效观察[J].中医正骨,1999,11(9):14-15.

[10] 姚美霞,陈少兰,朱小红,等.中药加穴位针灸治疗脊椎外伤大便困难的护理研究[J].中国实用护理杂志,2005,21(9):18.

[11] 刘小芳,廖哲安,邓文华,等.应用八髎穴药物注射并膀胱功能训练改善脊髓损伤膀胱功能障碍的效果[J].中国临床康复,2005,9(25):142-143.

[12] 陈之罡,张进军,王征美,等.督脉电针治疗脊髓损伤下肢痉挛的临床观察[J].针灸临床杂志,1995,11(6):6-7.

[13] 刘佳宁,何丽彬,李英,等.高压氧舱内配合针刺治疗一氧化碳中毒迟发性脑病的临床观察[J].中国初级卫生保健,2007,21(4):82-83.

[14] 尤书德,姜学亮.中西医结合治疗一氧化碳中毒迟发性脑病痴呆状态36例疗效分析[J].实用神经疾病杂志,2005,8(5):100.

[15] 张军民,张会民.急性一氧化碳中毒迟发性脑病中西医结合治疗效果观察[J].中国实用

神经疾病杂志,2011,14(17):55-56.

[16] 柴进华,杨贤海,李继恩.背俞穴针罐疗法联合热敏灸治疗冻疮31例远期疗效观察[J]. 医学信息,2011,24(7):4577-4578.

[17] 向峰,王英,肖一宾.针刺加推拿治疗冻疮136例临床观察[J].中国针灸,2005,25(3):171-172.

[18] 何宜忠.针刺加特定电磁波(TDP)照射治疗手部冻疮疗效观察[J].四川中医,2009,27(5):125-126.

[19] 周运.针刺合并拔罐疗法治疗运动员中暑45例[J].内蒙古中医药,2010,8(22):27.

[20] 陈书文,林日可.四步针罐法治疗中暑65例疗效观察[C]// 全国针法灸法临床与科研学术研讨会暨脊柱病研究新进展论文汇编.杭州:中国针灸学会针法灸法分会,2005:133-134.

[21] 秦升,宁德春.晕痛针法防治晕动病的临床研究[J].中国中医药现代远程教育,2011,9(24):34.

[22] 杨尊求,苏华新.皮内针埋穴配合穴位敷贴治疗晕动病的临床观察[J].湖北中医杂志,2011,33(7):71.

[23] 钟恬,陈日新,田宁.内关穴体表电刺激与电针预防旋转诱发的晕动病对比研究[J].亚太传统医药,2006,18(12):60-63.

第十一章

针灸治疗肿瘤

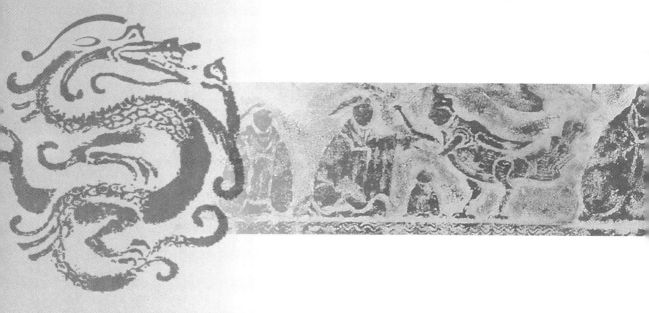

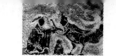

肿瘤（neoplasm）是机体器官组织的细胞在外来和内在有害因素的长期作用下所产生的一种以细胞过度增殖为主要特点的新生物，常表现为局部肿块。这种新生物与受累器官的生理需要无关，不按正常器官的规律生长，丧失正常细胞的功能，破坏了原来器官结构，有的可以转移到其他部位，危及生命。肿瘤细胞具有异常的形态、代谢和功能，常生长旺盛、持续性生长。人类发现肿瘤已有 3000 年以上历史，不仅人类患肿瘤，动植物也有肿瘤，直到 19 世纪应用显微镜后，才建立了目前肿瘤学的框架。近年来，随着科学技术的进步，肿瘤学研究有了长足的发展。尽管恶性肿瘤已成为人类致死的第 1 位或第 2 位原因，但肿瘤学的进展已使 1/3 的肿瘤患者有了根治希望。肿瘤总体上分为良性和恶性。恶性肿瘤从组织学上可以分为两类：一类由上皮细胞发生恶变的称为癌，癌的英文（cancer）汉译意为螃蟹，形象地描述了癌无限制地向外周扩散、浸润的特点；另一类是由间叶组织发生恶变的称为肉瘤。良性肿瘤是机体组织细胞发生异常增殖，呈膨胀性生长，生长速度缓慢，它仅对局部的器官组织有挤压和阻塞作用，但不破坏器官组织的结构和功能。在 ICD10 中肿瘤被归入第二章，国际疾病编号为 C00～D48。

现代研究表明，针灸治疗恶性肿瘤主要作为辅助手段，其作用为改善症状，提高机体免疫力，延长生存期，镇痛作用和减轻放化疗的副作用。文献报道，针灸主要针对肿瘤的某些症状如疼痛、发热，以及放化

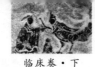
疗后的副作用如白细胞减少症、恶心、呕吐等进行治疗。另外，针灸对部分良性肿瘤有一定的治疗意义，如常用火针治疗体表部位的良性肿瘤等。

第一节　浅表性血管瘤

浅表性血管瘤是软组织中最常见的良性肿瘤，属于血管错构或血管发育不良，多为先天性，女性较多见。多发生于头、颈部，四肢及躯干次之。根据其结构分为三类，临床过程和预后各不相同。毛细血管瘤为表浅的毛细血管扩张、曲折、迂回而成，它起源于残余的胚胎成血管细胞，多发于婴儿，多为女性，大部分为错构瘤，1 年内可停止生长或消退。海绵状血管瘤一般由小静脉和脂肪组织构成，它的形态和质地均像海绵，故称为海绵状血管瘤。蔓状血管瘤由较粗的迂曲血管构成，大多数为静脉，也可有动脉或动静脉瘘，除发生于皮下和肌肉，也可侵入骨组织，范围较大。

中医学认为，本病多因血瘀凝滞，脉络阻结或气郁结聚致血管盘曲怒张而致。气为血之帅，血为气之母，气郁及血瘀均可导致脉络凝滞，气血运行不畅则形成血瘀痰凝等发生本病。

一、辨　病

(1)毛细血管瘤：多见于婴儿(约 1/3)出生时或出生后不久(1 个月之内)。出生时即可发现皮肤有红点或小红斑，逐渐长大，红色加深并且隆起；瘤体的增大速度常比婴儿发育更快，境界分明，压之可稍退色，放松后恢复红色。

(2)海绵状血管瘤：多数生长在皮下组织内，也可在肌内，少数可在骨或内脏等部位。皮下海绵状血管瘤可使局部轻微隆起，皮肤正常，或有毛细血管扩张，或呈青紫色。肿块质地软而境界不太清，有的稍有压缩性，可为钙化结节，有触痛。肌海绵状血管瘤常使肌肥大、局部下垂，在下肢者久站或多走时有发胀感。

(3)蔓状血管瘤：多见于四肢许多树枝状扩张的血管，迂回曲折呈蔓状，局部皮肤呈暗红色或蓝紫色，有时可摸到血管搏动或听到血管杂音，或可触到硬结，有明显的压缩性和膨胀性。

二、针灸治疗及选穴原则

1.治疗原则

本病以活血化瘀、散结消瘤为基本治疗原则。

2.选穴原则

选穴上根据腧穴的局部治疗作用，以病变局部阿是穴为主。治疗上选用火针或局部毫针围刺法，可带电针，尤其以火针为好。《针灸聚英》云："凡块结积之病，甚宜火针。此非万效之

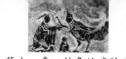

功,火针甚妙,于结块之上,须停针慢出,仍转动其针,以发出污滞。"

三、推荐针灸处方

●推荐处方

【治法】　活血化瘀,散结消瘤。

【穴位】　阿是穴。

【操作】　取病变局部,视瘤体大小确定刺激点。常规消毒,术者左手固定瘤体,右手持火针在点燃的酒精灯火上烧红,刺入瘤体 1～5mm 深,挤出血液少许,用干棉球按压针孔。每周治疗 1 次。

四、针灸疗效及影响因素

火针疗法治疗本病简单易行,见效快,治愈率高,治愈后一般不留疤痕。影响针灸疗效的因素,首先是血管瘤本身,如果体表血管瘤较小,则疗效较好;较大的血管瘤需要多次治疗,临床以体表小型的毛细血管瘤疗效最好。另外,火针操作也是影响疗效的重要因素,火针治疗时针体要烧至通红,快速准确地刺中瘤体,最后可加压包扎。在火针治疗时应注意患者体位要舒适,切忌针刺时乱动。蔓状血管瘤治疗时,要注意预防和控制大量出血。

五、针灸治疗的环节和机制

针灸治疗本病的机制主要是利用火针的高温直接灼伤瘤体组织,使其发生血栓并致无菌性炎症反应,最后结缔组织增生、纤维化,导致其萎缩、消退。

六、预　后

体表性血管瘤主要有碍于美观,对人体没有较大危害,火针治疗后效果好,因此,本病预后良好。

七、临床研究动态

一项研究回顾分析 2007 年 7 月-2010 年 12 月应用小针高频电凝治疗体表血管瘤 876 例,共 913 处病变[1]。根据病变深度选择电凝功率,一般 8～10W。一手持针灸针刺入皮肤病变,另一手持单极电凝头触碰针灸针 1～2 秒进行电凝。先沿病变周边组织进行电凝治疗,后逐渐向病变内治疗,遇到针眼出血较多时停止点刺,压迫止血。根据病变的部位及深度调整皮肤刺入深度,一般 1～3mm,针距 2～3mm,时间约 1～2 秒,可见电凝针周缘皮肤出现变白皱缩现象,血管瘤红斑随之消退或变色。若病变的范围较大,宜行分期分区治疗。913 处病变,治愈率 58.16%,显效率 30.23%,门诊随访时间 6～20 个月。108 处出现色素沉着(11.8%),

45 处出现表浅性瘢痕(4.9%),3 处出现局部感染(0.3%),未见其他不良反应及意外损伤。对于不同面积血管瘤,小针高频电凝的治疗效果有明显的差异($P=0.00$),面积越小,治愈率越高;对首次治疗血管瘤与既往治疗残余血管瘤的治疗效果有显著的差异性($P<0.05$),残余血管瘤总有效率明显高于首次治疗组;不同部位(头面颈部、躯干、四肢)皮肤血管瘤疗效无差异性($P=0.35$)。

一项样本量为 405 例的病例系列观察[2]。在 B 超或 CT 定位和引导下将铂金针插入血管瘤内,并用塑料绝缘管保护健康组织。插针的根数视血管瘤大小而定,电针之间的距离为 15mm 左右。将电针分为阴、阳极连接在电针治疗仪上进行通电治疗,常用电压为 5.0～7.0V,电流为 60～80mA,电量按血管瘤的直径每 1.0cm 给 100 库仑(C)左右。治疗中用 B 超监测到血流消失即表明治疗完成。完全治愈(CR)345 例(85.2%),部分治愈(PR)39 例(9.6%),轻度消退(MR)12 例(3.0%),无变化(NC)9 例(2.2%)。将 CR＋PR 评为有效,其有效率为 94.8%(384/405 例)。

第二节　甲状腺腺瘤

甲状腺腺瘤起源于甲状腺滤泡组织,是甲状腺最常见的甲状腺良性肿瘤。本病在全国散发性存在,于地方性甲状腺肿流行区稍多见。甲状腺腺瘤病理上可分为滤泡状腺瘤和乳头状囊性腺瘤两种。前者较常见,切面呈淡黄色或深红色,具有完整的包膜。后者较少见,特点为乳头状突起形成,多为单发结节,发展慢,病程长。

本病属中医五瘿中的"肉瘿",认为其发病多与情志有关,由于忧思郁怒,肝郁不达,脾失健运,以致气滞痰凝,痰瘀壅结颈前而成本病。

一、辨病与辨证

1. 辨病

(1)瘿囊内肿块呈圆形,表面光滑,随吞咽上下移动,无疼痛和压痛。并发出血时,肿块可迅速增大,伴有胀痛。

(2)肿块增大时,可有呼吸困难、吞咽困难、声音嘶哑等压迫症状。

(3)本病多见于青中年妇女。

(4)超声波检查及同位素扫描有助诊断。

(5)血清三碘甲状腺原胺酸(T3)、血清四碘甲状腺原胺酸(T4)及促甲状腺素(TSH)的检查可了解甲状腺功能。

2. 辨证

(1)痰热互结:颈部肿块,随吞咽动作移动,肿物表面光滑,中等硬度,咽中梗梗不舒,痰液黏稠而多,口苦咽干,胸闷,胁肋部及乳房胀满疼痛。舌红,苔黄腻,边有瘀斑,脉弦滑。

(2)痰湿凝聚:颈部粗大日久,咽中梗梗不畅,进餐时尤甚,面色㿠白,消瘦乏力,畏寒肢冷,腰膝酸软,纳谷不香,大便微溏。舌淡,苔白腻,脉沉细而涩。

二、针灸治疗及选穴原则

1.治疗原则

本病一般以理气化痰、活血散结为基本治疗原则。本病发生与情志内伤有关,治疗时应注意调节患者的精神状态。

2.选穴原则

在选穴上主要以局部穴位为主,局部围刺或用火针,再加远端适当配穴。局部围刺是取得疗效的主要环节。远端配穴可从肝经、脾经上选择。

三、推荐针灸处方

●推荐处方

【治法】　软坚散结,活血通络。

【主穴】　阿是穴、合谷、太冲、足三里、丰隆。

【配穴】　气滞痰凝,加膻中、天突、扶突;气阴两虚,加太渊、三阴交、人迎。

【操作】　患者取坐位或仰卧位,肿瘤部位以75%酒精棉球消毒后,用左手拇指将肿物固定,右手持毫针从肿物边缘向肿物中心部斜刺,根据肿物大小确定针刺与皮肤的角度为45°或15°,一般要穿透肿物。针刺时沿肿物周边分成8～10个等份,即针尖斜向中心部刺8～10针,再从肿物上向中心部刺一针,即围刺、扬刺法。或将火针在酒精灯上烧红,在肿物上点刺速出,如此反复点刺。余穴常规操作。

四、针灸疗效及影响因素

因一般认为本病的癌变率在10%左右,约20%可继发甲亢,故凡诊断确定者即应及早治疗。

1.病情

甲状腺腺瘤早期发现,瘤体小而散在,针灸治疗效果良好;如果病程长,瘤体大或伴有甲亢症状(甲状腺毒症)时称毒性腺瘤,但不伴发突眼,同位素扫描显示"热结节",这种情况下针灸治疗疗效欠佳,应待甲亢症状缓解稳定后考虑手术治疗。

2. 刺法

本病的治疗应以局部围刺或火针治疗为主,这是针灸取得疗效的关键环节。

五、针灸治疗的环节和机制

1. 促进瘤体萎缩

在瘤体上用火针烧灼可破坏腺体组织和供应血管,从而使瘤体萎缩和吸收。有研究发现,针刺对患者体温与瘤温有良性干预作用,有利于肿块的萎缩与吸收。

2. 整体调节

由于针灸具有激发或诱导体内调节系统的作用,促进体内固有的调节能力,使异常功能趋于正常化。因此,针刺可提高人体的免疫功能,促进免疫细胞的吞噬作用,调节甲状腺的代谢,从而对腺瘤的发生和发展过程产生影响。

六、预 后

甲状腺腺瘤病程缓慢,早期针灸治疗或手术切除,预后良好,可避免并发症的出现或增加,但有复发情况。本病有引起甲亢(发生率约为 20%)和恶变(发生率约为 10%)的可能,故应早期治疗,手术切除标本必须进行病理检查,以判断是否有恶变。非手术治疗主要应用于甲状腺腺瘤与炎症病变难以鉴别的多发肿块小结节,倾向或可能为良性的患者,可口服甲状腺素片。

七、临床研究动态

一项样本量为 35 例的病例系列观察[3]。针刺时针尖斜向中心部刺 8～10 针,再从肿物上向中心部刺 1 针,即围刺、扬刺法。各穴均在得气后施捻转泻法 1 分钟,留针 20 分钟。配穴外关、合谷、太冲、足三里、丰隆。除足三里穴用捻转平补平泻法外,其他穴位均施用捻转泻法,每日针刺治疗 1 次,20 天为 1 个疗程。1 个疗程后做疗效评定。针刺治疗 35 例,总有效率为 94.29%,针刺前后瘤体体积比较有显著性差异,经统计学处理,$P < 0.01$;远期疗效表明,进步及巩固率为 90.00%。

一项病例系列观察[4]。局部取穴:视结节大小,酌情针刺 3～6 针,围刺结节;近道取穴:取与甲状腺前后相对穴天柱、大杼;远道取穴:曲骨、内关。手法施提插捻转法,刺结节时,刺入一定深度后,将所有针柄捏在一起,做等幅度的提插捻转 20 分钟。刺其他穴位时,待气至后左右等幅度捻转 6 次,再上下等幅度提插 6 次,重复操作 2～4 遍即可出针。隔日针 1 次,36 次为 1 个疗程,取得较好疗效。

一项样本量为 36 例的病例系列观察[5]。针刺处方主穴取合谷、天突、水突、廉泉、内关;配穴为伴咽喉紧滞不利者,配丰隆、列缺;伴肝火盛者,配太冲、阳陵泉;伴脾虚者,配足三里;伴月经紊乱者,配关元、三阴交。施捻转平补平泻手法,留针30分钟,每日或隔日1次,每次主穴必用,配穴可根据兼症不同而灵活取1~2穴。治疗配合自拟消瘿汤,辨证加减。治疗36例,治愈9例,显效16例,有效8例,无效3例,总有效率为91.6%。本组治愈的9例患者3年随访无1例复发。

第三节　肿瘤疼痛、发热及放化疗后副反应

肿瘤疼痛系指肿瘤压迫、侵犯有关组织神经所产生的疼痛,多为持续性疼痛,是中晚期肿瘤最重要的症状之一。据统计,临床发病率达70%以上,大致分为两种,一种为局部性,可定位;另一种则为弥漫型,疼痛部位不清。肿瘤发热是指肿瘤本身引起的非感染性发热,是中晚期恶性肿瘤常见症状之一。放化疗后副反应主要表现在两个方面,即骨髓抑制和胃肠道反应。

中医学认为,肿瘤疼痛主因痰湿、瘀血阻滞经脉,不通则痛而致。肿瘤发热应属内伤发热范畴,分虚、实两端,肿瘤阻碍气血运行,进而使气机郁滞而化热,其为机体正气奋起与邪争的表现;肿瘤损伤机体正气,产生气血阴阳虚衰,从而引起虚性发热。放化疗属于中医"热"、"毒"范畴,癌肿患者正气已亏,若再经受放化疗后,更致体内"热邪"、"大毒"内聚,耗气血,伤脏腑,并致脏器功能受损。其中,放疗的毒副反应以"热毒"伤阴耗气,并损伤脏器局部黏膜为最;而化疗因于"药毒"随血直入脏腑,既损气血,更伤脏腑及其功能,而以脾胃、肠道和肝肾损害为著。

一、辨　病

(1)有原发的恶性肿瘤,出现发热或病变部位的疼痛症状。

(2)在放化疗后出现胃肠道反应,包括食欲下降、恶心呕吐、腹胀腹泻等症状;骨髓抑制包括白细胞减少、贫血、血小板减少等。

二、针灸治疗及选穴原则

1.治疗原则

肿瘤应以扶正祛邪、活血化瘀为基本治疗原则。疼痛者,安神化瘀,通络止痛;发热者应扶正清热。放化疗后胃肠道副反应者,和胃降逆,健脾益气;骨髓抑制者,益气养血,补肾填精。

2.选穴原则

(1)局部选穴:肿瘤出现的疼痛应以局部阿是穴(压痛点、痛点)为主,兼配相关脏腑的背俞穴,如肺癌加肺俞,胃癌加胃俞;也可选百会、神门等安神穴位。

（2）肿瘤发热常选多气多血的阳明经穴：如曲池、合谷、足三里、内庭等；可选督脉之大椎；也可选足少阴经的复溜、太溪等。选穴时要注意扶正与清热穴的配合应用。

（3）肿瘤放化疗后出现的胃肠道反应：可选胃之募穴、下合穴中脘、足三里、大肠募穴天枢，以及以止呕为特点的内关等穴。

（4）肿瘤放化疗后骨髓抑制：应选具有强壮补益及生血化精之穴，如气海、关元、膏肓、悬钟、足三里、肾俞等；血会膈俞具有补血作用，也为常用穴。另外，研究发现督脉的大椎穴用灸法也有较好的促进骨髓造血的作用。

三、推荐针灸处方

1. 肿瘤疼痛

【治法】 活血祛瘀，通络止痛。

【主穴】 阿是穴、神门。

【配穴】 选相应的背俞穴，如肺癌加肺俞，胃癌加胃俞等。

【操作】 在疼痛部位选取 3~5 个压痛最明显的点作为针刺治疗点，针刺点可随着疼痛部位的变化而调整，每次治疗都选择最明显的压痛点，采用提插和捻转相结合的平补平泻法。可用电针。

2. 肿瘤发热

【治法】 扶正清热。

【主穴】 关元、曲池、合谷、足三里。

【配穴】 实性发热，加大椎、内庭；虚性发热，加复溜、膈俞。

【操作】 足三里以补法为主，亦可用灸法。余穴常规操作。

3. 放化疗后胃肠道反应

【治法】 和胃降逆，健脾益气。

【主穴】 中脘、天枢、内关、足三里。

【配穴】 食欲下降，加胃俞、脾俞；腹泻，加脾俞、神阙；口腔咽喉反应，加列缺、照海、廉泉。

【操作】 神阙用灸法。余穴常规操作。

4. 放化疗后骨髓抑制

【治法】 益气养血，补肾填精。

【穴位】 气海、膈俞、脾俞、肾俞、大椎、足三里、悬钟。

【操作】 针刺以补法为主，手法宜轻，或加用温针灸。

四、针灸疗效及影响因素

针灸治疗肿瘤疼痛、发热及放化疗后副反应有一定疗效,但对于肿瘤本身,针灸只作为一种辅助治疗方法,在提高患者生活质量、延长生存期方面有一定意义。

五、针灸治疗的环节和机制

1. 针灸对免疫反应的影响

针灸对免疫反应的影响,主要是对白细胞吞噬作用及抗体形成具有提升 IgA、IgM 的作用,使白细胞总数上升。针刺可能通过神经-体液调节,增强机体自身的生理性防御免疫水平,可促进分泌血管活性物质,调节骨髓内压力,增加骨髓血流量,促进白细胞生成、释放和分布。针灸可增加外周血白细胞的数量,且以中性粒细胞数增加较明显,可能与减轻白细胞的破坏有关。

2. 针灸的镇痛机制

针刺可对痛信号传导抑制,针刺刺激了许多感受器、神经末梢和神经干,神经冲动沿外周神经传至脊髓,再传到大脑,在到达大脑皮层形成感觉的整个过程中,以及在中枢神经系统的许多水平中,与痛觉冲动彼此以一定的方式相互作用,激活了某些镇痛机制,使之对痛觉信号的传递产生抑制效应,从而产生了镇痛作用。另一方面针刺对中枢神经递质产生影响,促进了脑内 5-HT 的合成和利用,激发了 5-HT 神经元的活动,并通过下行(可能还有上行)途径抑制痛觉信号的传递,产生镇痛作用。针刺还促使脑内乙酰胆碱合成和释放,提高了镇痛效应。另外,针刺可调节自主神经系统的功能,起到镇静作用。

3. 针灸对体温的影响

针刺可调节体温中枢,当机体在致热源作用下引起体温调节中枢功能障碍,使机体产热和散热过程失去平衡,体温升高超出正常范围时,针刺可通过神经的传导通路到达大脑皮层,促使大脑皮层和下丘脑的神经元活动加强,反射性调节中枢神经系统,使体温调节中枢的应激性增强,体温调定点下移,从而达到降温的目的。

4. 针灸对自主神经功能的调节

针灸治疗恶心呕吐是通过对自主神经兴奋的调节,进而调整胃肠运动状态发挥作用的。呕吐发生的传入冲动只要是通过自主神经系统,无论是交感神经还是副交感神经,皆有异常兴奋症状。大量研究表明,针灸对机体自主神经功能具有双向调节的作用,对恶心呕吐的治疗也是通过抑制异常兴奋的自主神经功能状态而实现的,针灸刺激穴位区的感受器和传入神经,引起的神经冲动沿着脊髓传至呕吐中枢,抑制了呕吐中枢的异常放电,再通过传出神经对呕吐过程进行调节。亦可直接循血液传入中枢神经系统的呕吐中枢,通过迷走神经、交感神经、膈神经及支配咽喉的脊神经引起恶心、呕吐。此外,针灸可以调节胃肠道功能和保护胃黏膜,降低药物对胃的毒性刺激作用,缓解胃部不适的症状。

六、预　后

放化疗患者应均衡营养,摄入高热量、高蛋白、富含膳食纤维的各类营养素,多饮水,多进食水果、蔬菜。忌辛辣、油腻等刺激性食物及煎烤、腌制、霉变食物。

负面情绪对机体免疫系统有抑制作用,可促进肿瘤的发生和发展,故肿瘤患者应保持乐观开朗的心境,避免情绪刺激,积极配合治疗,应早期进行功能锻炼,以利用功能重建提高自理能力。

七、临床研究动态

一项样本量为 120 例肝癌疼痛的 CCT[6]。试验组($n=80$):毫针刺,距天应穴左侧 30～40mm,胁肋部疼痛者平行于肋,肋下疼痛者平行于皮肤纹理,与皮肤成 15°夹角进针于皮下,进针长度 60mm,采用齐刺法,并排埋 3 根针,中间一根稍前 5mm,旁边两根针与中间一根针成夹角均约为 10°,3 根针横穿痛区,在远端成会合之势,但不相交,旁边进针点与中间进针点的距离均约 10mm,针柄用胶布固定于皮肤上,每晚针刺 1 次,留针 12 小时,留针期间患者生活能自理。对照组($n=40$):采用药物美菲康 30mg,口服,每晚 1 次。结果显示,治疗组总有效率为 96.12%,对照组为 68.13%,$P<0.05$,说明齐刺留针法镇痛效果明显优于对照组。

一项样本量为 50 例肺癌的 CCT[7]。试验组($n=25$):针刺取太渊、足三里、内关,以提插结合捻转补泻手法为主,虚证用补法,本虚标实者用平补平泻法。从化疗开始之日起,隔日针灸 1 次,连续 10 次为 1 个疗程,一般观察两个疗程结束;同时穴位敷贴,选大椎、肺俞,敷贴药物阴虚用扶正 I 号(麦冬、熟地、红花、丁香、冰片等),气虚用扶正 II 号(黄芪、党参、白术、川芎、冰片等),阳虚用扶正 III 号(肉桂、黄芪、半夏、土茯苓、䗪虫等),需用皮肤发泡时酌加斑蝥粉,贴敷方法按常规处理。对照组($n=25$):选择常规化疗。治疗前后分别检测淋巴细胞转化率、NK 细胞活性、郎格罕氏细胞(LC)密度等。治疗后针灸组的淋转率较治疗前明显提高($P<0.001$),且明显高于化疗组($P<0.001$),其值接近正常水平($P>0.005$)。针灸组的 NK 细胞活性不仅较治疗前有明显提高($P<0.01$),而且明显高于化疗组($P<0.01$),其值接近正常人水平($P<0.05$),而化疗组的 NK 细胞活性无任何提高。治疗后患者 LC 密度明显较治疗前提高($P<0.01$),形态上细胞树枝状突起增多,并连接成网状,分布均匀,NK 细胞活性也较治疗前明显提高($P<0.01$)。

一项样本量为 80 例癌症患者的 RCT[8]。两组患者不同病种,选用不同含以顺铂为主的方案化疗。每次化疗前 30 分钟应用盐酸格拉司琼、地塞米松治疗基础上,治疗组($n=40$)针刺内关、足三里穴治疗,对照组($n=40$)不予其他处理。观察其进食情况、恶心呕吐情况及两组体重和卡氏评分情况变化。治疗后进食情况比较:食欲如常及进少量固体食者,试验组分别为 55.0%(22/40),27.5%(11/40);对照组分别为 37.5%(15/40),22.5%(9/40)。进食流质者,试验组为 15.0%(6/40),对照组为 40.0%(16/40)。全部无发现未能进食患者。两组比较有显著性差异($P<0.05$)。恶心、呕吐情况比较:试验组 0 度 21 例(52.5%),Ⅰ度 11 例(27.5%),Ⅱ度 6 例(15.0%),Ⅲ度 2 例(5.0%);CR 21 例(52.5%),PR 11 例(27.5%),总有效率为 80.0%,完全控制率为 52.5%,止呕缓解时间平均(6.30±1.84)小时。对照组 0 度 15 例(37.5%),Ⅰ度 9 例(22.5%),Ⅱ度 8 例(20.0%),Ⅲ度 5 例(12.5%),Ⅳ度 3 例(7.5%);CR 15 例(37.5%),PR 9 例(22.5%),总有效率为 60.0%,完全控制率为 37.5%,止呕缓解时间平均(3.40±0.87)小时,两组比较有显著性差异($P<0.05$)。两组体重和卡氏评分情况比较,试验组治疗后体重比治疗前增加($P<0.05$),对照组治疗前后比较差异无显著性($P>0.05$);治疗组治疗后卡氏评分比治疗前增加,差异有显著性($P<0.05$),对照组治疗前后无变化。两组治疗后卡氏评分比较,差异有显著性($P<0.05$)。副作用试验组腹胀 2 例(5.0%),腹泻 3 例(7.5%),便秘 4 例(10.0%),头痛 3 例(7.5%);对照组腹胀 9 例(22.5%),腹泻 8 例(20.0%),便秘 11 例(27.5%),头痛 7 例(17.5%),两组比较有显著性差异($P<0.05$)。

Gary Deng 等的一项样本量为 72 例的 CCT[9]。纳入乳腺癌导致潮热患者,试验组干预措施为毫针常规针刺,取穴大椎、风池、肺俞;对照组干预措施为假针刺,穴位附近浅表针刺。结果显示:治疗后,针刺组乳腺癌每日潮热由 8.7 次下降到 6.2 次;假针刺组则由 10.0 次降至 7.6 次。治疗第 6 周,针刺组潮热为假针刺组的 0.8 倍,但无统计学意义($P=0.3$)。试验 6 个月,仍然维持潮热发生的低频率状态。结论:针刺可减少乳腺癌患者潮热的发生频率。

Ezzo J M 等于 2008 年完成了一项针灸刺激治疗化疗后恶心呕吐的系统评价(A 级证据)[10]。纳入的研究文献数量为 11 篇,纳入研究人数为 1247 人。研究目的是评价针灸治疗化疗后恶心呕吐的疗效,主要评价了针灸加或不加止吐药与空白对照之间的对比结果。研究结果显示,针灸可降低急性呕吐的发生,RR=0.82,95%CI(0.69,0.99),$P=0.04$,但对于非急性呕吐和定时呕吐并无对照;毫针可降低部分急性呕吐的发生,RR=0.74,95%CI(0.58,0.94),$P=0.01$,但对急性呕吐无研究;电针可降低部分急性呕吐的发生,RR=0.76,95%CI(0.60,0.97),$P=0.02$,但对定时出现的症状无研究;穴位按压对恶心有疗效,SMD=-0.19,95%CI(-0.37,-0.01),$P=0.04$。研究结论:针灸治疗化疗后恶心呕吐有生物学疗效,其中电针治疗急性呕吐有益,但合并止吐药治疗难治性症状需要进一步研究,患者自行穴位按压对急性恶心并无空白对照,但有保护性作用。

David Alimi 等的一项样本量为 90 例的 CCT(C 级证据)[11]。试验组干预措施为耳针常规针刺;对照组Ⅰ干预措施为安慰对照非穴位耳针针刺;对照组Ⅱ干预措施为安慰对照非穴位耳穴贴压。结果显示:治疗 1 个月后,3 组疼痛评分无显著性差异。治疗 2 个月后,针刺组的疼痛强度下降 36%,安慰对照组的变化轻微(2%),组间比较有统计学意义($P<0.0001$)。结论:针刺对于缓解癌症(不愿意接受止痛药物)疼痛确实有一定的效果。

一项样本量为 84 例恶性肿瘤化疗后白细胞减少的 CCT[12]。试验组（$n=51$）：选择双下肢内庭穴及足三里穴，用升白仪进行体表穴位电刺激治疗，频率 35～45Hz，电压 30～90V，每日 1 次，每次 40 分钟，连续 8 天。对照组（$n=33$）：维生素 $B_4$10mg，每日 3 次；鲨肝醇 50mg，每日 3 次。两组比较有统计学意义，试验组优于对照组。

参考文献

[1] 陈石海,吴伟民,于海生,等.小针高频电凝在体表血管瘤治疗中的临床应用[J].中国美容医学,2011,20(4):624-627.

[2] 张伟,辛育龄,赵洪昌.电针治疗颌面部血管瘤的疗效观察[J].中国中西医结合杂志,2003,23(5):341-343.

[3] 远慧茹,卞金玲,郑健刚,等.针刺治疗甲状腺腺瘤 35 例临床观察[J].中国针灸,2000,20(8):453-454.

[4] 张耀华.针刺治疗甲状腺良性结节的临床体会[J].中国针灸,1996,16(2):23-24.

[5] 崔贤.自拟消瘿汤配合针刺治疗甲状腺腺瘤 36 例临床观察[J].医学信息,2011,24(3):1351-1352.

[6] 孙亚林,于连荣.齐刺留针法治疗肝癌疼痛 80 例疗效观察[J].中国针灸,2000(4):211-212.

[7] 陈良良,解光尧,江克文,等.针灸对肺癌患者的免疫调节作用[J].中国针灸,1997(4):197-199.

[8] 黄智芬,施智严,黎汉忠,等.针刺内关足三里穴防治顺铂等化疗所致消化道反应疗效观察[J].辽宁中医杂志,2008,35(6):917-919.

[9] Gary Deng, Andrew J Vickers, K Simon Yeung. Randomized, controlled trial of acupuncture for the treatment of hot flashes in breast cancer patients[J]. J Clin Oncol, 2007,35(25):5584-5590.

[10] Ezzo J M, Richardson M A, Vickers A, et al. Acupuncture-point stimulation for chemotherapy-induced nausea or vomiting (Review)[J]. Cochrane Database SystReview, 2006, 19(2):CD002285.

[11] David Alimi, Carole Rubino,Simon Yeung. Analgesic effect of auricular acupuncture for cancer pain:a randomized, blinded, controlled trial[J]. Journal of Clinical Oncology, 2003,21(22):4120-4126.

[12] 段萍,吕永麟,叶国瑜,等.穴位电刺激法治疗恶性肿瘤化疗后白细胞降低[J].四川中医,2001,19(10):63-64.

第十二章

针灸治疗血液及造血器官病症

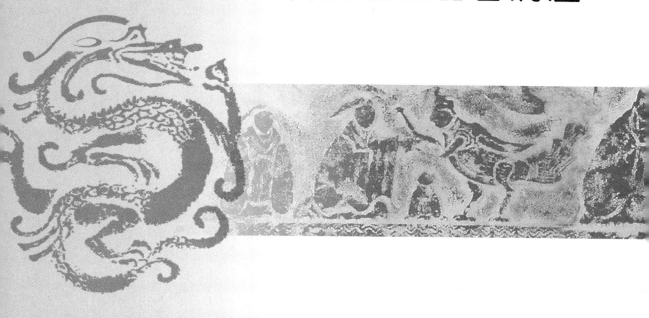

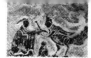

血液及造血器官病（diseases of the blood and blood-forming organs）是各种因素所致的以血液、造血器官及出凝血机制等的病理变化为主要表现特征的各种疾病,在世界卫生组织制定的 ICD10 中,本章为第三章,称为血液及造血器官疾病和某些涉及免疫机制的疾患,编号为 D50～D89,相对而言本系统的针灸病谱比较少。

现代研究表明,灸法可以促使血色素偏低者特别是贫血患者加速恢复正常,能使白细胞数量增加,在化脓灸时,这种效果与化脓的程度呈明显的正相关。针刺可能通过神经-体液调节,增强机体自身的生理性防御免疫水平,可促进分泌血管活性物质,调节骨髓内压力,增加骨髓血流量,促进白细胞生成、释放和分布。针灸可增加外周血的白细胞数量,且以中性粒细胞数增加较明显,可能与减轻白细胞的破坏有关。研究还发现,艾灸对白细胞的作用,并非是单向升高或降低,而是呈现良性的双向性调节,使其恢复正常范围。灸法还可使加速的血沉恢复正常。针灸对纤维蛋白原和纤维蛋白降解产物有调节作用,提示针灸有降低血液凝集的作用,而对于血小板减少者,针灸可提高血小板的数量,具有止血作用。总之,针灸对血液的生成有一定促进作用,对血细胞数量异常有一定的调节作用,这些可能是针灸治疗血液和造血器官疾病的科学基础。

针灸病谱研究表明,针灸治疗的血液及造血器官病症有 5 种,包括

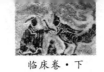

白细胞减少症、血小板减少性紫癜、变应性紫癜、再生障碍性贫血及营养性贫血。本章主要介绍临床常见的2种病的针灸治疗方法。

第一节　营养性贫血

贫血是指周围血液单位容积内红细胞数、血红蛋白量及(或)血细胞比容低于正常状态,一般以血红蛋白量低于正常参考值95%下限作为诊断标准(成年男性血红蛋白<120g/L,成年女性血红蛋白<110g/L,妊娠妇女血红蛋白<100g/L)。按程度不同可分为轻度贫血(血红蛋白在90g/L与正常参考值下限之间)、中度贫血(血红蛋白在60~90g/L)、重度贫血(血红蛋白在30~60g/L)、极重度贫血(血红蛋白<30g/L)。临床常见有营养不良性贫血、缺铁性贫血、溶血性贫血、再生障碍性贫血等,本节主要介绍营养性贫血,其他类型的贫血可参照本节治疗。

本病归属于中医学的"虚劳"、"血虚"、"黄胖病"等范畴。中医学认为,本病主要责之于脾胃,所谓"饮食入胃,中焦受气取汁,变化而赤是为血",由于饮食中营养物质的缺乏,或脾胃失于健运而使气血生化无源;另外,精血同源,肾生髓藏精,肾气不足则生髓藏精的功能受损,精不足也可导致血虚。多种失血致血液损耗过多、妊娠、儿童生长期、诸虫症、毒性理化因素殃及诸脏虚损等也可致血虚。

一、辨病与辨证

1.辨病

(1)营养性巨幼细胞贫血:临床表现主要为贫血和消化道功能紊乱,维生素 B_{12} 缺乏引起者还有神经系统症状。

①贫血症状:虚弱无力,易疲劳,头晕,活动时心悸、气短,皮肤及黏膜苍白,可有轻微黄染,重者可发生心衰。

②消化系统症状:食欲不振、恶心、呕吐、腹泻、腹胀及其他消化不良等症状。病情迁延较长者,舌面乳头萎缩、光滑,出现"镜面舌"。

③神经系统症状:维生素 B_{12} 缺乏导致的脊髓后、侧索周围神经受损所致,表现为乏力、手足对称性麻木、感觉障碍、下肢步态不稳、行走困难;小儿及老年人常表现为脑部受损后的精神异常、无欲、抑郁、嗜睡以及精神错乱;单独叶酸缺乏者无神经系统症状,多表现为精神症状。

(2)缺铁性贫血:是体内铁的储存不能满足正常红细胞生成的需要而发生的贫血。形态学表现为小细胞低色素性贫血。

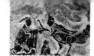

①贫血表现:头晕、头痛、面色苍白、乏力、易倦、心悸、活动后气短、眼花及耳鸣等,症状和贫血严重程度相关。

②组织缺铁表现:儿童、青少年发育迟缓、体重下降、智商低、容易兴奋、注意力不集中、烦躁、易怒或淡漠、异食癖和吞咽困难。

③小儿可有神经精神系统异常。

2. 辨证

(1)心脾两虚:面色无华,头晕眼花,心悸气短,疲乏无力,食欲不振,腹胀恶心,舌淡,脉细等为主症,兼面色苍白,舌胖而淡,脉濡细。

(2)脾胃虚弱:面色萎黄或淡白,纳少便溏。舌质淡,苔薄腻,脉细弱。

(3)脾肾阳虚:少气懒言,畏寒肢冷,自汗,腰酸腿软,遗精阳痿,月经不调。舌胖大而淡,苔薄白,脉沉细。

(4)肾阴亏虚:两颧潮红,腰膝酸软,咽干喉燥,低热盗汗,五心烦热,失眠。舌质红,苔少,脉弦细。

二、针灸治疗及选穴原则

1. 治疗原则

贫血以虚为本,补虚为治疗贫血的关键。因此,本病以益气、健脾、生血为基本治疗原则。

2. 选穴原则

根据中医理论,肝藏血,脾主运化,胃主受纳水谷,血为水谷精微所化生,因此常选肝俞、脾俞、胃俞、血海、足三里、三阴交等。由于膈俞为血会之穴,故常选用。

3. 穴位注射

取穴血海、膈俞、脾俞、足三里。可用当归注射液或黄芪注射液,每穴 0.5mL;或维生素 B_{12} 注射液,每穴 $100\mu g$。

4. 穴位埋线

取穴血海、肾俞、脾俞。用羊肠线埋藏。每月 2 次。《针灸集成》:"虚劳羸瘦……昆仑、肾俞(年壮)、照海、绝骨。"

三、推荐针灸处方

●推荐处方

【治法】　健脾益肾,调养气血。

【主穴】 脾俞、肾俞、膈俞、心俞、气海、血海、足三里、悬钟。

【配穴】 心脾两虚,加劳宫、三阴交;脾胃虚弱,加胃俞、三阴交;脾肾阳虚,加命门、膏肓俞;肾阴亏虚,加太溪、三阴交。头晕,加百会;心悸,加内关;纳差,加中脘;潮热盗汗,五心烦热,加太溪、复溜;遗精阳痿,加关元、志室;月经不调,加关元、三阴交、隐白。

【操作】 背俞穴可用灸法。余穴常规操作。

四、针灸疗效及影响因素

1. 病因

贫血是一种综合征,不是一种疾病,是某些疾病的共同症状,其治疗原则首先是明确和祛除病因,造成贫血的基本疾病的严重性远远超过贫血本身。针灸有较好的改善贫血症状的作用,但必须首先明确病因,在针灸治疗的同时采取针对性治疗。如缺铁性贫血应适当补充铁剂,营养不良性贫血则补充营养,出血性疾病应及时止血等。

2. 类型

贫血的类型决定贫血的疗效,导致贫血的病因是可以纠正或去除的。一般而言,针灸的疗效相对较好。

3. 程度

对病因明确且可以纠正的贫血,贫血的程度越轻疗效越好,对于中、重度贫血应采取综合治疗措施,必要时可予以输血。

五、针灸治疗的环节和机制

现代研究表明,灸法可以促使血色素偏低者,特别是贫血患者加速恢复正常。有研究表明,针刺可增加血小板数量,有促进骨髓巨核细胞成熟,恢复造血系统功能的作用。针刺足三里穴位后可提高血清中集落刺激因子的含量和活性,促进骨髓造血干细胞的分裂增殖。

六、预 后

治疗贫血的效果,大部分决定于病因的性质及其是否可以根除。如果病因是可以彻底消除或纠正的,贫血也可得到治愈。如果贫血的原因虽已查明,但基本疾病的治疗难以奏效,则贫血亦难根除,只能采取对症治疗。营养缺乏引起的某些造血原料不足而发生的贫血,如缺铁性贫血、叶酸或维生素 B_{12} 缺乏引起的巨幼细胞贫血,分别用铁剂、叶酸或维生素 B_{12} 治疗,效果良好,一般可以治愈。其他因素,如多次妊娠、哺乳、偏食、长期食欲不振、慢性腹泻等所导致的

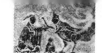

贫血,预后不好且易复发。控制感染或炎症,内分泌病经替代治疗后,贫血也能减轻或得到纠正,但是慢性疾病导致的继发性贫血,由于基本疾病的疗效很差。药物诱发的溶血性贫血和铁粒幼细胞性贫血,在患者停止与药物接触之后,贫血大多能较快或逐渐减轻以至消失。但某些药物或毒物所引起的再生障碍性贫血,即使病因明确,患者亦未继续接触,但由于骨髓的造血组织已受到严重的损伤破坏,患者亦很难恢复或治愈。

七、临床研究动态

一项样本量为 90 例的 CCT[1]。试验组($n=45$):针刺取穴,主穴用脾俞、肾俞、膈俞、足三里、三阴交。血虚心悸加神门、内关,脾胃虚弱加中脘、关元、胃俞,血枯经闭加肝俞、关元、血海。每日针刺 1 次,10 次为 1 个疗程,间隔 2～3 天,行下一疗程,同时服用中药协定补血方(炙黄芪 30g,党参、熟地黄各 15g,当归、白术、女贞子、杞子、阿胶珠各 10g,川芎、炙甘草各 6g,鹿茸 3g),每日 1 剂,每日 2 次用文火煎后取汁温服,以针刺治疗 2 个疗程后同时停服中药。对照组($n=45$):单服治疗组相同中药,服药方法、时间、疗程与治疗组相同。两组患者在治疗过程中停用其他药物和方法。针刺并用中药治疗组的总有效率为 93.4%,明显高于单服中药对照组的 68.9%,经统计学处理,$P<0.05$,有显著性差异。此外,针药并用组的显效率也明显高于中药组。

一项样本量为 20 例的临床对照试验[2]。试验组($n=10$):单纯用指针疗法进行治疗,选取具有通经活络、补气生血和祛风作用的穴位(血海、鱼际、足三里、大椎、印堂)及其他阿是穴。每日 1 次,3 个月为 1 个疗程,可连续治疗数个疗程。对照组($n=10$):以雄性激素为主药,辅以肌苷、利血生等,连续治疗 3 个月以上。对照组的病例全部为自体对照病例。疗程中均需同时给予输血治疗。疗效观察以血象变化为依据,试验组疗效出现时间最早 1 月,最迟 5 月。指针组 10 例中,基本治愈 3 例(30%),缓解 1 例(10%),进步 3 例(30%),无效 3 例(30%),总有效率为 70%。

一项样本量为 40 例的 CCT 纳入再生障碍性贫血患者[3]。对照组($n=20$):以雄性激素药物为主,连续治疗 3 个月以上。治疗组($n=20$):用针灸治疗,选取印堂、血海、鱼际、大椎,每日 1 次,3 个月为 1 疗程。治疗组基本治愈 5 例,占 25%;显效 7 例,占 35%;有效 6 例,占 30%;无效 2 例,占 10%;总有效率为 90%。对照组基本治愈 2 例,占 10%;显效 6 例,占 30%;有效 7 例,占 35%;无效 5 例,占 25%;总有效率为 75%。针灸治疗优于单纯药物治疗。

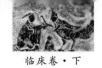

第二节 白细胞减少症

白细胞减少症(leukopenia)是指外周血白细胞持续低于 $4.0×10^9/L$ 者,可分为原发性和继发性两类,原发性是指尚找不到病因者;继发性多由理化因素、感染以及相关疾病所致,通过人体变态反应和对造血细胞的直接毒性作用,或抑制骨髓的造血功能,或破坏周围血液的白细胞而引起。白细胞减少通常是因中性粒细胞减少引起,大多数表现为中性粒细胞比例的降低。本病多为慢性发病,甚至不表现任何临床症状,只在检查血常规时才发现异常,多发生于青壮年。平时患者常有神疲乏力、头晕目眩、腰膝酸软、失眠多梦、心悸怔忡、低热恶寒等。临床上各类中性粒细胞减少症主要包括:①感染相关性中性粒细胞减少症,病毒感染是粒细胞减少的常见原因,其他病原体如细菌、原虫、立克次体等感染也可引起。②药物相关性中性粒细胞减少是骨髓造血能力下降的最常见原因,在美国有 72% 的粒细胞缺乏症与应用药物治疗有关。③慢性特发性中性粒细胞减少是一类原因不明的慢性中性粒细胞减少症,病程超过 3 个月以上,任何年龄均可发病,以成年女性多见。④甲状腺功能亢进合并粒细胞减少临床十分常见,其中近 1/3 的患者粒细胞减少出现在甲状腺功能亢进之前,也可同时发生或出现在甲亢之后,尤其是出现在抗甲状腺药物治疗之后。⑤免疫性中性粒细胞减少、遗传性、先天性粒细胞减少症。

白细胞减少症属中医学"虚劳"、"虚损"、"热病"等范畴,多因脾胃气虚,气血生化无源,不能化血生精,益肾生髓,致使精血不足,肌体失养所致。本病以本虚为主,由心、脾、肝、肾亏损所致,与脾、肾关系最为密切。"血者,水谷之精也,生化于脾",若脾虚则血之生化无源。肾主骨,藏精生髓,血为精所化,若肾虚则髓不得满,血不能化。另外,血瘀在本病的发病中也有重要作用。

一、辨病与辨证

1. 辨病

外周血中性粒细胞绝对值在成人低于 $2.0×10^9/L$,$10～14$ 岁儿童低于 $1.8×10^9/L$,10 岁以下儿童低于 $1.5×10^9/L$,为中性粒细胞减少。按其减少程度可分为轻度$(1.0～1.95)×10^9/L$、中度$(0.5～0.9)×10^9/L$ 和重度$(<0.5×10^9/L)$,重度减少也称粒细胞缺乏。中性粒细胞减少的临床表现常随其减少程度和发病原因而异。除原发病和感染的表现外,中性粒细胞减少本身的症状往往不具有特异性,可见头晕、乏力、食欲不振等。骨髓象除粒系可有左移

或核分叶过多外,其余多无变化。

(1)慢性特发性中性粒细胞减少:中性粒细胞轻度减少者多见,无明确诱因,患者一般情况良好,只有少数患者引起感染,又称为原发性白细胞减少症。

(2)继发性白细胞减少症:常由感染、药物、甲状腺功能亢进及放疗等诱发,病因明确。

2. 辨证

(1)虚证:全身乏力,反复外感经久不愈,低热恶寒,咽干咽痛,周身不适,失眠盗汗,五心烦热,舌红,苔薄,脉细数,为气阴两虚;心悸气短,身倦乏力,头晕失眠,纳呆便溏,面色不华,舌淡,苔薄白,边有齿痕,脉沉细无力,为心脾两虚;头晕耳鸣,腰膝酸软,手足心热,失眠多梦,遗精早泄,舌红,脉细数,为肝肾阴虚;面色㿠白,精神萎靡,畏寒肢冷,少气懒言,腰膝酸软,舌体胖大,舌淡苔白,边有齿痕,脉沉细无力,为脾肾阳虚。

(2)实证:面色晦暗,肢体麻木,周身疼痛,肌肤甲错,腹内包块,舌质暗淡或紫暗,苔薄白,脉细涩,为气滞血瘀;高热不退,面赤咽痛,口渴引饮,乏力头晕,舌质红绛,苔黄腻,脉滑数,为外感温热。

二、针灸治疗及选穴原则

1. 治疗原则

本病以补肾健脾、益气生血为主要基本治疗治则。

2. 选穴原则

在选穴上可根据脾统血、为气血生化之源,脾胃相表里,肾生髓、为一身阴阳之本等理论进行选穴。由于本病属虚证,因此可选补益作用较强的穴位。具体选穴原则如下。

(1)选择具有补气生血的穴位:如关元、气海、胃俞、脾俞、足三里、悬钟、肾俞、命门、膏肓等穴。

(2)辨证选穴:心脾两虚,选心俞、脾俞、足三里、三阴交、神门等;气阴两虚,选气海、关元、三阴交、太溪等;肝肾阴虚,选肝俞、肾俞、曲泉、太溪、水泉、照海、三阴交等;脾肾阳虚,选脾俞、肾俞、气海、命门、膏肓、足三里、神阙等。

3. 隔姜灸法和穴位贴敷法

可选用隔姜灸法、穴位贴敷法。选大椎、膈俞、胃俞、肾俞,每穴置生姜1片(直径2～3cm,厚0.3cm),上放一点燃艾炷(直径1.5cm,高2cm),至患者有烧灼感时易炷再灸,每穴灸3壮。或选中脘、血海、脾俞、胃俞、肝俞、足三里,取红参15克,补骨脂、当归、红花各10克,干姜、血竭各6克,共为细末,以生理盐水搅拌成泥膏状,取适量置于穴位,以胶布固定。

三、推荐针灸处方

●推荐处方 1

【治法】 健脾益肾,补气生血。

【主穴】 气海、膏肓、大椎、膈俞、脾俞、肾俞、足三里。

【配穴】 气血不足,加关元、三阴交;心脾两虚,加心俞、三阴交;肝肾阴虚,加肝俞、三阴交;脾肾阳虚,加关元、命门;气滞血瘀,加合谷、太冲;外感温热,加合谷、曲池。

【操作】 膏肓、大椎以灸治为主,每次重灸 30 分钟以上。脾肾阳虚加灸法,余穴常规操作。

●推荐处方 2

【治法】 温补阳气,健脾生血。

【穴位】 大椎、命门、足三里、三阴交。

【操作】 大椎、命门重灸,每次灸 20～30 分钟。余穴常规操作。

四、针灸疗效及影响因素

1. 病因

白细胞减少症可分为原发性和继发性,一般而言,针灸对原发性疗效优于继发性。对于继发性白细胞减少症,药物引起者停药后针灸疗效最佳;放化疗所致者,停止放化疗后针灸升白细胞的疗效较好;感染因素所致者,针灸也有较好疗效;某些疾病所引起者,如脾功能亢进、全身性红斑狼疮等所致者针灸疗效差。另外,单纯性白细胞减少症不伴有粒细胞减少者,针灸疗效优于伴有粒细胞减少者。

2. 患者的自身状态

对针灸作用比较敏感者,针灸升白作用比较好。另外,临床发现白细胞减少症患者,针灸对免疫指标与正常值相差较大者更为明显。有研究认为,白细胞在 2.0×10^9/L 以下时针灸的疗效不及在此水平以上者。

3. 刺灸法

有研究认为,艾灸的升白作用明显优于针刺,这可能与艾灸调节免疫功能较强有关。每天针刺 2 次的效果优于 1 次;1 次重剂量施灸的效果优于间断性弱灸的效果。

五、针灸治疗的环节和机制

针刺可能通过神经-体液调节,增强机体自身的生理性防御免疫水平,促进分泌血管活性

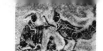

物质,调节骨髓内压力,增加骨髓血流量,促进白细胞生成、释放和分布。针灸可增加外周血的白细胞的数量,且以中性粒细胞数增加较明显,可能与减轻白细胞的破坏有关。

六、预后

因白细胞减少,患者易发生感染性疾病。若白细胞减少为严重感染所致,则为急性起病,表现为高热畏寒、周身酸楚,感染部位常呈迅速进行性坏死,预后不良。继发性白细胞减少如能及时发现,去除病因,采用适当措施,多能恢复。原因不名慢性白细胞减少症,病性也多为良性,但应认真检查,排除其他疾病。循环池内白细胞减少者对机体亦无影响。在再生障碍性贫血、低增生性白血病、肿瘤化疗等原因导致的骨髓造血功能受抑者,预后与原发病的治疗有关。由于白细胞减少症患者免疫功能低下,要注意气候的变化,及时增减衣被,防止感受外邪而发病。平素慎重接触可能引起骨髓抑制的各种理化因素(放射线、烷化剂等),避免过度劳累。

七、临床研究动态

一项样本量为 221 例的多中心 RCT[4]。试验组($n=113$):隔姜灸组。对照组($n=108$):口服中成药参芪片。结局指标:外周血白细胞计数,主要症状的分值变化。两种治疗方法均能改善临床症状,但隔姜灸组优于中药组。安全性指标检验表明,两组均未出现不良反应,反而对化疗所致的心、肺、肾功能的损伤有一定的改善。结论:隔姜灸治疗化疗所致白细胞减少症疗效可靠,并优于口服中成药,具有较好的可重复性。

一项样本量为 81 例的 CCT[5]。对照组($n=40$):每天应用粒细胞集落刺激因子。若合并感染,则加用抗生素、抗真菌药、抗病毒药物等治疗措施。治疗组($n=41$):在接受上述治疗基础上,选取足三里、血海、三阴交、脾俞、肾俞、膈俞等穴位针刺治疗。施以平补平泻手法,留针30 分钟,并隔 10 分钟行针 1 次,1 天 1 次,下肢穴位与背部俞穴隔日交替施术,14 天为 1 个疗程。治疗组白细胞回升显效率为 70.7%,优于对照组的 37.5%($P<0.05$)。治疗组平均治疗时间明显较对照组短,治疗组治疗时间为 9.47 ± 3.18 天,对照组治疗时间为 12.05 ± 2.67 天。

参考文献

[1] 程子刚,杨亚平.针刺中药并用治疗贫血 45 例[J].针灸临床杂志,2005,21(3):15-16.

[2] 黄之梁,陈惠霞.指针疗法治疗再生障碍性贫血 10 例[J].血栓与止血杂志,1994,4(1):169-170.

[3] 赵桂香,张泓.针灸治疗再生障碍性贫血疗效观察[J].中国民康医学,2009,21

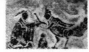
(18):2235.

[4] 赵喜新,路玫,朱霞,等.隔姜灸治疗化疗所致白细胞减少症:多中心随机对照研究[J].中国针灸,2007,27(10):715-720.

[5] 王刚,李彩霞,王红.针刺治疗化疗后白细胞减少症41例[J].陕西中医,2010,31(11):1514-1515.